全国高等职业教育护理专业教材

基础护理学
Basic Nursing

主　编　陈焕芬　刘桂萍

副主编　马锦萍　程雅玲　高红新

编　委（按姓氏拼音排序）

白秀云（宁夏师范学院医学院）　　　　刘桂萍（吉林职工医科大学）

陈　翠（辽源职业技术学院医药分院）　马锦萍（广州医学院从化学院）

陈焕芬（黑龙江农垦职业学院护理分院）宁文帅（黑龙江农垦职业学院护理分院）

程晓琳（沈阳医学院）　　　　　　　　祁　玲（宁夏师范学院医学院）

程雅玲（辽源职业技术学院医药分院）　王慧颖（黑龙江农垦职业学院护理分院）

高红新（淄博职业学院）　　　　　　　王俊华（黑龙江农垦总局总医院）

郭　娟（菏泽医学专科学校）　　　　　张　艳（菏泽医学专科学校）

李　颖（沈阳医学院）　　　　　　　　赵金平（辽源职业技术学院医药分院）

李青文（沈阳医学院）　　　　　　　　朱春风（山东中医药高等专科学校）

刘　玉（黑龙江农垦职业学院护理分院）

北京大学医学出版社

JICHU HULIXUE

图书在版编目（CIP）数据

基础护理学 / 陈焕芬，刘桂萍主编 . —北京：北京大学医学
出版社，2013.6（2019.4 重印）
　　全国高等职业教育护理专业教材
　　ISBN 978-7-5659-0553-7

　　Ⅰ . ①基…　Ⅱ . ①陈…②刘…　Ⅲ . ①护理学－高等职业教育－教材
Ⅳ . ① R47

　　中国版本图书馆 CIP 数据核字（2013）第 054695 号

基础护理学

主　　编：陈焕芬　刘桂萍
出版发行：北京大学医学出版社
地　　址：（100191）北京市海淀区学院路 38 号　北京大学医学部院内
电　　话：发行部 010-82802230；图书邮购 010-82802495
网　　址：http://www.pumpress.com.cn
E - m a i l：booksale@bjmu.edu.cn
印　　刷：莱芜市圣龙印务有限责任公司
经　　销：新华书店
责任编辑：靳新强　　责任校对：金彤文　　责任印制：罗德刚
开　　本：787mm×1092mm　1/16　印张：27.5　插页：2　字数：702 千字
版　　次：2013 年 6 月第 1 版　2019 年 4 月第 3 次印刷
书　　号：ISBN 978-7-5659-0553-7
定　　价：50.00 元

全国高等职业教育护理专业教材编审委员会

序

护理工作是医疗卫生工作的一个重要组成部分，护理事业健康发展关系到人民群众的健康和生命安全。随着医学模式的转变，对护理工作和护理人员的要求越来越高。近年来国家陆续发布了《国家中长期教育改革和发展规划纲要（2010—2020年）》《关于全面提高高等职业教育教学质量的若干意见》以及新的《全国护士执业资格考试大纲》等文件，对高等职业教育护理专业教学提出了更高要求，教材建设也相应地面临新的考验。护理高等职业教育在为我国培养护理人才、提高人民健康水平中，发挥着极其重要的作用，如何发展护理高等职业教育已成为护理教育领域关注的首要问题。因此，只有不断更新观念，深化改革，抓住机遇，才能迎接新的挑战，使护理高等职业教育不断发展。

《教育部关于加强高职高专教育人才培养工作的意见》中指出：大力发展高等职业教育，培养和造就适应生产建设、管理、服务和技术第一线的高等技术应用型人才，客观上要求必须高度重视高等职业教育的教材改革和建设。本套教材正是为了适应新时期医学护理教育发展趋势，满足高等职业护理教育工作者和广大护理专业学生的需要而编写的。教材结合高等职业教育护理人才培养目标，内容与时俱进，充分体现护理特色，强调基础知识与基本技能并重，突出适用性、科学性、新颖性，体现"整体护理"和以"人"为中心的护理理念，引导学生自主学习。教材注重专业核心能力培养，与执业护士资格考试和护理实践紧密结合，紧跟临床护理的发展方向，加入"考点"、"案例"、"知识链接"等，具有很好的实用性。本套教材涵盖基础课教材七部：《人体解剖学》《组织学与胚胎学》《生物化学》《生理学》《病理学与病理生理学》《护理药理学》《病原生物学与免疫学》；专业课教材十六部：《基础护理学》《健康评估》《内科护理学》《外科护理学》《妇产科护理学》《儿科护理学》《急救护理学》《精神科护理学》《护理心理学》《护理学导论》《护理管理学》《中医护理学》《护理礼仪与人际沟通》《老年护理学》《社区护理学》《护理伦理学》。教材形式包括主教材、配套教材、多媒体课件。教材编写淡化学科意识，强化专业理念，注重体现医学人文教育理念，以促进学生素质的全面提高。在客观上，本套教材反映了当今护理学领域的新理论、新技术和新进展，拓展了护理教育的视野。

本套教材以专业培养目标为导向，以职业技能教育为根本，满足学科需要、教学需要、社会需要,既可以作为医学院校高等职业教育护理专业的教材,也可以作为临床医护人员了解和掌握护理问题的参考书。教材的编写得到全国多所医学院校领导及广大教育工作者大力支持和帮助,百余位奋斗在教学、科研和临床一线的学者专家,群策群力,同心同德,汇集各自的智慧和心血,阐述护理专业知识,介绍学科最新进展,汇编成本套教材,在此表示由衷感谢。

由于水平所限,整套教材编写难免存在提法不当和不足之处,诚挚期待医学教育界同仁和广大读者予以批评指正。

前　言

　　《基础护理学》是护理和助产专业的核心课程，是护理专业学生学习各专科护理课程和从事临床护理工作的通用课程，是护士执业资格考试和学生就业考试必考课程。为了适应护理学快速发展及卫生职业教育发展的需要，本教材在编写中遵循了"基本理论、基本知识、基本技能"的原则，体现了科学性、先进性、人文性、启发性、适用性的思想。紧紧围绕高职高专护理人才培养目标，紧扣最新国家护士执业资格考试大纲，以专业核心能力的培养为根本，认真把握内容的选择及深浅度。

　　本教材的内容划分为五单元二十章。每章前都列有知识、能力、素质三类学习目标，便于学习者明确学习目的，突出重点，每章后都附有小结，便于复习及巩固。为便于读者把握内容主干，方便读者自主学习，编者创造性地将基础护理知识进行了梳理、归类。为培养学生发现问题、分析问题及解决问题的能力，在每章中都配有案例及思考的问题。同时教材的内容紧密与护士执业资格考试相结合，在教材内容的需要位置设有考点提示内容，起到即学即用、启发思考的作用。为了使读者能够开拓视野，更好地理解学习的内容，编者在教材正文内容外，插入了相关的知识链接。在技能操作上，强调以操作前的评估、操作前的准备、操作中的实施、操作后的嘱咐、操作后的评价为工作流程，突出了"以患者为中心"，使符合用护理程序的工作方法满足患者的健康需要的护理理念。

　　本教材的特点是注重对学生良好素质和行为的培养，加强护理安全教育，强调围绕岗位需求，本着知识、能力、素质协调发展的原则，以促进健康、恢复健康及减轻痛苦为主线，按护理工作的要求和规范对学生进行训练，培养学生的专业能力、社会能力，促进学生形成良好的护理专业的职业综合能力，最终使之能够胜任不同护理岗位的工作。

　　在编写过程中，我们得到了临床护理专家及各编者所在单位相关领导的大力支持，并得到了护理同仁的热情鼓励和帮助，在此表示衷心感谢！

　　在编写过程中，由于能力和水平有限，书中难免会出现错误和疏漏，敬请应用本教材的读者及护理同仁批评指正，便于我们不断改进、不断完善本教材的各项内容。

陈焕芬　刘桂萍

目 录

第四单元　恢复健康

第一单元
护理工作要求与护理安全防范

第一章　护士的素质和行为规范

知识：
1. 叙述护士应具备的专业素质。
2. 说出护士语言行为的基本要求并举例说明其重要性。
3. 说出护士非语言行为的基本形式。

能力：
1. 能够按照仪容、服饰、姿态方面的要求，完成今后的实践操作。
2. 能够运用语言与非语言行为方面的知识与患者进行有效的沟通。

素质：
1. 养成关爱他人、遇事果断、冷静、机智、沉着的品格，自觉加强慎独修养。
2. 仪表端庄稳重，着装整洁美观，举止文雅大方，精神饱满充沛。
3. 会熟练运用语言与非语言来表达情感、传递和获取信息。

案例

患者，女，45岁，因乳腺癌入院，由徐护士为患者进行入院护理。根据此案例请思考：①徐护士与患者初次见面，为尽快与患者建立良好的护患关系，应在仪容、服饰、姿态等方面注意什么？②几天后患者拟于次日行乳腺癌根治术，患者对徐护士说："明天医生将要切掉我的乳房，我感觉……"，说着说着，患者开始哽咽。请问徐护士此时应如何与患者沟通？

第一节　护士的素质

一、护士素质的含义

素质是指人在先天遗传因素基础上，受后天的社会环境和教育等因素影响，结合自身认识和实践而形成和发展起来的身心方面比较稳定的基本品质。

护士素质是在一般素质基础上，结合护理专业特性，对护理工作者提出的特殊职业要求，即护士通过培养、教育和自我锻炼所获得的学识、能力、品德和风格的综合体现。

二、护士素质的内容

护士素质基本内容包括思想品德素质、科学文化素质、专业素质、身心素质四个方面。护理人员具有良好的职业素质，才能应对工作的各种需求，才有利于护理质量的提高，有利于护理学科的发展。

（一）思想品德素质

1. 政治思想素质　坚定正确的政治方向和政治态度；热爱祖国、热爱人民，热爱护理事业，热爱本职工作；具有崇高的理想、高尚的道德情操及正确的人生观、价值观，具有救死扶伤的人道主义精神和全心全意为人类健康服务的奉献精神。

2. 职业道德素质　崇尚科学，具有慎独、诚信、慎言守密、奉献、恪守的职业素养。护士的工作经常在患者不知情或意识不清、没有任何人监督时进行，在这种情况下应做到谨慎不苟，例如在无人知晓的情况下能自觉按原则做事、确保患者安全，出现了问题及时报告毫不隐瞒等。护理人员在工作中一定要做到"言必信、行必果"，说话慎重适度，保守秘密，认真负责；对患者要坦诚相待，对护理事业要不求回报和全身心付出；具有不畏艰难困苦、忠于职守的敬业精神，能兢兢业业、廉洁奉公，为促进及恢复人民健康、预防疾病、减轻人民痛苦而辛勤劳动、努力工作。

（二）科学文化素质

1. 基础文化知识　护理工作要求护士具备一定的基础文化知识，例如语文、数学、外语、计算机基本操作知识，这些知识是理解专业理论知识的基础和条件；同时随着护理学的发展，具备一定的基础知识能更好更快地接收现代信息技术资源，获取新理念、新知识、新技术。

2. 人文、社会科学知识　具备与医疗卫生相关的人文、社会等科学知识，是适应现代护理学发展的前提。现代医学模式已从生物医学模式转变为生物－心理－社会医学模式。因此，随着护理的服务对象和场所不断扩大，护士需要不断学习人文、社会科学知识，例如：伦理学、心理学、社会学、法律法规等，只有这样才能把握护理对象的心理，满足患者的社会需要，更好地为护理对象即"人"提供服务，实施整体护理。

（三）专业素质

1. 专业知识　护士应具有临床护理工作所必需的基本医学知识、基础护理和临床护理知识，扎实的理论知识对护士而言至关重要，可以说是检验护士能否胜任本职工作的关键所在。《护士条例》规定，"护士应当参加护士执业资格考试合格后方能持证上岗"，也就是说护士要灵活运用专业知识去从事护理工作。因此，作为护士要努力学习、不断积累、丰富和夯实自己的专业知识水平，为护理对象提供良好的健康服务。

2. 专业能力

（1）操作能力：护士的基础护理与专科护理操作要做到"规范、精细、娴熟"，护士操作的熟练度、准确性直接影响患者的健康和安全，不能有丝毫马虎。

（2）观察能力：护士的观察要"敏锐、细致、全面"，在护理实践中，有时患者在身体方面极其细微的变化，往往是病情恶化的提示；而患者的心理状况又常表现为复杂多变，所以护士应做到及时观察患者，敏锐捕捉信息，通过分析和判断患者的需求，为护理对象提供全面的诊疗服务。

（3）应变能力：护士在处理问题时要"稳重、机智、果断"，护理工作的应变性很强，护士每天要面对千差万别的服务对象与瞬息万变的病情，往往需要分秒必争。因此，护士应具有较强的分析问题和处理问题的能力，并在面对突发状况时，能机智灵活、从容应变，迅速做出决策，降低护理风险。

（4）评判性思维能力：临床护理工作环境复杂，护士应灵活运用已有的知识和经验，对问题进行反思、分析推理，做出合理的判断。因此，护士需要不断积累专业知识、进行思维能力训练以提高评判性思维能力。

（5）创新能力：随着护理事业的飞速发展，护士要不断关注学科信息，不断学习新知识、新理论、新方法，不断更新自己的知识结构，提升开拓创新的能力。

（6）沟通能力：护士每天要面对"形形色色"的服务对象，同样的语言和态度并不一定适合所有的人，因此，护士应具备良好的沟通交流能力，这种沟通不仅是与患者，也包括与其他医护人员。只有做到真正有效的沟通，才能为患者提供人性化的护理服务。

（四）身心素质

1．**身体素质** 护理工作的特点决定了护士应具有健康的体魄、文雅大方的举止、端庄稳重的仪表、充沛的精力和始终如一的工作热情。因此，护理人员要坚持锻炼身体，保持良好的身体素质，只有具备充沛的精力和雷厉风行的工作作风，才能更好地胜任护理的本职工作。

2．**心理素质** 护士应具有健康的心理，即乐观开朗的心态、宽容豁达的胸怀、稳重自控的能力。这种心理素质体现在护士对患者的爱心、耐心和高度的责任心，同时护理人员还要善于调整自己的心境，保持平和的心态。

> **考点：** 护士素质的内容

 知识链接

用生命书写精诚

在抗击非典型肺炎的战场上，在玉兰花开的时节，广东省中医院护士长叶欣永远离开了人世。生前，她留下了一句令人刻骨铭心的话："这里危险，让我来"。

"凡大医治病，必当无欲无求，先发大慈恻隐之心，誓愿普救含灵之苦……亦不得瞻前顾后，自虑吉凶，护惜身命……勿避昼夜寒暑，饥渴疲劳，一心赴救。"

23年的急诊科护士长，无论是现场急救跳楼的垂危民工，还是带头护理艾滋病吸毒者，或是冒死抢救传染性非典型肺炎患者，叶欣从来没有"瞻前顾后，自虑吉凶"。她用自己的生命书写了中国大医之"精诚"。

第二节 护士的行为规范

人与人之间交往等于7%语言沟通加上38%语调再加上55%非语言沟通，护理专业的特点是"以人为中心"，护士每天在与不同类型的"人"进行沟通，是与患者交流最密切的"人"，因此，护士对语言、非语言以及沟通技巧的掌握显得尤为重要。

一、护士的语言行为

"良言一句三冬暖，恶语伤人六月寒"、"医生有两种东西能治病，一种是药物，一种是语言"，由此可以形象地看出语言的重要性与治疗性。因此，护理人员既要言之有"理"，又要言之有"礼"。

（一）护士语言的基本要求

1. 语言的规范性　语义要准确、严谨；语音要纯正、清晰，尽量以普通话为主。语调的强弱、高低、轻重要适度，并符合情境；语速应适中，过快患者容易因听不清楚而感到不满；用词要简洁、精炼、朴实；讲话要口语化、通俗，少用或不用患者难以理解的医学术语，例如，护士对患者说"您的预后会很不错的"，不如说"您只要好好配合治疗，会很快康复的"。

2. 语言的治疗性　语言具有暗示和治疗作用，良好恰当的语言可以为患者带来战胜疾病的勇气和信心，同样不恰当的语言会给患者带来巨大的伤害，使患者产生愤怒、恐惧、忧郁的情绪，影响护患关系甚至疾病的治疗效果。例如，对一位术后伤口疼痛的患者，在给予止痛药后，对患者说"这种药物的止痛效果很好，一会儿就不会痛了"，这样患者就会感到疼痛有所减轻，情绪好转；对一位癌症的患者说"你想吃点什么就吃点什么吧"，患者从心理上就会怀疑自己的病情是否恶化。

3. 语言的情感性　护士要有强烈的同情心、爱心和高度的责任心，一旦投入工作状态中，就应该进入护士的角色。护士可根据不同的情境和对象灵活运用自己的语言，适当进行开放式的提问，同时注意语气温和、亲切，给人以安慰和温暖。例如：进入患者的房间时，向患者及家属问声"早上好，您昨晚睡得怎么样啊？"、"看您的气色挺不错的"、"昨天您说腹部切口有点疼，今天感觉怎么样？"，这些简单、朴实的语言是和患者情感上的交流，是在告诉患者"我很关心您的健康"，表达出护士真诚的情感。

4. 语言的保密性　一方面，护士应尊重和保护患者的隐私权，《中华人民共和国护士管理办法》规定，"护士在执业中得悉就医者的隐私，不得泄露"。例如严重缺陷、性病、不愿意让别人知道的所有个人资料等，切不可随意进行传播。另一方面，患者对于自己的病情有知情权，一般情况下，护士应如实向患者告知其病情和治疗有关的信息，但应注意视不同患者、不同病情区别对待，有些患者知道后可能会产生巨大的精神压力，影响患者的治疗效果，如一些心理负担过重的癌症患者，护士就应委婉、含蓄地向其说明病情。

（二）护理日常用语

1. 打招呼时，可以说"您好"、"请"、"谢谢您"、"打扰了"、"对不起"。

2. 称呼患者时，称呼男性为"先生"，称呼女性为"女士"、"太太"，称呼长辈和教师为"老师"。

3. 接电话时，"您好，这里是普外病房，请讲"、"请您稍等"。

4. 介绍用语，自我介绍可以说"您好，您是×××先生吧，我是您的责任护士，以后您可以叫我小王，我先带您到病房"；介绍医生可以说"×××先生，您的主治医生是李医生，他现在正在查房，一会儿会来看您的"；介绍同病室的患者，"×××先生，这位是小刘，昨天刚入院，你们可以认识一下"。

5. 安慰患者时，"您别担心，问题会解决的"、"您别害怕，一会儿就不疼了"。

6. 送别患者时，"您多保重"、"记得按时服药"、"按时来院复查"、"有事情随时打电话联系"，切忌说"再见"。

二、护士的非语言行为

非语言交流是通过人的表情、动作、眼神、穿着、姿势和空间距离等进行信息交流、传递情感的一种行为。"一切尽在不言中"、"现之于身、视之于目、悟之于心",说明了非语言的潜意识性和相对真实性。它能传达出很多难以用语言表达的感觉,能反映出个人内心的真实感受,可以起到验证信息、调节互动的作用。非语言沟通的形式有以下几个方面。

（一）体语

包括外观、面部表情、手势步态、目光接触、触摸等。

1. 目光　主要是指眼神,目光可以传递出很多信息,专注的目光表示尊重、赞同对方,希望对方继续说下去;游离的目光则反映出对谈话内容的消极情绪;温和、亲切的目光表示关爱,给人以温暖;炯炯有神的目光给人以精力充沛的感受;呆滞麻木的目光则给人以疲惫厌倦的印象;回避闪烁的目光表示害怕、不自信。正所谓"眉目传情",目光能起到传递情感的作用。

目光交流时首先要注意部位,最好将目光落在社交凝视区（是以双眼为上线,唇角为下角所形成的倒三角）,切记不要把目光集中在某个部位,这样会使人产生不自在的感觉;其次要注意长度,视线接触对方脸部的时间要占全部交谈时间的 30% ~ 60%,低于 30% 表示对交谈不太感兴趣,高于 60% 则表示敌意和不满,连续注视的时间不宜超过 10 秒钟;最后要注意角度,护患交流时,目光应尽量在同一水平线上,表示平等与尊重。因此,与卧床患者交谈时,若短时间身体要尽量前倾,长时间则可以坐在床旁椅上;与小儿进行交谈时,可以取蹲位或半蹲位。

2. 微笑　微笑是人类最美好的语言,是一种礼貌、自信的象征。微笑不需要花费什么,但能创造很多。微笑应是自然、真诚、发自肺腑的,要有分寸、不要给人以虚伪感。微笑要选择合适的场合,在患者病情危重时微笑会给人一种厌恶感。

护士的微笑会为患者带来战胜疾病的勇气和信心,能让患者感觉到温馨、尊重和理解。一个亲切、甜美的笑容会迅速地拉近护患之间的距离,一个大方、得体的微笑可以美化护理人员的形象,一个友善的微笑会缓解患者的焦虑和不安,一个真诚的微笑能赢得患者的支持和信任。

3. 触摸　触摸是一种常用的非语言性沟通技巧,可以表达关心、体贴、理解、安慰和支持。在护理工作中,有选择地、审慎地使用触摸对沟通能起到很大的促进作用,如在患者悲哀伤心时,护士用手轻轻拍打患者的肩膀,此时的触摸会让患者感到被关心和理解;当护士轻轻将手放在发热患者的前额上时,会使患者感到被关爱。触摸是一种无声的语言,护士使用适当的触摸可以起到治疗作用,能使情绪不稳定的患者平静下来,这也是与视觉、听觉有障碍的患者进行有效沟通的重要方法。但运用时应注意年龄、性别、种族、社会文化背景、触摸的形式和部位,以及触摸时的情景和双方的关系等。触摸具有积极和消极两方面的影响,所以应用中要注意个体化。

（二）空间距离

每个人都有自己的"领空",这种空间是人们在心理上所需的最小空间,它为个人提供了安全感、控制感、舒适感。如果个人空间被他人"侵入",会感到不安、恐惧。每个人也有自己的"距离感",是沟通中影响自我暴露程度和舒适感的因素,这种距离若调节不当,会使人感到拘谨、被冷漠。美国心理学家爱德华·霍尔将人际交往的距离分为以下四个层次（表 1-1）。

表 1-1 空间距离的层次

层次名称	沟通双方距离	适用人群及场合	护理工作运用
亲密距离	小于 50cm	感情非常亲密的双方，如父母与孩子之间、夫妻之间、知心密友之间	护士在为患者测量生命体征、口腔护理、协助患者翻身、进行护理体检时均属于此距离，要注意提前向患者解释，以取得合作
个人距离	50～120cm	比较亲密的双方，如亲朋好友	护士为患者进行解释、与患者交流、收集资料时应采用此种方式，这种距离利于倾听和观察，会使护患双方感到舒适、自然
社会距离	1.3～4m	不很熟悉的双方进行交谈，社交场合及工作时的交流	护士与患者初次见面、与其他医护人员工作交谈时。此距离沟通时，说话的音量应适中，以对方听清为度
公众距离	大于 4m	公众场合，一人对多人，如公开演讲、授课时	护士在为患者进行集体讲课时，此距离进行沟通，需结合体语，声音也应响亮

（三）其他

1. 反应时间　可以反映出对沟通的关心和重视程度。

2. 类语言　是伴随语言产生的，如发音的清浊、共鸣、节奏，音质、音域、音量，嘴形的控制等，影响着沟通的兴趣度和注意力。

三、常见的沟通技巧

（一）倾听

1. 营造"听"的空间，保持放松的体位，距离比一般的社交距离稍近些为好，身体稍前倾，表示对谈话感兴趣。

2. 全神贯注的"听"，目光要与对方有接触，避免分神的举动出现，如东张西望、与别人搭话、看表等。

3. 适时给予反馈，适时给出回应，比如，点头、"嗯"、"哦"等，表示你正在专心倾听；要"所答即所问"，可适时加上自己的见解并及时查证、核实信息。

4. 体察对方感觉，尤其要注意对方的"言外之意，弦外之音"及非语言信息，体察其所要表达的真实意思和主要想法。

5. 适时适度提问，在对方说完前不要急于发表观点，不要随意打断患者的诉说；也不要盲目加入自己的主观感受，不要急于对患者的话做出判断。如："你怎么不吃药，是不是对治疗没有信心啦"。

（二）提问

好的提问是倾听的一种表现，同时可以引导交谈继续进行，有利于获取必要的、全面的信息。根据回答的方法分为闭合式和开放式两种。

1. 闭合式提问　又称封闭式、限制式提问，只要求对方用"是"或"不是"回答，所提问题很明确。如："您觉得疼吗"、"现在还恶心吗"等。其特点是节约时间，提高效率，迅速获得想要的信息，适用于刚开始进入话题或采集一般资料时；缺点是回答过于局限，带有暗示性，不利于患者主动说出自己的感受和想法。

2．开放式提问　又称敞口式提问，对方不受问题答案的限制，可以根据自己思路和情况，阐述自己的意见、想法、感受。如："您现在有什么感觉"、"您对这种疾病了解多少"、"您对这项操作还有什么疑问吗"。其优点是患者可以表达自己的全部感受，具有自主性，回答范围广，护理人员可以摆脱思维的局限，获得较多的信息；缺点是耗时较长，护理人员需要及时掌控话题的进展。

（三）核实

1．重述　包括复述与意述。复述是护士将患者所说的话，选择其中关键的部分重复一遍，或请患者将所说的话重述一下；意述是护士将患者所说的内容在不改变原意的情况下，重复一遍。常用语有"不知我是否了解你的话，你的意思是……"，"对不起，请再说一遍"，"您刚才说的是……这样的吗"。

2．澄清　是将患者叙述的信息中模棱两可、含糊不清、不完整而又非常重要的信息弄清楚，以获得更加明确、具体、详细的信息。常用的含糊不清的词语如很多、经常、有时等，如果患者所说的信息很重要，我们就可以根据具体的内容使用澄清的技巧。如与呼吸系统疾病患者沟通时，患者说"我每天只抽少量的烟……"，我们可以说"对不起，打断您一下，您每天抽多少烟，抽了多少年啦"。

（四）移情

移情是指设身处地、换位思考，站在对方的角度、以对方的视角去体会对方的感受，达到深入了解患者，准确获得信息的目的。移情的产生需要经历了解发生的情况与心理感受、倾听对方的诉说、给予对方鼓励与安慰这样几个阶段。移情不是简单的同情，而是一种真情实感。

（五）阐释

阐释是对对方的疑问、问题做进一步解释的过程，它并非一般的叙述和解释，是针对患者现存的或潜在的健康问题给予建议和指导，为患者提供新的认识、新的思维。常用于基础护理操作前，向患者解释操作的目的、用物、方法及注意事项，以取得患者的合作；解答患者对于疾病或操作的疑问；进行健康教育时，针对患者的问题进行指导。需要注意的是，阐释是在全面了解对方信息和情感的基础上，用简洁、通俗的语言，委婉的语气阐释给对方，对方可以选择接受、部分接受、拒绝。如："我这样说，您觉得对吗""我觉得是这样的……您怎么看"。

（六）沉默

沉默是一种无声的交流，是一种重要的沟通方式，恰当的沉默可以达到甚至超过语言治疗的效果。"沉默是金"、"此时无声胜有声"可以说明沉默的意义和作用。沉默有助于患者宣泄自己的情感，缓解强烈的情绪反应，并表达自己对患者的支持和尊重，这时的沉默代表"请您不要难过"、"您不必说话"、"我一直在旁边陪您"；沉默能给予患者考虑、调整、冷静、观察、组织语言的时间。护士应学会恰当地使用沉默，也要在恰当的时候打破沉默。

考点：语言的基本要求、非语言的形式

知识链接 **护理操作用语内容与要求**

1. 操作前解释
（1）问候患者，注意称呼要恰当　　（2）介绍本次操作的目的与部位
（3）介绍本次操作的感觉与影响　　（4）介绍本次操作患者应配合的内容
2. 操作中指导
（1）预先告知将要出现的感觉　　　（2）患者应该怎样配合
（3）安慰性语言　　　　　　　　　（4）鼓励性语言
3. 操作后嘱咐
（1）询问患者感觉　　　　　　　　（2）是否达到预期效果
（3）交代有关注意事项　　　　　　（4）感谢患者的配合

四、护士的仪表与举止

（一）护士的仪容

1. **面部仪容**　面部仪容包括先天的相貌和后天的修饰，是护士仪容的关键。美且得体的仪容会让患者感到希望、感到舒适，而不恰当的仪容会让患者心理增加矛盾感，是一种不尊重他人的表现。首先，护士的面部应整洁干净，要勤清洗、勤整理，如佩戴眼镜的护士需要注意眼镜的清晰感，这不仅是为了操作的准确性，同时也会给人一种清洁美；护士可以化淡妆，以得体、自然、清新、美观、高雅为宜，让人看上去肤色健康、具有生命的活力；切忌浓妆艳抹、香气扑鼻，会给人一种厌恶、不庄重的感受，与患者的心情不相适，反而对疾病的康复产生不利的影响。

2. **头发修饰**　护理职业对于头发修饰的基本要求是：前不遮眉、后不过领、侧不掩耳。女性护士的长发，应用头花或发带盘起；短发不能超过耳下3cm。要以整洁、大方、干净、利落、朴实为原则，应经常清洁，做到无污垢、异味。

3. **其他**　护士要注意口腔的清洁，保持口气清新，上班期间不吃带有刺激性的食物；注意手的清洁和消毒，护士由于操作和治疗的需要要经常和患者接触，而手就是一种主要的媒介。因此在工作中，不能留指甲也不能涂染指甲，指甲不宜过尖。

（二）护士的服饰

护士被称之为白衣天使，服饰应端庄大方，合体适度。护士在工作中必须穿着工作服，这是护士职业的要求。护士服与燕帽为护士职业独有，标志和象征着护理工作的人道主义精神、严谨求实的工作作风。护士的服饰从衣着、帽子、鞋袜等各方面均有严格的要求。

1. **护士服**　服装是职业的象征，护士服装要体现职业特色，以端庄大方、整齐干净、协调统一为原则。最常见的为连衣裙式，近年来也有分体式护士服。连衣裙式作为国家对于护士服的统一设计样式，可以给人一种轻盈、勤快、青春的感受；分体式可以带来一种稳重、干练的感觉。护士服装的颜色以白色或淡雅的颜色为主，由于不同科室的特点，护士服装的颜色可略有不同，如手术室的服装一般为深绿色，妇产科和儿科的服装一般为粉色，急诊科的服装一般选择蓝色等。护士服装首先要大小合适，衣长以过膝为好，注意里面衣服的袖口、衣领不能外露，女护士服里面的裙摆不能超过护士服下缘，男护士服注意里面不要穿着深色

的衣服。

2．护士帽　有燕帽和圆帽两种样式，女性护士以燕帽居多，男性护士多佩戴圆帽。燕帽是护士圣洁的象征，佩戴时要保证燕帽洁白无皱褶，两边微翘、前后适度（一般燕帽的前沿要距离发际 4～5cm）、轻巧整齐、注意戴正戴稳。帽后用白色发夹固定，发夹不可露于帽外。圆帽则要求全部遮住头发，前不露刘海，后不露发际，佩戴整齐。

3．护士鞋袜　护士鞋要以"舒适、美观、统一"为原则，颜色为白色或奶白色，软底、平跟或坡跟，要保持洁白干净；袜子颜色与护士鞋吻合，以肉色等浅色为宜，长袜口不得露于裙摆外。

4．饰物　护士工作时，不得佩戴首饰，如戒指、手镯、耳环等。

（三）护士的姿态

1．站姿　站立时，首先身体要保持舒展、挺直，要做到抬头、目光平和、下颌微收、嘴唇闭合、颈直、肩平、挺胸收腹、夹腿、双手自然放于身体两侧或交叉放于胸腹前，脚呈"V"字形（即足跟并拢、足尖分开呈45°）或"T"字形（靠拢角 15°～20°）（图1-1）。

2．坐姿　上身要求同站姿，身体微向前倾，上身与大腿、大腿与小腿均呈直角。女士坐姿双膝要并拢，双腿可斜放或叠放；落座时如身着连衣裙式护士服，需捋好裙摆，轻稳地落座在椅子前 2/3 处；双手自然交叉放于腿上（图1-2）。

3．行姿　上身要求同站姿，起步前倾，双腿并拢，行走时以胸带步，双肩平稳，弹足有力，膝盖绷直，柔步无声，沿直线小步匀速前进，两臂自然摆动，幅度不要超过30°。切忌左右摇晃、声响过大（图1-3）。

4．蹲姿　上身要求同站姿，下蹲时双脚前后分开，两腿靠紧，前小腿基本与地面垂直，后脚足跟抬起，切忌臀部向上抬；一手捋裙摆，一手拾物（图1-4）。

5．端治疗盘　治疗盘里面放置护士操作所需的物品，因此，端治疗盘时，手不可触及盘内物品，双手应对称放置并同时托住治疗盘底部，治疗盘要保持水平，肘关节贴紧躯干并呈 90°（图1-5）。

6．持病历夹　站立或行进时，左手持病历夹右缘的中上部，将病历夹夹于左侧肘关节与躯干之间，右臂自然摆动或自然下垂；或在行进姿势的基础上，左手持夹于胸前稍外展，右手可轻轻扶住右下角（图1-6）。

7．推治疗车　行走要求同行姿，双臂伸直，双手轻轻紧握于治疗车扶手处，把握好方向，身体与治疗车保持一定距离，动作协调，推治疗车时声响不要过大。

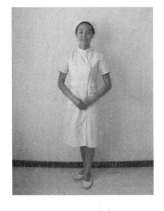
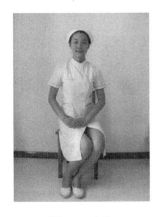

图1-1　站姿　　　　　　　　　图1-2　坐姿

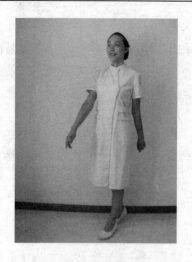

图1-3 行姿

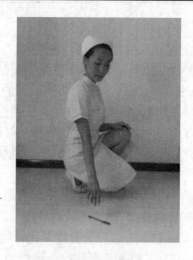

图1-4 蹲姿

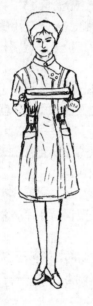

图1-5 端治疗盘

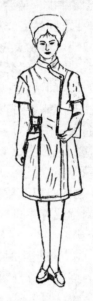

图1-6 持病历夹

 知识链接

燕帽的由来

燕尾帽又叫护士帽，是护士的工作帽，也是护理职业的象征。它洁白、坚挺，两翼如飞燕状，所以称之燕尾帽，它像一道圣洁的光环，衬托着白衣天使崇高的使命。只有正式护士才能戴护士帽，才有资格为患者做护理工作。

护士服装的演变源于公元九世纪，那时，已有"修女应穿统一服装，且应有面罩（后改为帽子）"之规定。现今护士帽由此演变而来。

1928年，第九届全国护士代表大会时，毕业于北平协和高级护士学校的林斯馨女士首先提出统一全国护士服装的建议，得到与会者的重视与响应，当即组成护士服装研究委员会，专门进行研究，其标准为简单、易洗、雅观、舒适、庄重，并改变了袖口过大等缺点，使护士工作更为敏捷。在这次会议上正式将护士帽命名为"白色燕尾护士帽"。

考点：护士的仪表与举止

小结	护士的素质与行为规范是从事护理工作的基本要求和必备条件，是经过长期教育和培养所形成的一种内在品质、行为、知识、技能上的综合表现。护士应具备良好的思想品德素质、科学文化素质、专业素质和身心素质；护患之间要做到有效的沟通和交流，首先护士使用的语言要具有规范性、治疗性、情感性和保密性，同时要运用非语言的沟通技巧，如目光、微笑、触摸等，再结合倾听、提问、核实、移情、阐释、沉默的技巧。另外，护士仪容、服饰、姿态不容忽视，要做到仪容自然，服饰整洁、干净、得体，姿态稳重、大方。

（王慧颖）

第二章 护理安全

<table>
<tr>
<td rowspan="2">学习目标</td>
<td>知识:
1. 说出医院环境中不安全的因素及防范措施。
2. 解释下列概念:职业暴露、护理职业防护。
3. 说出职业暴露的危险因素及防护措施。
能力:
　能根据患者的情况选择合适的安全保护措施并能正确应用。
素质:
1. 举止端庄、稳重,精神饱满,对任何患者均一视同仁,理解并尊重患者。
2. 灵活运用沟通技巧,恰当地使用解释用语,在操作过程中始终表现对患者的关爱,使患者很好地配合护理工作。</td>
</tr>
</table>

案例

　2岁患者,因高热住院,呼吸急促,躁动不安,需采取静脉输液治疗。根据此案例请思考:①护士应采取何种保护用具防止患儿坠床、碰伤或将输液管拔出?②使用保护用具时应注意什么?

　　安全是人的基本需要,也是护理工作的基本需要。护理安全是指在实施护理过程中,保障患者安全的同时,要保护好护理人员的自身安全。

第一节　患者安全的护理

　　安全(safety)是人体生理需要之一,也是个体生存的基本条件。安全的需要是最基本生理需要满足之后的第二层次需要,也是需要优先满足的。对于患者来说,安全尤为重要,因为疾病使人虚弱,以致在日常生活中特别容易发生意外伤害,如跌倒、自伤、感染等。护理人员应懂得安全的重要性,同时必须具有评估影响个体及环境安全的知识和能力,才能积极主动地提供护理措施,为患者提供一个避免伤害的医疗安全环境。

一、医院常见的不安全因素及防范措施

　　在医院环境中,可能存在各种影响安全的因素如物理性、生物性、化学性、医源性等,护理人员应熟悉医院常见不安全因素,并积极予以防范。

（一）物理性损伤及防范

1. 机械性损伤 常见的有跌伤、撞伤和坠床等损伤。其防范措施为：

（1）环境安全：①病室地面应注意保持干燥、整洁，移开暂时不需要的器械，减少障碍物；②患者单位应有良好的照明设备，病室内晚间应开壁（地）灯，以便患者醒来能看清周围环境，活动方便；③患者常用物品应放在其容易拿取处；④走廊、浴室、洗手间应设置扶手，供患者活动不便时使用；⑤浴室和洗手间还应设置呼叫系统，以利患者必要时呼唤援助。

（2）患者保护：①对昏迷、神志不清、躁动不安、年老体衰的患者及婴儿可用床栏保护；②对年老体弱，行动不便、偏瘫、长期卧床初次下床、服用镇静剂等患者应给予搀扶或使用辅助器具；③患者上下轮椅或床时，应先固定脚轮，以免轮椅或床移动，造成危险；④在精神科病房，应注意将刀片、剪刀等锐器、钝器收藏好，不让患者接触到。

2. 温度性损伤 造成意外事故的温度包括热或冷。常见的温度性损伤有热水袋、热水瓶所致的烫伤；易燃、易爆物品，如氧气、煤气、酒精、汽油、乙醚及其他液化气体等所致的各种烧伤；各种电器如烤灯、高频电刀等所致的灼伤；应用冰袋、冰囊等所致的冻伤等。防范措施：①护理人员在应用冷、热疗法时，应注意观察局部皮肤的变化，鼓励患者及时反映不适；②对肢体麻痹者、小儿或容易受伤的患者（如意识不清或使用镇痛剂者），在做热疗期间应有专人陪伴；③对易燃、易爆物品妥善保管，并熟练掌握各类灭火器的使用方法；④对医院内各种电器设备应经常检查维修，注意电路安全并做好禁止吸烟的宣教活动。

3. 压力性损伤 常见的有因骨突处长期受压所致的压疮；因打石膏或用夹板固定过紧，形成的局部压疮；因高压氧舱治疗不当所致气压伤。防范措施：①加强对危重患者或长期卧床患者的护理，定时翻身、按摩，以促进受压部位的血液循环；②注意观察用石膏夹板固定的患者其局部皮肤的变化，如皮温、皮肤颜色等有无异常；③应用高压氧舱治疗时，应掌握适应证，治疗时逐渐加压或减压，并注意观察不良反应。

4. 放射性损伤 各种放射性治疗如深部 X 射线、^{60}Co、直线加速器等疗法是治疗肿瘤的一个有效的局部治疗手段。但如治疗过程中处理不当，可导致放射性皮炎、皮肤溃疡坏死，甚至导致死亡。防范措施：①对使用放射性物质进行诊断或治疗的工作人员可穿铅衣外套、手套等进行保护，要正确掌握照射剂量和时间；②对接受放射性诊断或治疗的患者，应减少患者身体不必要的暴露；③指导患者对接受放射部位的皮肤要保持清洁干燥，避免搔抓，不能用力擦拭或用肥皂擦洗皮肤等。

（二）化学性损伤及防范

化学性损伤通常是由于药物使用不当或错用引起。因此，护理人员应该具备一定的药理知识，严格执行药物管理制度，在执行药疗时，严格执行"三查八对"并注意药物配伍禁忌。同时还应该向患者及家属讲解有关安全用药的知识。如使用新药，应了解其性能，正确应用。用药后，注意观察药物疗效及反应。

（三）生物性损伤及防范

生物性损伤包括微生物及昆虫对人体的伤害。病原微生物侵入人体诱发各种疾病，将直接威胁患者的生命安全。护理人员应严格执行消毒隔离制度，严格遵守无菌技术操作原则，完善各项护理措施。对影响人休息和传播疾病的有害昆虫，如蚊、蝇、虱、蚤、蟑螂等应采取有力措施，予以消灭，并加强防范。

（四）心理性损伤及防范

患者对疾病的认识和态度、患者与周围人们的情感交流、医护人员对患者的行为和态度等均可影响患者的心理，甚至导致心理性损伤的发生。护理人员应注意对患者进行有关疾病知识的教育，引导患者采取正确乐观的态度对待疾病。同时，护理人员应以高质量的护理取得患者的信任，建立良好的护患关系，并帮助患者与其他医务人员、病友之间建立一个和睦的人际关系。

（五）医源性损伤及防范

无论是物理性、化学性、生物性还是心理性损伤，如果是由于医务人员言谈及行为上的不慎，或操作上的不当而造成患者心理或生理上的损害，均为"医源性损害"。如有些医务人员对患者不够尊重，在交谈时语言欠妥当，缺乏耐心，造成患者对疾病、治疗等的误解而情绪波动，加重病情；个别医务人员因责任心差、疏忽大意导致医疗差错、事故的发生，轻者使患者病情加重，重者甚至危及生命，给患者带来生理和心理上的伤害。对此，医院要加强医务人员的素质教育，强调良好的服务态度，制定并严格执行各项规章制度和操作规程，做到有效的防范，保障患者的安全。

> **考点：** 医院常见的不安全因素及防范措施

二、保护患者安全的护理措施

保护具是用来限制患者身体或机体某部位的活动，以维护患者安全与达到治疗效果的各种器具。目的是防止年幼、高热、谵妄、昏迷、躁动及危重患者因虚弱、意识不清或其他原因而发生坠床、撞伤及抓伤等意外，确保患者安全和治疗护理工作的顺利进行。

（一）保护用具的种类及应用

1．保护用具的种类

（1）床档：也称床栏。主要预防患者坠床。医院常用的床档有多功能床档、半自动床档、木杆床档等。

（2）约束带：用于躁动患者或精神科患者，限制其身体及肢体的活动。根据使用部位的不同，可分为宽绷带约束、肩部约束带、膝部约束带、尼龙搭扣约束带等。

（3）支被架：主要用于肢体瘫痪或极度衰弱的患者，防止过重盖被压迫肢体而造成不舒适或引起足下垂，也可用于烧伤患者采用暴露疗法而需要保暖时。

2．保护用具的应用方法（表2-1）

表 2-1　保护用具的应用方法

操作流程	操作步骤和要点说明
【操作前评估】	• 患者的病情、年龄、意识状态、不安全因素、肢体活动度、约束部位皮肤状况 • 需要使用的保护用具类型和时间 • 患者及家属对保护具使用目的及方法的认识与合作程度
【操作前准备】 护士准备 用物准备 患者准备 环境准备	• 着装整洁，修剪指甲、洗手、戴口罩，视患者情况决定护士人数 • 按需要备床档、约束带、棉垫及支被架 • 患者或家属了解使用保护用具的目的、方法和持续时间，愿意配合使用 • 环境宽敞明亮，必要时移开床旁桌椅

续表

操作流程	操作步骤和要点说明
【实施步骤】	
核对解释	• 携用物至床旁，认真核对患者，并向患者及家属解释
合理应用	• 根据病情选择合适的保护用具
操作一	床档
多功能床档	• 使用时可插入两侧床缘，不用时可插于床尾。必要时可将床档取下垫于患者背部，做胸外心脏按压用（图2-1）
半自动床档	• 可按需升降，不用时固定在床缘两侧（图2-2）
木杆床档	• 使用时将床档稳妥固定于两侧床边。床档中间为活动门，护理操作时将门打开，平时将门关闭，此床档多用于小儿（图2-3）
操作二	约束带
宽绷带	• 使用时先将肢体安置于功能位置，再用棉垫包裹手腕部或踝部，用宽绷带打成双套结（图2-4），套在棉垫外稍拉紧，使肢体不易脱出，以不影响血液循环为宜，然后将宽绷带的两端系于床缘（图2-5） 　要点：常用于固定手腕及踝部
肩部约束带	• 专用肩部约束带用宽布制成，宽8cm，长120cm，一端制成袖筒（图2-6）。使用专用肩部约束带时，患者两侧肩部套上袖筒，腋下衬好棉垫，两袖筒上的细带在胸前打结固定，将两条宽的长带尾端系于床头（图2-7），必要时将枕头横立于床头。亦可将大单斜折成长条，做肩部约束（图2-8） 　要点：用于固定肩部，限制患者坐起
膝部约束带	• 膝部约束带用布制成，宽10cm，长250cm，宽带中部相距15cm分别钉两条双头带（图2-9）。使用时双下肢放平，两膝衬好棉垫，将约束带横放于两膝上，两头带分别固定一侧膝关节，然后将宽带两端系于床缘（图2-10）。无特制膝部约束带时，也可用大单斜折成长条形进行固定（图2-11） 　要点：用于固定膝部，限制患者下肢活动
尼龙搭扣约束带	• 约束带由宽布和尼龙搭扣制成（图2-12）。使用时，将约束带置于被约束关节处，并衬好棉垫，松紧度适宜后，对合尼龙搭扣，然后将带子系于床缘。操作简便、安全 　要点：可用于固定手腕、上臂、膝部、踝部
操作三	支被架
支托盖被	• 使用时将支被架罩于防止受压的部位，盖好盖被（图2-13）
整理归位	• 整理用物，协助患者取适当卧位
观察记录	• 观察受约束部位皮肤有无损伤、皮肤颜色、温度、活动度及受约束肢体的末梢循环情况等，询问患者感受，记录相关内容
【操作后嘱咐】	• 告知患者及家属保护用具的使用是短期行为，是根据病情为确保患者安全、使治疗和护理顺利进行而实施的有效措施，以便在约束期得到患者及家属的配合 • 嘱咐患者或家属要定时观察并按摩受约束部位皮肤的血液循环，约束带的松紧度为能伸入1～2个手指为宜，嘱咐患者或家属若有不适及时告诉医护人员
【操作后评价】	• 患者及家属理解使用保护具的目的，愿意配合 • 患者处于安全保护中，未发生意外损伤及并发症 • 使用保护用具期间，患者的心身需要能得到满足，增进护患沟通

操作流程	操作步骤和要点说明

【注意事项】

1. 严格掌握保护用具应用的适应证，在可用可不用的情况下，尽量不用，注意保护患者的自尊。使用前要向患者及家属解释清楚，以取得理解和配合，使用时做好心理护理。

2. 保护用具只能短期使用，约束带要定时松解，每2小时放松一次，并协助患者翻身，保证患者安全、舒适。

3. 使用时患者肢体及关节处于功能位，约束带下应垫衬垫，固定时应松紧适宜，以能容1~2指为宜。每15分钟观察一次受约束部位的皮肤颜色、温度、活动度及感觉。若发现肢体苍白、麻木、冰冷时，应立即放松约束带。必要时进行局部按摩，以促进血液循环。

4. 记录使用保护用具的原因、时间、部位、观察结果、护理措施和解除约束的时间。

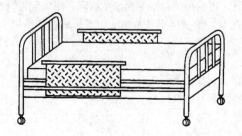

图 2-1　多功能床档

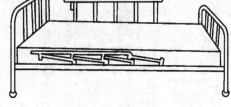

图 2-2　半自动床档

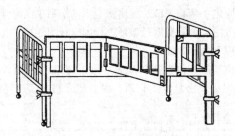

图 2-3　木杆床档

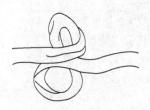

图 2-4　双套结

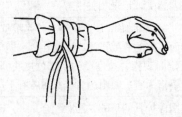

图 2-5　宽绷带约束法

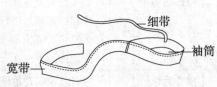

图 2-6　肩部约束带

细带

袖筒

宽带

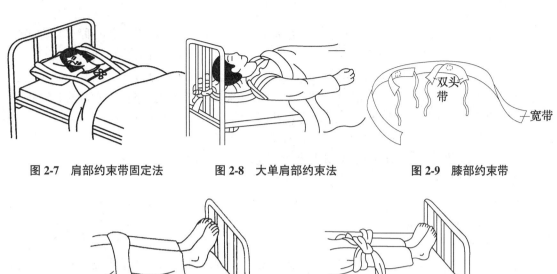

图 2-7　肩部约束带固定法　　　图 2-8　大单肩部约束法　　　图 2-9　膝部约束带

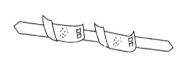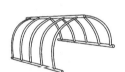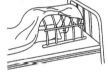

图 2-10　膝部约束带固定法　　　　　　图 2-11　大单膝部约束法

图 2-12　尼龙褡扣约束带　　　　　图 2-13　支被架

考点：保护用具的目的、应用方法及注意事项

　知识链接

新型保护用具

　　取硬纸板一张，按患者手形剪成椭圆形，放在患者手掌面，用丝袜将纸板与患者手掌套在一起。因有纸板限制，患者手指不能做抓、拔等动作。新型保护用具的优点是取材简单，使用方便；丝袜柔软透气，患者感觉舒适；适用广泛，也可将硬纸板换成稍厚的泡沫板，制成保持偏瘫患者手指功能位的手模。应用新型保护用具，可以降低患者发生意外的概率，减少患者的不舒适的感觉。同时因患者的呼叫次数减少而降低了护士工作的繁忙度。

（二）辅助器具的种类及应用

　　身体有残障或因疾病及高龄而导致行动不方便的患者，使用辅助器材辅助患者活动，保障患者的安全。

1．辅助器具的种类

（1）拐杖：拐杖（图 2-14）是提供给短期或长期残障者离床时使用的一种支持性辅助用具。使用拐杖最重要的是长度合适、安全稳妥。拐杖的长度包括腋垫和杖底橡胶垫，简易计算方法为：使用者身高减去 40cm。使用时，使用者双肩放松身体挺直站立，腋窝与拐杖顶垫间相距 2 ～ 3cm，拐杖底端应该侧离足跟 15 ～ 20cm。握紧把手时，手肘应可以弯曲。拐杖底面应该较宽并有较深的凹槽，且具有弹性。

（2）手杖：是一种手握式的辅助用具，常用于不能完全负重的残障者或老年人。手杖应该由健侧手臂握住用力。手杖的长度应符合以下要求：①肘部在负重时能稍微弯曲；②手柄适于抓握，弯曲部与髋部同高，手握手柄时感觉舒适。

手杖可为木制或金属制，木制手杖长短是固定的，不能调整。金属制手杖可依身高来调整。手杖的底端可为单脚或四脚型的。图 2-15 所示 A 和 B 属标准型手杖，B 适用于手无法握有曲度把手者；C 具有四脚，四脚形的手杖比单脚型的支持力和支撑面积要大得多，因而也稳定得多，常用于步态极为不稳的患者或地面较不平的时候使用；D 是橡皮底垫，可加强手杖的摩擦力和稳定性来预防跌倒，橡胶底垫有吸力、弹性好、面宽、有凹槽。

2．辅助器具的应用（表 2-2）

表 2-2　辅助器具的应用方法

操作流程	操作步骤和要点说明
【操作前评估】	• 患者的病情、年龄及身体残障的程度 • 患者及家属对辅助器材使用方法的了解程度
【操作前准备】	
护士准备	• 着装整洁
用物准备	• 根据需要准备拐杖或手杖
患者准备	• 患者及家属了解辅助器材使用的方法，并能熟练应用
环境准备	• 周围环境宽阔，无障碍物
【实施步骤】	
核对解释	• 核对患者，向患者解释使用辅助器具的目的及方法
准备使用	• 备齐用物至患者床旁
体位合适	• 患者取舒适体位，便于使用辅助器具，使用时，双肩放松，身体挺直站立
操作一	拐杖
两点式	• 同时出右拐和左脚，然后出左拐和右脚
三点式	• 两拐杖和患肢同时伸出，然后再伸出健肢
四点式	• 先出右拐杖，而后左脚跟上，接着出左拐杖，右脚跟上，始终为三点着地，此为最安全的步法
跳跃法	• 先将两侧拐杖向前，然后将身体跳至两拐杖中间处
操作二	手杖
健患杖移	• 健侧脚先跨出，然后患侧脚走一步，最后手杖向前移 　要点：适用于一般患者
杖患健移	• 手杖先往前移一步，患侧脚迈出一步，最后是健侧脚向前移 　要点：患者比较容易适应这种步态
杖健患移	• 手杖先往前移一步，健侧脚迈出一步，最后是患侧脚向前移 　要点：适用于步伐慢及稳定性差的卒中患者
整理记录	• 记录使用时间和身体状况，并做好交接班

续表

操作流程	操作步骤和要点说明
【操作后嘱咐】	• 嘱患者在使用拐杖时，若感觉腋窝有麻木疼痛等不适，可以使用爽身粉，防止皮肤磨损发炎，也可遵医嘱改用手杖 • 嘱患者穿着大小合适的鞋，不可穿拖鞋；避免在湿滑的地面行走，尽量放慢脚步；双手易发生疼痛或者疲劳时，可以在拐杖、手杖上加厚衬垫
【操作后评价】	• 患者及家属理解使用辅助器具的目的，愿意配合 • 患者处于安全保护中，未发生意外损伤及并发症 • 使用辅助器具期间，患者的心身需要能得到满足，增进护患沟通

【注意事项】

1. 使用辅助器的患者应意识清楚，手臂、肩部或背部应无伤痛，活动不受限制，以免影响手臂的支撑力。

2. 使用辅助器时，地面应保持干燥，无可移动的障碍物；患者应穿安全不滑的平底鞋，鞋子要合脚；衣服要宽松合身。

3. 为患者选择合适的辅助器，以免引起神经、关节及肌肉的损伤。

4. 经常检查手杖和拐杖底端橡胶垫的固定情况及凹槽的吸力与摩擦力；栓紧拐杖和手杖的螺钉，以保证应用中的安全。

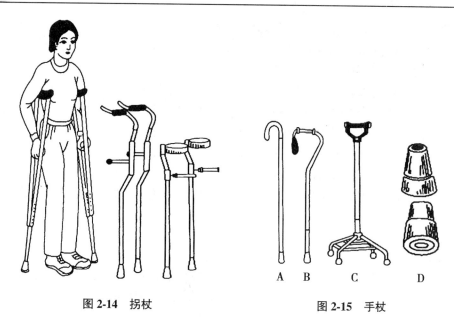

图 2-14　拐杖　　　　　　图 2-15　手杖

第二节　护理职业防护

案例

　　护士小李，22 岁，在内科病房工作时不慎被患者用过的针头刺伤，事后发现该患者 HIV 阳性。为防止职业暴露造成疾病的传播，请讨论：①小李应立即采取哪些紧急措施处理伤口？②按照规定她还应该做哪些工作？

随着社会的发展、科技的进步以及人们自我保护意识的提高，护理人员的职业安全问题越来越受到重视。1998年，美国召开了首届"护士健康与安全"国际大会，会议突出的口号是"为了关爱患者，我们首先应该关爱自己"。护理是一个特殊职业，其独特的工作环境及服务对象决定了医护人员在每天的工作中经常暴露于各种各样的危险中。如操作时与患者的血液、体液、分泌物和排泄物的接触及操作后要处理医疗废物等。由此导致血源性、传播性疾病感染的机会增多。因此，护士应具备对职业危害因素的认识、防范意识和处理的基本能力；通过学习职业防护知识，增强安全工作的自觉性，预防和降低护理工作中职业损伤的发生。

一、职业防护的相关概念

1. 护理职业风险　是指在护理服务过程中可能发生的一切不安全事件。

2. 护理职业暴露　是指护理人员在为患者提供护理服务过程中，经常暴露于患者的血液、体液及排泄物污染的环境中，如接触污染的注射器、针头、各种导管等，还有各种理化损伤因子，如光、热、电磁辐射及受到工作压力等影响，而损害健康或危及生命的职业暴露。

3. 护理职业防护　是指在护理工作中采取多种有效措施，保护护士免受职业损伤因素的侵袭，或将其所受伤害降到最低程度。

二、职业防护的意义

1. 提高护理人员职业生命质量　护理职业防护措施的有效实施，不仅可以避免由职业危害对护士造成的机体损害，而且还可以控制由环境和行为引发的不安全因素。通过职业防护维护护士的身体健康，减轻工作中的心理压力，提高护士职业生命质量。

2. 科学规避护理职业风险　通过对职业防护知识的学习和技能的强化，可以提高护理人员职业防护的安全意识，能更加自觉地履行职业规范要求，严格遵守护理操作规程，有效控制职业危险因素，科学规避护理职业风险，增加护理工作的安全感和成就感。

3. 营造科学和谐的工作氛围　良好安全的职业环境，可以增加护士执业的满意度，促进健康的人际交流，使之获得对职业选择的积极认同。同时，轻松愉快的工作氛围，可以缓解护士的工作压力，改善护理人员的精神卫生状况，产生愉悦的身心效应，提高护士的职业适应能力。

三、职业暴露的危险因素

护理人员在职业工作中经常暴露在各种危害之中，直接威胁着安全和健康。这些危险因素主要包括物理因素、化学因素、生物因素、心理社会因素和自身因素。

（一）物理因素

1. 锐器伤　是护理人员最常见的职业损伤因素之一，而感染的锐器伤是导致血源性疾病传播的最主要因素。目前，已经证明有20余种病原体可经过锐器伤直接传播，其中最常见的、危害性最大的是乙型肝炎病毒、丙型肝炎病毒和艾滋病病毒；同时，锐器伤对受伤者还会造成较大的心理影响，产生焦虑、恐惧，并且引发中度或重度的悲观情绪，甚至有的护理人员放弃了护理工作。

2. 机械性损伤　是指护理人员在日常的工作中容易发生体力劳动造成的损伤。如职业所需搬运患者、为患者翻身、弯腰，为床上患者进行治疗护理等，尤其是ICU、骨科、精神科、急诊科，需要搬运患者的机会较多，另外还有取药、送物等，如果用力不当或过度疲劳，易造成跌倒、扭伤、撞伤，长时间的弯腰和站立也会造成腰椎间盘脱出、腰肌劳损、下肢静脉曲张等。

3．温度损伤　常见的有使用热水袋、热水瓶造成的烫伤；使用氧气、乙醇等易燃、易爆物品造成的烧伤；使用烤灯、高频电刀理疗时造成的灼伤。

4．放射损伤　护理人员在日常工作中，常需定期消毒治疗室、病室，不可避免会接触到紫外线，造成不同程度的皮肤红斑、紫外线眼炎。在为肿瘤患者进行放疗诊断和治疗过程中，如果护理人员自我保护不当，可造成白细胞降低、放射性皮炎、皮肤溃疡、坏死，严重者可引起皮肤癌变。

5．噪音损伤　世界卫生组织（WHO）规定最适于患者休养的声音强度应在 35 ～ 45 分贝，超过 45 分贝就对人体产生不良刺激，即为噪音。有研究表明，从 1960 年开始，在世界范围内医院白天的平均噪声强度从 57 分贝上升到了今天的 72 分贝，而晚上的噪声强度则从原来的 42 分贝上升到 60 分贝。远远超过世界卫生组织（WHO）规定的医院噪声标准。医院的噪声主要来源于监护仪、净化设备、呼吸机的机械声、电话铃声、床头呼叫器、消毒机、物品及其移动的声音、患者呻吟声等。可引起护理人员的疲劳、烦躁、头痛、头晕等，护理人员长期处于这样的工作环境中，会引发多器官的功能改变，严重时可导致听力、神经系统等的损害。

（二）化学因素

护士职业中的化学危害主要来自化学消毒制剂和抗肿瘤药。护士在护理工作中，不可避免地会接触到大量化学药物，对护士的身体造成损害。如接触到甲醛、戊二醛、过氧乙酸、各种含氯消毒剂等，在防护不当的情况下很小剂量的接触就可通过人体的皮肤、眼睛、呼吸道进入人体，引起皮肤瘙痒、红斑、破损、流泪、恶心、呕吐、咳嗽、气喘等症状；经常接触的护理人员还会出现结膜灼伤、上呼吸道炎症、喉头水肿和痉挛、化学性气管炎和肺炎等；长期接触还可能造成肝、神经系统的损害，表现为记忆力下降、头痛；甚至可能导致肺的纤维化病变。

此外，护士还会接触到化疗药物，也给护士带来潜在的危害。化疗药物的作用为非选择性，在破坏患者异常细胞的同时，也破坏人体的正常细胞。护士可通过配药或注射等操作使皮肤直接接触或吸入小剂量化疗药物，长期接触可因蓄积作用而导致肿瘤的发生及脏器损伤、白细胞下降、血小板和红细胞减少、脱发、致畸等。

（三）生物因素

生物因素危害是指护理工作中病原微生物对护士机体的伤害。由于护理工作的特殊性，临床护士经常接触患者血液、体液及各种分泌物，被污染的概率相当高。在工作中常接触的细菌有葡萄球菌、链球菌、肺炎球菌、大肠埃希菌等；常接触的病毒有乙肝病毒、丙肝病毒、艾滋病病毒等，这些病原微生物广泛存在于各种分泌物、排泄物及患者使用过的器具和衣物中，可通过呼吸道、血液、皮肤等途径感染护士。

（四）心理社会因素

护理工作的服务对象千差万别，人际关系的特殊性与复杂性有时会直接影响到护士心理和工作行为，严重时会导致护士出现职业倦怠。如护士长期面对疾病、死亡、意外伤害等不良刺激，导致护士容易处于忧郁状态，给护士的身心健康带来不良影响；社会对护理工作者的要求不断提高、公共突发事件、酗酒、医疗纠纷等社会问题都增加了护理工作的风险性和紧张感；长期的倒班造成护士生物钟和社会角色的紊乱；紧张的护患关系、持续超负荷的工作、紧张的工作状态都增加了护士的工作难度和心理压力。其次，工作中来自患者和家属的暴力，也直接威胁护理人员的安全健康。

（五）自身因素

少数护士的自我防护行为也存在着一些危险因素，对职业暴露的危险性认识不足，自我防护意识比较淡薄。如操作后不洗手或洗手时不按"七步洗手法"洗手；抽血和配制化学药物时不带手套；被传染病患者使用过的利器刺伤后不做任何处理；未注射过任何疫苗；经常接触细胞毒性药物的护士不定期查血。不注重自我防护，对护理人员的健康是一种极大的潜在危险。

考点：职业暴露的危险因素

知识链接

艾滋病病毒职业暴露的分级

1．一级暴露　暴露源为体液、血液或者含有体液、血液的医疗器械、物品；暴露类型为暴露源沾染了有损伤的皮肤或者黏膜，暴露量小，且暴露时间较短。

2．二级暴露　暴露源为体液、血液或者含有体液、血液的医疗器械、物品；暴露类型为暴露源沾染了有损伤的皮肤或者黏膜，暴露量大且暴露时间较长，或者暴露类型为暴露源刺伤或者割伤皮肤，且损伤程度较轻，为表皮擦伤或者针刺伤。

3．三级暴露　暴露源为体液、血液或者含有体液、血液的医疗器械、物品；暴露类型为暴露源刺伤或者割伤皮肤，且损伤程度较重，为伤口深或者割伤物有明显可见的血液。

四、常见职业损伤的防护

（一）锐器伤的职业防护

锐器伤是一种由医疗利器，如注射器针头、缝针、各种穿刺针、手术刀、剪刀、碎玻璃、安瓿等造成的意外伤害，造成皮肤深部足以使受伤者出血的皮肤损伤。

1．引起锐器伤的原因

（1）准备物品的过程中被误伤。

（2）掰安瓿时被玻璃碎屑划伤。

（3）抽吸药物、各种注射、拔针时被针头刺伤。

（4）用手回套护针套时被针头刺伤。

（5）被治疗盘、操作台上的针头、利器或玻璃碎屑误伤。

（6）手术过程中的锐器传递时造成的误伤。

（7）处理医疗污物时不慎误伤，在注射器、输液器毁型过程中被刺伤。

2．锐器伤的防护措施

（1）熟练掌握锐利器械的操作技术和操作要求，加强工作责任心，注意力集中，防止误伤发生。

（2）加强锐器使用中的防护：掰安瓿时要垫以无菌纱布或棉球掰开；抽吸药液时要严格无菌操作，抽吸后立即用单手套上护针帽；禁止将使用过的针头从针栓上徒手分离；禁止用手直接弄弯、弄直针头。

（3）加强自身防护：在接触患者血液、体液操作时，护士要戴手套，如手部皮肤有破损，必须戴双层手套。操作完毕，脱去手套后应立即洗手，必要时应进行手的消毒。传递器械时要娴熟规范，可以使用小托盘传递锐器（避免直接传递），特别注意防止被针头、缝合针及刀片等锐器损伤。

（4）加强医疗废物的管理：医院要对使用后的一次性医疗用品采取毁型措施，用过的针头要在专用利器盒上分离，医疗废弃物要集中分类处理，运输废弃物的人员必须戴厚质乳胶手套，处理废弃物时必须戴防护眼镜。

（5）建立护士健康档案：定期为护士体检，并接种相应的疫苗。建立损伤后登记上报主管部门的制度、建立医疗锐器处理流程、建立受伤员工监控体系，并给予及时的治疗和关怀。

（6）锐器伤的应急处理：一旦发生皮肤被刺伤，同时伴有出血时，要掌握"挤压出血—清洗—消毒"的程序。即在伤口旁轻轻由近心端向远心端挤压（忌来回挤压，避免因虹吸现象而将污染血液回吸入血管增加感染），尽可能地挤压出损伤处的血液，再用肥皂水清洗损伤处，并用流动水冲洗伤口 5 分钟，禁止在伤口局部挤压。用 0.5% 碘附或 2% 碘酊、75% 乙醇消毒伤口后敷料包扎，以防止血液或体液传播疾病。还要向主管部门报告、填写锐器伤登记表。

（二）化疗药物损害的职业防护

在肿瘤科工作的护士，因职业需要频繁接触各种化疗药物，化疗药物在杀伤肿瘤细胞、延长肿瘤患者生存的同时，也给经常接触它的护士带来一定的潜在危害，严重威胁着护士的身心健康。

1．引起化疗药物损害的原因

（1）物理性接触：玻璃瓶、安瓿等在运输过程中或使用时容器破裂后药物溢出；打开安瓿时药液向外飞溅；溶解瓶中药物时未减压，拔针时造成部分药物喷出，直接接触皮肤和黏膜；注射过程中针头脱落，药液溢出。

（2）意外性接触：由于废弃的玻璃瓶、安瓿、静脉输液管等含有的少量化疗药物意外溅落在皮肤上；护士在注射过程中意外损伤自己而引起的化疗药物接触；患者的粪便、尿液、呕吐物等均含有低浓度的化疗药物，当污染被服后，如果处理不当，也可使护士接触到化疗药物。

（3）消化道摄入：护士配制化疗药物后，未能彻底洗手或在被化疗药物污染的环境中进食、饮水，而致药物经口摄入。

2．化疗药物损害的防护措施

（1）加强配制药物环境的管理：设置配制化疗药物的专用治疗室，室内应有安全配制化疗药物的专用操作台，确保通风良好。在药物配置中，如果少量药物溢出，应用纱布吸附药液，大量溢出时要用吸附力强的纱布垫清除，操作区域用清洁剂和清水擦洗污染表面 3 次，再用 75% 乙醇溶液擦拭。

（2）护理人员的自我防护：①护士配药前一定要戴一次性帽子，盖住全部头发；戴一次性口罩，口罩里面要垫几层纱布；戴乳胶手套和防护镜。在操作过程中，如果手套破损要立即更换，如果配药时间长，每 30 分钟要更换 1 次；②割锯安瓿前轻弹安瓿颈部，使药液全部留在安瓿底部；掰安瓿时用纱布包垫安瓿颈部，以防药物飞溅；溶解干粉药物，如顺铂等化疗药物时，应沿安瓿壁缓慢注入溶剂，等药物被全部浸没后摇匀，以防药粉溢出，同时针头应固定牢靠，以防脱落溅出药液，抽取药液时以不超过注射器容量的 3/4 为宜。若药粉溢出则用湿纱布轻轻擦拭，以防药物粉尘飞扬污染空气，污染的纱布置于专用袋中封闭处理；

③配药完毕后按正规脱手套法脱去手套，用肥皂和流动水洗净双手。如果药物飞溅到台面，用消毒液冲洗或反复擦拭污染的柜内面和台面、地面。如果不慎将药物溅到皮肤和眼睛里，应立即用肥皂水刷洗皮肤和大量清水或0.9%氯化钠溶液局部冲洗；④专门配制化疗药物的医务人员和肿瘤科护士应定期体检（血常规和肝、肾功能），根据需要酌情增加检验项目，至少每半年1次，身体有不适应及时轮岗并追踪健康状况；⑤怀孕护士应避免接触化疗药物；⑥在配制操作室内禁止进餐、饮水、化妆等，严格按操作流程完成每一次配药，真正做到自我防护。

（3）配制后废弃物的处理：操作后的废弃物品包括用过的防护衣、帽、手套、口罩等放在专用袋中密封并标上明显的警示标记，送高温焚烧处理，在处理过程中，要特别提醒操作人员不要被针头、玻璃碎片等利器刺伤。

（4）妥善处理患者的污染物：接受化疗的患者48小时内的血液、体液、分泌物及排泄物中含药成分比较高，容易造成二次污染。处理这些污物时要戴帽子、口罩和手套，患者用后的水池、马桶等要用水反复冲洗，化疗患者的床单要单独处理。

（三）负重伤的职业防护

负重伤是指由于工作的需要，护士在搬动或移动重物时，使身体负重过度或不合理用力等，导致肌肉、骨骼、关节的损伤。

1．引起负重伤的原因

（1）较大的工作强度：临床护理工作有节奏快、工作量大、应激事件较多，而护理岗位人员不足等特点，为了适应这一高强度的工作环境，护士多处于高度紧张状态，身体承受力下降，尤其在搬运患者、为患者翻身、协助患者下床活动中，由于用力不均衡或不当，使腰部很容易受损。

（2）长期的积累损伤：损伤是护士发生腰椎间盘突出症的常见原因，积累损伤是重要的诱因。护士在进行护理操作中，腰部扭转动作较多，对腰部损伤较大。由于损伤长期作用于腰椎间盘，加重了其退变的程度，腰椎间盘的稳定性下降，稍有外力作用就会引起腰椎间盘突出。

2．负重伤的防护措施

（1）加强锻炼，提高身体素质：护士可多进行一些身体锻炼，如健美操、太极拳、广播操、慢跑、游泳、瑜伽等，以增强身体素质。

（2）保持正确的劳动姿势：良好的身体姿势不仅可以预防腰肌劳损的发生，还可延缓椎间盘退变的进程，预防椎间盘突出症的发生。在站立或坐位时应尽可能保持腰椎伸直，使脊柱支撑力增大，避免过度屈曲引起腰部劳损，减少身体重力对腰椎的损伤。在半弯腰和弯腰时，两足分开使重力落在髋关节和两足处，降低腰部负荷。

（3）避免长时间保持一种体位：护士在工作中长时间保持一种姿势，会增加腰部负荷，引起腰肌劳损或腰椎间盘突出。因此，应经常更换体位，缓解肌肉、关节、骨骼疲劳，以减轻脊柱负荷。

（4）科学使用劳动保护用具：对已患腰椎间盘突出的护士，在工作时可以戴腰围以增加腰部的稳定性，由于腰围久戴会导致腰背痛、腰肌萎缩，所以休息时要解下。

（5）促进下肢血液循环：护士长时间站立会导致下肢静脉血液回流受阻，静脉持久扩张，易发生下肢静脉曲张。为了预防，护士在工作中应尽量避免长时间站立，适当的活动、改变体位，有利于下肢静脉血回流，减轻下肢静脉瓣承受的压力。站立时可让双腿轮流支撑身体的重量，适当做踮脚动作，促进小腿肌肉收缩，减少下肢静脉血液淤积。休息时可以做下肢运动操，抬高双腿，促进血液循环。

（6）养成良好的生活饮食习惯：护士在日常的生活中，提倡睡硬板床，家务劳动时也应有意识地减少弯腰的次数和时间，减少腰部负荷。饮食注意营养合理搭配，多食含蛋白质、维生素 B 和维生素 E 的食物。

（四）职业疲惫感的职业防护

职业疲惫感是指高强度的工作压力使护士产生的疲惫感，它是由一种强烈而持久的工作压力所造成的一种无助、无望的心理体验。表现为工作热情明显下降，出现身心不适症状，如头痛、疲乏、心情不好、神经衰弱等。

1．职业疲惫感的原因　不良的工作环境、快节奏的工作性质、沉重的工作负荷、复杂的人际关系、高风险的工作压力是护士产生工作疲惫感的主要原因。

2．职业疲惫感的防护措施

（1）加强对护理人员的教育和培训：鼓励护理人员不断学习新知识、新技术、新方法，增加对学科发展前沿和国内外专业情况的了解，拓展专业领域视野，正视挑战，增强自身综合素质，提高职业竞争力和应对风险的承受力。

（2）提高护理人员的职业防护能力：学习、宣传职业防护的知识和技能，增强职业防护的能力，提高处理突发事件的能力；加强法律知识的学习，做到知法、懂法、守法，减少医疗事故和纠纷的发生，以减轻工作风险所带来的心理压力。从而维护护理人员的身心健康。

（3）减轻和缓解护理人员的压力：合理调配人员，改善超负荷的工作状态，保证护士有足够的休息和睡眠；培养护士良好的心理素质，加强自我心理调节，正确对待工作中的挫折和失败，学会自我减压，保持良好的人际关系。

（4）积极疏导护理人员的不良情绪：选择正确的宣泄方式，积极参加适度的体育锻炼，以释放和调节情绪。管理者应经常倾听护理人员的意见和建议，为他们解决实际困难，使他们精神放松、团结互助，提高工作热情和积极性。

（5）建立社会支持系统，提高护士社会地位：随着社会的进步及人们对健康的日渐重视，护士的角色已渐趋向多元化并成为维护和促进人类健康的重要主力军，护士的社会评价和社会地位也逐渐提高。护理人员要适应时代的需要，不断提高自身素质，使社会更多地了解、关心、尊重护士，这有助于提高护士自我工作价值感，增强应对工作疲惫感的能力。

> **考点：**常见职业损伤的防护

| 小结 | 护理安全是指在实施护理过程中，对患者的安全管理和护理人员的自身职业防护。为防止患者发生意外伤害，护士应熟悉影响患者安全的常见因素及防范措施，能正确为患者选择和使用各种保护具及辅助器具，做到尊重和关心患者、沟通有效、方法正确、动作轻稳，患者感觉安全、舒适。同时护理人员在工作中经常暴露于各种危险因素中，直接威胁着安全和健康，这些危险因素主要包括物理因素、化学因素、生物因素、心理‑社会因素及护理人员自身因素。其中物理因素中的锐器伤的职业损伤最常见，后果最严重。护士应掌握多种有效保护措施，保护护士免受职业损伤因素侵袭，一旦发生伤害，应采取有效措施及时防护，使受害程度降低到最低程度。 |

（刘　玉）

第二单元 护理工作的原则与规范

第三章 医院感染的预防与控制

<table>
<tr><td rowspan="1">学习目标</td><td>
知识：
1. 说出清洁、消毒、灭菌、无菌技术及隔离技术的概念。
2. 解释医院感染的概念、预防和控制医院内感染的措施。
3. 归纳常用物理和化学消毒灭菌的方法、适用范围及注意事项。
4. 识别隔离区域的划分及设置要求。
能力：
1. 能正确进行常用消毒溶液的配制。
2. 能依据无菌技术操作原则及消毒隔离原则完成各项无菌操作及隔离技术操作。
素质：
1. 着装整洁，仪表大方，举止端庄、稳重，精神饱满，微笑服务。
2. 操作态度认真，树立良好的无菌观念。
3. 会运用沟通技巧与服务对象进行沟通，恰当地使用解释用语，在操作过程中始终表现对患者的关爱，使患者很好地配合护理工作。
</td></tr>
</table>

案例

2005年9月某医院输血25人感染艾滋病病毒。

2006年某医院10例白内障手术后医源性感染，9人单侧眼球摘除。

2008年某医院新生儿科发生医院感染，9名新生儿死亡。

2009年某妇幼保健院发生新生儿医院感染，6名重症感染患儿5人死亡。

2010年4月某私人诊所90名患者因肌肉注射导致注射部位结核分枝杆菌感染。

在中国住院患者死亡中，约22.22%的死因直接或间接与医院感染有关，每例患者增加的医疗费用约2400～14000元，延长住院日15～18天。

控制医院感染已成为全球医疗界的一大课题。

根据这些案例请思考：①什么是医院感染？②医院感染的类型？

第一节 医院感染

医院感染是指患者在医院内获得的感染，包括在住院期间发生的感染和在医院内获得、出院后发生的感染，但不包括入院前已开始或者入院时已处于潜伏期的感染。医院工作人员在医院内获得的感染也属于医院感染。

一、医院感染的形成

（一）感染链

医院感染的形成必须具备三个基本条件，即感染源、传播途径和易感宿主，三者组成感染链。当三者同时存在，并互相联系时，导致医院感染的发生。

1．感染源 感染源即感染的来源，是指病原微生物生存、繁殖及排出的场所或宿主（人或动物）。主要的感染源有：

（1）已感染的患者：已感染的患者是最重要的感染源。病原微生物从患者感染部位不断排出，这些病原微生物毒性强、数量多。更为严重的是已感染的患者大多经过抗生素治疗，因而病原微生物常具有耐药性，且易在另一易感宿主体内生长和繁殖。

（2）病原携带者：病原携带者体内的病原微生物不断生长繁殖并排出体外，是另一主要的感染源。由于携带者本身无自觉症状，而常被忽视。可见于患者、患者家属、探视者和医院工作人员。

（3）患者自身正常菌群：患者身体的某些部位如皮肤、胃肠道、上呼吸道及口腔黏膜等处寄生的正常菌群，当个体免疫功能受损、健康状况不佳或抵抗力下降时，则会成为条件致病菌引发自身感染或传播感染。

（4）医院环境：医院环境是某些病原微生物生存并繁殖的场所，是引起感染不可忽视的感染源。医院的设施、废弃物，患者应用后的器械、用物及食物等，容易受各种病原微生物的污染而成为感染源。

2．传播途径 传播途径是指病原微生物从感染源传至易感宿主的途径和方式。主要的传播途径有：

（1）接触传播：是医院感染的主要传播途径。

1）直接接触传播：病原微生物由已感染的个体直接传递给易感宿主。如母婴间疱疹病毒、沙眼衣原体等的感染。

2）间接接触传播：病原微生物通过媒介传递给易感宿主。最常见的传播媒介是医护人员的手，其次是医疗器械、水和食物等。

（2）空气传播：是指以空气为媒介，病原微生物同空气中的微粒随气流流动而进行的传播，包括三种形式。

1）飞沫传播：在打喷嚏、咳嗽、谈笑时，从口腔、鼻腔喷出大量飞沫，其中含有呼吸道黏膜的分泌物和病原体，在易感者和感染源相距较近时就可能发生感染。

2）飞沫核传播：感染源排出的直径较大的飞沫粒很快落地，而较小的飞沫粒在其降落地面前表层水分可完全蒸发，形成含有病原体的飞沫核，在空气中长时间漂浮，随气流流动，能长距离传播。

3）菌尘传播：物体表面的感染性物质干燥后形成带菌尘埃，通过吸入或菌尘降落于伤口，引起感染，或菌尘降落于物体表面，引起间接感染。

（3）饮水、饮食的传播：指病原微生物通过污染水、食物而造成疾病的传播。常可导致医院感染暴发流行。

（4）注射、输液、输血传播：通过使用污染的注射器、输液器、输血器、药液、血制品造成疾病的传播。

（5）生物传播：动物或昆虫携带病原微生物作为人体传播的中间宿主。如蚊子传播疟疾、乙型脑炎等。

3. 易感宿主　易感宿主是指对感染性疾病缺乏免疫力而易感染的人。将易感宿主作为一个总体，称为易感人群。医院是易感人群相对集中的地方，容易发生感染和感染的流行。

（二）医院感染的类型

医院感染按其病原体来源分为内源性感染和外源性感染。

1. 内源性感染（自身感染）　指患者自身携带的正常菌群在一定条件下引起的感染。寄居在人体内的正常菌群，通常是不致病的，但当人体的免疫功能低下时就能引起感染，常发生在慢性病患者、年老体弱、化疗、放疗和非合理使用抗生素的患者。

2. 外源性感染（交叉感染）　指病原体来自于患者体外，通过直接或间接感染途径而引起的感染。如患者与患者之间、患者与工作人员之间、患者与护理人员之间的直接感染，或者是通过水、空气、医疗器械之间的间接感染。

二、医院感染的主要因素

（一）客观因素

1. 病原体来源广泛，环境污染严重。

2. 易感人群增多。

3. 抗生素的广泛应用，导致菌群失调。

4. 侵入性诊疗手段增多。

（二）管理方面

1. 没有健全的规章制度或规章制度落实不够。

2. 医院感染组织和机构没有完全履行职责。

3. 医院感染部门和临床科室没有发挥三级监控作用。

4. 医院管理者、医务人员的重视程度不够。

（三）技术层面

1. 缺乏医院感染专业知识。

2. 医务人员感染控制意识薄弱。

3. 缺乏有效的监控手段等。

三、医院感染的预防和控制

（一）组织管理

1. 建立医院感染三级管理体系：医院感染管理委员会、医院感染科、各科室感染管理小组。

2. 医院感染管理委员会由医院感染管理部门、医务部门、护理部门、临床科室、消毒供应室、手术室、临床检验部门、药事管理部门、设备管理部门、后勤管理部门及其他有关部门的主要负责人组成，主任委员由医院院长或者主管医疗工作的副院长担任。成立三级护理管理体系（一级管理：病区护士长和兼职护士。二级管理：专科护士长。三级管理：护理部主任或副主任）

3. 建立医院感染管理责任制，制定并落实医院感染管理的规章制度和工作规范，严格执行有关技术操作规范和工作标准。

（二）措施落实

1．严格执行有关医院感染管理的规章制度和技术规范。

2．制定具体措施，保证医务人员的手卫生、诊疗环境条件、无菌操作技术和职业卫生防护工作符合规定要求。

3．严格执行隔离技术规范，根据病原体传播途径，采取相应的隔离措施。

4．制定医务人员职业卫生防护工作的具体措施，提供必要的防护物品，保障医务人员的职业健康。

5．加强抗生素临床使用和耐药菌监测管理。

6．建立有效的医院感染监测制度，分析医院感染的危险因素，实施预防与控制措施。

（三）人员培训

1．重视医院感染管理的学科建设，建立专业人才培养制度。

2．医院感染专业人员应当具备医院感染预防与控制工作的专业知识。

3．建立医院感染专业人员岗位规范化培训和考核制度。

4．对全体工作人员进行医院感染相关法律法规、医院感染管理相关工作规范和标准、专业技术知识的培训。

5．医务人员应当掌握与本职工作相关的医院感染预防与控制方面的知识，落实感染管理规章制度、工作规范和要求。工勤人员应当掌握有关预防和控制医院感染的基础卫生学和消毒隔离知识，并在工作中正确运用。

（四）监督管理

1．医院感染管理的规章制度及落实情况。

2．针对医院感染危险因素的各项工作和控制措施。

3．消毒灭菌与隔离、医疗废物管理及医务人员职业卫生防护工作状况。

4．医院感染病例和医院感染暴发的监测工作情况。

5．现场检查。

考点： 医院感染的概念，感染的类型，感染的主要因素

第二节　清洁、消毒、灭菌

案例

某医院一患者手术后出现气性坏疽，引起死亡。追溯手术器械的准备情况发现：器械没有彻底清洗，而供应室的灭菌记录上均达到标准要求，追查手术室骨科器械中的咬骨钳内却有大量有机物。根据案例请思考：①引起患者死亡的原因是什么？②消毒灭菌前应怎样准备物品？③如何正确实施灭菌的方法？

清洁、消毒、灭菌是预防和控制医院感染的重要措施，必须熟练掌握正确的清洁、消毒和灭菌的方法。

清洁：用物理方法清除物体表面上的一切污垢，以去除和减少微生物，并非杀灭微生物。

消毒：用化学、物理、生物的方法杀灭或者消除环境中（除芽胞以外）的病原微生物。

灭菌：杀灭或者消除物体上的一切微生物，包括致病微生物和非致病微生物，也包括细菌芽胞。

一、清洁的方法

将物品用清水冲洗，再用洗涤剂刷洗，除去物品上的所有污垢，最后用清水洗净。常用的有水洗、机械去污和去污剂去污等。适用于医院地面、墙壁、桌椅、病床等的清洁及物品消毒、灭菌前的准备。

二、物理消毒灭菌的方法

利用物理方法将病原微生物清除或杀灭。常用的方法有热力、光照、辐射、微波、过滤除菌等方法。

（一）热力消毒灭菌法

是利用热力使微生物的蛋白质凝固变性，核酸、细胞壁、细胞膜破坏，从而导致其死亡的方法。分为干热法和湿热法。干热由空气导热，传热较慢，所需温度高，时间长；湿热由水蒸气、水和空气导热，传热快，穿透力强，效果较好。

1．燃烧法　是一种简单、迅速、彻底的灭菌法。

（1）适用范围：①无保留价值的污染物品，如污染的废弃物、病理标本、特殊感染（如破伤风、气性坏疽、铜绿假单胞菌感染）的敷料处理；②急用的某些金属和搪瓷类物品；③采集培养标本用的试管在开启和关闭瓶口时使用。

（2）方法：①无保留价值的污染物品，可用焚烧法焚毁；②金属器械可在火焰上烧灼20秒；③搪瓷容器倒入少量95%以上的乙醇后轻轻转动，使乙醇分布均匀，然后点火燃烧至熄灭；④试管在开启或关闭塞子时，将管口和塞子在火焰上来回旋转2～3次。

（3）注意事项：①注意安全，操作时远离氧气、汽油、乙醚等易燃、易爆物品；②在燃烧过程中不得添加乙醇，以免引起烧伤或火灾；③锐利刀剪禁用燃烧法，以免锋刃变钝。

2．干烤法

（1）适用范围：适用于高温下不易变质、不损坏和不蒸发物品的灭菌，如玻璃器皿、油剂、粉剂及金属制品等的灭菌。不能用于塑料制品、纤维织物的灭菌。

（2）方法：消毒时箱温应在120～140℃，时间10～20分钟。灭菌时箱温在160℃，时间2小时；箱温在170℃，时间1小时；箱温在180℃，时间30分钟。

（3）注意事项：①金属器械应洗净后再干烤，玻璃器皿干烤前应洗净并完全干燥；②箱内物品以箱体高度的2/3满为宜，勿与烤箱底部及四壁接触；③灭菌时中途不宜打开烤箱重新放入物品；④灭菌后要待温度降至40℃以下再打开烤箱，以防炸裂。

3．煮沸消毒法

是一种湿热消毒法，可杀灭细菌繁殖体，达到消毒效果。

（1）适用范围：适用于耐湿、耐高温的物品，如金属、搪瓷、玻璃、橡胶类等的消毒。不能用于手术器械的灭菌。

（2）方法：消毒前先将物品刷洗干净，然后放入水中完全浸没（水量自始至终必须浸没所有消毒物品），加热煮沸，水沸开始计时，5～10分钟可杀灭细菌繁殖体，15分钟可将多数细菌芽胞杀灭，某些热抗力极强的细菌需更长时间（破伤风梭状芽胞杆菌需煮沸60分钟才可杀灭）。如中途加入物品，则在第二次水沸后重新计时。在水中加入碳酸氢钠，配成浓度为 1% ~ 2% 的溶液时，沸点可达 105℃，既可增强杀菌效果，又能去污防锈。消毒后，应及时将物品取出，放入无菌容器内。高原地区水的沸点低，需适当延长煮沸时间，一般海拔每增高 300 米，消毒时间延长 2 分钟。

（3）注意事项：①玻璃类物品用纱布包裹，在冷水或温水时放入；②橡胶类物品用纱布包裹，待水沸后放入，消毒后及时取出；③器械的轴节及容器的盖要打开，大小相同的容器不重叠；④有空腔的物品要将腔内灌满水。

4. 高压蒸汽灭菌法　是临床上应用最广、效果最可靠的首选灭菌方法。属湿热灭菌，利用高压下的高温饱和蒸汽杀灭所有微生物及其芽胞。

（1）适用范围：适用于耐高温、耐高压、耐潮湿物品的灭菌，如敷料、手术器械（手术刀、剪除外）、搪瓷、橡胶、玻璃、细菌培养基及溶液等。

（2）方法：常用的有手提式压力蒸汽灭菌器、卧式压力蒸汽灭菌器、预真空压力蒸汽灭菌器。

1）手提式压力蒸汽灭菌器：便于携带、使用方便、效果可靠，适用于基层医疗单位。使用方法为：①隔层内加适量水，在消毒桶内放入需灭菌的物品，加盖旋紧，直接加热或通电；②打开放气阀排尽锅内冷气后关闭放气阀；③压力达 103 ~ 137 kPa（千帕），温度达 121 ~ 126℃，保持 20 ~ 30 分钟，可达到灭菌效果；④关闭热源，打开排气阀，待压力降至 "0" 时，可慢慢打开盖子，取出物品。一定不要突然打开盖子，以防冷空气大量进入，使蒸汽凝成水滴，导致物品受潮、玻璃类物品因骤然降温而发生爆裂。

2）卧式压力蒸汽灭菌器：其原理结构及工作参数同手提式压力蒸汽灭菌器，不同之处在于热源的供给是直接输入蒸汽，且空间较大，可一次灭菌大量物品。操作人员要求经过专业培训，并持证上岗。

3）预真空压力蒸汽灭菌器：利用机械将内部抽成真空，使灭菌柜内形成负压，饱和蒸汽可迅速穿透物品进行灭菌。工作参数：压力达 205kPa，温度达 132℃，保持 4 ~ 5 分钟即可达到灭菌效果。

（3）注意事项：①物品灭菌前需洗净擦干或晾干；②灭菌包不宜过大（不应大于 30cm×30cm×25cm），包扎不宜过紧，放置时各包之间留有空隙，以利于蒸汽进入；③布类物品应放在金属和搪瓷类物品之上，以免蒸汽遇冷凝成水珠，使包布受潮；④如容器有孔，灭菌前将孔打开，灭菌后关闭；⑤灭菌物品干燥后方可取出；⑥随时观察压力、温度情况；⑦定期监测灭菌效果。

（4）灭菌效果的监测

1）物理监测法：用 150℃ 或 200℃ 的留点温度计。使用前将温度计汞柱甩至 50℃ 以下，放入包裹内，灭菌后，检视其读数是否达到灭菌温度。

2）化学监测法：最常用的监测法。利用化学指示胶带或化学指示卡在灭菌后颜色的变化，判断灭菌效果。使用时将化学指示胶带粘贴在每一待灭菌物品包外，化学指示卡放在每一待灭菌物品包的中央部位。

3）生物监测法：是最可靠的监测法。其指示剂是对热耐受力较强的非致病性嗜热脂肪杆菌芽胞，将其制成菌纸片，使用时将 10 片菌片分别放于灭菌器四角及中央，待灭菌结束，用无菌持物钳取出菌片放入培养基内，在 56℃ 温箱中培养 48 小时至 1 周，若全部菌片均无细菌生长则表示灭菌合格。

（二）光照消毒法（又称辐射消毒）

利用紫外线照射使菌体蛋白发生光解、变性，菌体内的核酸、酶遭到破坏而导致微生物死亡。对生长期细菌敏感，对芽胞敏感性差。紫外线穿透力差，不能透过玻璃、尘埃、纸张和固体物质，透过液体能力很弱，透过空气能力较强。

1．日光曝晒法　利用日光的热、干燥和紫外线的作用而杀菌，但杀菌力较弱。

（1）适用范围：常用于床垫、毛毯、床褥、棉胎、枕芯、衣服、书籍等物品的消毒。

（2）方法：将物品直接放在日光下，曝晒 6 小时，每隔 2 小时翻动 1 次。

（3）注意事项：照射时间不少于 6 小时，注意定时翻动，使物品各面均受到日光照射。

2．紫外线灯管消毒法　紫外线灯的最佳杀菌波长为 250 ～ 270nm，其装置有悬吊式和移动式，灯管有 15W、20W、30W、40W 种。

（1）适用范围：常用于室内空气和物品表面的消毒。

（2）方法：①空气消毒：有效照射距离不超过 2 米，照射时间为 30 ～ 60 分钟。室内每 10m² 应安装 30W 紫外线灯管 1 支，照射时，先清洁室内（紫外线易被灰尘微粒吸收），关闭门窗，照射后病室应通风换气；②物品表面消毒：有效照射距离为 25 ～ 60 厘米，每个表面均应照射 20 ～ 30 分钟，使物品的各个表面均能被紫外线直接照射。选用 30W 的紫外线灯管，最好用移动式，照射时，先将物品摊开或挂起（增加照射面积）；③空气与物品消毒的照射时间，均从灯亮 5 ～ 7 分钟后开始计时。

（3）注意事项：①紫外线消毒时，室内的适宜温度为 20 ～ 40℃，相对湿度为 40% ～ 60%；②保护患者的眼睛及皮肤，可戴墨镜或用纱布遮盖双眼，肢体用被单遮盖；③保持灯管清洁，至少每两周用无水乙醇棉球擦拭灯管表面一次；④关灯后如需再开启，应间歇 3 ～ 4 分钟；⑤建立使用登记卡，记录使用时间，凡使用时间超过 1000 小时则需更换灯管；⑥定期检测紫外线的照射强度（一般 3 ～ 6 个月测定一次），强度低于 70μW/cm² 时应更换；⑦定期空气培养，以检查效果。

3．臭氧灭菌灯消毒法　灭菌灯内装有臭氧发生管，在电场作用下，将空气中的氧气转换成高纯臭氧，臭氧在常温下为强氧化剂，利用臭氧强大的氧化作用进行杀菌。

（1）适用范围：常用于室内空气的消毒、物品表面（饮食用具、衣物等）的消毒、医院污水和诊疗用水的消毒。

（2）方法：在使用灭菌灯时，关闭门窗，以确保消毒效果。

（3）注意事项：臭氧对人有毒，空气消毒时，人员须离开现场，消毒结束后 30 分钟后方可进入。

（三）电离辐射灭菌法（又称冷灭菌）

利用放射性核素 ⁶⁰Co 发射的 γ 射线或电子加速器产生的高能电子束（阴极射线）穿透物品，杀灭其中的微生物。由于此法是在常温下进行，故又称"冷灭菌"。适用于不耐高温物品的灭菌，如橡胶、塑料、高分子聚合物（一次性注射器、输液器、输血器等）、精密医疗器械、生物医学制品及节育用具等。

（四）微波消毒灭菌法

微波是一种波长短、频率高的电磁波。在电磁波的高频交流电场中，物品中的极性分子发生极化而高速运动，并频繁改变方向，互相摩擦，使温度迅速升高，达到消毒灭菌作用。优点是作用时间短、方便。多用于食品、餐具、药杯等小物品的消毒，化验单据、票证的消毒、医疗药品、耐热非金属材料及器械等的消毒灭菌。微波不能穿透金属，不能用于金属物品的消毒。微波可杀灭细菌繁殖体、真菌、病毒、细菌芽胞、真菌孢子等各种微生物。

（五）过滤除菌（又称层流净化法、生物净化法）

采用生物洁净技术，通过三级空气过滤器，用合理的气流方式除掉室内空气中 0.5 ～ 5μm 的尘埃，达到净化空气的目的。适用于手术室、烧伤病房、器官移植室和 ICU 等。

> **考点：** 清洁、消毒、灭菌的概念，物理消毒灭菌的方法

三、化学消毒灭菌的方法

利用化学药物杀灭病原微生物的方法。其原理是利用液体或气体的化学药物渗透到菌体内，使菌体蛋白凝固变性，酶蛋白失去活性，导致微生物代谢障碍而死亡；或破坏细菌细胞膜的结构，改变其通透性，使细胞破裂、溶解，从而达到消毒灭菌的作用。

（一）化学消毒剂的使用原则

1. 根据物品的性能及微生物的特性，选择合适的化学消毒剂。

2. 待消毒的物品必须洗净、擦干，全部浸没在消毒液内，轴节、盖打开，管腔内应注满消毒液。

3. 严格掌握消毒剂的有效浓度、消毒时间及使用方法。易挥发的要加盖，定期检测以确保其有效浓度，消毒剂应定期更换。

4. 浸泡消毒后的物品，在使用前应用无菌蒸馏水或无菌生理盐水冲净，气体消毒后的物品使用前应待气体散发后使用，以免消毒剂刺激人体组织。

5. 浸泡中途如另加入新的待消毒物品，则应重新计算消毒时间。

6. 应定期检查消毒灭菌液在使用过程中的效价。

（二）常用方法

1. 浸泡法　将物品洗净擦干后，完全浸没在消毒溶液中，器械轴节、盖打开，在规定的浓度和时间内达到消毒灭菌作用。消毒液中不能放置纱布、棉花等物，因这类物品易吸附消毒剂而降低消毒效力。常用于耐湿不耐热的物品、器械的消毒，如锐利器械、精密仪器、化学纤维制品等。精密仪器如纤维内镜的消毒灭菌宜用 2% 的戊二醛浸泡法。

2. 擦拭法　用化学消毒剂擦拭物品表面或皮肤、黏膜的消毒方法。在规定的浓度内达到消毒作用。宜选用易溶于水或其他溶剂、渗透性强、无显著刺激性的消毒灭菌剂。常用于地面、家具、墙壁等的消毒及皮肤消毒。

3. 喷雾法　用喷雾器将化学消毒剂均匀喷洒在空气中或物体表面，在规定的浓度内达到消毒作用。常用于地面、墙壁、环境等的消毒。

4. 熏蒸法　将消毒剂加热或加入氧化剂，使其呈气体，在规定时间内关闭门窗达到消毒灭菌的作用，消毒完毕，打开门窗通风换气。常用于室内空气及不耐湿、不耐高温物品的消毒，如精密仪器、血压计、听诊器、传染患者使用的票证、书报等物品。

（1）空气消毒常用

1）2% 过氧乙酸：8ml/m³，加热熏蒸，密闭门窗 30 ～ 120 分钟。

2）纯乳酸：0.12ml/m³，加等量水，加热熏蒸，密闭门窗 30 ～ 120 分钟。

3）食醋：5 ～ 10ml/m³，加热水 1 ～ 2 倍，加热熏蒸，密闭门窗 30 ～ 120 分钟。

（2）物品消毒：常用甲醛消毒箱（见表 3-1 常用化学消毒剂）进行。

5. 环氧乙烷气体密闭消毒灭菌法　环氧乙烷气体穿透力强，具有广谱高效杀菌作用。

环氧乙烷易燃、易爆，对人体有害，消毒灭菌时需密闭进行；少量物品可用丁基橡胶袋，大量物品需使用专用的灭菌容器，时间 6 小时。消毒人员需经专业培训持证上岗。

6. 化学消毒剂的分类

（1）灭菌剂：能杀灭一切微生物，包括芽胞，如戊二醛、过氧乙酸、甲醛、环氧乙烷。

（2）高效类消毒剂：能杀灭细菌繁殖体、真菌、病毒，并对芽胞有显著杀灭作用，如过氧化氢、高浓度的含氯消毒剂。

（3）中效类消毒剂：能杀灭细菌繁殖体、真菌、病毒等除芽胞以外的其他微生物，如碘酊、碘附、乙醇、低浓度的含氯消毒剂。

（4）低效类消毒剂：杀灭细菌繁殖体、部分真菌和亲脂病毒，不能杀灭芽胞，如氯己定（洗必泰）、苯扎溴铵（新洁尔灭）。

考点：化学消毒灭菌的原则及方法

（三）常用的化学消毒剂（表 3-1）

表 3-1　常用的化学消毒剂

名称	效力	适用范围及方法	注意事项
戊二醛	灭菌	2% 戊二醛：浸泡金属器械、医学仪器、内镜等，消毒需 20～45 分钟，灭菌需 10 小时	①每周过滤一次，每 2～3 周更换消毒液一次 ②浸泡金属类物品时，可加入 0.5% 亚硝酸钠防锈 ③灭菌后的物品在使用前用无菌蒸馏水冲洗 ④对皮肤、黏膜有刺激，对眼睛刺激性较大，注意防护
过氧乙酸	灭菌	① 0.02% 溶液：用于黏膜冲洗 ② 0.2% 溶液：皮肤消毒 ③ 0.2%～1% 溶液：浸泡消毒，时间 30～60 分钟 ④ 0.2%～0.4% 溶液：环境喷洒 ⑤ 2% 溶液：室内空气消毒，8ml / m³ 加热熏蒸，密闭门窗 30～120 分钟	①对金属有腐蚀性，对织物有漂白作用 ②易氧化分解，应现配现用 ③有刺激性及腐蚀性，配制时须戴口罩和橡胶手套 ④放于避光、阴凉处，防高温引起爆炸
甲醛（福尔马林）	灭菌	37%～40% 的甲醛溶液：常使用熏蒸法，用于物体表面、对湿热敏感、不耐高温和高压的医疗器械的消毒灭菌。消毒时甲醛用量为 100g/L、灭菌时为 500g/L 进行计算，将物品分开摊放或挂起，调节温度为 50～56℃，相对湿度 70%～80% 加热产生甲醛气体，将消毒箱密闭 3 小时以上	①严格控制消毒温度和湿度 ②消毒物品摊开或挂起，污染面尽量暴露，物品间留有空隙 ③甲醛有致癌作用，消毒后可用抽气通风或氨水中和法去除残留气体

名称	效力	适用范围及方法	注意事项
环氧乙烷	灭菌	用于光学仪器、电子仪器、书本、皮毛、棉、化纤、塑料、金属、陶瓷、橡胶制品及一次性使用的医疗用品	①具有一定毒性，应严格遵守操作规程 ②易燃易爆，存放于阴凉通风、无火源及明火处，储存温度应低于40℃ ③使用前需清除残留量
过氧化氢	高效	用于餐具、饮水的消毒，以及口腔含漱、外科伤口冲洗等，3%过氧化氢作用时间为30分钟	①存放于通风阴凉，用前测定有效含量 ②现用现配，配置时忌与碱、碘化物、高锰酸钾等强氧化剂混合 ③对金属、织物有漂白作用 ④有刺激性，防止溅入眼内或皮肤黏膜上 ⑤消毒被血液、脓液污染的物品时，需适当延长作用时间
含氯消毒剂（常用的有液氯、漂白粉、漂白粉精、次氯酸钠及84等）	高、中效	常用于餐具、水、环境、疫源地等的消毒。①浸泡法和擦拭法：含有效氯0.02%的消毒液用于浸泡被细菌繁殖体污染的物品，时间10分钟以上；不能浸泡的可进行擦拭；含有效氯0.2%的消毒液用于被肝炎病毒、结核分枝杆菌、细菌芽胞污染的物品，时间在30分钟以上②喷雾法：含有效氯0.05%的消毒液喷洒于一般物品表面，时间30分钟以上；含有效氯0.2%的消毒液喷洒于被肝炎、结核分枝杆菌污染的物品表面，时间60分钟以上③干粉消毒法：排泄物5份加含氯消毒剂1份加以搅拌，放置2～6小时	①保存在密闭、阴凉、干燥、通风处，以减少有效氯的丧失 ②配制的溶液性质不稳定，应现配现用 ③对金属有腐蚀性 ④有腐蚀及漂白作用，不宜用于有色衣服及油漆家具的消毒
碘酊	中效	2%碘酊：皮肤消毒，擦后待干，再用75%乙醇脱碘	①对伤口及黏膜有刺激，不能用于黏膜的消毒 ②有机物如血、脓可降低杀菌效果 ③对金属有腐蚀性 ④对碘过敏者禁用 ⑤可挥发，密闭保存
乙醇	中效	①75%乙醇：皮肤消毒、浸泡锐利器械及温度计 ②95%乙醇：燃烧灭菌	①易挥发、易燃，需加盖保存，置于阴凉、避火处并定期测试 ②有刺激性，不宜用于黏膜及创面消毒 ③乙醇浓度超过80%，消毒效果会降低

名称	效力	适用范围及方法	注意事项
碘伏	中效	①浸泡法：0.05%～0.15%体温计消毒，浸泡30分钟后用冷开水冲净擦干即可 ②擦拭法：0.5%～2%擦拭消毒部位2遍 ③冲洗法：0.05%冲洗黏膜及创面消毒	①应避光密闭保存，放阴凉处 ②稀释后稳定性较差，宜现配现用 ③对二价金属有腐蚀性，故不用于相应金属制品的消毒 ④有机物如血、脓可降低杀菌效果
苯扎溴铵 （新洁尔灭）	低效	①0.05%溶液：黏膜消毒 ②0.1%～0.2%溶液：皮肤消毒，也可用于浸泡、喷洒、擦拭污染物品，作用时间15～30分钟，器械浸泡时可加0.5%的亚硝酸钠防锈	①勿与肥皂、洗衣粉等混用，因其有拮抗作用 ②不能用作灭菌器械保存液 ③对铝制品有破坏作用，不可用铝制品盛装 ④有吸附作用，会降低药效，故溶液内不可投入纱布、棉花等物
氯己定 （洗必泰）	低效	用于外科洗手消毒、手术部位皮肤消毒和黏膜消毒 ①擦拭法：4%溶液擦拭手术和注射部位2遍，作用时间2分钟 ②冲洗法：0.05%～0.1%溶液冲洗阴道、膀胱、伤口黏膜创面	①不与肥皂、洗衣粉等阴离子表面活性剂混合使用 ②有机物如血、脓可降低杀菌效果

考点：常用化学消毒剂的使用方法及注意事项

四、控制医院感染的方法在工作中的应用

（一）消毒灭菌方法的原则

1. 消毒灭菌处理首选物理方法

（1）器械灭菌应首选压力蒸汽灭菌法。

（2）空气消毒选过滤除菌的方法。

（3）耐湿、耐热物品消毒应首选湿热消毒灭菌法。

（4）对非致病性微生物轻度污染物品及环境的处理可采用清洁的器具湿式清扫、擦拭、清洗、自然通风净化等清洁卫生处理方法。

2. 根据医疗用品的用途选择消毒灭菌方法

（1）凡是通过皮肤、黏膜而进入无菌的组织或器官内部的器械、或与破损的皮肤、黏膜密切接触的器材和用品，必须选择灭菌方法，如手术器械、注射器、输液器等。

（2）仅和皮肤、黏膜相接触，而不进入无菌组织，可选用高效或中效的消毒方法，如体温计、血压计袖带、胃肠道内镜等。

（3）不进入人体组织、不接触黏膜，仅直接或间接地与健康的皮肤相接触，即使存在少量非致病微生物污染，使用时也不会对使用者造成伤害的，可选用中效或低效的消毒方法或清洁处理。

3．根据污染微生物的致病性选择消毒灭菌的方法

（1）致病性细菌芽胞污染必须选择灭菌方法，如炭疽芽胞杆菌污染物品的处理。

（2）真菌及其孢子、抗力强的细菌、病毒等微生物污染选用高效或中效的消毒方法，如结核分枝杆菌、乙肝病毒污染的物品处理。

（3）抗力较弱的一般细菌繁殖体、亲脂性病毒等微生物污染，可选用中效或低效的消毒方法，如肠道致病微生物污染的物品处理。

4．根据消毒物品的性质选择消毒方法

（1）耐高温、耐湿的物品和器材，首选压力蒸汽灭菌。

（2）怕热、忌湿和贵重物品，选环氧乙烷气体消毒灭菌。

（3）金属器械的浸泡灭菌，选择腐蚀性小的灭菌剂。

（4）在消毒物体表面时，光滑表面可选择紫外线消毒或液体消毒剂擦拭，多孔材料表面可选择喷雾消毒法。

5．严格遵守消毒程序　所有接触患者的器材和物品均应先消毒再清洗，然后再按物品危险性的种类选择合理的消毒灭菌方法进行处理。

（二）医院日常的清洁、消毒、灭菌

1．医院环境　医院是患有各种疾病的患者就诊、接受治疗和护理的地方，被大量的病原微生物污染，因此做好医院的清洁、消毒与灭菌工作，是控制医院感染的基础。医院不但要做好环境的清洁卫生，定时用消毒液擦拭地面、墙壁、门窗，家具等，还应做好空气的消毒。

（1）Ⅰ类环境的空气消毒：Ⅰ类环境包括层流洁净手术室和层流洁净病房，要求空气中的细菌总数 $\leqslant$ 10cfu/m³，只能过滤除菌才能达到标准。

（2）Ⅱ类环境的空气消毒：Ⅱ类环境包括普通手术室、早产儿室、婴儿室、产房、普通保护性隔离室、烧伤病房、重症监护室等。要求空气中的细菌总数 $\leqslant$ 200cfu/m³，可采用循环风紫外线空气消毒器或静电吸附式空气消毒器消毒。

（3）Ⅲ类环境的空气消毒：Ⅲ类环境包括儿科病房、妇产科检查室、注射室、换药室、供应室、清洁区、急诊室、化验室、各类普通病房和诊室。要求空气中的细菌总数 $\leqslant$ 500cfu/m³，除可采用循环风紫外线空气消毒器或静电吸附式空气消毒器消毒外，还可采用紫外线消毒、过氧乙酸、含氯消毒剂熏蒸或喷雾消毒。

2．预防性和污染环境的消毒

（1）预防性消毒：指没有发现明显的感染源存在，对可能被病原微生物污染的环境、物品施行的消毒处理。目的是预防感染的发生。

（2）污染环境的消毒：指对存在或曾经存在感染源及病原体污染的环境、物品施行的消毒处理。目的是杀灭或清除感染源排出的病原体，预防感染的传播和扩散。包括随时消毒和终末消毒。

1）随时消毒：是指感染源仍然存在，对其随时产生的可能含有病原体的排泄物、分泌物及其污染的环境、物品所实施的及时性消毒处理。

2）终末消毒：是指感染源已经离开，对其曾经产生的含有病原体的排泄物、分泌物及其污染的环境、物品所实施的最后一次消毒处理。

3．被服类消毒　各科患者用过的被服集中起来，送到被服室，经环氧乙烷灭菌后，再送洗衣房清洗、备用。如无条件成立环氧乙烷灭菌间，可根据不同的物品采用不同的方法

消毒。

考点：选择清洁、灭菌方法的原则

第三节　无菌技术

案例

某诊所一名护士准备对患者进行肌内注射，在抽吸药物过程中，护士一直没戴口罩，并不断与他人说笑，患者注射后 2 天，臀部注射部位出现红肿、疼痛症状。

根据这一案例，请思考：①患者发生了什么情况？②工作人员应做好怎样的准备才能进行无菌技术操作？③无菌操作时，怎样保持无菌的原则？

无菌技术及操作规程是根据相关科学原则制定的，每个医护人员必须严格遵守，以保证患者的安全。

一、概念

1．无菌技术　是指在执行医疗、护理操作过程中，保持无菌物品不被污染，防止一切微生物侵入或传播给他人的一系列操作技术和管理方法。是预防医院内感染的一项重要的基本措施。

2．无菌物品　是指经过灭菌处理后未被污染的物品。

3．无菌区域　是指经过灭菌处理后未被污染的区域。

二、无菌技术操作原则

（一）操作前准备

1．环境要求　无菌操作环境应清洁、宽敞。操作前 30 分钟应停止清扫、更换床单等工作，减少人员走动，避免尘埃飞扬。

2．操作者准备　衣帽整洁、修剪指甲、洗手，戴口罩，必要时穿无菌衣，戴无菌手套。

（二）操作中保持无菌的原则

1．进行无菌操作时，操作者应面向无菌区，身体与无菌区保持一定距离；手臂需保持在腰部或治疗台面以上；不可跨越无菌区；不可面对无菌区讲话、咳嗽、打喷嚏。

2．取无菌物品时，必须使用无菌持物钳（镊）；无菌物品一经取出，即使未用，也不可再放回，应予以更换或重新灭菌；无菌物品使用后，必须重新灭菌后方可再用。

3．一套无菌物品仅供一个患者使用。

（三）无菌物品保管原则

1．无菌物品和非无菌物品应分开放置，并有明显标志。

2．无菌物品不可长时间暴露于空气中，必须存放于无菌容器或无菌包内。无菌包或无菌容器外应注明物品的名称、灭菌日期，并按灭菌日期先后顺序存放和使用。

3．无菌包应放置在清洁、干燥、固定的地方，在未被污染的情况下有效期为 7 天，过期或包布受潮应重新灭菌。

三、各项无菌技术操作

每项操作前护士均应着装整齐，洗手，戴口罩，根据操作目的准备环境、备齐用物。

（一）无菌持物钳（镊）使用法（表3-2）

无菌持物钳（镊）是用于夹取或传递无菌物品的器械。

1．无菌持物钳（镊）的种类 （图3-1）临床常用的有卵圆钳、三叉钳和长、短镊子。

（1）镊子：用于夹取棉球、棉签、纱布、缝针、针头、注射器等较小的无菌物品。

（2）卵圆钳：用于夹取剪、刀、镊、治疗碗、弯盘等无菌物品。由于两环平行紧贴，不能持重，故不能夹取较大无菌物品。

（3）三叉钳：用于夹取盆、罐等较重的无菌物品。

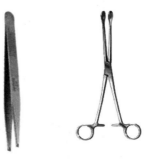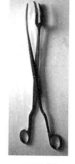

镊子　　　卵圆钳　　　三叉钳

图 3-1　持物钳种类

2．无菌持物钳（镊）的存放

（1）每个容器只能放置一把无菌持物钳（镊），打开无菌持物钳的轴节浸泡在盛有消毒液的大口有盖容器中（或置干燥容器中）。

（2）消毒液应浸泡持物钳轴关节以上 2 ～ 3cm 或镊子的 1/2 处（图3-2）。

（3）无菌持物钳及其容器应定期灭菌。一般病房每周灭菌 2 次，同时更换消毒液。使用频率较高的部门如手术室、门诊注射室、换药室等应每日灭菌 1 次；干置的容器及持物钳（镊）应每 4 小时更换一次。

表 3-2　无菌持物钳使用法

操作流程	操作步骤和要点说明
【操作前评估】	• 环境整洁，操作区域宽敞、操作前半小时停止清扫，减少人员走动
【操作前准备】 护士准备 用物准备 环境准备	• 护士准备 衣帽整洁，修剪指甲，洗手，戴口罩 • 无菌持物钳（镊），物品放置合理 • 操作台清洁、干燥、平坦
【实施步骤】 检查开盖 取持物钳 正确使用 及时放回	• 检查容器有效期，将浸泡无菌持物钳的容器盖打开 • 手持无菌持物钳（镊）上 1/3 处，将钳（镊）移至容器中央，使钳（镊）端闭合，垂直取出（图3-3），不可触及液面以上的容器内壁及容器边缘。手持无菌持物钳时，手不可触及消毒液浸泡部位，并在容器上方滴尽消毒液后再使用 • 使用过程中应始终保持钳端向下，不可倒转向上，以免消毒液倒流至钳手柄后再向下流造成钳端污染 • 使用后应闭合钳端，立即将无菌持物钳垂直放回容器中，避免触及容器口周围，然后打开无菌持物钳的轴节

续表

操作流程	操作步骤和要点说明
【操作后评价】	• 严格执行无菌操作原则 • 操作认真，方法正确，无污染。

【注意事项】

1. 无菌持物钳只能用于夹取无菌物品，不能触及非无菌物品。

2. 不能夹取油纱布，防止油粘于钳端而影响消毒效果；也不能用于换药和消毒皮肤，防止污染。

3. 如到远处夹取无菌物品，应同时搬移无菌持物钳及其浸泡的容器，以免无菌持物钳在空气中暴露过久而污染。

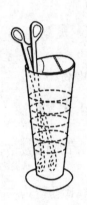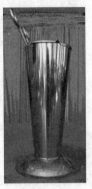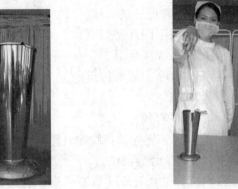

图 3-2 无菌持物钳浸泡在盛有消毒液的容器中 图 3-3 手持无菌持物钳

（二）无菌容器使用法（表 3-3）

无菌容器是经灭菌处理，用于盛放并保持无菌物品处于无菌状态的容器。

表 3-3 无菌容器使用法

操作流程	操作步骤和要点说明
【操作前评估】	• 环境整洁，操作区域宽敞、操作前半小时停止清扫，减少人员走动
【操作前准备】 护士准备 用物准备 环境准备	• 衣帽整洁，修剪指甲，洗手，戴口罩 • 无菌盒、罐、盘及贮槽等。内放无菌物品，如纱布、治疗碗等 • 操作台清洁、干燥、平坦
【实施步骤】 检查开盖 夹取物品 用毕盖严 手持容器	• 检查无菌容器外标签、灭菌日期，打开无菌容器盖，将盖的内面向上置于稳妥处（图 3-4）或将盖的内面向下拿在手中（图 3-5），手不可触及盖的边缘和内面 • 用无菌持物钳取出无菌物品，放于无菌容器或无菌区域内，无菌持物钳及无菌物品均不可触及容器的边缘 • 取出无菌物品后应立即将容器盖盖严，避免容器内的无菌物品在空气中暴露过久 • 手持无菌容器（如无菌治疗碗）应托住底部，手指不可触及容器的边缘和内面（图 3-6）

续表

操作流程	操作步骤和要点说明
【操作后评价】	• 严格执行无菌操作原则 • 操作认真，开盖取物方法正确，无污染

【注意事项】

1．移动无菌容器时，应托住容器底部，手不可触及无菌容器内面及边缘。

2．无菌物品一经取出，即使未用，也不能再放回无菌容器内。

3．无菌容器应定期灭菌，一般每周灭菌1次。

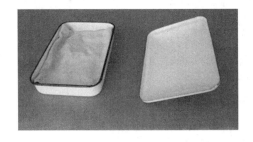

图3-4 无菌容器盖内面向上

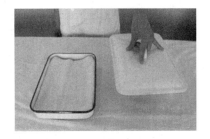

图3-5 无菌容器盖内面向下

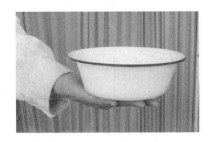

图3-6 手持无菌容器

（三）无菌溶液取用法（表3-4）

取用密封瓶内的无菌溶液，并保持未用完的无菌溶液在一定时间内处于无菌状态。

表3-4 无菌溶液取用法

操作流程	操作步骤和要点说明
【操作前评估】	• 环境整洁，操作区域宽敞、操作前半小时停止清扫，减少人员走动
【操作前准备】 护士准备 用物准备 环境准备	• 护士准备 衣帽整洁，修剪指甲，洗手，戴口罩 • 无菌溶液（密封瓶装）、启瓶器、弯盘、盛装无菌溶液的容器、消毒液、无菌纱布、无菌棉签、笔。物品放置合理 • 操作台清洁、干燥、平坦

续表

操作流程	操作步骤和要点说明
【实施步骤】	
核对检查	• 擦净瓶外灰尘，认真核对瓶签上的溶液名称、浓度、剂量和有效日期，然后检查瓶盖有无松动，瓶身有无裂缝，倒转瓶体对光查看溶液有无混浊、沉淀、变色、絮状物等，如无上述情况方可使用
开启瓶盖	• 去除密封瓶外盖或外包装，消毒瓶口，手持无菌纱布开盖
冲洗瓶口	• 另一手握瓶签拿起溶液瓶（图3-7），先倒少量溶液于弯盘中，旋转冲洗瓶口
倒取溶液	• 在冲洗口原处倒所需液量于无菌容器中（图3-8）
盖盖留用	• 如瓶中剩余溶液还需再用，应立即盖上瓶盖（必要时消毒后盖好）
记时签名	• 在瓶签上注明开瓶日期和时间，签名
【操作后评价】	• 严格执行无菌操作原则
	• 核对准确、操作认真，开盖倒液及保留溶液方法正确，无污染

【注意事项】

1. 倒溶液时，溶液瓶应与无菌容器保持一定距离，不可触及无菌容器；不可将物品直接伸入瓶内蘸取，也不可将敷料堵塞瓶口倒液。

2. 已倒出的无菌溶液，不可再倒回瓶内，以免污染剩余的无菌溶液。

3. 已打开的无菌溶液，如未污染可保存24小时。

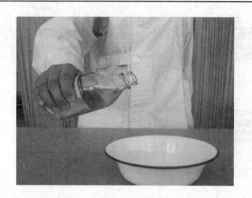

图3-7　握瓶签拿起溶液瓶

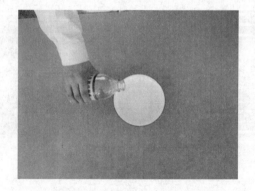

图3-8　倒所需液量于无菌容器中

（四）无菌包使用法（表3-5）

无菌包是用无菌双层包布包裹无菌物品，使无菌物品处于无菌状态。

表3-5　无菌包的使用法

操作流程	操作步骤和要点说明
【操作前评估】	• 环境整洁，操作区域宽敞、操作前半小时停止清扫，减少人员走动
【操作前准备】	
护士准备 用物准备	• 护士准备 衣帽整洁，修剪指甲，洗手，戴口罩
	• ①包布：选用质厚、致密、未脱脂的双层纯棉布制成；②待灭菌物品：治疗巾、敷料、治疗碗等；③化学指示卡及胶带、标签、无菌持物钳、盛放无菌物品的容器、笔等。物品放置合理
环境准备	• 操作台清洁、干燥、平坦

续表

操作流程	操作步骤和要点说明
【实施步骤】 操作一 　　放置物品 　　包裹系带 　　标记灭菌 操作二 　　核对检查 　　开包取物	包扎法 • 将待灭菌的物品放在包布的中央（如玻璃物品先用棉垫包裹），化学指示卡放于其中 • 包布一角盖在物品上（如包布的一角有系带，则先折盖其对角），然后折盖左右两角（左右角的尖端向外翻折），最后一角折盖后，用带以"十"字形扎紧（如包布无系带，则直接用化学指示胶带粘贴封包）（图3-9） • 注明物品名称及灭菌日期，粘贴化学指示胶带，灭菌处理 开包法 • 取出无菌包，先查看无菌包的名称、灭菌日期、化学指示胶带的颜色，有无潮湿及破损 方法一：取出部分物品法 ①将无菌包放于清洁、干燥、平坦处，解开系带（或撕开粘贴的胶带），打开包布上角，将带卷放在包布角下，依次打开左右角，最后打开下角（如是用两层包布包裹的无菌包，则内侧包布用无菌持物钳打开）。检视化学指示卡颜色，用无菌持物钳取出所需物品，放在准备好的无菌区内 ②包内物品一次未用完，应按原折痕包好，用"一"字形扎好系带，表明此包已开启过 ③注明开包日期及时间，签名 方法二：取出全部物品法 ①需将小包内物品一次全部取出，可将包托在手上打开，另一手将包布四角抓住，准确、稳妥地将包内物品放入无菌区内（图3-10） ②将包布折叠放妥
【操作后评价】	• 严格执行无菌操作原则 • 核对准确、操作认真，开包取物及未用完物品处理方法正确，无污染

【注意事项】

1. 打开无菌包时，手不可触及包布的内面，操作时手臂勿跨越无菌区。
2. 无菌包过期、潮湿或包内物品被污染时，均须重新灭菌。包布有破损时不能使用。
3. 打开过的无菌包，如包内物品一次未用完，在未污染的情况下，有效期为24小时。

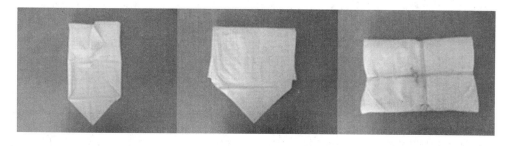

图3-9　无菌包包扎法

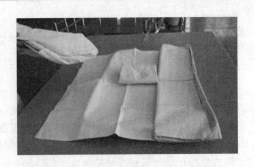

图 3-10　无菌物品放入无菌区内

（五）铺无菌盘法（表 3-6）

在清洁、干燥的治疗盘内，通过铺无菌治疗巾，形成无菌区域，可放置无菌物品，供治疗和护理使用。

表 3-6　铺无菌盘法

操作流程	操作步骤和要点说明
【操作前评估】	• 环境整洁，操作区域宽敞、操作前半小时停止清扫，减少人员走动
【操作前准备】	
护士准备	• 衣帽整洁，修剪指甲，洗手，戴口罩
用物准备	• ①无菌持物钳、无菌包（内有数块用横折法或纵折法折叠的无菌治疗巾图 3-11）；②治疗盘、无菌敷料罐（内装纱布块）、卡片、笔。物品放置合理
环境准备	• 操作台清洁、干燥、平坦
【实施步骤】	
开无菌包	• 取无菌包，检查名称、灭菌日期、灭菌效果，有无潮湿及破损，打开无菌包
取无菌巾	• 用无菌持物钳夹取一块治疗巾，放在清洁干燥的治疗盘内，如包内治疗巾未用完，应按原折痕包好，注明开包日期及时间，24 小时内有效
铺无菌巾	方法一：单层底铺盘法 取治疗巾于手上，退后一步，双手捏住无菌治疗巾一边外面两角，轻轻抖开，双折铺于治疗盘上，内面为无菌面。将无菌巾上层向远端呈扇形折叠，开口边向外（无菌面向上），使治疗巾内面构成无菌区（图 3-12） 方法二：双层底铺盘法 取治疗巾于手上，退后一步，双手捏住无菌治疗巾一边外面两角，轻轻抖开，从远到近 3 折成双层底，上层呈扇形折叠，开口边向外
放物盖巾	• 放入无菌物品后，用双手捏住上层无菌巾的左右角外面，将无菌巾拉平盖于无菌物品上，上下层边缘对齐。将开口处向上翻折两次，两侧边缘向下翻折一次，以保持无菌
记时签名	• 记录无菌盘名称、铺盘时间并签名，4 小时内有效
【操作后评价】	• 严格执行无菌操作原则 • 操作认真，铺无菌盘方法正确，无污染

【注意事项】

1．铺无菌盘的区域及治疗盘必须清洁干燥，避免无菌巾潮湿。

2．操作者的手、衣袖及其他非无菌物品不可触及无菌面，操作中不可跨越无菌区。

3．无菌盘不宜放置过久，有效时限不超过 4 小时。

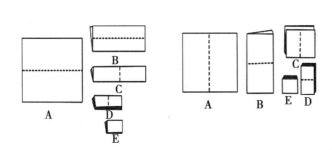

图 3-11　无菌巾横折法和纵折法

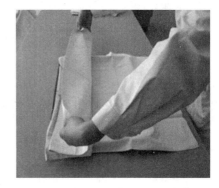

图 3-12　无菌巾扇形折叠

（六）戴无菌手套法（表 3-7）

操作者在某些医疗护理操作时，需戴无菌手套以确保无菌物品不被污染，保护患者，防止感染。

表 3-7　戴无菌手套法

操作流程	操作步骤和要点说明
【操作前评估】	• 环境整洁，操作区域宽敞、操作前半小时停止清扫，减少人员走动
【操作前准备】 护士准备 用物准备 环境准备	• 衣帽整洁，修剪指甲，洗手，戴口罩 • 合适的无菌手套包（或一次性无菌手套） 无菌手套包的准备：①把手套布袋打开平放在操作台面上；②将手套内面均匀涂上滑石粉；③将手套开口处向外反折约 7～10cm，掌心向上分别放入手套袋的左右口袋内（图 3-13）将手套袋用包布包裹或放贮槽内，贴好标签，注明型号和灭菌日期，送灭菌处理。 • 操作台清洁、干燥、平坦
【实施步骤】 操作一 　核对检查 　取戴手套	戴手套法 • 取下手表，洗手，取无菌包，核对手套袋外的手套号码、灭菌日期，检查有无潮湿及破损 • 按打开无菌包的方法打开手套包，取出滑石粉涂抹双手，注意避开无菌区 方法一：分次提取手套法 一手提起手套袋开口处外层，另一手伸入袋内，捏住手套反折部分（手套内面）取出，对准五指戴上；用未戴手套的手同法提起另一袋口，已戴手套的手指插入另一手套的反折内面（手套外面）取出手套，同法将手套戴好（图 3-14） 方法二：一次提取手套法 两手同时掀开手套袋开口处，用一手拇指和示指同时捏住两只手套的反折部分，取出手套，两只手套掌心相对，先戴一只手，再用已戴手套的手指插入另一手套的反折内面（手套外面），同法将手套戴好（图 3-15） 方法三：一次性手套戴法 检查手套袋封口处的有效期及手套型号。从标记"撕开处"将手套袋撕开，取出手套内包装放操作台上打开，然后用手依次捏住包装纸的上下折叠处外面将包装纸完全打开，手不可触及内面，可分次提取手套或一次性提取手套戴好

续表

操作流程	操作步骤和要点说明
调整手套 戴手套后	• 将手套反折部翻上套在工作衣袖口上，双手指交叉推压使手套与手贴合 • 手套戴好后，即可进行操作，必要时用无菌生理盐水冲洗掉手套外面的滑石粉；未操作时双手置胸前，不可触及工作服，以免污染
操作二 　脱下手套 　手套处理	脱手套 • 一手捏住另一手套腕部外面翻转脱下；脱下手套的手插入另一手套内口，将其翻转脱下 • 将手套浸泡在消毒液中，洗手。一次性手套弃于在医疗垃圾桶内
【操作后评价】	• 严格执行无菌操作原则 • 操作认真，戴脱手套方法正确，无污染

【注意事项】

1．手套外面为无菌区，应保持其无菌。

2．未戴手套的手不可触及手套的外面，已戴手套的手不可触及未戴手套的手或另一手套的内面（非无菌面）。

3．戴手套时或无菌操作过程中，如发现手套有破损或不慎被污染，应立即更换。

4．脱手套时，应从手套口往下翻转脱下，不可强拉手指和手套的边缘，以免损坏。如手上有污迹，应先冲净手套表面污物，再脱下浸泡。

考点： 无菌技术操作要点及注意事项

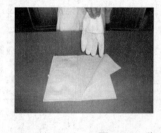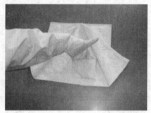

图 3-14　分次提取手套法

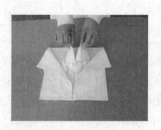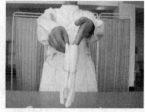

图 3-15　一次提取手套法

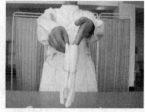

图 3-13　掌心向上放于手套袋内

第四节　隔离技术

案例

　　患者李某因脑血栓住院治疗，其病室与患有肺部铜绿假单胞菌感染的患者石某病室相邻，石某病房的门经常敞开，石某呼吸道分泌物多、经常进行吸痰治疗。两名患者的主治大夫是同一名医生，医生在对患者石某检查后，不洗手、不采取任何隔离消毒措施，径直走到李某病房进行查房、体检。不久，李某病情加重，在抢救过程中，护士直接用石某使用的吸引器为李某进行吸痰。李某很快出现肺部感染、呼吸衰竭症状，经过检查也为铜绿假单胞菌肺感染，经抢救无效死亡。此后同一病区其他患者陆续死亡，原因都是铜绿假单胞菌引起的肺部感染、呼吸衰竭。

　　根据此案例请思考：①铜绿假单胞菌感染应实行哪种隔离？②接触隔离的主要措施有哪些？③一般的消毒隔离原则是什么？④怎样进行终末消毒处理？

　　隔离技术是防止医院内感染的重要措施之一。其目的是控制传染源，切断传播途径和保护易感人群。作为医务人员应严格执行隔离技术，自觉遵守隔离原则，以防止传染病的传播。

一、隔离的基本要求

（一）隔离的概念

　　隔离是将传染源传播者和高度易感人群安置在指定地点和特殊环境中，暂时避免与周围人群接触，对前者采取传染源隔离，防止传染病病原体向外传播，对后者采取保护性隔离，保护高度易感人群免受感染。

（二）隔离区域的设置

　　传染病区与普通病区应分开，远离食堂、水源和其他公共场所。病区设有多个出入口，工作人员和患者分开通行。

（三）患者安置

　　1．以患者为隔离单位　每一个患者有单独的生活环境与用具，与其他患者及不同病种间进行隔离。

　　2．以病种为隔离单位　同种传染病的患者，安排在同一病室，与其他病种的传染患者隔离。

　　3．凡未确诊或已发生混合感染、病情危重及具有强烈传染性的患者，应住单独隔离室。

（四）清洁区与污染区的划分

　　1．清洁区　指未被病原微生物污染的区域，如治疗室、配餐室、库房、更衣室等。

　　2．半污染区　指有可能被病原微生物污染的区域，如病区走廊、检验室、消毒室等。

　　3．污染区　指患者直接或间接接触、被病原微生物污染的区域，如病室、厕所、浴室等。

二、隔离原则

（一）一般消毒隔离

　　1．根据隔离种类，病室门口及病床均应悬挂隔离标志，病室门口应设置浸泡消毒液的脚垫、消毒手的设备及避污纸，挂隔离衣用的悬挂架或衣柜。

2. 工作人员进入隔离区必须戴口罩、帽子，穿隔离衣。

3. 在穿隔离衣前，应备齐所有用物，做好计划，集中护理，以减少穿、脱隔离衣及消毒手的次数；不易消毒的物品可放入塑料袋内避污。穿隔离衣后，只能在规定范围内活动，不得进入清洁区，且不同病种不能共用一件隔离衣。一切操作要严格执行隔离技术，每接触一位患者或污染物品后必须消毒双手。

4. 病室每日进行空气消毒，可用紫外线照射或消毒液喷雾；每日晨间护理后，用消毒液擦拭病床、床旁桌、椅等。

5. 污染物品不得放于清洁区内，任何污染物品必须先经过消毒后再处理。患者接触过的物品（如血压计、听诊器）或落地的物品应视为污染，消毒后方可给他人使用；患者的衣物、信件、票证、书籍等须消毒后才能带出；患者的排泄物、分泌物、呕吐物等必须经消毒处理后方可排放。需送出病区处理的物品，应放入专用污物袋，并有明显标志。

6. 患者的传染性分泌物经三次培养，结果均为阴性或确已渡过隔离期，经医生开出医嘱方可解除隔离。

（二）终末消毒处理

终末消毒处理是对出院、转科或死亡的患者及其所住过的病室、用物、医疗器械等进行的消毒处理。

1. 患者的终末处理　出院或转科的患者应先洗澡、更换清洁衣裤，并将个人用物消毒后一并带出。死亡的患者，应用消毒液擦拭尸体，并用消毒液浸湿的棉球填塞口、鼻、耳、阴道、肛门等孔道，并更换伤口敷料，然后用一次性尸单包裹尸体，送传染科太平间。

2. 病室的终末处理　将病室的门、窗封闭，打开床旁桌，摊开被褥，竖起床垫，按规定用紫外线照射或消毒液熏蒸。消毒结束后打开门、窗，用消毒液擦拭家具；被服类放入标明"隔离"字样的污物袋内，注明隔离用物，先消毒后清洗；床垫、棉胎或毛毯和枕芯还可用日光曝晒处理。其他用物及医疗器械按规定消毒处理（表3-8）。

表3-8　传染病污染物品消毒法

污染物品	消毒方法
病室	消毒剂熏蒸、喷雾、紫外线照射
墙壁、地面、家具	擦拭、消毒剂喷雾
金属、橡胶、玻璃、搪瓷类	消毒剂浸泡、煮沸消毒、压力蒸汽灭菌
听诊器、血压计、手电筒	环氧乙烷气体熏蒸、消毒剂擦拭
体温计	过氧乙酸、乙醇浸泡
药杯、餐具、茶具	消毒剂浸泡、煮沸、微波消毒
书报、票证	环氧乙烷气体消毒、消毒剂熏蒸
布类、衣服	消毒剂浸泡、煮沸、环氧乙烷气体消毒、压力蒸汽灭菌
被褥、枕芯、毛纺织品	环氧乙烷气体消毒、消毒剂熏蒸、日光曝晒
便器、痰具	含氯消毒液、过氧乙酸溶液浸泡
排泄物、分泌物	漂白粉搅拌、痰放于蜡纸盒内焚烧
垃圾	焚烧

三、隔离的类别与措施

根据病原体传播途径的不同常将隔离分为以下几种，并按不同种类实施相应的隔离措施。

（一）严密隔离

严密隔离适用于具有强烈传染性的疾病，以防经空气和接触传播，如霍乱、鼠疫、非典型性肺炎等。凡传染性强、死亡率高的传染病均需采取严密隔离。主要措施有：

1. 患者住单独病室，通向走廊的门、窗须关闭。室内用具尽可能简单并耐消毒，室外须挂有醒目的隔离标志。患者不得离开病室，禁止探视和陪护。

2. 接触此类患者时，必须戴口罩、帽子，穿隔离衣、隔离鞋，戴手套，消毒措施必须严格。

3. 病室内空气及地面用消毒液喷洒或紫外线照射消毒，每日一次。

4. 患者的分泌物、排泄物、呕吐物及一切用过的物品均应严格消毒。

5. 污染敷料装袋标记后送焚烧处理。

（二）呼吸道隔离

呼吸道隔离适用于由患者的飞沫和鼻咽分泌物经呼吸道传播的疾病，如流感、流脑、百日咳、肺结核等。主要措施有：

1. 同种病原菌感染者可同住一室，尽量使隔离病室远离其他病室。通向走廊的门、窗须关闭。患者离开病室须戴口罩。

2. 接触此类患者时，必须戴口罩，并保持口罩的清洁、干燥，必要时穿隔离衣。

3. 病室用紫外线照射或过氧乙酸消毒液喷雾消毒，每日一次。

4. 患者口鼻及呼吸道分泌物须经消毒处理后方可排放。为患者准备专用痰盂或痰杯，用后须严格消毒处理。

（三）消化道隔离

消化道隔离适用于由患者排泄物直接或间接污染食物或水源而引起传播的疾病，如细菌性痢疾、甲型肝炎、伤寒等。主要的隔离措施有：

1. 按不同病种安排隔离室，如条件受限也可同居一室，但应做好床边隔离，床间距保持 1m 以上，患者之间禁止交换任何物品。

2. 接触此类患者时，应按病种分别穿隔离衣，消毒双手并更换手套。

3. 患者的食具、便器应各自专用并严格消毒，剩余的食物及排泄物应按规定消毒处理后再排放。

4. 病室有防蝇、灭蟑螂设备，保持无蝇、无蟑螂。

5. 被粪便污染的物品要随时装袋，做好标记后集中消毒或焚烧处理。

（四）接触隔离

接触隔离适用于经体表或伤口直接或间接接触而感染的疾病，如破伤风、气性坏疽、狂犬病、铜绿假单胞菌等。主要措施有：

1. 患者应住单独病室，禁止接触他人。

2. 接触此类患者时，须戴口罩、帽子、手套，穿隔离衣。工作人员的手或皮肤有破损时应避免接触患者或进行诊疗、护理操作，必要时戴手套进行。

3. 凡患者接触过的一切物品如被单、衣物、换药器械等，均应先行灭菌处理后再行清洁、消毒或灭菌。

4. 被患者伤口分泌物污染的敷料应焚烧处理。

（五）血液 - 体液隔离

血液 - 体液隔离适用于通过直接或间接接触血液或体液而传播的传染性疾病，如乙型肝炎、获得性免疫缺陷综合征（艾滋病）、梅毒等。主要措施有：

1. 同种病原菌感染者可同住一室，必要时住单独隔离室。

2. 接触患者血液、体液时须穿隔离衣，戴手套；进行吸痰、内镜检查等操作时，为避免血液、体液飞溅引起的污染，须戴口罩及护目镜。

3. 严格洗手或手消毒，操作完毕，脱去手套后应立即洗手；如手已被血液、体液污染应立即用消毒液洗手。严防手被注射器针头等利器刺破。

4. 被血液、体液污染或高度怀疑被污染的物品，应装入有标记的袋中集中消毒或焚烧。患者用过的针头、尖锐物品应放入防水、防刺破并有标记的容器中，送消毒处理。

5. 被血液、体液污染的室内物品表面，应立即用消毒液擦拭或喷雾消毒。

（六）昆虫隔离

昆虫隔离适用于以昆虫为媒介而传播的疾病，如乙型脑炎、疟疾、斑疹伤寒、流行性出血热等。

其隔离措施根据昆虫的类型确定。如乙型脑炎、疟疾由蚊子传播，所以病室应有蚊帐及其他防蚊设施，并定期采取灭蚊措施；斑疹伤寒由虱子传播，故患者入院时应经过灭虱处理后，才能住进同病种病室；流行性出血热由野鼠和螨虫传播，应做好灭鼠和灭螨工作，并向野外作业者宣传，采取必要的防护措施。

（七）保护性隔离

保护性隔离也称反向隔离，适用于抵抗力特别低下或极易感染的患者，如严重烧伤、早产儿、白血病、脏器移植及免疫缺陷的患者等。主要措施有：

1. 设置专用隔离室，患者住单独病室隔离。

2. 进入此病室必须戴帽子、口罩，穿无菌隔离衣（外面为清洁面，内面为污染面）及专用拖鞋。

3. 接触患者前后均应洗手。

4. 凡患呼吸道疾病或咽部带菌者，应避免接触患者。探视者也应采取相应的隔离措施，必要时谢绝探视。

5. 未经消毒处理的物品不可带入隔离区。

6. 室内空气、地面、家具等均应按规定严格消毒。

四、常用隔离技术

（一）口罩、帽子的使用（表 3-9）

戴口罩可保护患者和工作人员，避免互相传染，并可防止飞沫污染无菌物品；戴帽子可防止工作人员的头发、头屑散落或头发被污染。

表 3-9　口罩、帽子的使用方法

操作流程	操作步骤和要点说明
【操作前评估】	• 环境整洁，操作区域宽敞、操作前半小时停止清扫，减少人员走动
【操作前准备】 护士准备 用物准备 环境准备	• 着装整洁，清洗双手 • 帽子、口罩（用 6～8 层纱布缝制），或一次性使用的帽子、口罩 • 环境整洁，操作区域宽敞
【实施步骤】 戴工作帽 戴口罩 摘口罩	• 洗手后取出清洁、合适的帽子戴上，帽子应遮住全部头发 • 洗手后取出清洁口罩，罩住口鼻；上段两条带子分别超过耳系于头后，下段两条带子系于颈后，系带松紧合适，口罩的下半部应遮住下颌（图 3-16） • 洗手后摘下口罩，将污染面向内折叠，放入小袋内，然后把小袋放入衣服口袋内，一次性口罩取下后弃于污物桶。
【操作后评价】	• 操作认真，方法正确

【注意事项】

1．戴口罩后，不可用污染的手接触口罩；口罩潮湿时，立即更换。

2．口罩用后，立即取下，不可悬挂在胸前，取下时手不可接触污染面。

3．纱布口罩使用 4～8 小时应更换；一次性口罩使用不超过 4 小时，每次接触严密隔离的传染病患者后应立即更换。

4．戴、脱口罩前应洗手。

知识链接

N95 口罩是符合美国国家职业安全与健康研究所（NIOSH）制定标准的呼吸防护具。"N"代表 not resistant to oil，意思是不适合油性颗粒的防护，但可用以防护非油性悬浮微粒。"95"指的是能将 95% 或以上的 0.3μm 以下的悬浮微粒子予以隔离。N95 口罩密和性好，可以预防由患者体液或血液飞溅引起的飞沫传染。

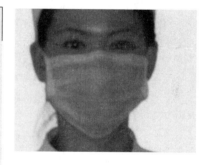

图 3-16　口罩的戴法

（二）卫生洗手和手的消毒法（表 3-10）

卫生洗手和手的消毒可有效地避免传染和交叉传染，避免污染无菌物品和清洁物品，是保护患者和医护人员的重要措施。

卫生洗手适用于：①进入或离开病房之前；②在病房中由污染区进入清洁区；③处理清洁或无菌物品之前；④无菌操作前后；⑤手上有污物或与微生物污染的物品或体液接触后；⑥接触患者伤口前后；⑦戴手套之前，脱手套之后；⑧戴、脱口罩前后，穿脱隔离衣前后。

手的消毒适用于：①接触传染病患者的血液、体液和分泌物后；②接触被传染性致病微生物污染的物品后；③为传染病患者进行检查、治疗及护理后；④处理传染患者污物之后。

表 3-10　卫生洗手和手的消毒法

操作流程	操作步骤和要点说明
【操作前评估】	• 环境整洁，操作区域宽敞、操作前半小时停止清扫，减少人员走动
【操作前准备】 护士准备 用物准备 环境准备	• 衣帽整洁 • 流动水洗手设备，如无洗手池设备，则另备消毒液和清水各一盆；洗手液、速干手消毒剂、消毒手刷4把、消毒小毛巾或纸巾或干手机 • 环境整洁，操作区域宽敞
【实施步骤】 卷袖过肘 润湿双手 操作一 　取洗手液 　七步洗手	• 取下手上饰物及手表，卷袖过肘 • 打开水龙头，润湿双手 卫生洗手法 • 取适量洗手液于掌心涂抹双手 • ①掌心相对，手指并拢相互揉搓；②手心对手背，手指交错相互揉搓，交换进行；③掌心相对，手指交叉沿指缝相互揉搓；④一手握另一手拇指旋转揉搓，交换进行；⑤弯曲一手手指各关节，在另一手掌心旋转揉搓，交换进行；⑥指尖在掌心转动揉搓，交换进行；⑦洗手腕部，范围腕上 10cm，交换进行。（图 3-17），双手揉搓时间不少于 15 秒，注意指尖、指缝、拇指、指关节等处皮肤的清洁干净
水流冲洗 　擦干双手 操作二	• 开水龙头，让流水自腕部流向指尖进行冲洗，洗净后关闭水龙头 • 用小毛巾自上而下擦干双手或用干手机烘干 手的消毒法 方法一：刷手法 ①用手刷蘸洗手液或肥皂液，按前臂、腕部、手背、手掌、手指、指缝、指甲顺序刷洗（范围应超过被污染的部位）每只手刷 30 秒，用流水冲净，换刷同法刷另一只手 按上述顺序再刷一遍，共刷 2 分钟 ②打开水龙头，让流水自前臂向指尖冲洗，洗净后关闭水龙头 ③用小毛巾自上而下擦干双手或用干手机吹干 方法二：泡手法 卫生洗手并擦干后，将双手完全浸泡在消毒液中并相互揉搓 2 分钟，顺序同刷手法，任其自干 方法三：干式揉搓法 卫生洗手并擦干后，取速干手消毒剂于掌心，均匀涂抹至整个手掌、手背、手指和指缝，手腕及腕上 10cm，按照卫生洗手的步骤揉搓双手，直至干燥
【操作后评价】	• 操作认真，洗手、刷手、消毒手的方法正确

【注意事项】

1. 洗手时身体应与洗手池保持一定距离，以免污染洗手池边缘（如脱隔离衣前手消毒时）或消毒盆。

2. 流水冲洗时，腕部要低于肘部，使污水从前臂流向指尖，并避免水流入衣袖内。

3. 手刷及容器应每日消毒。

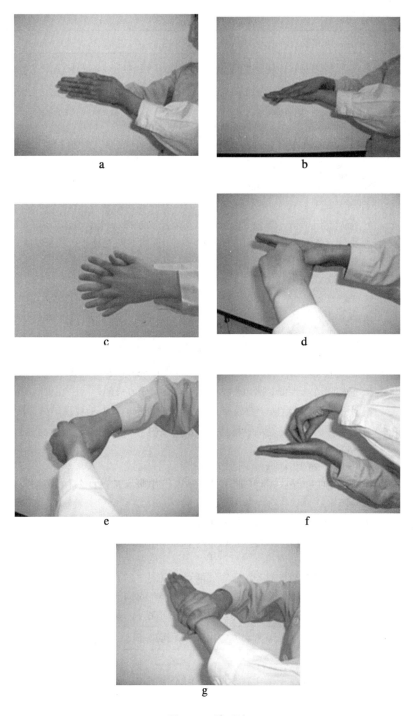

图 3-17　洗手法

（三）穿脱隔离衣（表 3-11）

穿隔离衣的目的是保护工作人员和患者，免受病原体的侵袭；防止病原体的传播，避免交叉感染。

53

表 3-11　穿脱隔离衣

操作流程	操作步骤和要点说明
【操作前评估】	• 患者的病情、治疗与护理、隔离的种类及措施 • 穿隔离衣的环境
【操作前准备】	
护士准备	• 衣帽整洁，取下手表，卷袖过肘，洗手、戴帽子、口罩
用物准备	• 隔离衣（大小合适，无污染、无破洞等）、挂衣架、消毒手的设备、污衣袋
环境准备	• 环境整洁，操作区域宽敞
【实施步骤】	
操作一	穿隔离衣法
准备工作	• 备齐操作用物，避免穿隔离衣后到清洁区取物
持领取衣	• 手持衣领取下隔离衣（图 3-18），将衣领两端向外折齐，使清洁面朝向自己，露出袖内口（图 3-19）
穿左右袖	• 右手持衣领，左手伸入袖内，右手上拉衣领，使左手露出袖口；换手持衣领，按上法穿好另一袖（图 3-20）
扣好领扣	• 双手由领子中央同时向后理顺领边，将领口系好，注意衣袖不可触及衣领、面部和帽子
系好袖口	• 系好左右两袖口，此时手已污染
折襟系带	• 松开腰带活结；自一侧衣缝（约腰带下 5cm）处将隔离衣后身向前拉至腋中线，捏住隔离衣外面边缘（图 3-21），同法捏住另一侧，两手在背后将隔离衣的边缘对齐（图 3-22），向一侧折叠，然后一手按住折叠处（图 3-23），另一手将腰带拉至背后左右交叉，然后在前面系一活结（图 3-24）
操作二	脱隔离衣法
松带打结	• 解开腰带，在前面打一活结
解扣塞袖	• 解开袖口，在肘部将部分衣袖塞入工作服衣袖内，勿使衣袖外面塞入袖内（图 3-25）
消毒双手	• 按手的消毒方法消毒双手并干燥
解开领扣	• 解开领扣（污染的袖口不可触及衣领、面部和帽子）
脱袖退手	• 右手深入左袖内拉下袖口过手，用遮盖的左手将右袖外面拉下过手（图 3-26），两手在袖内使袖子对齐，双臂逐渐退出（图 3-27）
持领挂衣	• 双手握住衣领，将隔离衣两边对齐，挂在衣钩上（图 3-28） 要点：隔、离衣如不再穿，脱后清洁面向外，卷好投入污衣袋中
【操作后评价】	• 操作认真，穿脱隔离衣方法正确，无污染

【注意事项】

1. 隔离衣的长短要合适，须全部遮盖工作服；有破损时不可使用。

2. 隔离衣的衣领及内面为清洁面（如为保护性隔离，则内面为污染面）穿脱时要避免污染。

3. 隔离衣挂在半污染区，清洁面向外；挂在污染区，则污染面向外。

4. 穿隔离衣后不得进入清洁区，只能在规定的区域内活动。

5. 隔离衣应每天更换，如有潮湿或被污染，应立即更换。

6. 下列情况应穿隔离衣：护理经接触传播的感染性疾病患者、多重耐药菌感染患者等时；护理保护性隔离患者时，如大面积烧伤、器官移植的患者等；护理患者时有可能被传染性分泌物、渗出物和排泄物污染时。

考点： 隔离区域的划分，隔离原则、隔离种类及措施、穿脱隔离衣要点和注意事项

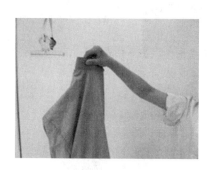

图 3-18　手持衣领

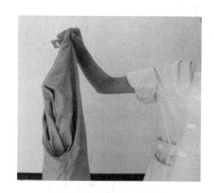

图 3-19　露出袖内口

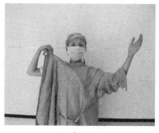

a

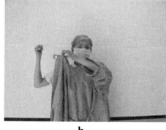

b

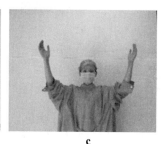

c

图 3-20　穿好左右袖

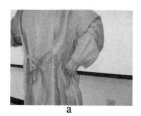

a

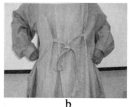

b

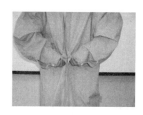

图 3-21　捏住边缘外侧

图 3-22　在身后将边缘对齐

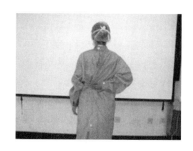
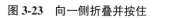

图 3-23　向一侧折叠并按住

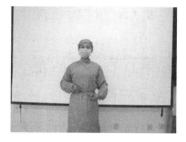

图 3-24　在前面系一活结

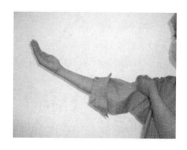

图 3-25　部分衣袖塞入工作服袖内

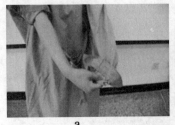 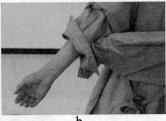 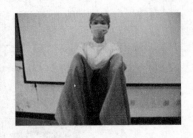

图 3-26 拉下左右袖　　　　　　　　　　　　图 3-27 退出双手

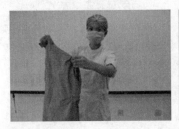 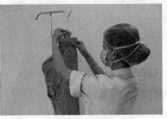

图 3-28 持领挂在衣钩上

（四）避污纸的使用

避污纸为备用的清洁纸片。其使用目的是保持双手或物品不被污染，以省略消毒程序。如用清洁的手取用污染物品时，垫着避污纸可避免手被污染；用污染的手取用清洁的物品时，垫着避污纸可避免物品被污染。取避污纸时，应从页面抓取，不可掀页撕取（图 3-29）；避污纸用后应立即丢入污物桶内，集中焚烧处理。

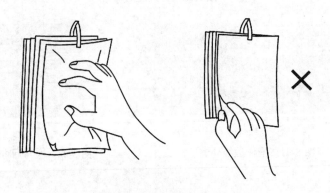

图 3-29 避污纸的使用

第五节　供应室

供应室是医院各种病原菌污染物最集中的场所，又是无菌用品等的供应部门，供应室消毒灭菌的质量直接影响到患者的安危，因此供应室是预防和控制医院感染的关键部门。

一、供应室的设置与布局

供应室的周围应环境清洁、无污染源，通风良好；房间布局科学合理，明确划分为污染区、清洁区和无菌区，各区之间应设隔离屏障，通行路线由污到洁，不能逆行。

1．污染区　此区回收处理临床使用过的物品，一般设污物回收室、一次性物品处理室、洗涤室（包括初洗和精洗区）、推车清洗室等。专人负责该区污染物品的回收并分类，进行预处理和清洗。

2．清洁区　包括包装和灭菌两个区域。设有包装室、消毒灭菌室、下送车存放室。此区的工作是将经过严格去污处理的干燥物品进行检查、配备、妥善包装和灭菌。凡进入清洁区的物品必须是经过严格去污处理的干燥物品。

3．无菌区　此区设置灭菌监测室、无菌物品储存室、一次性物品存放室及无菌物品发放室。凡经过灭菌处理后的物品均存放于无菌区。无菌物品存放区要求洁净度高，安装空气净化装置，仅限于负责运送和发放无菌物品的人员进出，并且按规定着装。

二、供应室的工作内容与要求

（一）污染区

1．回收室　回收各病区用过的污染物品，在固定的专用房间内拆包、分类，然后送入洗涤室。

2．洗涤室　清洗回收各类可重复使用的物品，分初洗间和精洗间。初洗是先用化学消毒剂处理，再用洗涤剂清洗，然后用清水冲净。精洗是用流动的蒸馏水冲净洗涤过程中的附着物。要求玻璃类物品透明光亮不挂水珠、无划痕；金属器械光亮清洁、无锈、无污、无血迹；橡胶类表面光滑、管腔通畅、弹性良好。对一次性使用物品消毒后统一处理，严禁重复使用。

（二）清洁区

1．包装室　将已清洗的物品和备制的敷料进行检查、包装，包外要标明物品名称、灭菌日期，送灭菌处理。如用包布包装，则包布必须每次更换或清洗。

2．敷料室　加工各种敷料。

3．储藏室　储藏各种器械和未加工的原料，如纱布、棉花等。

（三）灭菌区

专人负责，严格遵守操作规程，根据各类待灭菌物品的特点和灭菌要求选用不同的方法，各类物品灭菌合格率达100%。

1．压力蒸汽灭菌室　一般诊疗包、金属器械、敷料首选压力蒸汽灭菌。

2．干热灭菌室　油剂、粉剂、膏剂采用干热灭菌。

3．环氧乙烷灭菌室　不耐热的物品如介入导管、内镜、精密仪器、植入物等用环氧乙烷气体灭菌。

4．无菌间　灭菌的物品存放于无菌间内，无菌物品从灭菌器取出后直接放在无菌间的贮物架上，不能有中间环节。储物架距墙壁超过5cm，储物架每日擦拭，室内空气按规定消毒，每日检查无菌物品的有效期，存放有序。专人发放。

三、常用物品的保养方法

为延长物品的使用期限，应做好物品的保养工作。

（一）搪瓷类

稳拿轻放，避免碰撞；勿与强酸强碱接触，勿与粗糙物摩擦，以防脱瓷生锈。

（二）玻璃类

轻拿轻放；避免骤冷骤热，突然收缩膨胀会炸裂；防止磕碰，可放置盒中，或用纸包裹保存。

（三）橡胶类

避免与挥发性液体或碱性物质接触，以免侵蚀变质；物品要防冷变硬，防热变形、变软；防止被锐利物品刺破；橡胶单应晾干，撒上滑石粉后卷起保存。橡胶导管晾干后放置，避免过度扭曲，撒上滑石粉保存。橡胶袋类应倒挂晾干，装入少量空气后旋紧塞子保存，以防粘连。

（四）金属类

应涂油保护，以防锈蚀。锐利器械应分别放置，刃面用棉花包裹，以防碰撞，损伤锋刃。

（五）布类及毛织品

应防火、防霉、防钩破。毛织品应防蛀，要勤晒、并放置防虫蛀的制品保存。

（六）一次性使用物品

一次性使用无菌医疗器材应存放于清洁、干燥、通风良好的地方，保证使用时符合无菌、无热源、无破损，在有效期内。供应室可根据各科室的需要，分类、分型号、定基数发放。各科室用后先进行初步的消毒处理，再由供应室按定数回收后进行毁形和无害化处理，最后由当地疾控中心认可的部门将其再利用或集中送焚烧处理。

小结	医院感染分为内源性感染和外源性感染，感染链是引起医院感染的主要条件。有效控制医院感染的关键措施是：清洁、消毒、灭菌、无菌技术、隔离和监测。因此，掌握物理和化学消毒灭菌的方法、适用范围、监控手段及注意事项，掌握无菌技术及隔离技术操作原则及方法就显得特别重要。在护理工作中要准确区分无菌区、非无菌区、无菌物品、清洁区、半污染区、污染区；正确完成无菌持物钳使用、无菌容器使用、取用无菌溶液、无菌包的包扎与打开、铺无菌盘、戴无菌手套。熟练掌握卫生洗手和手的消毒、戴口罩、帽子、穿脱隔离衣、避污纸使用的操作方法并掌握操作中的注意事项，是保护操作者和患者，防止感染和交叉感染的重要措施。

（刘桂萍）

第四章　病案管理及护理文件书写

<table>
<tr><td rowspan="1">学习目标</td><td>
知识：
1. 说出病案记录的意义、原则及管理要求。
2. 归纳出长期医嘱、临时医嘱和备用医嘱的异同点。
3. 说出病室报告书写的顺序、要求和内容。
4. 说出危重护理记录单的书写要点。
能力：
1. 能完整、准确、规范地绘制体温单。
2. 能正确处理各种医嘱。
3. 能规范书写危重护理记录单和病室报告。
4. 在老师的指导下能完成一份完整护理病案的书写。
素质：
1. 养成认真、负责，一丝不苟的工作作风，遵守医疗与护理文件记录和管理的要求。
2. 具有对患者认真负责的精神，对护理文件的书写及处理要及时准确、真实客观、细致规范。
</td></tr>
</table>

案例

　　患者，45岁，女，住内科病区2病室5床，住院病案号：6523254，于2009年05月18日09时48分入院，入院时测腋温：38.7℃，脉搏：100次/分，呼吸：20次/分，体重：56kg，血压：110/70mmHg，患者有青霉素过敏史。针对以上患者的相关信息请完成下列学习任务：①准确、清晰、规范地将有关信息填写在体温单上。②规范、清晰地将测得的生命体征信息绘制在体温单上。③说出填写、绘制体温单的要求有哪些？

　　病案亦称"病历"，古称"诊籍"，是指医务人员在医疗活动过程中形成的文字、符号、图表、影像、切片等资料的总和，包括门（急）诊病历和住院病历。由医疗与护理文件两部分组成，记录着患者疾病的发生、发展、转归的全过程及其各项医疗护理措施的执行情况等，是医院和患者重要的档案资料。作为患者在接受诊疗护理过程中的原始资料，病案不仅为医疗、护理、教学、科研、管理提供宝贵的重要资料，同时也是评价医疗护理工作质量与管理水平的重要依据之一，还是处理医疗纠纷的重要法律证据。

　　医疗和护理文件是由各级医务人员共同完成的，其中一部分由护理人员负责记录书写。护理文件是护理人员对患者进行病情观察和实施护理措施的原始文字记载，是临床护理工作中的重要组成部分。因此，医疗和护理文件必须书写规范并妥善管理，以保证其正确性、完整性和原始性。

第一节 病案管理

一、病案记录的意义

1．提供患者信息资料　病案是对患者病情变化、诊断、治疗和护理全过程的记录，通过阅读，医护人员可以全面、及时，动态地了解患者的病情、明确患者的护理需求，有利于医护、护士之间信息的有效沟通和交流，保证了诊疗、护理工作的完整性和连贯性。

2．提供教学与科研资料　客观而全面的病案资料为临床和教学提供了原始、真实的个案分析病例，是最好的教学资源，也是开展科研工作有价值的、重要的资源。同时，它也为疾病调查、流行病学研究、传染病管理等提供了医学统计的原始资料，是卫生机构制定施政方针的重要依据。

3．提供质量评价依据　完整的病案在一定程度上反映出医院的医疗质量、管理水平和医护人员的业务素质，它既是医院医疗、护理管理的重要信息资料，也是医院等级评定、医护人员考核评定的参考资料。

4．提供法律依据　病案属合法文件，为法律认可的证据。病案在医疗纠纷、人身伤害、保险索赔、犯罪刑事案件及医嘱查验等方面，起着不可替代的原始证据作用，可为法律提供有效的证据。

二、病案记录的原则

病案的记录书写应严格遵循卫生部最新颁发的《病历书写基本规范》以及当地卫生行政管理部门制订的有关病历书写的基本规范。由于病案是一种法律文件，虽然目前全国各医院医疗和护理文件记录书写方式不尽相同，但是遵循的基本原则是一致的。

1．客观真实　因病案具有法律效应，实事求是地记录书写是基本的原则。它是医护人员在治疗和护理过程中，对观察、测量和检查到的真实、客观信息的详细描述，而不是主观臆测和判断，更不能编造或抄袭。

2．及时　病案的记录必须及时，不得提前、拖延，更不能漏记、错记或不记，以保证记录的时效性。若因抢救急、危重患者未能及时记录，有关医护人员应在抢救结束后6小时内据实补记，同时注明抢救完成时间和补记时间。

3．准确　是指记录时间、内容必须保证准确无误。记录的内容应该是实施治疗和护理的具体时间和情况的体现，而不是事先排定的时间和内容。书写应当准确使用医学术语、通用的中文和外文缩写、符号及计量单位。此外，记录者必须是执行者。

4．完整　病案的记录必须做到完整、全面地反映患者在住院期间的各种情况及治疗护理实施的过程。若患者出现特殊情况时，如患者病情恶化、拒绝治疗和请假外出等，均应全面详细地记录。病案中的所有资料不得丢失，眉栏、页码必须逐页、逐项填写完整，每项记录后不留空白，以防添加。记录者签全名，以示负责。

5．简要　记录内容应重点突出、简洁、流畅，避免笼统、含糊不清或过多的修辞（不可用中英文掺杂叙述），以方便医护人员快速获取所需信息，节约时间。

6. 清晰 病案的记录按要求分别使用红、蓝钢笔书写。一般白班用蓝钢笔，夜班用红钢笔记录。各种记录开头应空两格，字迹应清楚、端正，不能滥用简化字，书写不得出行。保持纸张和表格的整洁，必须要修改时，应用双横线划在字上并签全名，在其下方修改，不得涂、刮、贴或使用修正液等方法掩盖或去除原来的字迹。

三、病案管理的要求

病案是医院重要的档案资料，必须建立严格的管理制度，各级医护人员必须按照《医疗机构病历管理规定》的要求严格执行，无论是在患者住院期间还是出院后均应妥善管理。

1. 病案应按照规定放置，记录或使用后必须放回原处。患者住院期间的病案由所在病区负责集中统一保管。患者和家属不得随意翻阅病案，不得将其擅自带出病区。患者出院、转科、转院或死亡后的病案，按顺序整理后交医院病案室存档，统一保管，按卫生行政部门规定的保存期限保管。

2. 病案必须保持整洁、完整，防止污染、破损、拆散和丢失，严禁任何人涂改、伪造、隐匿、销毁、抢夺和盗取病案。

3. 因教学和科研需要借阅或查阅病案时，需经相关部门同意，借阅或查阅后须立即归还，且任何人不得泄露患者隐私。

4. 任何人不能私自复印病案。当患者、家属及其他机构的有关人员需要查阅、复印病案的有关资料时，须凭有效证件经相关部门出具同意证明后，按规程进行。

5. 发生医疗事故纠纷时，应于医患双方同时在场的情况下封存或启封病案的有关资料，并共同签名。封存的病案资料应由负责医疗事故争议处理的部门派专人妥善保管。

考点：病案记录的意义、原则及管理要求

四、病案排列顺序

（一）住院期间病案排列顺序

1. 体温单（按时间顺序倒排）。

2. 医嘱单（按时间顺序倒排）。

3. 入院记录（或再入院记录）。

4. 病程记录（按时间顺序顺排）。

5. 患者签署的各种知情同意协议书。

6. 各种检查、检验报告单。

7. 护理病案或护理记录单。

8. 长期医嘱执行单（按时间顺序倒排）。

9. 住院病案首页。

10. 门（急）诊病案。

（二）出院（转院、死亡）后病案排列顺序

1. 住院病案首页。

2. 出院或死亡记录。

3. 入院记录（或再入院记录）。

4. 病程记录（按时间顺序顺排）。

5．患者签署的各种知情同意协议书。

6．各种检查、检验报告单。

7．护理病案或护理记录单。

8．长期医嘱执行单（按时间顺序顺排）。

9．医嘱单（按时间顺序顺排）。

10．体温单（按时间顺序顺排）。

门（急）诊病案一般由患者自行保管。

第二节　护理文件书写

护理文件是指护士在临床护理活动过程中形成的全部文字、符号、图表等资料的总和；是护士在观察、评估、判断患者的护理问题，为患者解决健康问题而执行医嘱、护嘱或实施护理行为过程的记录；是病案的重要组成部分。护理文件的书写，包括填写及绘制体温单，处理医嘱，记录一般护理记录单、危重护理记录单和手术护理记录单，书写病室报告和护理病案等。

一、体温单

体温单（表 4-1）可用于记录患者的体温、脉搏、呼吸、血压及其他情况。体温单为表格式，主要由护士填写，记录的内容十分重要，通过阅读可以了解到患者的基本情况和病情变化，在患者住院期间排列在病历的首页，以便于查阅。

（一）体温单的内容

1．姓名、年龄、性别，入院日期、病区（科室）、床号、住院号。

2．住院日期、住院日数、手术或产后日数。

3．出入院、手术、分娩、转科或死亡时间。

4．体温、脉搏、呼吸和血压。

5．出入液体量、体重、药物过敏及其他情况。

（二）体温单的记录方法及要求

1．眉栏填写

（1）用蓝黑钢笔填写姓名、年龄、性别，入院日期、病区（科室）、病室、床号、住院病历号、住院日期、住院日数；用红钢笔填写手术或产后日数。

（2）"住院日期"，从患者入院的第一天开始，按日期顺序填写。每页第一日应填写年 - 月 - 日，如"2012-05-09"，其余六日只填写日期，如在本页当中跨月或年度，则应填写月 - 日或年 - 月 - 日。

（3）"住院日数"，从患者入院当天为第一天，用阿拉伯数字连续填写至出院。

（4）"手术或产后日数"，以手术（分娩）次日为第一天，用阿拉伯数字连续填写至第十四天为止。患者如在十四天内行第二次手术，则停写第一次手术天数，将第二次手术当日写 II -0，1，2……[或将手术当日填写为（2），第二次手术的次日开始以分数形式记录术后日数，即将第一次手术的日数作为分母，第二次手术的日数作为分子填写，如第一次手术后三天又做第二次手术即写 3（2），1/4，2/5，3/6……]，连续填写至末次手术的第十四天止。

2．在 40℃ ~ 42℃ 之间填写　在相应时间栏内，用红钢笔顶格纵行填写入院、手术、分娩、转科、出院、死亡等，划一竖线（占两小格）并用中文写出相应时间，要求具体到分，时间用 24 小时时间制，每字各占一小格，如"入院——十三点二十分"。如果时间与体温单上的整点不一致时，应靠近侧时间栏内填写，如"十三点二十分入院"，则填写在"14"栏内。手术不写具体名称。

　　3. 体温、脉搏、呼吸、血压的绘制（图 4-1，彩色图 4-1 见插页）

　　（1）体温的绘制

　　1）表格中，体温从 34℃ ~ 42℃ 之间，每一大格为 1℃，每一小格为 0.2℃。

　　2）绘制符号：口温用蓝点"●"表示，腋温用蓝叉"×"表示，肛温用蓝圈"○"表示。相邻两次体温之间用蓝直线相连。

　　3）物理降温 30 分钟后测得的体温，以红圈"○"符号表示，绘制在物理降温前温度的同一纵格内，并用红虚线与降温前的温度相连，下次测的温度用蓝直线仍与降温前的温度相连。

　　4）高热患者经多次采取降温措施后仍持续不降，需密切观察体温者，须将其中体温单规定时间的温度，照常绘制在体温单上，其他时间所测温度受体温单记录格式的限制，则将其记录在护理记录单上。

　　5）体温低于 35℃，则在相应时间栏 35℃ 线处绘制蓝点"●"符号，于蓝点处向下绘制蓝色箭头"↓"符号，长度不超过两小格，并与相邻温度用蓝实线相连。

　　6）若患者体温与上次所测温度差异较大或与病情不相符时，应重新测量，重测相符者在原体温符号上方用蓝笔写上一小写英文字母"v"（Verified，核实）。

　　7）若患者拒测或因外出进行诊治活动或请假等原因未测体温时，则在 40℃ ~ 42℃ 之间用红笔在相应时间栏纵格内填写"拒测"、"外出"、"请假"，前后两次体温断开不连接。

　　（2）脉搏（心率）的绘制

　　1）表格中，脉搏从 20 次 / 分 ~ 180 次 / 分之间，每一大格为 20 次 / 分，每一小格为 4 次 / 分。

　　2）绘制符号：脉搏用红点"●"表示，心率用红圈"○"表示。相邻两次脉搏或心率之间分别用红直线相连。

　　3）脉搏与体温在同一点上时，先绘制蓝色体温符号，再绘制红圈"○"于体温符号外，以表示脉搏。

　　4）脉搏短拙时，相邻的脉搏或心率之间分别用红直线相连，脉搏与心率之间在同一时间用红直线相连。

　　（3）呼吸的绘制

　　1）表格中，呼吸从 10 次 / 分 ~ 40 次 / 分之间，每一大格为 10 次 / 分，每一小格为 2 次 / 分。

　　2）绘制符号：呼吸用蓝圈"○"表示。相邻两次呼吸之间用蓝直线相连。

　　3）使用呼吸机的患者，呼吸用蓝黑钢笔在 35℃ 以下，相应时间栏内填写"®"表示使用呼吸机。

　　4. 底栏填写（即 34℃ 以下栏填写）　底栏内容包括：呼吸（用数字记录呼吸时）、血压、大便次数、液体出入量、体重等。除呼吸次数用阿拉伯数字填写时用红钢笔外，其余均用蓝黑钢笔填写在相应栏内。各栏已注明计量单位，数据只需填写阿拉伯数字。

　　（1）呼吸次数用阿拉伯数字填写时，在呼吸栏相应时间内用红钢笔填写，相邻两次呼吸数上下错开记录。

（2）血压：以 mmHg（或 kPa）为单位、分数式填写于相应时间栏内。患者入院当天，应测量并记录血压于相应时间栏内。每日测量 2 次的血压数值，将上午记录在前半格，下午记录在后半格；若每日测量次数大于 2 次的血压数值，应填写在护理记录单上。

（3）排便的记录

1）每 24 小时记录一次，记录内容为前一天的排便次数，从入院第二天开始填写，每天记录一次。

2）排便记录符号：未排便用"O"表示；排便失禁或人工肛门用"＊"表示；灌肠用"E"（enema 灌肠）表示。

3）灌肠后记录：灌肠后排便以"E"作分母，排便次数作分子的方式记录，如"1/E"表示灌肠后排便一次；"1³/E"表示自行排便一次，灌肠后又排便三次。

（4）液体入量：记录前一日 24 小时摄入的总量。包括输液、输血、口服液体量等，按医嘱及病情需要如实填写 24 小时的总量。

（5）液体出量：包括尿量（记录内容为前一日 24 小时的总尿量）、各种引流液量以及呕吐量。

（6）体重：以千克（kg）为单位计算填写。患者入院当天，应测量并记录体重于相应时间栏内，住院期间应每周测量并记录体重一次，病情危重或卧床不能测量体重的患者，应在体重栏内填写"卧床"二字表示。

（7）药物过敏的记录：用蓝黑钢笔填写皮内过敏试验阳性药物或发生过敏反应药物的名称，用红钢笔在括号中注明阳性反应（＋）或（阳性），并在每次添加体温单时转抄过来。

（8）"空格栏"作为机动，根据患者病情需要填写，如记录引流的液量、特别用药等。

（三）体温单书写注意事项

1．每页体温单应用蓝黑钢笔以阿拉伯字逐页填写页码（或住院周数）。

2．填写体温单各项时，应仔细核对患者姓名、床号、日期、时间。绘制体温、脉搏、呼吸曲线时，要求数据正确，字迹清晰，各种符号明显，圆、点等大等圆，连线平直，做到准确，清晰、整洁、美观、不涂改。

> **考点：**体温单的记录方法及要求

二、医嘱单

医嘱是医生根据患者病情需要而拟定的有关患者各种检查、治疗和护理措施的书面嘱咐，是由医护人员共同执行。医嘱必须由所在医疗机构拥有两证（医师资格证和执业证）和处方权的医师开具方可执行。医嘱应由医生直接书写在医嘱单上或输入微机，不得转抄转录。

（一）医嘱的内容

医嘱的内容包括：日期、时间、床号、姓名、护理常规、护理级别、隔离种类、饮食种类、卧位，药物（注明药名、剂量、浓度、用法、时间或次数等）、各种检查、治疗、术前准备和医生、护士的签名。

（二）医嘱的种类

按医嘱的有效时间和执行方法，分为长期医嘱、临时医嘱和备用医嘱（分为长期备用医嘱和临时备用医嘱）三类。

表 4-1 体温单（范例）（见彩色插页）

姓名 李某	科别 外	病区 九	床号 22	入院日期 2009-08-27	住院号 354621

日 期	2009-8-27	28	29	30	31	9-1	2
住院日数	1	2	3	4	5	6	7
手术后日数			1	2	3	Ⅱ-0	1

体温图表（脉搏 呼吸 体温 曲线图）

入院 九时十分（8-27）
手术 九时十分（28）
手术 九时（9-1）

排便（次）	1	0	1/E	0	0	0	0
排尿（ml）	1500	1800	1500	1600	1650	1800/C	800
其他（ml）							胆汁 110
入水量（ml）		1000	2000	2200	2200	2000	1500
血压（mmHg）	120/80	112/80	110/90	102/80	100/80	95/70	88/56
体重（kg）	50						
药物过敏	青霉素（+） 普鲁卡因（-）						
其 他							

第 页

1. 长期医嘱（standing order）　指医生开写在长期医嘱单（表4-2，彩色表4-2见插页）上，自医生开写起，有效时间在24小时以上，至医生注明停止日期和时间后方可失效的医嘱。如果患者转科、手术、出院或死亡，其医嘱则自动停止。如心内科护理常规、一级护理、低盐饮食、硝酸异山梨酯（消心痛）10mg po tid。

2. 临时医嘱（stat order）　指医生开写在临时医嘱单（表4-3，彩色表4-3见插页）上，有效时间在24小时以内的医嘱，原则上在20分钟内执行，抢救医嘱应立即执行，一般仅执行一次。有的需立即执行，如阿托品0.5mg im St；有的需要在限定的时间内执行，如手术、会诊、摄片等；有的指定了执行时间，如地西泮10mg im hs；出院、转科、死亡等也列入临时医嘱。

3. 备用医嘱（standby order）　指根据病情需要执行的医嘱，又分为：

（1）长期备用医嘱（prn order）　指医生开写在长期医嘱单上，有效时间在24小时以上，必要时使用，两次执行之间有时间间隔限制，由医生注明停止日期后方可失效的医嘱。如哌替啶50mg　im　q6h　prn。

（2）临时备用医嘱（sos order）　指医生开写在临时医嘱单上，有效时间在12小时以内，病情需要时才执行，过期未执行则自动失效的医嘱。如艾司唑仑（舒乐安定）2mg　po　sos。

（三）医嘱的处理

1. 处理原则

（1）先打印或转抄，后执行：即处理医嘱时，无论是长期医嘱还是临时医嘱，均应分别打印或转抄至各种医嘱执行单 [表4-4（1）（2）] 上，后执行。但需立即执行的医嘱则先执行后打印或转抄，以免延误抢救和治疗。

（2）先急后缓：处理多项医嘱时，应首先判断需执行医嘱的轻重缓急，合理、及时地安排执行顺序。

（3）先临时后长期：需即刻执行的临时医嘱，应立即安排执行。

（4）医嘱执行者，必须在医嘱单上签全名。

2. 处理方法

（1）长期医嘱的处理

1）由办公室护士先按医嘱性质分别打印或转抄于各种长期医嘱执行单上（如服药单、注射单、输液单、输液瓶贴、长期治疗单、饮食单等），核对无误后在长期医嘱单上注明执行时间，并签全名。各种长期医嘱执行单则交给具体执行操作的护士实施，实施后分别在各种长期医嘱执行单上注明具体的执行时间，并签全名。

2）定期执行的长期医嘱应在各种医嘱执行单上注明具体的执行时间。如医嘱为："地高辛0.25g po bid"，转抄或打印在服药单上应为："地高辛0.25g 8am，8pm"。护士执行长期医嘱后应在长期医嘱执行单上注明执行的时间，并签全名。

（2）临时医嘱的处理

1）需要立即执行的医嘱，由办公室护士将临时医嘱分别打印或转抄于各种临时医嘱执行单上（如服药单、注射单、输液单、输液瓶贴、临时治疗单等），核对无误后在临时医嘱单上注明执行时间，并签全名。各种临时医嘱执行单则交给具体执行操作的护士进行实施，实施后分别在各种临时医嘱执行单上注明具体的执行时间，并签全名。

2）有限定执行时间的临时医嘱，由办公室护士将其分别打印或转抄于临时治疗本或交班报告本上，核对无误后在临时医嘱单上注明执行时间签全名，并进行交班。

3）会诊、手术、各种检查和化验等申请单，须打印并核对无误后，及时转送到有关科室并告知患者或家属有关注意事项。凡需下一班执行的临时医嘱应进行交班。

（3）备用医嘱的处理

1）临时备用医嘱的处理：护士将其打印或转抄于交班报告本上，必要时执行，执行后，在临时医嘱单上注明具体执行时间，并签全名。12小时内未执行的则失效，由护士在原医嘱的执行时间栏内用红色钢笔写"未用"二字，并签全名。

2）长期备用医嘱的处理：护士将其分别打印或转抄于各种医嘱执行单上，但在其执行单上须注明"prn"字样。护士每次在必要时执行时，须先了解上次的执行时间，每当执行后，须在临时医嘱单上记录具体执行时间并签全名，以供下一班次执行时进行参考。

（4）停止医嘱的处理：当医生在长期医嘱单的某项医嘱停止栏内注明停止日期、时间并签全名后，该医嘱失效。护士应在相应的医嘱执行单上注销相应的长期医嘱，注明停止日期和时间并签全名。同时核对无误后在长期医嘱单原医嘱的停止相应栏内签全名。

（5）重整医嘱的处理：凡医嘱调整项目较多，或长期医嘱超过三页时需重整医嘱。重整医嘱时，由医生进行，在原医嘱最后一行下面画一红横线（红线上下均不得有空行，红线长度同医嘱单表格宽），在红线下用红笔写"重整医嘱"，再将红线以上有效的长期医嘱，按原日期、时间的排列顺序抄录于红线下，抄录完毕签上全名。当医生将长期医嘱重新进行整理后，必须由两位护士核对该患者所有的各种医嘱执行单，核对无误后，在整理之后的医嘱单执行栏内签上全名。对重整医嘱中的新医嘱或停止的原医嘱，其处理方法同长期医嘱的处理。

（6）手术、分娩、转科医嘱：当患者手术、分娩、转科后，医嘱需重新整理，即在原医嘱最后一行下面画一红横线（红线上下均不得有空行，红线长度同医嘱单表格宽），以示红线以上的医嘱自行停止，并在红线下用红笔写上"术后医嘱""分娩后医嘱""转入后医嘱"等字样，然后再由医生重写医嘱。当班护士核对无误后，在整理之后的医嘱单执行栏内签上全名，同时注销各种医嘱执行单上原有的医嘱，按新开医嘱执行。

3．注意事项

（1）护士在处理医嘱的过程中，应认真、细致、及时、准确，打印或转抄时字迹整齐、清楚，不得进行涂改。

（2）医嘱必须有医生签名后方可有效。护士在一般情况下不执行口头医嘱，除非在抢救、手术过程中，执行护士必须向医生复诵一遍医嘱，双方确认无误后方可执行，并在抢救或手术结束后，立即据实补写医嘱、执行时间并签名。

（3）护士必须严格地执行医嘱，但不能机械地执行医嘱，若发现疑问必须核对清楚后方能执行。

（4）严格执行医嘱查对制度。做到每班查对，每日核对，每周总查对，查对后在登记本上注明查对时间，并签全名。

（5）凡需要下一班执行的临时医嘱要交班，并在护士交班记录上注明。

考点：各种医嘱的异同点以及处理方法

表 4-2　长期医嘱单（范例）（彩色见插页）

姓名：王某　性别：女　年龄：24　科室：心内科　床号：24 床　住院号：5548000

起　　始				医嘱内容	停　止			
日期	时间	医生签名	护士签名		日期	时间	医生签名	护士签名
17/2	9：00	李营	王欣	心内科护理常规				
				一级护理				
				低脂饮食				
				三磷腺苷（ATP）20mg im qd				
				辅酶 A（CoA）　100U im qd				
				左氧氟沙星　200mg po bid				
17/2	9：00	李营	王欣	维生素 C　100mg po bid				
				转科后医嘱				
17/2	14：00	王林	李玲	胸外科护理常规				
				一级护理				
				流质				
17/2	14：00	王林	李玲	左氧氟沙星 200mg po bid				
				术后医嘱				
18/2	12：00	王林	李玲	肺叶切除术后护理常规				
				一级护理	19/2	8：00	王林	李玲
				平卧位	19/2	8：00	王林	李玲
				禁食水	19/2	8：00	王林	李玲
				氧气吸入				
				心电监护	19/2	8：00	王林	李玲
				胸腔闭式引流护理				
				留置尿管　q4h 开放	19/2	8：00	王林	李玲
				0.9% 氯化钠注射液 200ml				
18/2	12：00	王林	李玲	青霉素 320 万 U　ivgtt bid				
19/2	8：00	王林	李玲	二级护理				
19/2	8：00	王林	李玲	半卧位				
19/2	8：00	王林	李玲	半流质				
20/2	11：00	王林	李玲	重整医嘱				
18/2	12：00	王林	李玲	肺叶切除术后护理常规				
18/2	12：00	王林	李玲	氧气吸入				
18/2	12：00	王林	李玲	胸腔闭式引流护理				
18/2	12：00	王林	李玲	0.9% 氯化钠注射液 200ml				
18/2	12：00	王林	李玲	青霉素 320 万 U　ivgtt bid				
19/2	8：00	王林	李玲	二级护理				
19/2	8：00	王林	李玲	半卧位				
19/2	8：00	王林	李玲	半流质				

第 1 页

表4-3　临时医嘱单（范例）（彩色见插页）

姓名：王×× 　性别：女 　年龄：24 　科室：心内科 　　床号：28 床 　　住院号：5548000

日期	时间	医嘱内容	医生签名	执行时间	执行者签名
17/2	12：00	转至胸外科	李营	17/2　14：00	刘炎
17/2	14：00	由心内科转入	王林	17/2　15：00	李娜
		心电图检查	王林	17/2　15：00	李娜
		明晨 8am 在全麻下行"右肺叶切除术"	王林	18/2　20：00	李娜
		备皮	王林	17/2　15：00	李娜
		今晚流质	王林	17/2　15：00	李娜
		今晚灌肠	王林	17/2　20：00	张媛
		地西泮（安定）5mg 　　hs	王林	17/2　21：00	张媛
		青霉素皮试（－）批号：B200912008	王林	17/2　14：00	李娜
		明晨留置尿管	王林	18/2　7：30	秦芳
		哌替啶（杜冷丁）50mg 　im 　术前 30 min	王林	18/2　7：30	秦芳
17/2	14：00	阿托品 0.5mg 　　im 　　术前 30 min	王林	18/2　7：30	秦芳
18/2	12：00	10% 葡萄糖注射液 500ml	王林	18/2　12：15	李娜
		10% 氯化钾 10ml			
		5% 葡萄糖注射液 500ml			
18/2	12：00	维生素 C　200mg 　　　　ivgtt 　st	王林	18/2　12：15	李娜
18/2	20：00	哌替啶（杜冷丁）50mg 　im 　　sos	王林	未用（红字）	李娜
26/2	9：00	明日出院	王林	26/2　10：00	李娜

第 1 页

表 4-4（1） 表格式长期医嘱执行单

_____医院

长期医嘱执行单

药名	日期
	时间
	执行人签名

姓名：孙某　　性别：男　年龄：62　科别：内科　病室：4　床号：11　　住院病历号：2012986

头孢氨苄 0.25g 8-12-16	12-5-8	5-8	5-8							
	8：00	12：00	16：00							
	崔敏	崔敏	马华							
地高辛 0.25mg 8	12-5-8									
	8：00									
	崔敏									
维生素 C200mg 8-12-16	12-5-8	5-8	5-8							
	8：00	12：00	16：00							
	崔敏	崔敏	马华							

第　　页

表 4-4（2）　粘贴式长期医嘱执行单

<u>　　　　　　　　　　　</u>医院

长期医嘱执行单

姓名：孙某　性别：男　年龄：62　科别：内科　病室：4　床号：11　住院病历号：2012986

| 12-4-8 青霉素 80 万 U im 8-16 | 08:00 | 护士签名： |
| | 16:00 | 护士签名： |

粘
贴
时
请
沿
此
线

第　　页

三、一般护理记录单

一般护理记录单（表4-5）是护士根据医嘱和患者病情对一般患者在住院期间的病情变化，所采取的护理措施及其效果所做的客观记录，也可作为护理病案的一部分。

（一）书写要求

1．用蓝黑钢笔记录，应当字迹清晰、表述准确、语句通顺，标点正确，不得涂改。修改处必须签名，并保持清晰可辨。

2．根据患者情况决定记录的频率：一般患者每周记录2～3次；需特殊观察的患者，应每天记录；手术当日要有术后护理情况的记录，术后三天每班至少记录一次；病情变化的患者，应随时记录。

3．记录时间采取24小时制，护士记录后须及时签全名。

（二）记录内容

1．眉栏内容　包括科室、姓名、床号、住院病历号、入院日期、诊断、页码。

2．项目内容　记录日期和时间、体温、脉搏、呼吸、血压、液体出入量、病情记录、护士签名等。在记录中，因计量单位已写在标题栏内，记录栏内只填实际数值即可。病情栏内记录观察到的病情变化，对患者所采取的护理措施及其效果等，同时将排出物的颜色、性状等记录其中。要依据日期和时间顺序进行记录。

表4-5　一般护理记录单

科室：外1　姓名：刘某　年龄：35岁　性别：女　病室：09　床号：36　住院病历号：0115687　入院日期：2011-04-18　诊断：急性阑尾炎

日期 时间	体温 ℃	脉搏 次/分	呼吸 次/分	血压 mmHg	入量 名称	ml	出量 名称	ml	病情记录	护士 签名
2011-04-18 16：00	37	100	24	100/60					右下腹阵发性钝痛，呕吐少量胃内容物	刘岩
18：00									已备皮、配血、术前指导，指导患者注意预防感冒，戴腕带，标示手术部位	王虹
22：00	36.7	94	22	100/60					通知患者24：00起禁止饮水、饮食	王虹
4-19 07：00	36.5	88	20	100/60					夜间入睡一般	马芳
08：00									肌注苯巴比妥0.1g 阿托品0.5mg，核对手术部位标记及影像学资料，送患者入手术室	马芳

第　　页

四、危重患者护理记录单

危重患者护理记录单（表4-6），是护士对病情危重、需密切观察病情变化的患者，如大手术后、昏迷、大出血、严重创伤、多脏器功能衰竭、休克及特殊治疗等患者，在护理过程中所做特别护理的客观记录。以便及时了解和全面掌握患者的病情变化、观察治疗和抢救后的效果。

（一）记录内容

1．眉栏内容　包括患者姓名、床号、住院科室、住院病历号、入院日期、诊断、页码等。

2．项目内容　记录日期和时间、体温、脉搏、呼吸、血压、意识、瞳孔、血氧饱和度、吸氧、液体出入量、管道护理、病情动态、护理措施、药物治疗的效果及反应、护士签名等。

（二）记录方法及要求

1．眉栏各项、记录各项目内容、页码，均用蓝黑钢笔记录。

2．每一项均要注明日期，每次记录均应注明时间。

3．体温、脉搏、呼吸、血压的记录方法同一般护理记录单。

4．意识记录时，要根据患者实际的意识状况选择填写：清醒、嗜睡、意识模糊、昏睡、昏迷、浅昏迷、深昏迷、谵妄状态，也可用符号或英文字母表示，即清醒（V）、嗜睡（S）、烦躁（F）、浅昏迷（+）、深昏迷（+++）、麻醉未醒（M）、药物镇静（G）谵妄（Z）。

5．瞳孔"大小"一栏可记录所测的直径数值（mm），"反应"一栏中，若灵敏用"++"表示，迟钝用"+"表示，消失用"−"表示。

6．管道护理记录要根据患者置管情况填写，如静脉置管、吸氧管、导尿管、引流管等。也可采取填写"√"的方法，以表示置管正常或管道护理措施已执行。

7．病情观察及处理中要记录护士观察到的患者病情情况，以及根据医嘱或患者病情变化所采取的护理措施及其效果。手术患者还应记录麻醉方式、手术名称、患者返回病室的状况、伤口情况、引流情况等。各班交班前，将患者的情况作扼要小结，并签全名。

（三）注意事项

1．日间7时至19时用蓝（黑）钢笔记录，夜间19时至次晨7时用红钢笔记录。

2．记录必须在严密观察患者的基础上做到真实、客观、准确、及时、完整，遵循"实时性"、严格"客观记录"。表达清晰、准确、具体，不得随意涂改。每次记录后须签全名。

3．各项内容应按照日期和时间顺序及时进行记录，记录应衔接紧密，不留空行。采取24小时制记录。记录的频率根据患者的病情确定，一般每4小时记录一次，危重患者每1小时记录一次，有特殊情况时随时记录。

4．分别在12小时和24小时就患者的总出入量、病情、治疗及护理做一小结或总结。12小时小结用蓝（黑）钢笔书写，24小时总结用红钢笔书写。

5．抢救患者应在班内或抢救结束后6小时内据实补记抢救护理记录，内容包括病情变化、抢救时间及护理措施。

6．停止特别护理记录时，应有病情说明。患者出院或死亡后应归入病案保存。

考点： 危重患者护理记录单的记录要求

科室：内科　姓名：李某　年龄：58岁　性别：男　病室：三　床号：6　住院病历号：2011128　入院日期：2011-02-16　诊断：上消化道出血

表 4-6　危重患者护理记录单（范例）

日期	时间	体温(℃)	脉搏(次/分)	呼吸(次/分)	血压(mmHg)	意识	SaO₂(%)	吸氧(L/min)	瞳孔大小mm 左	右	反应 左	右	入量 名称	数量(ml)	出量 名称	数量(ml)	管路护理	病情及处理	签名
2011-02-16	10:00	37.1	114	26	112/62	√	95	4	3	3	++	++	5%葡萄糖注射液	500	呕吐	150	√	患者呕吐一次，为胃内容物，呈血性	万黎
	12:00		116	25	100/60	√	94	4	3	3	++	++	西咪替丁	4	小便	100	√		万黎
	13:00		118	26	92/60	√	93	4	3	3	++	++	开水	200	血量	150	√	患者精神差，输血正在进行，无输血反应	米霞
													生理盐水注射液	200					米霞
													全血	200					米霞
	15:00	37.4	116	25	110/62	√	95	4	3	3	++	++	生理盐水注射液	200	小便	200			米霞
													10%葡萄糖注射液	500			√		张薇
	18:00	37.2	110	23	110/68	√	95	3	3	3	++	++	维生素C	10	小便	200	√	患者输血、输液后，现血压上升	张薇
	18:30														小便	200			张薇
12h小结	19:00					√							输入	1764	排出	1200		患者10:00至19:00，其液体入量为1614ml（其中静脉输入1614ml；饮水150ml），出量为1200ml（其中呕吐150ml；小便1050ml），现血压平稳，未解大便，液体维持输入	王彬
	20:00	37.0	106	22	110/68	√			3	3	++	++	10%葡萄糖注射液	500	小便	400	√		王彬

日期	时间	体温(℃)	脉搏(次/分)	呼吸(次/分)	血压(mmHg)	意识	SaO₂(%)	吸氧(L/min)	瞳孔大小左(mm)	瞳孔大小右	反应左	反应右	入量名称	入量数量(ml)	出量名称	出量数量(ml)	管路护理	病情及处理	签名
													西咪替丁	4					王彬
	22:00	36.8	104	22	110/66	v	96	3	3	3	++	++			小便	300	✓	患者血压平稳，未解大便，液体维持输入。已安静入睡	侯宇
02-17	0:00	36.6	96	20	106/62	v	96	3	3	3	++	++	平衡液	500			✓	液体输入顺利，无不良反应	侯宇
	1:00		100		102/62	v	96	3	3	3	++	++			小便	200	✓		侯宇
	3:00	36.5	98	18	102/64	v	96	3	3	3	++	++					✓		侯宇
	5:00		94		108/64	v	96	3	3	3	++	++			小便	200	✓		侯宇
	6:00	36.4	88	18	114/60	v	96	3	3	3	++	++			小便	200	✓	患者夜间无出血情况，生命体征平稳，情绪稳定，自诉夜间睡眠较好，输液仍在继续	侯宇
24h总结	7:00												输入	2768	排出	2500			

第　页

备注：1. 意识：清醒（V）、嗜睡（S）、烦躁（F）、浅昏迷（+）、深昏迷（+++）、谵妄（Z）、药物镇静（G）、麻醉未醒（M）。 2. 瞳孔对光反应判断：灵敏（++）、迟钝（+）、消失（−）。 3. 记录项目正常或措施有执行打（✓），不正常或无涉及内容及涉及内容在病情记录栏内。

五、手术护理记录单

手术护理记录单（表4-7）是指巡回护士对手术患者术中护理情况及所用器械、敷料的记录，应当在手术结束后及时完成。

（一）记录内容

包括患者姓名、住院病历号（或病案号）、手术日期、手术名称、术中护理情况、所用各种器械和敷料数量的清点核对、巡回护士和手术器械护士的签名等。

（二）书写要求

1．用蓝黑、碳素墨水笔填写，字迹清楚、整齐。手术护理记录为表格式，术前、术中、术毕的内容用打"√"或填写的方式记录，不得漏项。

2．手术前巡回护士应核对患者的基本情况，如姓名、性别、年龄、体重、科室、床号、住院病历号、术前诊断、生命体征、手术名称、手术部位、手术间编号、备皮、药物试验结果、各种插管、术前用药、皮肤、心理状况等护理情况，无误后进行记录，应当填写清楚、完整、不漏项。

3．术中、术后护士应对患者的入室时间、无菌包检测、手术体位、术中输血、输液、尿量、引流管、手术器械、敷料、出室时间、血压、脉搏、意识、皮肤等护理情况进行记录，应当填写清楚、完整、不漏项。

4．手术所用无菌包的灭菌指示卡及植入体内医疗器械的标志，经检验后黏贴于手术护理记录单的背面，由手术医生确认签全名，并记录日期和时间。

5．手术器械、敷料等物品的清点：应在手术结束前、手术结束关闭体腔及皮肤缝合前、后分别清点核对一次，由巡回护士据实用阿拉伯数字填写在相应栏内。

6．器械护士、巡回护士对手术护理记录单的内容进行核对，并签全名，签名要清晰可见。

7．术毕巡回护士将手术护理记录单放于患者病案中，一同送回病房，归档保存。患者送至病房时，手术室人员应与病房护士按照护理记录单中的有关内容逐项交代。

六、病室报告

病室报告（亦称交班记录）（表4-8）是由值班护士针对值班期间病室情况及患者病情动态、治疗和护理措施实施等情况的记录，包括重点交接班的内容以及向下一班护士交代的工作重点。通过阅读病室报告，接班护士可以了解病室的工作动态、掌握患者身心状况、明确继续观察的问题和实施的护理措施等。

（一）书写要求

1．应在经常巡视病室和全面了解患者病情的基础上如实书写。

2．书写内容应全面、真实、简明扼要、重点突出，有连续性，以利于护士系统观察病室整体的护理情况。

3．字迹清楚、不可随意涂改、粘贴。值白班护士用蓝黑钢笔、值夜班护士用红钢笔书写。

4．书写时，先填写姓名、床号、诊断，再简要记录病情、治疗和护理。

5．对新入院、转入、手术、分娩、危重患者，在诊断的下方分别用红钢笔注明"新"、"转入"、"手术"、"分娩"的字样；对危重患者做红色标记"※"。

6．书写后，须注明页码并签全名。

表 4-7 手术护理记录单

姓名： 科室： 病室： 床号： 住院病历号：

姓名_____ 性别 □男 □女 年龄____岁 体重____kg 手术间____ 手术类别：□择期 □急诊
术前诊断_____ 手术名称_____
手术日期___年__月__日 麻醉方式：_____ 主刀医师 _____
手术开始时间_____手术结束时间_____手术器械物品灭菌是否达标 □是 □否
患者出室时间_____ 去向：□麻醉恢复室 □重症医学科 □病房

器 械 物 品 查 对 登 记							
物品名称	器械物品数目			物品名称	器械物品数目		
	术前	关体腔前	关体腔后		术前	关体腔前	关体腔后
布巾钳				缝 针			
卵圆钳				刀 片			
持针器				大纱布垫			
直血管钳				小纱布垫			
弯血管钳				纱 布			
蚊式钳				棉 片			
组织钳				电刀头			
鼠齿钳				血管夹			
刀 柄				穿刺针			
镊 子				纱布剥离球			
剪 刀				钻头			
拉 钩				针 头			
吸引器头				阻断管			
长血管钳				阻断带			
压肠板				头皮夹			
加器械							
	术 前	关体腔前	关体腔后	备注			
器械护士签名							
巡回护士签名							

第 1 页

术前访视	术前意识	□清醒 □嗜睡 □意识模糊 □昏睡 □浅昏迷 □深昏迷
	药物过敏史	□无 □有_____
	感染性疾病情况	□是 □否 处理：□常规 □标准预防 HBsAg：□阴性 □阳性 抗-HCV：□阴性□阳性 抗HIV：□阴性□阳性 □结核 □梅毒 □其他：
	皮肤情况	手术前：疖肿：□有 □无 破溃：□有 □无 部位：
	健康教育	□是 □否 心理状况：□平静□焦虑□恐惧 护士签名：
术中护理	患者信息查对手术部位核对	麻醉前核对确认、无误的时间：_____；手术开始前核对确认、无误的时间：_____ 巡回护士： 麻醉医师： 手术医师：
	静脉穿刺	种类：□留置针 □头皮针 □深静脉置管 部位：
	留置尿管	□病房带来 □手术室 □无 | 留置胃管 □病房带来 □手术室 □无
	手术体位	□平卧位 □侧卧位（左侧/右侧） □俯卧位 □截石位 □其他： 受压部位术中按摩： □无 □有
	止血带	□止血橡胶带 □气压止血仪 □无 部位： 压力： 充气时间：_____ 充气时间：_____ 充气时间：_____ 放松时间：_____ 放松时间：_____ 放松时间：_____
	置入物	□有 □无 详细说明：
	使用电刀 □是 □否	负极板放置位置：□大腿（左侧/右侧） □小腿（左侧/右侧） □上臂（左侧/右侧） □前臂（左侧/右侧）□臀部（左侧/右侧） □背部（左侧/右侧） 其他：
	输入血液制品	□有 □无 输血反应： □有 □无 全血_____ml 红细胞悬液_____U 血浆_____ml 血小板____个治疗量 其他_____ 巡回护士：_____
术后交接	术中出入液量	术中输入总液量_____ml 手术出血量_____ml 术中尿量_____ml
	标本送检	□有 □无 □常规病理检查 □冰冻切片 □细菌培养 □其他：
	切口以外皮肤状况	□同术前 □有变化 部位： 特征： 面积： cm^2
	静脉通道	□通畅 □带回液体_____ml □带回血液_____ml
	引流管放置情况	□有 □腹腔管 □T型管 □尿管 □其他 □无 □胸腔管 □脑室引流管 总数：____根
	物品交接	□病历 □患者服 □X线片 □血液 □其他：
签 名		手术室护士： 病房护士：
备 注		无菌包的灭菌指示卡及植入体内医疗器械的标志，经检验后粘贴于手术护理记录单的背面。由手术医师确认并签全名、记录日期和时间。

第2页

（二）书写顺序

1．用蓝黑钢笔填写眉栏各项，如病室、日期、时间、患者总数、入院、出院、转入、转出、手术、分娩、病危、死亡的人数（用阿拉伯数字）。

2．根据下列顺序依次按床号先后书写报告：

（1）离开病室的患者：即出院、转出、死亡的患者。

（2）进入病室的患者：即入院、转入的患者。

（3）本班重点交班的患者：即手术、分娩、危重、病情突然发生变化、特殊治疗以及有精神异常或特殊心理问题的患者。

（4）次日或下一班的工作交代：如手术、检查、留取标本等。

（三）交班内容

1．出院、转出、死亡患者 出院患者说明离开病室的时间；转出患者记录转出的时间及转往的医院或科室；死亡患者注明抢救经过及死亡时间。

2．新入院或转入患者 报告入院或转入的原因、时间、方式、主要症状、体征、既往重要病史、过敏史，并注明测量体温、脉搏、呼吸、血压的时间。存在的主要护理问题、给予的治疗和护理措施及效果、需要下一班次观察及注意的事项。

3．手术患者

（1）手术前患者应报告术前准备的情况，如患者的手术名称、心理状态、皮肤和胃肠道的准备、各种药物过敏试验结果、术前用药及术前对患者的特殊要求等。

（2）手术后患者应报告手术名称、麻醉种类、扼要的手术经过、麻醉清醒的时间、返回病室的时间、返回病室后的情况，如生命体征、切口情况、引流情况（如引流管是否通畅、引流液的性质、颜色和量）、排气、排尿的情况、镇痛药物的应用情况、输液输血的情况以及实施的治疗和护理措施情况等。

4．产妇 应报告胎次、产程、分娩时间、分娩方式、会阴切口和恶露等情况；新生儿性别及评分。

5．危重、有异常情况、有特殊治疗或检查的患者 应报告患者的意识、瞳孔、生命体征、抢救、治疗和护理措施及其效果、患者目前状况及需要重点观察、注意和准备的情况。

此外，夜间报告应注明患者的睡眠情况；对于老年、小儿及生活不能自理的患者，还应交代生活护理情况，如口腔护理、压疮护理、饮食护理等；还应记录上述各种患者的心理状况和需要接班者重点观察和完成的事项。

> **考点：**病室报告的书写要求、顺序和内容

七、护理病案

护理病案是指护理人员在临床实施整体护理，应用护理程序的过程中，对有关患者的健康资料、护理诊断、护理目标、护理措施、护理记录和效果评价所做的书面记录，这些记录构成护理病案。

各医院护理病案的设计各不相同，一般包括入院护理评估单、住院护理评估单、护理诊断/问题项目单、护理计划单、护理记录单、健康教育计划单和出院护理评估单等。

表 4-8　病室交班报告

病区：内3　　　日期：2008 年 5 月 24 日

时间	8：00 至 18：00	18：00 至 24：00	0：00 至 8：00
病室动态（人）	总数：40　入院：1　转入：0 出院：1　转出：1　死亡：0 手术：0　分娩：0　病危：1	总数：39　入院：0　转入：0 出院：0　转出：0　死亡：0 手术：0　分娩：0　病危：1	总数：39　入院：0　转入：0 出院：0　转出：0　死亡：0 手术：0　分娩：0　病危：1
床号 姓名 诊断"标志"			
8床 李某 心包炎	于 10：40 出院		
25床 张某 肺炎	于 15：00 出院		
4床 赵某 腹痛待查	于 14：30 转外科病区进行阑尾切除手术		
18床 孙某 病毒性心肌炎 "新"	于 11：25 急诊入院，平车推入，主诉：心慌，胸闷五天。入院后测 T 37.2℃ P 98 分/次 R 24 分/次 BP 126/80mmHg，急诊心电图查有频发性室性早搏，ST 段压低，T 波倒置。遵医嘱给予：I 级护理，半流质饮食，5% 葡萄糖注射液 500ml 加丹参静脉滴注，输液干 17：30 结束，无不良反应。患者心慌好转。明晨空腹抽血	20：00：T 37.2 ℃ P 92 分/次 R 22 分/次，患者主诉心慌，对病室环境不习惯，难以入睡 22：00 遵医嘱给予地西泮 5mg po，明晨空腹抽血已告知患者	6：00：T36.4℃ P88 分/次 R22 分/次，患者主诉胸闷稍有缓解，睡眠好，空腹已抽血
5床 梁某 心肌梗死 "急"	16：00：T 37℃ P 86 分/次 R 24 分/BP 126/80mmHg。今日心梗后第 4 天，14：50 患者主诉胸闷及心前区疼痛，遵医嘱含服硝酸甘油一片后缓解。患者精神较紧张，已做解释。请下一班加强病情观察	20：00：T37.2℃ P86 分/次 R22 分/次/BP120/78mmHg。晚间呼吸平稳，无不适主诉。22：00 患者主诉入睡困难，遵医嘱给予地西泮 5mg po，现已安静入睡。请继续观察	6：00：T37.2 ℃ P86 分/次 R22 分/次 BP130/80mmHg 患者夜间睡眠较好，呼吸平稳，晨起无不适主诉，空腹已抽血
	签名：陈红	签名：李丽	签名：齐力一

（一）护理病案表格的设计和使用原则

1. 使用简便、省力、省时，具有实用性和可操作性。

2. 全面体现护理评估、护理诊断、护理计划、护理实施，护理效果评价的内容，能反映护理质量。

3. 必须及时、准确地反映患者病情、心理状态和护理措施的实施情况，避免与医疗记录重复。

4. 应具有法律依据的作用，有保存研究和评价的价值。

（二）护理病案书写的要求

1. 书写须用蓝钢笔按规定格式书写，以时间顺序进行记录。

2. 记录的内容应真实完整、重点突出、条理清楚，各项内容应客观记录。

3. 字迹清楚、不可随意涂改、粘贴，有修改处应在此处签名并注明日期。

4. 每项每次记录完成后须签全名并注明日期。

（三）护理病案中的各种表格

1. 入院患者护理评估单（表4-9） 用于对新入院患者进行初步的护理评估，并通过评估找出患者的健康问题，以确立护理诊断。其内容包括：患者的一般资料、简要病史、生活自理程度、护理体检、心理社会状况等。

2. 住院患者护理评估单（表4-10） 用于对患者在住院期间的健康状况进行系统、连续的观察。为及时、准确掌握患者的情况，护士应对其分管的患者进行评估，可根据病情确定每班、每天或数天评估一次，评估内容根据病种、病情不同而有所不同。

3. 护理诊断/问题项目单（表4-11） 通过对患者的评估，将确定的护理诊断按主次顺序列于该表中，使患者的健康问题一目了然，以便于及时实施护理措施并对出现的新问题及时记录。

4. 护理计划单（表4-12） 是护士通过评估后，对患者护理计划制订的具体方案。内容包括护理诊断、护理目标、护理措施、效果评价等。

5. 护理记录单（表4-13） 是护士运用护理程序的方法，为患者解决问题的记录。一般采用PIO记录格式。P：是患者的健康问题；I：是针对健康问题采取的护理措施；O：是实施护理措施后的效果。

6. 健康教育计划单（表4-14） 是患者在住院期间，护士为了使患者能尽快熟悉医院环境、减轻心理负担、积极配合治疗和护理、减少并发症发生，促使患者尽快康复，并改变其不健康的行为和生活方式，避免疾病复发等而设计的健康教育方案。其内容涉及与恢复和促进患者健康有关的各方面的知识与技能。包括：入院介绍、入院后宣教、术前宣教、术后指导、出院指导以及其他专科指导（涵盖采取的治疗护理方案；有关检查的目的及注意事项；饮食与活动的注意事项；疾病的预防与康复措施）等项目，护士实施健康教育后，只需在记录单相应的项目栏内划"√"，并注明执行时间和签名，书写方法简单、方便。

7. 出院患者护理评估单（表4-15） 是患者在住院期间，护士按护理程序对患者进行护理活动、护理效果及评价的记录，也是对出院患者进行疾病预防、保健、康复等方面必要指导的记录。

表 4-9　入院患者护理评估单

科别（病区）：_____ 病室：_____ 床号：_____ 住院病历号：_____

一、一般资料

姓名_____　性别_____　年龄_____　民族_____　籍贯_____

职业_____　文化程度_____　婚姻状况：未婚　已婚　离婚

联系地址_____联系人及其关系_____电话_____

入院日期_____年___月___日___时　入院方式：步行　轮椅　平车　扶行

入院医疗诊断_____

入院原因：主诉_____

　　　　　现病史_____

既往史_____

过敏史：无　有（药物_____　食物_____　其他_____）

家族史：高血压 冠心病 糖尿病 肿瘤_____精神病 癫痫 传染病_____　其他_____

二、日常生活形态及自理程度

（一）饮食形态

基本饮食：普食　软饭　半流质　流质　禁食

食欲：正常　增加　亢进_____天 / 周 / 月　下降 / 厌食_____天 / 周 / 月

近期体重变化：无　增加 / 下降_____kg/_____月（原因_____）

其他_____

（二）休息 / 睡眠形态

休息后体力是否容易恢复：是　否（原因_____）

睡眠：正常　入睡困难 [辅助睡眠：无　有 药物（药物辅助睡眠：无、有_____）

　　　易醒　早睡　多梦　噩梦　失眠　　　　　　　　　　　　　　]

（三）排泄形态

排便：_____次 / 分　性质_____正常 便秘 腹泻 排便失禁 造瘘

排尿：_____次 / 分　颜色_____性质_____尿量_____/24 小时　尿失禁

（四）嗜好

吸烟：无　偶尔吸烟　经常　吸烟_____年_____支 / 天　已戒_____年

饮酒 / 酗酒：无　偶尔饮酒　经常饮酒_____年_____ml/ 天　已戒_____年

（五）自理能力和日常活动情况

自理能力：完全自理　部分依赖（进食　沐浴 / 卫生　穿着 / 修饰　如厕）　完全依赖

活动能力：下床活动　卧床（自行翻身或不能自行翻身）

步态：稳　不稳（原因_____）

医疗 / 疾病限制：医嘱卧床　持续静脉滴注　石膏固定　牵引　瘫痪

（六）其他

三、体格检查

体温___℃ 脉搏___次 / 分 呼吸___次 / 分 血压_____mmHg 身高___cm 体重___kg

（一）神经系统

意识状况：清楚　嗜睡　意识模糊　昏睡　谵妄　浅昏迷、深昏迷　痴呆

语言表达：清晰　含糊　沟通障碍　失语

视　　力：正常　异常_____

听　　力：正常　异常_____

定向能力：准确　障碍（自我　时间　地点　人物）

触　　觉：正常　障碍（部位_____）

嗅　　觉：正常　减弱　缺失

思维过程：正常　注意力分散　远 / 近期记忆力下降　思维混乱

其他_____

（二）口腔、皮肤黏膜

口腔黏膜：完整　破损　充血　糜烂　溃疡　疱疹　出血点　白斑　其他_____

义　　齿：无　有

皮肤完整性：完整　不完整（皮疹　出血点）压疮（部位/范围_____）

皮肤颜色：正常　潮红　苍白　发绀　黄染

皮肤温度：温　凉　热

皮肤湿度：正常　干燥　潮湿　多汗

其他_____

（三）呼吸系统

呼吸方式：自主呼吸　机械呼吸

呼吸状况：正常　异常（节律：规则　异常　频率：_____次/分　深浅度：正常　深　浅

　　　　　呼吸困难：无　轻度　中度　重度）

咳嗽：无　有

痰：无　有（容易咳出　不易咳出）痰色_____　量_____ml 黏稠度_____

其他_____

（四）循环系统

心率：规则　心律不齐　心率_____次/分

水肿：无　有（部位/程度_____）

其他_____

（五）消化系统

胃肠道症状：恶心　呕吐（颜色_____　性质_____　次数_____　总量_____ml）

嗳气　反酸　烧灼感　腹痛（部位/性质_____）

腹部：软　肌紧张　压痛/反跳痛　可触及包块（部位/性质_____）

　　　腹腔积液（腹围_____cm）

其他_____

（六）排泄、生殖系统

排泄情况：小便：正常　失禁　尿频　血尿　蛋白尿　尿潴留　保留尿管　人工瘘管　其他_____

　　　　　大便：正常　失禁　腹泻　便秘　便血　肠造瘘　其他_____

月经：正常　紊乱　痛经　月经量过多　绝经

其他_____

四、心理社会状况

1．情绪状态　稳定　焦虑　紧张　恐惧　易激惹　悲哀　其他_____

2．经济状态　固定职业　丧失劳动力　失业　待业

3．日常沟通状况　希望与人交往　不愿与人交往　语言交流障碍

4．人际关系　和睦　冷淡　紧张

5．医疗保险　职工医保　城镇居民医保　农村合作医保

6．社会支持　父母　配偶　子女　其他_____

物_____　　食物_____其他_____

五、入院介绍：

向患者介绍：

1．负责医生及其姓名；责任护士及其姓名

2．病区环境；病室制度（查房、探视、进餐、熄灯制度等）

3．常规标本的留取方法及其有关注意事项

4．其他

护士签名：

_____年____月____日

表 4-10 住院患者护理评估单

科别： 姓名： 病室： 床号： 住院病历号： 医疗诊断：

项 目			日 期					
分级护理	级别	A- 特级 B- 一级 C- 二级 D- 三级						
神经系统	意识	A- 清楚 B- 嗜睡 C- 昏睡 D- 昏迷 E- 烦躁 F- 谵妄 G- 模糊						
	语言表达	A- 清楚 B- 含糊 C- 困难 D- 失语 E- 其他						
	定向力	A- 准确 B- 障碍（1- 人物 2- 时间 3- 地点）						
呼吸系统	方式	A- 自主 B- 机械 C- 其他						
	状态	A- 正常 B- 异常（1- 轻度 2- 中度 3- 重度）						
	咳嗽	A- 气急 B- 哮喘						
	咳痰	A- 白色 B- 黄色 C- 痰稀 D- 痰稠						
循环系统	心率	A- 规则 B- 心律不齐						
	脉搏	A- 正常 B- 异常						
	血压	A- 高血压 B- 低血压						
	水肿	A- 有 B- 无						
消化系统	腹部	A- 腹软 B- 腹硬 C- 腹胀 D- 腹痛						
	呕吐	A- 饭前 B- 饭后 C- 胃内物 D- 其他						
	排便	A- 正常 B- 便秘 C- 腹泻 D- 失禁						
	插管	A- 鼻饲 B- 减压 C- 其他						
泌尿系统	排尿	A- 正常 B- 潴留 C- 失禁 D- 尿频 E- 尿急 F- 尿痛 G- 导尿						
	尿液	A- 正常 B- 血尿 C- 黄色 D- 乳白色 E- 浑浊 F- 沉淀 G- 味异常						

项	目		日 期					
皮肤黏膜	完整性	A- 完整　B- 感染　C- 压疮　D- 其他						
	颜色	A- 正常　B- 潮红　C- 发绀　D- 苍白　E- 黄染　F- 其他						
	温度	A- 正常　B 灼热　C- 冰冷						
	湿度	A- 正常　B- 干燥　C- 潮湿　D- 其他						
卧位安全	卧位	A- 主动　B- 被动　C- 被迫　D- 其他						
	安全	A- 夹板　B- 约束带　C- 床档　D- 其他						
舒适睡眠	舒适	A- 轻度疼痛　B- 中度疼痛　C- 剧烈疼痛　D- 不适						
	睡眠	A- 正常　B- 失眠　C- 易醒　D- 多梦						
日常生活	能力	A- 自理　B- 协助　C- 帮助　D- 其他						
	形式	A- 口腔护理　B- 皮肤护理　C- 管路护理　D- 其他						
饮食	食欲	A- 正常　B- 增加　C- 减退						
	种类	A- 普食　B- 软食　C- 半流质　D- 流质　E- 禁食　F- 禁水						
	能力	A- 自理　B- 喂食　C- 鼻饲						
心理	状况	A- 稳定　B- 焦虑　C- 抑郁　D- 恐惧　E- 易激惹 F- 其他						
治疗	方式	A- 输液　B- 吸氧　C- 吸引器　D- 心电监护　　E- 呼吸机						
健康知识	程度	A- 熟悉　B- 了解　C- 缺乏						
	方式	A- 自学　B- 健康教育 C- 其他						
护士签名								

表 4-11 护理诊断／问题项目单

科别：内1   姓名：张文   床号：3-8   住院病历号：09021145   医疗诊断：冠心病

序号	开始日期	时间	护理诊断／问题	护士签名	停止日期	时间	护士签名
1	2009-02-20	10：00	活动后无耐力：与心肌缺血缺氧有关	丁静	2009-02-25	8：00	王薇
2		10：00	睡眠形态紊乱：与环境改变有关	丁静	2009-02-22	8：00	哈媛
3		10：00	潜在并发症：心律失常	丁静	2009-02-25	8：00	王薇
4	2009-02-21	10：00	焦虑：与不知如何应对疾病有关	冀丹	2009-02-27	8：00	尹娜
5	2009-02-21	16：00	知识缺乏：缺乏冠心病的预防、治疗、饮食及运动方面的知识	冀丹	2009-02-28	8：00	何欣
6							

第　　页

表 4-12 护理计划单

科别： 姓名： 床号： 住院病历号： 医疗诊断：

开始日期时间	护理问题	护理目标	护理措施	签名	效果评价	停止日期时间	签名

第 页

表 4-13 护理记录单

科别：外 1 姓名：张 × 病室：2 床号：5 住院病历号：0040589 医疗诊断：胃癌

日期	时间	护理记录（PIO）	护士签名
2001-10-09	08：10	P：恐惧：与害怕手术疼痛有关 I：1．耐心倾听患者诉说，评估恐惧的程度 　　2．解释手术时的麻醉方式和效果 　　3．介绍同样手术的 8 床患者与其沟通交流 　　4．指导患者进行自我调节的技巧，如精神放松、转移注意力等	王 欣 高 旭
	11：00	O：患者自诉对恐惧感有所减退，精神有所放松	

第 页

87

表4-14 健康教育计划单

科别： 姓名： 病室： 床号： 住院病历号： 医疗诊断：

日期	健康教育项目		教育对象		教育方式			实施效果评价				签名		
			患者	家属	口头	书面	示范	优	良	一般	差	患者	执行者	评价者
	入院介绍	入院须知												
		病区环境												
		病区制度												
		医生、护士												
	疾病知识	病因与诱因												
		疾病与情绪												
		疾病与环境												
		疾病与生活方式												
	相关治疗及护理	用药指导												
		治疗护理的目的												
		术前要求、注意事项												
		术后护理知识												
		各种管路的作用												
	相关检查	项目												
		目的												
		常规标本留取方法												
		注意事项												
	预防与康复	饮食指导												
		功能锻炼												
		自我护理												
		疾病的预防												
		生活方式（起居）												
	其他													

第 页

表 4-15 出院患者护理评估单

科别： 姓名： 病室： 床号： 住院病历号： 医疗诊断：

健康教育（始于入院）：

1．健康知识

患者对所患疾病的防治知识： 有 无

患者对科学的卫生习惯和饮食起居知识： 有 无

患者对现存或潜在的健康问题的认识： 有 无

2．出院指导：

（1）休息和功能锻炼（注意事项）_____

_____

（2）饮食起居_____

_____

（3）用药（药物名称、剂量、浓度、时间、方法、注意事项等）_____

_____

（4）自我检测和护理（病情的观察、伤口的护理）_____

_____

（5）复查（时间、地点）_____

（6）其他_____

护理小结（患者住院期间护理程序实施的情况与存在的问题）：_____

_____

_____

_____

患者 / 家属签名： 责任护士签名：

护理评价（由责任护理组长 / 护士长在全面了解情况后负责评价）：

1．患者评价：满意度 ％

2．整体护理效果评价：

（1）入（住）院评估与患者状况符合率，达 ％

（2）护理问题 / 诊断符合率，达 ％

（3）护理措施制定符合率，达 ％

（4）护理措施实施达标率，达 ％

（5）健康教育计划覆盖率，达 ％

（6）护理文件书写与护理过程的符合率，达 ％

护士长签名： 护理组长签名： 责任护士签名：

年 月 日

小结	病案包括医疗和护理文件，它记录着患者疾病的发生、发展、转归的全过程及其各项医疗护理措施的执行情况，是医院和患者重要的档案资料。护理文件包括：体温单、医嘱单、一般护理记录单、危重护理记录单、手术护理记录单、病室报告、护理病案等。 　　通过本章节的学习，能够掌握护理文件的记录和保管的方法及要求，完整、准确、规范地填写和绘制体温单；能正确地处理长期、临时和备用医嘱；规范地记录一般护理记录单、危重患者护理记录单和手术护理记录单；掌握病室报告书写的要求并能正确地书写病室报告等。

（白秀云）

第三单元 促进健康

第五章 医疗护理环境

<table>
<tr><td rowspan="3">学习目标</td><td>知识：
1. 说出医院的性质、任务与种类。
2. 描述门诊、急诊、病区的设置与布局。
3. 描述门诊、急诊、病区的护理工作内容。
4. 熟记病区的物理环境管理。
5. 归纳三种铺床法的目的及注意事项。</td></tr>
<tr><td>能力：
1. 能够运用所学知识，解决案例中提出的问题。
2. 能正确熟练地铺备用床、暂空床及麻醉床。</td></tr>
<tr><td>素质：
1. 仪表端庄、大方得体，精神饱满，动作轻盈矫健。
2. 理解、尊重患者，培养学生关爱患者的职业道德。</td></tr>
</table>

案例

患者，男，45岁，因腹痛、恶心、呕吐来医院就诊，门诊医生以"急性阑尾炎"收住入院。入院后，及时为患者进行阑尾切除术，术后患者顺利康复，经医生同意办理出院手续。思考：①患者入院前及入院后的床单位是如何安排的？ ②术后患者回到病区前，护士应如何安排床单位？③铺床过程中如何遵循节力原则？

环境是指在特定时期的物理、化学、生物及社会的各种因素构成的整体状态，这些因素可能对生命机体或人类活动产生直接或间接的作用，其影响可能是现实的或远期的。环境与人的健康和生命息息相关，良好的医疗护理环境对患者的治疗和康复起到积极的作用。

第一节 医 院

医院是以防病治病为主要任务的医疗机构，是为患者提供卫生保健的服务机构，由一定数量的病床设施、必要的设备，以及具有救死扶伤精神、精湛的医学知识和技能的医务人员构成。

一、医院的性质和任务

（一）医院的性质

卫生部颁发的《全国医院工作条例》指出："医院是治病防病、保障人民健康的社会主义卫生事业单位，必须贯彻党和国家的卫生工作方针政策，遵守政府法令，为社会主义现代化建设服务。"这是我国医院的基本性质。

（二）医院的任务

卫生部颁发的《全国医院工作条例》指出，医院的任务是"以医疗工作为中心，在提高医疗质量的基础上，保证教学和科研任务的完成，并不断提高教学质量和科研水平，同时做好扩大预防、指导基层和计划生育的技术工作。"

1. 医疗 医疗工作是医院的主要任务。医院医疗工作以诊疗和护理两大业务为主体，并与医技部门密切配合形成医疗整体为患者服务。医院医疗分为门诊医疗、住院医疗、急救医疗和康复医疗。

2. 教学 任何医学生在经过学校教育后，必须进行临床实践教育。毕业后的在职人员也需要不断接受继续教育，更新知识和技术。医院是进行临床医学教学的重要场所，医院教学任务的比重，应根据医院的性质和任务决定。

3. 科学研究 医院是医疗、护理实践的场所，许多临床上的问题都是医学研究的课题。通过科学研究可解决医疗、护理中的难题，一方面为临床实践提供新方法、新手段、新技术，将科研成果转化为生产力，推动医学事业的发展；另一方面，这些科研成果也将不断充实教学内容，促进医学教育发展。

4. 预防和社区卫生服务 医院不仅承担医疗工作任务，还需对广大民众提供预防保健、社区和家庭卫生保健服务。为基层医院提供计划生育指导、妇幼保健指导、健康教育、健康咨询、疾病普查等工作。

二、医院的种类

（一）按分级管理分类

我国从1989年开始，实行医院分级管理制度。医院分级管理是根据医院不同的任务和功能及相应技术、管理及服务质量水平，将其划分为一定等级和等次的标准化管理。按照卫生部《医院分级管理标准》，医院被分为三级（一、二、三级），十等（每级医院分甲、乙、丙等和三级医院增设特等）。

1. 一级医院 是直接向一定人口（≤10万）的社区提供预防、医疗、护理、康复服务的基层医疗卫生机构，如乡、镇卫生院，城市街道医院，某些企事业单位的职工医院等，是我国三级医疗体系的基础。一级医院主要功能是提供初级卫生保健，进行多发病、常见病的治疗与护理，对急、危、重症患者能及时发现、及时转诊。

2. 二级医院 是向多个社区（其半径人口在10万以上）提供综合连续的医疗卫生服务的地区性医院，如市、县医院，直辖市的区级医院和部分厂矿、企事业单位的职工医院。二级医院主要功能是提供医疗、护理、预防保健、康复等服务，参与对高危人群的监测；接受一级医院转诊，指导一级医院业务工作；承担一定的教学、科研任务。

3. 三级医院 指国家高层次的医疗卫生服务机构，是省、自治区、直辖市或全国的医疗、预防、教学和科研相结合的技术中心，如国家、省、市直属的市级大医院，医学院校的附属医院等。三级医院主要功能是提供全面连续的医疗、护理、预防保健、康复服务和高水平的专科医疗服务；接受二级医院转诊，指导一、二级医院业务工作；承担大量的教学、科研任务。

近几年来随着医疗体制改革的推进，各级各类医院已打破原有的地区界限和特定服务对象，服务范围不断扩大，卫生资源利用率不断提高。

考点：医院的分级管理

（二）按收治范围分类

1. **综合性医院** 是设有内科、外科、妇产科、儿科、耳鼻喉科、眼科、皮肤科、中医科等专科，以及药剂、检验、影像等医技部门，并配有相应工作人员和仪器设备的医院。综合性医院的功能是对患者有综合诊治能力，指导基层医院工作，广泛开展医学教育和科研工作。

2. **专科医院** 是为诊治各类专科疾病而设置的医院，如妇产科医院、儿童医院、传染病医院、精神卫生中心、结核病防治医院、肿瘤医院、口腔医院、康复医院、职业病医院等。

（三）按特定任务分类

分为军队医院、企业医院、医学院校附属医院等，有其特定的任务及服务对象。

（四）按所有制分类

分为全民所有制、集体所有制、个体所有制及中外合资医院。

（五）按经营目的分类

分为非营利性医院和营利性医院。

我国绝大部分医院为公有制，其主体属于非营利性医院。随着公立医院产权制度改革的不断探索，股份制、股份合作制、中外合资合作、"一院二制"等不同产权形式的医院逐步产生，这些医院属于营利性医院。医院的非营利性与"公立"和"私立"不是对应关系，而是一种不同于所有制的分类管理体制。无论是非营利性医院还是营利性医院，当发生重大灾害、事故、疫情等特殊情况时，各类医院均有责任执行政府指令性任务。

知识链接

医院组织结构

根据我国现状，医院的组织结构分为临床诊疗部门、辅助诊疗部门和行政后勤部门。

临床诊疗部门包括内科、外科、妇产科、儿科、五官科、皮肤科、急诊科、预防保健科等，是医院的主要业务部门。辅助诊疗部门包括药剂科、放射科、检验科、病理科、手术室、消毒供应室、营养科等，以专门的技术和设备辅助诊疗工作。行政后勤部门包括医院的各职能部门，是医院的重要组成部分。

第二节 医院护理环境

医院业务部门包括门诊、急诊、病区，医院业务部门的护理工作重心之一就是为患者提供一个安全、舒适、整洁、安静的治疗及护理环境，以满足患者治疗、护理、休养的需要，促进患者的康复。

一、门诊

门诊是医疗工作的第一线，是医院直接为公众提供诊断、治疗、护理及预防保健服务的场所。门诊工作具有患者数量多、诊疗环节多、人群病种多、应急变化多、医生变换多、诊疗时间短等特点，护理人员应提供优质的护理服务，使患者能得到及时的诊断和治疗。

（一）门诊设置和布局

门诊设有和医院各科室相对应的诊室，并设有挂号室、收费室、治疗室、候诊室、输液室、化验室、药房等。诊室内配备诊察床,床前设有遮隔设备,室内设有洗手池和诊断桌,桌上放置各种体检用具、化验检查申请单、处方等。治疗室内备有各种抢救物品和设备,如吸氧装置、电动负压吸引器,抢救药品等,各种物品应分门别类、放置整齐。

门诊的候诊、就诊环境以方便患者为目的,应备有醒目的标志和指示路牌,可设立总服务台、导诊台,配备多媒体查询触摸屏和电子显示屏,使各种医疗服务项目清晰、透明,就诊程序简便、快捷,令患者感到方便、舒适。门诊环境应做到美化、绿化、安静、整洁,体现医院对患者的人文关怀。

(二)门诊的护理工作

1. 预检分诊 门诊护士应热情接待患者,询问病史、观察病情,根据丰富的临床经验初步判断病情的轻重缓急和隶属专科,给予合理的分诊,做到先预检分诊,后挂号诊疗。

2. 组织候诊与就诊 患者挂号后,分别到各科候诊室等候就诊。为保证患者候诊、就诊顺利,护士应做好以下工作:

(1)准备好诊疗过程中所需的各种器械、设备等,检查诊疗环境和候诊环境。

(2)分开并整理初诊和复诊病案,收集整理化验单、检查报告等。

(3)维持良好的诊疗环境和候诊环境。患者应按挂号顺序就诊,如遇高热、剧痛、呼吸困难、出血、休克等患者,护士应立即安排就诊或送急诊处理。对病情较重或年老体弱患者,可适当调整就诊顺序,让其提前就诊。

(4)观察候诊患者病情变化,根据病情测量患者的体温、脉搏、呼吸等,并记录在门诊病案上,必要时可协助医生进行诊察工作。

(5)门诊结束后及时整理物品,检查、关闭门窗及电源,防止意外事故的发生。

3. 健康教育 护士可以利用候诊时间开展健康教育,进行健康教育时应耐心、热情,可采用口头、图片、黑板报、视频、动画或赠送健康教育小手册等不同方式进行健康教育。

4. 治疗 根据医嘱执行灌肠、导尿、注射等护理操作,护士必须严格执行操作规程,确保治疗安全、有效。

5. 消毒隔离 门诊人群流量大,容易发生交叉感染,因此要认真做好消毒隔离工作。门诊的空间、地面、墙壁、桌椅、扶手、诊察床、平车、轮椅、担架等应定期进行严格的清洁、消毒处理。如遇疑似传染病患者或传染病患者,应分诊到隔离门诊就诊,并立即上报主管部门,做好疫情报告。

6. 保健门诊 经过培训的护士可以直接参与各类保健门诊的咨询或诊疗工作。

考点:门诊护理工作

二、急诊

急诊科是医院诊治急症患者的场所,对危及生命的患者及意外灾害事件,能提供快速、高效的服务。急诊科护士应责任心强,具备相应的抢救知识和经验,技术熟练、动作敏捷。急诊科的管理工作应达到标准化、程序化、制度化。

(一)急诊设置和布局

急诊一般设有预检处、诊疗室、急救室、监护室、留观室、治疗室、扩创室、药房、化验室、X射线室、心电图室、挂号室及收费室等,形成一个相对独立的单元,以保证急救工作的顺利完成。

急诊是抢救患者生命的第一线，急诊环境以方便抢救患者为目的，以最大限度地缩短候诊时间，争取抢救时机，提高抢救效率为原则。急诊环境应做到宽敞明亮，空气流通、安静整洁；各工作单元布局合理，各分区设有鲜明的标志，路标指向清晰；夜间有明显的灯光，易于患者和家属寻找，从而提供患者和家属快速的救治服务。

（二）急诊护理工作

1. 预检分诊　急诊护士接待来就诊的患者，要做到一问、二看、三检查、四分诊。如遇危重患者，应立即通知值班医生并配合进行抢救；如遇意外灾害事件，应立即通知护士长和相关部门并配合救治伤员；急诊是暴力事件多发部门，如遇法律纠纷、刑事案件、交通事故等事件，应尽快通知医院保卫部门或直接联系公安部门，并请家属或陪送者留下。

2. 抢救工作　包括抢救物品准备和配合抢救。

（1）抢救物品准备：所有抢救物品要求做到"五定"，即定数量品种、定点安置、定人保管、定期消毒灭菌和定期检查维修。护士必须熟悉各种抢救物品的性能和使用方法，保证所有抢救物品处于良好的备用状态。抢救物品完好率要求达到100%。急诊常用抢救物品包括以下几类：

1）抢救器械：中心供氧装置（氧气加压给氧设备）、电动吸引器、心电监护仪、电除颤器、心脏起搏器、呼吸机、超声波诊断仪、洗胃机等，有条件可备X线机、手术床、多功能抢救床。

2）抢救药物：各种中枢神经兴奋剂、镇静剂、镇痛药、抗休克、抗心力衰竭、抗心律失常、抗过敏及各种止血药；急救所需的激素、解毒药、止喘药；纠正水、电解质紊乱及酸碱平衡失调类药物以及各种输入液体；麻醉药及抗生素类药等。

3）无菌物品：各种注射器、各种型号的针头、输液器、输血器、静脉切开包、气管插管包、气管切开包、开胸包、导尿包、各种穿刺包、无菌手套及各种无菌敷料等。

4）诊疗护理物品：血压计、听诊器、开口器、压舌板、舌钳、手电筒、止血带、输液架、氧气管、吸痰管、胃管等。

5）运送及通讯工具：抢救车、平车、轮椅、专用电话、对讲机、自动传呼系统等。

（2）配合抢救：急诊护士应积极配合医生，进行下列抢救工作。

1）积极配合抢救，做到分秒必争。在医生到达之前，护士应根据患者病情做出初步判断，并立即测量血压、给氧、吸痰、止血、配血、建立静脉输液通路，进行人工呼吸、胸外心脏按压等紧急处理。医生到达后，护士立即汇报处理情况，正确执行医嘱，积极配合抢救。护士应密切观测病情变化，及时为医生提供相关资料。

2）及时、准确、清晰地做好抢救记录，要仔细记录时间，包括患者和医生到达时间、各项抢救措施执行及停止时间，要详细记录执行医嘱的内容及患者病情的动态变化。

3）正确执行口头医嘱，凡口头医嘱护士必须向医生复诵一遍，双方确认无误后再执行，抢救完毕后，请医生在6小时内补写医嘱与处方。

4）正确查对抢救物品，各种抢救药品的空药瓶、空安瓿等需经两名护士核对后方可弃去。输液空瓶、输血袋等均应集中放置，以便查对，核实是否与医嘱相符。

3. 留院观察　通常急诊科留院观察室设有一定数量的观察床，以收治暂时不能确诊的患者；暂时不宜搬动的患者；病情危重且暂时住院困难的患者；或经短时间留院观察后可以返回的患者。通常留观时间为3～7天。留院观察室护理工作包括：

（1）入室登记、建立病案，详细填写各项记录，书写留观室病情报告。

（2）加强对留院观察患者的病情观察，及时执行医嘱，做好晨晚间护理，加强心理护理。

（3）做好留院观察室患者及其家属的管理工作。

考点： 急诊护理工作

三、病区

病区是住院患者接受治疗、护理及休养的场所，也是医护人员全面开展医疗、护理、预防、教学、科研活动的重要基地。

（一）病区设置和布局

病区应设有病室、抢救室、危重病室、治疗室、护士站、医生办公室、配膳室、盥洗室、库房、洗涤间、浴室、卫生间、医护休息室和示教室等。护士站应设在病区的中心位置，与抢救室、危重病室、治疗室相邻，以便观察病情、抢救患者。

病区的环境应舒适、整洁、安静，方便医护人员治疗及护理。每个病区最好设 30～40 张病床，每间病室设 2～4 张病床，病床之间的距离至少为 1m，并在床与床之间设有遮隔设备，以保护患者的隐私。病室除基本的病床、床旁桌椅、遮挡设备外，还可设置中心供氧及中心吸引装置、呼叫系统、电视、电话、壁柜、卫生间等。病室向家庭化发展的趋势更有利于患者放松、促进舒适、恢复健康。

（二）病区环境的管理

病区环境包括物理环境和社会环境。医护人员应创造一个良好的住院环境，保证患者安全、舒适，保持病室整洁、安静，注意满足患者生理、心理、治疗及护理的需求，促进患者康复。

1. 物理环境　患者一旦患病，都希望获得最好的医疗服务，更希望在安静、整洁、舒适、安全的环境中接受治疗，医院的物理环境是影响患者身心舒适的重要因素，调控得当可促进患者康复。病区物理环境管理包括以下几方面：

（1）安静：凡是不悦耳、不想听的声音，或足以引起人们心理上或生理上不愉快的声音都称为噪声。根据世界卫生组织规定的噪声标准，白天病区的噪声强度应控制在 35～45dB 比较理想。安静的医院环境可使患者得到充分的休息和睡眠，促进其早日康复。

噪声使人不愉快，且对健康有影响。噪声的危害程度与音量大小、频率高低、持续暴露时间和个人耐受性有关。一般噪声强度在 50～60dB 时，就能对人产生干扰，使人感觉疲倦不安，休息和睡眠受到影响。长时间处于 90dB 以上的环境中，可使人出现头痛、头晕、耳鸣、焦躁、易怒、血压升高、肌肉紧张等症状。当噪声强度达到或超过 120dB 时，可造成听力丧失，甚至永久性失聪。为减少噪声，保持病区安静的环境，护士应做到以下几点：

1）"四轻"，即走路轻、说话轻、操作轻、关门轻。走路轻：护士上班时应穿软底鞋，走路时脚步要轻巧；说话轻：护士说话声音不要太大，但也不可耳语，因为耳语会使患者产生怀疑、误会与恐惧；操作轻：护士操作时动作轻稳，尤其是处理物品与器械时避免相互碰撞，产生不必要的噪声；关门轻：护士开关门窗时，注意轻开轻关。

2）病区门窗交合链、推车、各种仪器的轮轴应适当涂润滑油；病室的门及桌椅脚应钉上橡胶垫，以减少摩擦发出的噪声。

3）电话、手机、呼叫装置等有声响的设备应将音量调至最低或使用消音设置。

4）加强对患者及家属的宣传工作，强调保持病室安静的重要性，共同维护一个良好的休养环境。

（2）整洁：整洁是指病室、病床单位、患者及医护人员的整齐清洁。

整洁的病区环境可满足患者的视觉需要，利于患者休养，并可预防医源性感染的发生。为保持环境整洁应做到以下几点：

1）病室的陈设规格统一，病区的物品布局合理、摆放整齐。

2）保持病床单位的整齐、清洁，用物有定位，用后归位；床单、被套及时更换。

3）及时清理医疗、护理垃圾及患者的呕吐物、排泄物。

4）做好患者的清洁护理，如保持患者皮肤、毛发、口腔等部位的清洁。

5）医护人员应仪表端庄，服装整洁大方。

（3）舒适：护士主要从病室的温度、湿度、通风、光线、装饰等方面进行调节，促进患者舒适。

1）温度：病室内适宜的温度能使患者感到舒适、安宁，减少能量消耗，利于散热，并降低肾的负担。普通病室适宜的温度一般为 18～22℃，手术室、产房、儿科及老年病室以 22～24℃为宜。

室温过高会使神经系统受到抑制，干扰消化与呼吸功能，不利于机体散热；室温过低，会使患者畏寒，肌肉紧张，缺乏动力，在接受护理和治疗时容易受凉。因此，在护理中应注意以下几点：①病室应备有室温计，随时观察室温并给予调节；②根据季节和条件采取不同的措施，如夏天可用风扇使室内空气流通，或使用空调设备、室内放置冰块来调节室温；冬天可采用火炉、火墙取暖，或使用暖气设备保持室温，有条件的医院可以使用空调来调节室温；③根据气温变化适当增减患者的衣服和盖被；④在执行治疗、护理操作时，应尽量避免暴露患者。

2）湿度：湿度为空气中所含水分的程度，病室湿度一般指相对湿度，即在一定温度条件下，单位体积的空气中所含水蒸气的量与其达到饱和时含量的百分比。湿度的高低会影响皮肤蒸发散热的速度，从而影响患者的舒适感。一般病室的湿度以 50%～60% 为宜。

湿度过高，蒸发过程减慢，患者感到潮湿、气闷；另外湿度过高也容易使细菌繁殖，增加院内感染的可能性。高温高湿时，抑制出汗，尿液排出量增加，对心、肾疾病患者尤为不利；低温高湿时，患者感到潮冷不适，对关节疾病的患者尤为不利。湿度过低，空气干燥，人体蒸发大量水分，引起口干、咽痛、烦渴、甚至鼻出血，对呼吸道疾患或气管切开患者尤为不利。因此，病室应备有湿度计，随时观察室内湿度并给予调节。当室内湿度过高时，可开窗通风，或者使用湿度调节器进行调节；当室内湿度过低时，可向地面洒水，用加湿器调节室内湿度，冬季可以在暖气上放水槽、水壶等。

3）通风：通风可以调节室内温度和湿度，保持室内空气新鲜，使患者感到舒适。通风可增加空气中的含氧量，降低二氧化碳浓度和微生物的密度，减少呼吸道疾病的传播。污浊的空气中氧气不足，患者可能出现烦躁、倦怠、头晕、食欲减退等症状。在护理中应注意以下几点：①病室应每天定时通风，一般每次通风 30 分钟可达到置换空气的目的，通风效果视气流速度、室内外温度差、通风面积（门窗大小）、通风时间而定。当通风面积大、室内外温差大、通风时间长、气流速度快时，通风效果比较好。通风时患者应避免直接吹风引起感冒，可适当保护遮挡患者，冬季通风要注意保暖；②病室内如有污物应及时清除，如有不良气味应及时开窗通风；③病室为无烟区，应告知患者及家属不得在病室内吸烟；④有条件应定期做空气培养，以检测病室内微生物的含量；⑤必要时可安装空气净化系统。

4）光线：病室光线有自然光源和人工光源。适量的日光照射，能使照射部位温度升高，血管扩张，血流加快，改善皮肤和组织的营养状况，使人食欲增加，舒适愉快。此外，日光中的紫外线有杀菌作用，并可促进机体内部生成维生素D，预防佝偻病和软骨病。人工光源常用于满足夜间照明和特殊检查及治疗护理的需要，如普通照明灯、地灯、鹅颈灯、床头灯等。光线不足会影响患者的活动、甚至导致意外发生，长期生活在光线不足的环境会使人出现眼睛疲劳、疼痛、视力受损等症状；而光线过量或照明时间过长也会影响患者的休息。在护理中应注意以下几点：①日间应经常开窗，让阳光直接射入，或协助患者到户外接受阳光照射，但要注意阳光不宜直射患者眼睛。午睡时应用窗帘遮挡阳光，以免引起不适；②夜间睡眠可使用地灯，床头灯应放在患者易于接触到的地方；③楼梯、药柜、抢救室、监护室内的灯光要明亮；④病室还应备有立式鹅颈灯，便于特殊检查时使用。

5）装饰：装饰与色彩的合理应用有利于形成优美的病室环境，促进患者康复。色彩对人的情绪、行为及健康有一定的影响，如白色让人感觉冷漠、单调，容易引起眼睛疲劳，使患者产生恐惧感；红色使人兴奋、烦躁；绿色让人感觉安静、舒适；黄色有刺激人兴奋的作用；浅蓝色能帮助人稳定情绪；奶油色给人以柔和宁静的感觉。在护理中应注意以下几点：①根据护理对象的不同需求而选择合适的色彩及装饰，如儿科护士服采用粉红色，给患儿温馨亲切的感觉，病区灵活的卡通图案，更有利于患儿放松紧张的情绪，从而配合治疗及护理；手术室选用绿色或浅蓝色，给人安静舒适的感觉，增加患者的信任感，减少恐惧感；②病室内外及走廊可以适当摆放绿色植物、花卉、盆景等以增添生机、美化环境；③病室上方的墙壁可涂白色，下方可涂绿色或浅蓝色，以避免白色反光，引起患者疲劳；④病室内病床、桌、椅、窗帘、被套、床单等也趋向家居化，有利于入院患者更好地适应医院环境。

（4）安全：是指安定，无危险、无伤害的环境，医院常见的不安全因素及预防护理措施详见第二章护理安全。

考点：病区物理环境管理

2．社会环境

医院是社会的一部分，病区又是一个特殊的社会环境，患者住院后会对新环境感到陌生、不习惯，护士应帮助患者尽快转变角色，适应环境变化，消除患者不良的心理反应，建立和维持良好的人际关系，促进疾病康复。

（1）建立良好的护患关系：护患关系是一种特殊的人际关系，其中护理人员占主导地位。因此，护理人员应做到：

1）尊重患者，让患者感到是受欢迎和被关心的，在实施护理活动时，无论患者的年龄、性别、职位、信仰、文化背景、经济状况及远近亲疏，都应该一视同仁。

2）善于应用治疗性语言，发挥语言积极作用，帮助患者树立战胜疾病的信心。

3）技术操作时稳、准、轻、快，减轻患者的心理负担，增加患者的安全感、信任感。

4）善于控制自己的情绪，以乐观、开朗、饱满的情绪感染患者，使其主动配合治疗和护理，争取早日康复。

（2）建立良好的群体关系：同室患者构成一个群体，积极的群体气氛可促进患者尽快适应医院环境，利于疾病康复。护理人员应做到以下几方面：

1）引导患者之间互相关心、互相帮助、互相鼓励，协助病友间建立良好的情感交流，正确消除不良情绪，使病室呈现愉快、和谐的气氛。

2）引导患者共同遵守医院各项规章制度，积极配合治疗和护理，促进疾病康复。

3）加强与家属的沟通，取得支持与合作，解除患者的后顾之忧，共同做好患者的身心护理。

（三）病区的护理工作

1．入出院护理　护理人员应按照护理程序对患者实施整体护理，帮助新患者尽快适应医院环境，配合医疗与护理活动，促进康复；另外通过出院护理与健康教育，指导患者巩固治疗效果，提高生活质量。

2．治疗　护理人员根据医嘱执行药疗、输液与输血、吸氧、吸痰、导尿、灌肠、鼻饲、采集标本等护理操作，严格遵守操作规程，满足患者对健康的需求、减轻患者的痛苦。

3．生活护理　护理人员应做好晨晚间护理，保持患者口腔、头发、皮肤清洁与舒适，及时整理床单位，协助患者翻身，预防压疮及其他并发症的发生。

4．病情观察　病情观察是病区护理工作非常重要的内容之一，护理人员应主动巡视病房，及时观察患者生理、心理变化，为疾病预防、诊断、治疗及护理提供依据。

5．健康教育　护理人员可以通过日常护理活动，随时向患者及其家属介绍其用药、饮食、活动及休息方面的知识，也可以应用图片、黑板报、视频、动画或赠送健康教育宣传册对患者及其家属进行专题的健康教育。

6．安全护理　护理人员应为患者提供一个避免伤害的安全环境，避免跌倒、自伤、感染等伤害，并做好防范措施。

7．临终护理　护理人员应为临终患者及家属提供包括生理、心理和社会等方面的全面性支持和照料，提高临终患者生命质量。

8．护理文件记录　护理人员应及时、准确、规范书写护理文件，为患者的病情观察和实施护理措施留下文字记载。

（四）病床单位及设备

病床单位是指在住院期间医疗机构提供给患者用以休息、睡眠、饮食、排泄、活动和治疗所使用的家具和设备，它是患者最基本的生活单位。每个病床单位应配备固定的设施，包括床、床上用品、床旁桌、床旁椅、床上桌、床头墙壁上的设备（包括床头灯、呼叫系统、中心供氧和负压吸引管道）。有条件的病室还应设有卫生间及较大的衣橱。

1．患者床单位的设施（图 5-1）

（1）病床：一般病床的长为 2m、宽 0.9m、高 0.6m，要符合实用、耐用、安全、舒适的原则。另外医院的病床还须具备以下特点：

1）能升降：病床升高可在治疗和护理操作时防止身体过度伸展或弯曲，避免腰背部肌肉过度疲劳；病床降低可方便患者上、下床，保证患者安全。

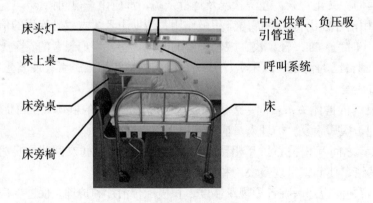

图 5-1　病床单位的设施

2）能调整床头及床尾的高度：可根据患者病情、治疗及护理需要摇高床头、床尾或膝下支架。

3）装置脚轮：病床四脚安置脚轮及固定器，以方便移动或固定病床。

4）床档：病床两侧设置半自动或全自动护栏，防止老人、小孩、意识不清患者从床上跌落，保证患者安全。

（2）床上用品

1）床垫：长宽与床同规格，厚10cm。垫芯多为棕丝、棉花或海绵，包布材料应牢固。床垫应该坚实耐用，防止长时间承重而凹陷。

2）床褥：长宽与床垫相同。褥芯多为棉花。床褥应柔软舒适，并可防止大单滑动。

3）棉胎：长2.1m，宽1.6m，可用棉花胎，也可用人造棉或羽绒被。

4）枕芯：长0.6m，宽0.4m，可用木棉，人造棉或羽绒、蒲绒。

5）大单：长2.5m，宽1.8m，用棉布制作。

6）被套：长2.3m，宽1.7m，用棉布制作，开口端在尾端，并钉有系带或者纽扣。

7）枕套：长0.65m，宽0.45m，用棉布制作。

8）中单：长1.7m，宽0.85m，用棉布制作。

9）橡胶中单：长0.85m，宽0.65m，长的两端各加棉布0.4m。

（3）床旁桌：放置在病床旁的小桌，主要放置患者日常生活的物品。床旁桌应该坚固耐用，桌面光滑清洁，不易被化学物质损坏。床旁桌的脚应装有固定器的橡胶轮，方便移动。

（4）床旁椅：床旁椅是供患者或者来访者使用。

（5）床上桌：可供患者在床上进食、写字、阅读使用，通过杆轴调整至患者所需的高度。

（6）床头墙壁设施：

1）床头灯：主要用于患者阅读或者医护人员夜间治疗护理时的照明，可调节灯的亮度。

2）呼叫系统：是患者需要帮助时所能发出的求援设备，设置应方便患者取用，护理站能及时接收求援信息，及时满足患者需求。

3）其他装置：中心供氧、中心负压吸引等设备。

2. 铺床法　临床常用的铺床法有：备用床、暂空床和麻醉床。

（1）铺备用床法（表5-1）

铺备用床（图5-2，图5-3）的目的是保持病室整洁、舒适、美观，准备迎接新患者。

表5-1　铺备用床法

操作流程	操作步骤和要点说明
【操作前评估】	• 床、床垫是否完好，大单、被套是否符合床及棉胎的尺寸以及季节需要 • 床旁设施如呼叫系统、照明灯是否完好，中心供氧及负压吸引管道是否通畅，有无漏气 • 病室内患者有无进行治疗或进餐
【操作前准备】 护士准备 用物准备 环境准备	• 着装整洁、仪表端庄、精神饱满，洗手、戴口罩 • 床、床垫、床刷及床刷套（消毒液浸泡后）、弯盘、治疗车上用物包括枕芯、枕套、棉胎或毛毯、被套、大单、床褥（摆放顺序自下而上） • 有脚轮的床应先固定脚轮，将床调整至适宜操作的高度 • 病室清洁、通风，病室内无患者进行治疗或进餐

续表

操作流程	操作步骤和要点说明
【实施步骤】	
移开桌椅	• 移开床旁桌约20cm，移床旁椅至床尾正中距床约15cm，将用物置于床旁椅上
查垫扫褥	• 检查床垫有无潮湿、破损、凹陷，根据需要更换或翻转床垫
	• 将床褥齐床头平铺于床垫上，从床头至床尾清扫床褥
铺大单	• 将大单放于床褥上，中线与床中线对齐，分别向床头、床尾、近侧、对侧展开
	• 先铺近侧床头大单：一手托起床头床垫，另一手伸过床头中线将大单包塞于床垫下，在距床头约30cm处，向上提起大单边缘，使其同床沿垂直，呈等边三角形。以床沿为界，将三角形分为两半，上半三角暂时覆盖于床上，先将下半三角平整地塞于床垫下，再将上半三角翻下塞于床垫下（图5-4）
	• 至床尾拉紧大单，对齐床中线，同法铺近侧床尾大单
	• 拉紧大单中部边缘，将大单平整地塞于床垫下
	• 转至床对侧，同法铺对侧大单
铺盖被	• 被套式和被单式
操作一	被套式
	方法一："S"式
	①将折叠好的被套正面向外放于大单上，封口端平齐床头，中线与床中线对齐，分别向床尾、近侧、对侧展开
	②打开被套上层开口端的1/3，将"S"形折叠的棉胎放入被套开口处，底边与被套开口边缘平齐（图5-5），拉棉胎上线至被套封口端，对齐两上角，展开棉胎两侧平铺于被套内，至床尾逐层拉平盖被，系带（图5-6）
	③盖被上端与床头平齐，两侧边缘向内折叠与床沿平齐，尾端向内折叠齐床尾或塞于床垫下
	方法二：卷筒式
	①将被套正面向内平铺于床上，开口端向床尾
	②将棉胎平铺于被套上，上缘与被套封口端对齐
	③将棉胎与被套一并从床头卷至床尾（图5-7），自开口处翻转至床头，拉平盖被，系带
	④盖被上端与床头平齐，两侧边缘向内折叠与床沿平齐，尾端向内折叠齐床尾或塞于床垫下
操作二	大单式
铺衬单	• 将衬单反铺在床上，对齐中线，上端反折约25cm与床头平齐，床尾按铺大单方法铺好床角
铺棉胎	• 铺棉胎于衬单上，上端与床头平齐，将床头衬单反折部分盖于棉胎上，床尾部分按铺大单法铺好床角
铺罩单	• 正面向上对齐中线，上端反折约15cm与床头平齐，床尾部分折成45°斜角，垂于床边，转至床对侧同法铺好
套枕套	• 将枕套套于枕芯上，系带，整理枕头并拍松
	• 将枕平放于床头正中，开口端背门
移回桌椅	• 移回床旁桌、床旁椅
整理洗手	• 整理用物，洗手

续表

操作流程	操作步骤和要点说明
【操作后评价】	• 备用床平整、整洁、紧实、美观、科学、耐用 • 操作熟练，动作节力、美观

【注意事项】

1．备用床外观应平、整、紧，中线直，无皱褶，盖被被头无虚边。

2．操作前检查床单位功能、结构是否完好，保证患者安全。

3．病室内如有患者进行治疗、护理、进餐时暂停铺床。

4．操作中动作轻稳，避免尘埃飞扬。

5．遵循节力原则。

（1）用物准备齐全，按顺序放置，以减少无效动作，避免多次走动。

（2）能升降的床，应将床升至适宜铺床的高度，避免腰部过度弯曲或伸展。

（3）铺床时身体尽量靠近床边，上身保持直立，两膝稍弯曲以降低重心，两脚根据活动情况略分开以扩大支撑面，以利于操作及维持身体的稳定性。

（4）操作时使用肘部力量，动作平稳有节律。

考点：铺备用床目的及注意事项

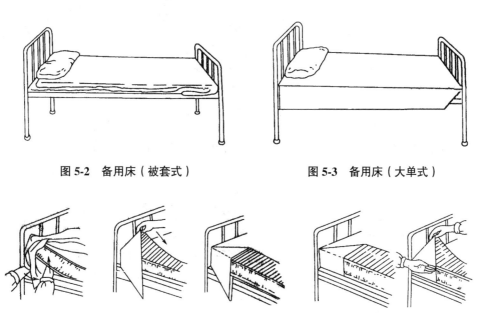

图 5-2　备用床（被套式）　　　　　图 5-3　备用床（大单式）

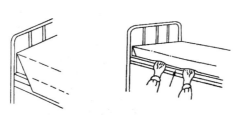

图 5-4　折床角法

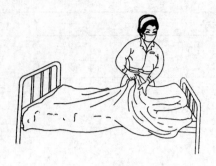

图 5-5 "S"式套被套（放棉胎）

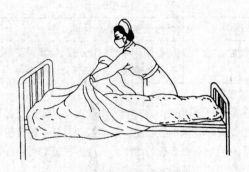

图 5-6 "S"式套被套（拉棉胎）

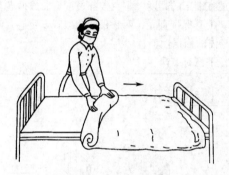

图 5-7 卷筒式套被套

（2）铺暂空床法（表 5-2）

铺暂空床（图 5-8，图 5-9）的目的是保持病室整洁，为迎接新患者或供暂时离床活动的患者使用。

表 5-2 铺暂空床法（改备用床为暂空床）

操作流程	操作步骤和要点说明
【操作前评估】	• 床、床垫是否完好，大单、被套是否符合床及棉胎的尺寸以及季节需要 • 床旁设施如呼叫系统、照明灯是否完好，中心供氧及负压吸引管道是否通畅，有无漏气 • 新入院患者的病情及诊断 • 住院患者的病情是否可以暂时离床活动
【操作前准备】 护士准备 用物准备 环境准备	• 着装整洁、仪表端庄、精神饱满，洗手、戴口罩 • 同备用床法，必要时准备橡胶中单和中单 • 有脚轮的床应先固定脚轮，将床调整至适宜操作的高度 • 病室清洁、通风，病室内无患者进行治疗或进餐

续表

操作流程	操作步骤和要点说明
【实施步骤】 携物至床 移椅置物 整理盖被 酌情铺单 整理归位	• 备齐用物，按序放置，携至备用床旁 • 移床旁椅至床尾正中，距床约 15cm，将枕头及用物置于椅面上 方法一：被套式 ①如被尾于床垫上，可将备用床盖被头端向内折 1/4，再扇形三折于床尾，使之与床尾平齐 ②如被尾塞于床垫下，应先将被尾端从床垫下拉出至床垫上，向内折叠与床尾齐，同上再将床头端盖被三折叠于床尾 方法二：大单式 将备用床罩单反折部分包裹棉胎上端，再将衬单反折部分包裹棉胎和罩单，然后将罩单、棉胎、衬单的上段一起扇形三折于床尾 • 根据病情需要，加铺橡胶中单和中单。铺橡胶中单，其上缘距床头约 45～50cm，中线与床中线对齐，展开；将中单以同法铺在橡胶中单上并覆盖橡胶中单，将两单边缘下垂部分一起平整地塞于床垫下，转至对侧，逐层拉紧橡胶中单和中单后，平塞于床垫下 要点：根据病情需要可将橡胶中单及中单铺在床头、床中部、床尾。床头部橡胶中单和中单应平齐床头，床尾部橡胶中单及中单应平齐床尾。 • 枕头放回床头，开口端背门，移回床旁椅，洗手
【操作后评价】	• 患者足部舒适，无压迫感，且有较大的活动余地 • 暂空床平整、紧实，操作熟练，动作节力

【注意事项】

1～5 项同铺备用床注意事项。

6．根据患者病情决定橡胶中单及中单铺放的位置，中单必须盖住橡胶中单，避免引起患者不适。

考点：铺暂空床目的及注意事项

（3）铺麻醉床法（表5-3）

铺麻醉床（图5-10）的目的是：①便于迎接和护理麻醉手术后患者；②保证患者安全、舒适，预防并发症；③保护被褥不被血液、呕吐物、排泄物等污染，便于更换。

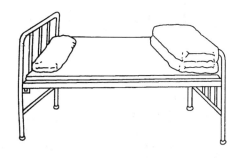

图 5-8　暂空床（被套式）

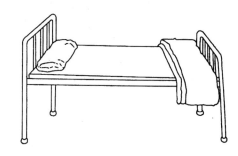

图 5-9　暂空床（大单式）

表 5-3 铺麻醉床法

操作流程	操作步骤和要点说明
【操作前评估】	• 床、床垫是否完好，大单、被套是否符合床及棉胎的尺寸以及季节需要 • 床旁设施如呼叫系统、照明灯是否完好，中心供氧及负压吸引管道是否通畅，有无漏气 • 患者的诊断、病情、手术名称、麻醉方式、术后需要的抢救和治疗物品
【操作前准备】 护士准备 用物准备 环境准备	• 着装整洁、仪表端庄、精神饱满，洗手、戴口罩 • 铺床用物：同备用床，另加橡胶中单、中单各 2 条，污物袋 • 麻醉护理盘：无菌治疗巾内有压舌板、舌钳、通气导管、开口器、牙垫、治疗碗、镊子、输氧导管、吸痰导管和无菌纱布数块。无菌治疗巾外放弯盘、无菌棉签、胶布、小剪刀、治疗巾、手电筒、血压计、听诊器、护理记录单和笔，有条件时准备心电监护仪 • 其他：输液架，必要时准备负压吸引器、氧气筒、腹带、胸带、胃肠减压器等；天冷时按需要准备热水袋、毛毯等 • 有脚轮的床应先固定脚轮，将床调整至适宜操作的高度 • 病室清洁、通风，病室内无患者进行治疗或进餐
【实施步骤】 撤单洗手 移开桌椅 查垫扫褥 铺大单 铺橡胶单和中单 对侧铺单 铺盖被 套枕套 移桌置盘 整理洗手	• 撤去原有枕套、被套、大单等放于污物袋内，洗手 • 同备用床法 • 同备用床法 • 按备用床法展开大单，铺好近侧大单 • 铺床中部橡胶中单，其上缘距床头约 45～50cm，中线与床中线对齐，展开；将中单以同法铺在橡胶中单上并覆盖橡胶中单，将两单边缘下垂部分一起拉紧平整地塞于床垫下 • 铺床上部橡胶中单，其上缘平齐床头，下缘压在床中部橡胶中单及中单上，中线与床中线对齐，展开；将中单以同法铺在橡胶中单上，两单边缘下垂部分一起拉紧平整地塞于床垫下 要点：根据患者病情和手术部位的需要铺橡胶中单和中单，如颈胸部手术橡胶中单和中单可铺在床头；腹部手术可铺在床中部；下肢手术可铺在床尾，床尾部橡胶中单和中单应平齐床尾 • 转至床对侧，同法逐层铺大单、橡胶中单和中单 • 同备用床"S"式或卷筒式套好盖被 • 盖被上端与床头平齐，两侧边缘向内折叠与床沿平齐，尾端向内折叠齐床尾 • 将盖被纵向三折叠于床一侧，开口端向门 • 将枕套套于枕芯上，系带，整理枕头并拍松 • 将枕横立于床头正中，开口端背门 • 移回床旁桌，床旁椅置于接收患者对侧的床尾 • 将麻醉护理盘置于床旁桌上，其他用物按需妥善放置 • 整理用物，洗手
【操作后评价】	• 麻醉床舒适、安全、整洁、耐用，操作熟练，动作节力 • 物品齐全，满足护理术后患者的需要，患者能及时得到抢救和护理

续表

操作流程	操作步骤和要点说明

【注意事项】

1～5项同铺备用床注意事项。

6．术后用物齐全，以便于及时实施抢救和护理。

7．铺麻醉床前要更换清洁被服，保证术后患者舒适，避免感染的发生。

8．根据患者病情和手术部位的需要选择合适的位置铺橡胶中单和中单，中单必须遮盖橡胶中单，避免引起患者不适。

9．患者所需盖被应根据季节及室温调整其厚度。

考点： 铺麻醉床目的及注意事项

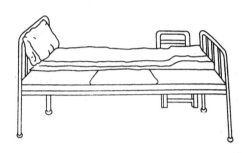

图 5-10 麻醉床

> **小结**
>
> 　　医院是防病治病的场所，具有医疗、教学、科研等任务，医院按分级管理标准分为三级十等。医院业务科室主要包括门诊、急诊和病区，其设置与布局应符合各科室工作特点。门诊护理工作包括预检分诊、组织就诊与候诊、健康教育、治疗、消毒隔离、保健门诊。门诊护士应做到先预检分诊，后挂号诊疗；根据病情测量并记录生命体征，如遇急、危、重症患者，立即安排就诊或送急诊处理；如遇传染病患者，转至隔离门诊就诊。急诊护理工作包括预检分诊、抢救工作、留院观察。所有抢救物品需要"五定"，急诊护士应做到一问、二看、三检查、四分诊；在医生未到达前能测量血压、建立静脉通路，进行各种紧急处理，并正确执行口头医嘱，配合抢救工作。病区护士应加强物理环境及社会环境管理，为患者提供一个安静、整洁、安全、舒适的环境，能正确熟练铺备用床、暂空床及麻醉床。

（宁文帅）

第六章　入院和出院患者的护理

<table>
<tr><td rowspan="1">学习目标</td><td>知识：
1. 说出入院程序和不同患者的卫生处置要求。
2. 描述出一般患者入病区后的初步护理工作。
3. 说出急危重症患者入病区后的护理内容。
4. 比较不同护理级别的适用对象及护理要点。
5. 说出患者的出院护理工作内容。
能力：
1. 能够运用所学知识，识别案例中的问题并提出解决问题的方法。
2. 能正确、规范运用轮椅、平车运送患者，运送中体现对患者的人文关怀及安全意识。
素质：
1. 仪表大方，着装整洁，举止端庄、稳重，精神饱满，微笑服务。
2. 能体会他人的情绪和想法，对任何患者均一视同仁，理解并尊重患者。
3. 会运用沟通技巧与服务对象进行沟通，在操作过程中始终表现对患者的关爱，使患者很好地配合护理工作。</td></tr>
</table>

案例

　　患者王某，男性，43岁，因发热、咳嗽、咳痰2天，于今日上午八点来门诊就诊。主诉3天前因洗澡受凉，出现寒战，发热。现体温高达40℃，伴咳嗽、咳痰。经门诊诊断为"肺炎"，医生给患者签发了住院证，建议入院进一步治疗。根据此案例请思考：①住院处护士要协助患者完成哪些护理工作？②如何运送患者入病区？③患者入病区后病房护士应做哪些护理工作？

第一节　入院患者的护理

　　入院护理（admitting patients to hospital）是指患者入院时，护士对其进行的一系列护理工作。入院护理的目的是协助患者了解和熟悉环境；观察患者健康状况，为制订护理计划提供依据；做好护患之间的沟通，满足患者的身心需要；建立良好的护患关系，调动患者配合治疗、护理的积极性，为护理工作顺利开展奠定基础。

一、住院处的护理工作

（一）办理入院手续

患者或其亲属持医生签发的住院证，到住院处办理入院手续，如填写登记表格、缴纳住院保证金、填写病历首页等。住院处接收患者后，立即通知病区值班护士。病区值班护士将根据病情做好接纳新患者的准备。对急、危重症或需紧急手术的患者，可先抢救或手术，再补办住院手续。

（二）实施卫生处置

评估患者并根据患者的病情及身体状况，在卫生处置室对其进行卫生处置，如给患者理发、沐浴、更衣、修剪指甲等。急诊、危重患者或即将分娩者可酌情免浴；对有头虱或体虱者，先行灭虱，再沐浴、更衣；对传染病患者或疑似传染病的患者应送隔离室特殊处置。患者换下的衣服和不需用的物品可交家属带回，或由住院处办理手续存放。

（三）护送患者入病区

住院处护士携病历护送患者入病区。根据患者病情可选用步行、轮椅、平车或担架等方式。护送时应安置合适的卧位，注意保暖和安全，不能停止必要的治疗和护理（如输液、给氧等）。护送患者入病区后，应与病区值班护士就患者的病情、治疗及护理措施、个人卫生及物品等进行详细的交接并记录。

二、入病区后的初步护理工作

（一）一般患者的护理

1．准备床单位　病区护士接到住院处通知后，立即根据病情需要准备患者床单位，将备用床改为暂空床。备齐患者所需用物，如面盆、漱口杯、痰杯、热水瓶等。

2．迎接新患者　护士主动向患者作自我及床位医生的介绍，说明自己将为患者提供的服务内容及职责。介绍患者床单位的设备及其使用方法，介绍同室病友以及病区的环境和设置。以热情的态度、亲切的语言接待患者，并做好患者的入院指导，使患者尽快地适应医院环境，给患者留下良好的印象。

3．通知医生，协助体检　通知医生诊察患者，必要时协助体检，并按医嘱进行各项治疗和护理。

4．测量生命体征　测量患者的体温、脉搏、呼吸、血压，对能站立的患者测量体重，必要时测量身高，并将测量的结果按要求记录于体温单上。

5．填写住院病历和有关护理表格

（1）用蓝笔逐页填写住院病历眉栏及有关表格。

（2）用红笔在体温单40～42℃的相应时间栏内纵行填写入院时间。

（3）填写入院登记本、诊断卡（插在患者住院一览表上）、床尾卡（置于床尾牌夹内）。

（4）排列住院病历的顺序（见第四章病案管理及护理文件书写）。

6．进行入院护理评估　评估患者入院时的健康状况，了解其基本情况和身心需要，填写患者入院护理评估单，确定护理诊断，拟订初步护理计划。尤其是患者的安全评估应加以重视，如意识、年龄及自主活动能力等。

7．做好膳食准备　根据医嘱确定饮食的种类，在不违反饮食原则的情况下，尽量准备可口的食物，通知营养室准备膳食。

8．实施健康教育　根据患者的病情、心理变化，以及医院的规章制度，如生活制度、探视制度、卫生制度等对患者进行健康教育，以帮助患者及其家属尽快地熟悉住院环境，遵守住院制度，配合治疗及护理。指导患者留取常规标本（如粪、尿、痰，详见"第十八章标本采集"），使患者明确留取标本的意义、方法、时间及注意事项等。

（二）急诊、危重患者的护理

病区接收的急诊、危重患者多从急诊室直接送入或由急诊手术后转入，护士接到通知后应立即做好以下工作：

1．准备床单位　危重患者应置于抢救室或危重病室，床上加铺橡胶中单和中单，对急诊手术后的患者，应备好麻醉床。

2．备好急救药品和物品　如氧气、输液器具、吸引器、急救车等，并通知医生做好抢救准备。

3．观察病情，协助抢救　患者入病室后，应密切观察病情变化，积极配合医生进行抢救，做好护理记录。

4．防止意外事故发生　尤其是老年人、婴幼儿、意识不清或躁动不安的患者，需安置床档加以保护，以防发生坠床等意外事故。

5．酌情暂留陪护人员　如昏迷患者、精神障碍者或婴幼儿，须暂留陪送人员，以便询问病史等有关情况，协助医生尽快作出诊断。

三、分级护理

分级护理是医护人员根据患者病情的轻、重、缓、急和生活自理能力的状况，确定并实施不同级别的护理。护理级别分为四个等级，分别为特级护理、一级护理、二级护理和三级护理（见表6-1）。

考点： 一般患者、急危重患者入病区后的初步护理的内容

表 6-1　分级护理

护理级别	适用对象	护理要点
特级护理	病情危重，随时可能发生病情变化需要进行抢救的患者；重症监护患者；各种复杂或者大手术后的患者；严重创伤或者大面积烧伤患者；使用呼吸机辅助呼吸，并需要严密监护病情的患者；具有其他生命危险，需要严密监护生命体征的患者	①设立专人24小时护理，严密观察病情及生命体征；②根据医嘱，正确实施治疗、给药措施；③准确测量出入量；④根据患者病情，正确实施专科护理和基础护理。如气道护理、口腔护理、压疮护理等；⑤实施安全护理措施；⑥保持患者舒适和功能体位；⑦实施床旁交接班制度
一级护理	病情趋向稳定的重症患者；手术后或病情危重需绝对卧床休息的患者；生活完全不能自理且病情不稳定的患者；生活部分自理，病情随时可能发生变化的患者	①每小时巡视患者一次，观察病情及生命体征；②根据医嘱正确实施治疗及护理措施；③根据患者病情，正确实施专科护理和基础护理。如气道护理、口腔护理等；④实施安全护理措施；⑤提供相关的健康指导

续表

护理级别	适用对象	护理要点
二级护理	病情稳定，但仍需卧床的患者；生活部分自理的患者	①每两小时巡视患者一次，观察病情，监测生命体征；②根据患者病情，正确实施专科护理和基础护理；③根据病情正确实施护理措施和安全措施；④提供护理相关的健康指导
三级护理	生活完全自理且病情稳定的患者；生活完全自理且处于康复期的患者	①每三小时巡视患者一次，观察病情，监测生命体征；②根据病情正确实施护理措施和安全措施；③提供护理相关的健康指导

考点： 分级护理适用对象及护理要点

知识链接

优质护理服务

"优质护理服务"是指以患者为中心，强化基础护理，全面落实护理责任制，深化护理专业内涵，整体提升护理服务水平。"以患者为中心"是指在思想观念和医疗行为上，处处为患者着想，一切活动都要把患者放在首位；紧紧围绕患者的需求，提高服务质量，控制服务成本，制定方便措施，简化工作流程，为患者提供"优质、高效、低耗、满意、放心"的医疗服务。优质护理服务的内涵主要包括：要满足患者基本生活的需要，要保证患者的安全，要保持患者躯体的舒适，协助平衡患者的心理，取得患者家庭和社会的协调和支持，用优质护理的质量来提升患者与社会的满意度。

第二节　出院患者的护理

出院护理（discharge patients from hospital）是指患者出院时，护士对其进行的一系列护理工作。出院护理的目的是帮助患者做好角色转变，尽快适应返回家庭、社会的角色；对患者进行健康教育，提高患者身心健康水平；整理医疗文件，清洁、消毒、患者的床单位；协助其办理出院手续。出院患者一般包括痊愈出院患者、未痊愈需转院或要求自动离院及转院的患者、死亡的患者等。

一、出院前护理

（一）通知患者和家属

医生根据患者的身体恢复情况，决定出院时间。护士应按医嘱，将出院日期提前通知患者及家属，使之做好出院准备。

（二）评估患者身心需要，适时进行健康教育

出院前护士应评估患者健康状况、心理变化，预计出院后可能存在的问题等。根据患者的情况进行健康教育，做好心理护理，指导出院的患者注意饮食、服药、休息、功能锻炼和定期复查等，并作好记录。必要时可为患者或家属提供有关方面的书面资料，教育患者出院后的自我护理。对于因经费或病床周转等问题，术后未拆线或病情相对稳定即出院者，护士

应制订出院计划，以便患者回到社区或家庭病房后能得到连续性的医疗和护理，以帮助患者更好地康复。

（三）办理出院手续

1. 护士根据出院医嘱，填写出院通知单，结算患者在住院期间所用的药品及治疗护理费用。指导患者和家属到出院处办理出院手续。

2. 患者出院后仍需服药时，护士则凭出院医嘱处方到药房领取药品，交给患者带回并指导患者正确用药，说明用药的注意事项等。

3. 护士收到患者的出院证后，协助患者整理个人用物并给予物品带出证。

（四）征求患者及家属意见

在患者出院前，征求患者及家属对医院工作的意见和建议，以便不断改进工作方法，提高护理质量。

（五）护送患者出院

根据患者具体情况，采用不同的方式护送患者出病区。

二、出院后护理

（一）填写出院时间

在体温单 40 ～ 42℃相应时间栏内，用红笔纵行填写出院时间。

（二）注销各种执行单及卡片

出院后注销所有治疗、护理执行单，如服药单、注射单、治疗单、饮食单等；注销各种卡片，如诊断卡、床尾卡等。

（三）填写出院登记，整理病案

填写出院患者登记本，按要求整理病历，交病案室保存。排列出院病历的顺序。

（四）处理病床单位

1. 撤去病床上的污被服，放入污衣袋，送洗衣房处理。

2. 床垫、床褥、枕芯、棉胎等用紫外线灯照射消毒或使用床单位臭氧消毒机消毒，也可放在日光下暴晒 6 小时。

3. 用消毒液擦拭病床及床旁桌椅。非一次性便器、痰杯、面盆等须用消毒液浸泡后再做进一步处理。

（五）处理病室

清扫、消毒病室，打开病室门窗，通风换气。传染性疾病的病室，按传染病终末消毒法处理。

（六）铺好备用床，准备接收新患者。

知识链接

澳大利亚的社区服务

澳大利亚地广人稀，居民就医距离遥远，因此澳大利亚的院外社区服务机构非常完善和先进。社区危急患者抢救和运输，是通过救护车、直升飞机、摩托车，及时将患者送往医院抢救治疗。其次，澳大利亚是癌症、精神病、糖尿病的高发区，因此，社区服务中加大了普查力度，要求为每一位居民做好疾病预防的宣教工作。

考点：出院患者的护理工作内容

第三节　患者运送技术

在患者出院、入院、接受检查或者治疗时，根据其病情选用不同的运送方法，常用的有轮椅运送法、平车运送法和担架运送法。在运送过程中护理人员必须熟练掌握搬运和护送患者的技术，正确运用人体力学原理，既要保证患者舒适、安全，又要注意节时、节力；做到减轻自身疲劳，提高工作效率，避免发生损伤。

一、人体力学在护理学中的运用

人体力学（human mechanics）是运用力学原理研究维持和掌握身体平衡，以及人体从一种姿势变为另外一种姿势时身体如何有效协调的一门科学。在护理实践中，合理运用力学原理，保持正确的姿势，有助于提高工作效率，减轻身体疲劳，避免因不正确的姿势引起肌肉、肌腱劳损，如腰肌扭伤等。

（一）常用力学原理

1. 杠杆作用　杠杆是利用直杆或曲杆在外力作用下能绕杆上一固定点转动的一种简单机械。（图 6-1）杠杆的受力点称力点，固定点称支点，克服阻力的点称阻力点。支点到力作用线的垂直距离称动力臂，支点到阻力作用线的垂直距离称为阻力臂。当动力臂大于阻力臂时，可以省力；动力臂小于阻力臂时就费力；而支点在力点和阻力点之间时，可以改变力的方向。

人体的运动与杠杆作用密切相关。由骨骼、关节、肌肉构成了人体运动系统。在运动时，骨骼好比杠杆，关节是运动的支点，骨骼肌舒缩产生的力为运动的动力。他们在神经系统的调节和各系统的配合下，对身体起保护、支持和运动的作用。

根据杠杆上的力点、支点和阻力点的相互位置不同，杠杆可以分为三类。

杠杆有以下三种基本形式：

（1）平衡杠杆（第一定律）：平衡杠杆是支点位于力点与阻力点之间的杠杆。这类杠杆的动力臂与阻力臂等长，也可不等长。例如，人的头部通过寰枕关节进行低头和仰头的动作。寰枕关节为支点，头部的重量为阻力，颈前、颈后两组肌群产生的力为作用力。当颈前肌群产生的力与重力的力矩之和与后部肌群产生的力的力矩相等时，头部趋于平衡（图6-1a）。

（2）省力杠杆（第二定律）：省力杠杆是阻力点在支点与力点之间的杠杆。这类杠杆的动力臂总是比阻力臂长，所以省力。例如，人踮起脚尖走路时，跖趾关节为支点，体重通过小腿骨施加于踝关节处而成为阻力点，腓肠肌的拉力作用于足跟骨上而成为力点，因此，阻力点位于支点与力点之间。由于动力臂较长，用较小的力就可以支撑身体的重量（图 6-1b）。

（3）速度杠杆（第三定律）：速度杠杆是力点位于阻力点与支点之间的杠杆。速度杠杆是人体最常见的杠杆运动（图 6-1c）。髋关节为支点，髂腰肌止点（止于股骨小转子，可使髋关节前屈和外旋）为力点，下肢重心为阻力点，因此力点位于支点和阻力点之间。这种杠杆由于力臂小于阻力臂，因而费力，但阻力点的移动速度快，所以是以力的消耗来换取较快的运动速度。人体内特别是肢体内大多为速度杠杆。如手臂举起重物时的肘关节运动，肘关节

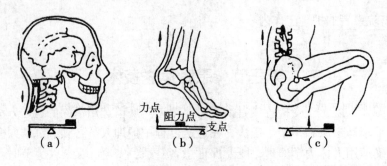

图 6-1 人体杠杆

(a) 平衡杠杆；(b) 省力杠杆；(c) 速度杠杆

是支点，手臂的前肌群的力做用于支点和重物重心之间，由于力臂较短，需用较大的力。这种杠杆虽不省力，却赢得了速度和运动的范围。

2．平衡与稳定　根据力学原理，物体的平衡和稳定与重量的大小、重心的位置及重力线与支撑面的关系有关。

(1) 重量：物体的重量与稳定程度成正比，物体重量越大，稳定程度越高。如推倒一较重物体所用力量要比推倒一较轻物体所用的力量要大。

(2) 重心：是物体重量的中心。物体的重心高度与稳定度成反比，人体不断运动，人体重心的位置也不断改变，重心越低稳定度越大。当人垂直双臂直立时，重心位于骨盆的第二骶椎前约 7cm 处，如把手臂举过头顶，重心随之升高。当身体下蹲时，重心则下降，甚至吸气时膈肌下降，重心也会下降。

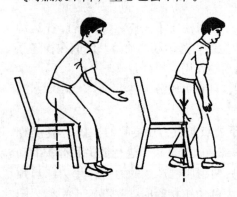

图 6-2 重力线的改变情况

(3) 支撑面：是物体与地面间的接触面。支撑面的大小与稳定度成正比。比如老人站立或者行走时，使用手杖可以扩大支撑面，增加稳定程度。人体仰卧位比侧卧位稳定。

(4) 重力线：即重力的作用线，是一条假想的通过重心的垂线。人体只有在重力线通过支撑面时，才能保持平衡。比如当人从椅子上站立起来时，最好先将身体前倾，两脚一前一后放置，使重力线落在扩大的支撑面内，这样可以花很少的力气就能平稳地站立起来（图 6-2）。

3．压力与摩擦力　压力指受力面积上所承受的垂直作用力。对于相同重量的物体而言，受力面积越大，则单位面积所承受的压力越小。摩擦力是一个物体在另一个物体表面作相对运动或有相对运动趋势时产生的反作用力。

（二）人体力学在护理实践中的应用

在护理实践中正确运用力学原理，不仅可避免护士自身受损伤，提高工作效率，还有助于增进患者的舒适与安全。

1．合理利用杠杆原理

(1) 缩短阻力臂：护士在操作中，身体应靠近操作物体；两臂持物时，两肘紧靠身体两侧，上臂下垂，前臂与所持物体靠近身体。

(2) 保持身体平衡：提取重物时，最好将重物分成相等的两部分，分别由两手提取；若重物由一只手臂提取，另一手臂应向外伸展，以保持平衡。

2．采取正确的姿势

（1）正确的站姿：头部端正，颈直肩平，挺胸收腹。

（2）扩大支撑面：人体的支撑面为两脚之间的距离，支撑面越大，稳定性越大。在进行护理操作时，应两脚前后或左右分开，以扩大支撑面，利于保持身体的平衡。

（3）降低重心：重心越低，稳定性越大。对于工作平面较低的技术操作，如护士铺床时，应两脚前后或左右分开，屈髋屈膝，降低重心，增加稳定性。

（4）重力线通过支撑面：护士在为患者做翻身、擦浴、注射等护理操作时，应尽量将患者的身体靠近护士，同时以下蹲代替弯腰工作，减少重力线偏移，有助于增加护士的稳定性，减少腰部肌肉作功。

（5）尽量使用大肌肉群或多肌群：在护理操作中尽量用整只手而不用手指；能使用手臂时，不用腕部的力量；能使用下肢和躯干的力量时，不使用上肢。如端治疗盘时，应将五指分开拖住治疗盘并与手臂一起用力，由于多肌群用力，故不易疲劳。

3．合理运用压力与摩擦力

（1）合理运用压力：局部承受的压力大小与受力面积有关。护士可通过增大受力面积来减轻局部压力。如协助患者翻身后，需采用软枕或表面支撑性产品垫于身体空隙处，使支撑面积加大，减少骨隆突处所承受的压力，从而保护骨隆突处皮肤。

（2）合理运用摩擦力：摩擦力大小主要与压力的大小及接触面的粗糙程度有关。护士可通过改变接触面的粗糙程度和压力大小来改变摩擦力。如在浴室应用防滑地砖，在拐杖前端加橡皮垫等；另外，在搬动患者时，应抬起患者，避免因拖、拉、拽损伤患者皮肤；搬动物品时，尽量以拉代推，因为拉的力量向上，有利于减小压力，减少摩擦力。

考点：人体力学在护理实践中的应用

二、运送患者的护理技术

（一）轮椅运送法（表6-2）

轮椅运送适用于：①护送不能行走但能坐起的患者入院、出院、检查、治疗或室外活动；②帮助患者活动，促进血液循环和体力恢复。

表6-2　轮椅运送法

操作流程	操作步骤和要点说明
【操作前评估】	• 患者的体重、意识状态、病情与躯体活动能力 • 患者损伤的部位和合作程度 • 轮椅各部件的性能是否完好
【操作前准备】 护士准备 用物准备 患者准备 环境准备	• 衣帽整洁，洗手，戴口罩；评估患者；告知患者注意事项 • 轮椅，根据季节备毛毯、别针、软枕 • 患者了解轮椅运送的方法和目的，能够主动配合操作 • 移开障碍物，保证环境宽敞

操作流程	操作步骤和要点说明
【实施步骤】	
操作一	上轮椅
检查核对	• 检查轮椅性能，核对床号、姓名，再次向患者解释操作的目的、方法和配合事项
固定轮椅	• 推至床旁，将轮椅椅背与床尾平齐，面向床头，翻起脚踏板 • 闸制动，防止轮椅滑动，保证患者安全
铺好毛毯	• 寒冷季节需用毛毯保暖时，可将毛毯铺在轮椅上，使毛毯上端高过患者颈部约 15cm
协助起床	• 扶患者坐到床边，并根据需要协助其穿上保暖外衣和鞋袜 　要点：身体虚弱者，应坐起后适应片刻，方可下地，防止发生直立性低血压
坐入轮椅	• 请患者双手置于护士的肩上，护士双手环抱患者的腰部，协助患者下床；并告知患者扶住轮椅扶手，转身坐入轮椅；或者由护士环抱患者腰部，协助患者坐入椅中（图 6-3） 　要点：如患者能自行下床，护士可站在椅背后固定轮椅，协助患者坐于轮椅上 • 翻下脚踏板，嘱患者双脚置于踏板上 　要点：患者如有下肢水肿、溃疡或关节疼痛，可在脚踏板上垫以软枕，抬高双脚 • 嘱患者身体尽量向后靠，双手扶住两侧扶手
包裹毛毯 整理病床	• 将毛毯上端向外折 10cm，围住颈部，固定，用毛毯围住两臂并腕部固定，再用毛毯围好上身，并将双下肢和两脚包裹 • 整理床单位，铺成暂空床
运送患者	• 患者无不适后松闸，推轮椅送患者至目的地
操作二	下轮椅
固定轮椅	• 下车时将轮椅推至床尾，面向床头，闸制动，翻起脚踏板，松解毛毯
协助回床	• 护士站于患者前，协助患者站立，慢慢坐回床缘，取舒适体位
协助卧位	• 协助患者脱去鞋子及保暖外衣，协助患者卧床并取舒适卧位
整理记录	• 整理床单位，轮椅归位，及时做好记录
【操作后嘱咐】	• 嘱咐患者坐入轮椅后身体应尽量向后靠，抓紧扶手。运送过程中，尤其在上下坡时，不可自行站起或下轮椅，以免发生危险 • 嘱咐患者在轮椅运送过程中，如有任何不适及时告知护士
【操作后评价】	• 患者坐于轮椅感觉舒适、无疲劳，搬运安全、顺利 • 操作时动作轻稳、节力、协调

【注意事项】

1．使用前，检查轮椅性能，保持完好。

2．嘱患者头和肩向后靠，并抓紧扶手；推轮椅时，速度要慢，随时观察患者的反应。

3．寒冷季节注意保暖，防止患者受凉。

4．遇到障碍物要尽量减少轮椅震动、颠簸。

考点：轮椅使用中的要点及注意事项

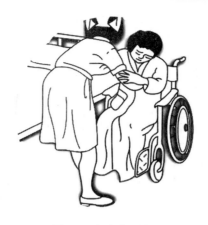

图 6-3　患者坐入轮椅

（二）平车运送法（表 6-3）

平车运送适用于不能起床的患者入院、做各种特殊检查、治疗、手术等。

表 6-3　平车运送法

操作流程	操作步骤和要点说明
【操作前评估】	• 患者的体重、病情及病损部位、躯体活动能力及合作程度 • 平车性能是否良好
【操作前准备】 护士准备 用物准备 患者准备 坏境准备	• 衣帽整洁，洗手，戴口罩；评估患者；告知患者注意事项 • 平车、被单和橡胶中单包好的垫子、枕头、毛毯和棉被等 • 患者了解平车运送的方法和目的，能够主动配合操作 • 宽敞明亮、地面平坦、无障碍物
【实施步骤】 检查解释 固定导管 操作一 　准备工作 　固定平车 　协助上车 操作二 　准备工作 　安置平车 　移动患者 　搬运患者	• 检查平车的性能，备齐用物，根据需要铺好平车，向患者或者家属解释、说明操作目的、方法和配合事项 • 妥善固定好患者身上的导管、输液器等，避免导管脱落、扭曲 挪动法：适用于病情许可，能自主挪动身体并配合的患者 • 移桌、椅，松盖被，协助患者穿衣并移至床边 • 将平车与床平行，大轮靠床头，固定车闸 • 协助患者依次挪动上身、臀部、下肢，让患者头部位于大轮端，协助取舒适卧位（图 6-4） 　要点：大轮为头端，因大轮转动次数少，可减轻患者在运送过程中的不适，小轮转动灵活，推送时在前 一人搬运法：适用于体重较轻或儿科患者，且病情许可的患者 • 移床旁椅至对侧床尾，松开盖被，协助患者穿衣 • 推平车至床尾，使平车头端（大轮端）与床尾呈钝角，固定车闸 　要点：缩短搬运距离，防止平车滑动 • 护士站在床边，将患者双手置于腹部，协助患者移至床边 • 护士一手自患者腋下伸至对侧肩部，另一手伸入大腿下，嘱患者双臂交叉依附于护士的颈部，抱起患者转身移步向平车，将患者轻轻平放于平车中央（图 6-5）

操作流程	操作步骤和要点说明
	要点：注意节力的原则
操作三	二人搬运法：适用于病情较轻，不能活动而体重较重的患者
准备工作	• 移床旁椅至对侧床尾，松开盖被，协助患者穿衣
安置平车	• 推平车至床尾，使平车头端（大轮端）与床尾呈钝角，固定车闸
移动患者	• 护士两人站同侧床边，将患者上肢交叉于胸前，协助患者移至床边
搬运患者	• 甲护士用一手臂托住患者的头、颈、肩部、另一手臂托住腰部；乙护士用一手臂托住患者臀部，另一手臂托住患者的腘窝，两人同时抬起。将患者身体倾斜护士，同时转身移步向平车，两人动作协调将患者轻放于平车中央（图6-6）
	要点：身高护士托上半身，使患者头部位于高位，可减少患者不适
操作四	三人搬运法：适用于病情较轻，体重又重且自己不能活动的患者
准备工作	• 移床旁椅至对侧床尾，松开盖被，协助患者穿衣
安置平车	• 推平车至床尾，使平车头端（大轮端）与床尾呈钝角，固定车闸
移动患者	• 护士三人站同侧床边，将患者双手置于腹部，协助其移至床边
搬运患者	• 甲托住患者头、颈、肩和背部，乙托住腰和臀部，丙托住腘窝和小腿部。三人合力托起患者，将患者身体向搬运者倾斜，移步平车，将患者轻放于平车中央（图6-7）
	要点：护士按照身材高矮依次由床头向床尾排列，使患者头位于高位，以减轻不适
操作五	四人搬运法：适用于颈、腰椎骨折，或病情较重的患者
准备工作	• 移桌、椅，松盖被。协助患者穿衣
身下置单	• 在患者腰、臀下铺中单，将患者双手置于腹部
安置平车	• 推平车至床边与床平行，大轮靠床头，固定车闸，骨折患者车上需垫木板
搬运患者	• 甲站在床头，托住患者头、颈、肩部；乙站在床尾，托住患者双小腿；丙和丁分别站在病床和平车两侧，紧抓住中单四角
	• 四人合力将患者抬起，轻稳放置于平车中央（图6-8）
	要点：对颈椎损伤或怀疑颈椎损伤的患者，搬运时要保持头部处于中立位，并在颈下垫小枕，保持头部稳定
安置患者	• 根据病情需要安置患者卧位；用盖被包裹，先盖脚部，再两侧，头部上层边缘内折，露出头部（图6-9）
	要点：昏迷患者应将头转向一侧
整理床位	• 铺成暂空床
运送患者	• 松闸，推患者至指定地点
	要点：匀速前进，护士应站于患者头侧，以便观察病情
【操作后嘱咐】	• 嘱咐患者在运送过程中不得随意坐起，翻身，对躁动患者适当给予固定、约束
	• 嘱咐患者在搬运及运送过程中如有不适及时反映，注意保暖，避免受凉
【操作后评价】	• 搬运时做到轻、稳、协调、节力，患者感到安全、舒适
	• 搬运过程患者无异常病情变化，未造成损伤等并发症

续表

操作流程	操作步骤和要点说明

【注意事项】

1．搬运时遵循节力的原则，动作轻稳，协调一致，保证患者安全、舒适。

2．推车时，护士站在患者头侧，便于观察病情。运送过程中要注意保暖，防止患者受凉。

3．平车上下坡时，患者头部应在高处一端；有大小轮时，因大轮平稳，小轮灵活但颠簸，头应在大轮侧；车速适宜，保证安全、舒适；运送中不中断治疗，有输液、吸氧、引流者，保持管道通畅；进出门时不能用车撞门。

4．搬运骨折患者车上垫木板，固定骨折部位；昏迷患者，采取去枕平卧位，头偏向一侧；颈椎损伤或者怀疑颈椎损伤的患者，搬运时要保持头部中立位，如果搬运不当会引起患者高位脊髓损伤而发生高位截瘫，患者可发生短时间内死亡的危险。

考点：各种搬运法的操作要点及平车运送中的注意事项

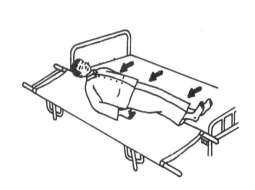

图 6-4　挪动法

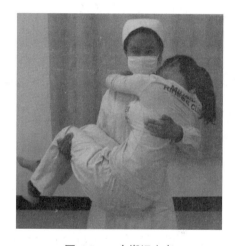

图 6-5　一人搬运患者

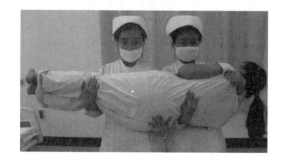

图 6-6　二人搬运患者

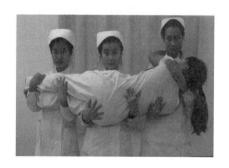

图 6-7　三人搬运患者

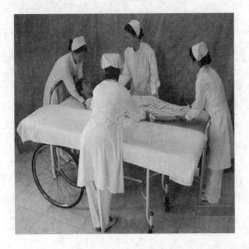

图6-8　四人搬运患者

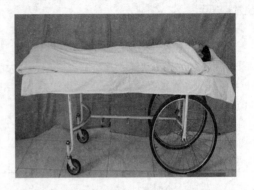

图6-9　安置患者

知识链接

桥式搬运法

　　将患者从病床搬运至平车的方法：移开床旁桌椅，松开盖被及床单。操作者将滑板的1/2插入床单下，使患者平卧于滑板上，将可升降推车紧靠床边，固定刹车，防止平车移动，高度调节低于病床2~4cm，滑板的另1/2放置在平车一端。两名搬运者一人在患者侧，一人在平车侧，平车侧搬运者使用适宜的力量拽动床单，利用滑板的滑动作用，将患者移向平车中央，再抽出滑板. 然后将平车升高至80cm。

　　将患者从平车搬运至病床的方法：操作者将滑板的1/2插入平车下，使患者平卧于滑板上，将升降推车高度调节高于病床2~4cm，其余方法同上。

小结

　　入院与出院护理是护理工作的内容之一，是整体护理中满足患者身心需要的具体体现。对于入院患者，护士应该根据入院护理程序，对患者进行评估，按分级护理对患者提供优质护理服务，建立良好的护患关系，使患者能尽快适应环境，缩短病程。人体力学是运用力学原理研究维持和掌握身体平衡，使人体从一种姿势变为另一种姿势达到有效协调的一门科学。掌握人体力学在护理中的应用，使护士在操作中能运用正确姿势，避免肌肉过度紧张，使机体发挥较大的工作效能。通过学习各种运送法，能规范使用轮椅、平车运送患者，运送过程中要严密观察病情，确保患者舒适、安全。

（高红新）

第七章　休息与活动

	知识：
学习目标	1. 说出休息对人身心健康的意义及休息需要的条件。
	2. 说出不同睡眠时相的表现、意义及不同年龄阶段的睡眠需要。
	3. 叙述促进休息和睡眠的护理措施。
	4. 说出活动受限的主要原因及活动受限对机体的影响。
	能力：
	1. 能够运用所学知识识别案例中患者存在的问题并提出解决的方法。
	2. 能正确评估患者的活动能力并制订协助患者活动的护理措施。
	3. 能够熟练、规范地完成被动性 ROM 练习。
	素质：
	1. 着装整洁，仪表端庄，行为规范，微笑服务。
	2. 能理解并尊重患者的情绪和想法，对任何患者均一视同仁。
	3. 态度和蔼，服务热情周到，耐心解释，操作过程中时刻关爱患者，使其很好地配合护理工作。

案例

王某，女，30岁，已婚，因乳房肿块入院，已行组织切片检查，结果未知。患者主诉入院后难以适应医院环境，对家中3岁儿子放心不下，并担忧自身疾病，导致患者情绪低落，焦虑不安，晚上难以入睡，入睡后又时常被病区声响吵醒，平均每晚只睡4小时。请完成下列学习任务：①分析患者睡眠不佳的原因。②为患者制订一份促进睡眠的护理计划。

马斯洛的人类基本需要层次论中，休息和活动都是人类生存和发展的最基本的生理需要。人类通过适当的休息、活动来维持身心健康，使机体处于最佳的状态。对人体来说，疾病是一个应激，需要动员全身心的力量去应对，因此患者往往需要更多的休息，以减少消耗，增强对疾病的抵抗能力；与此同时，活动也是不可缺少的，因为缺少活动患者又会面临更多新的身心问题。因此，护理人员应掌握休息和活动的意义及促进休息和活动的方法，并在临床工作中根据患者的具体情况，解决其休息与活动方面存在的问题，帮助患者维持休息和活动的动态平衡，以促进疾病的早日康复。

第一节 休 息

休息（rest）是指通过改变当前的活动方式，使身心放松，处于一种没有紧张和焦虑的松弛状态。休息包括生理和心理两方面的放松，通过休息，可以减轻疲劳和缓解精神紧张。

一、休息

休息是人类最基本的生理需要，是维持健康的基本条件，缺乏休息不仅影响人的生理状况，而且还影响着人的情绪、记忆、注意力等。休息对健康人和患者都具有十分重要的意义。

（一）休息对健康人的意义

对健康人来说，休息是维持机体身心健康，使其处于最佳状态的必要条件。休息可以维持和调节机体生理机能的规律性，促进机体正常的生长发育。缺少休息可产生如疲倦、困乏、全身无力、肌肉酸痛、注意力不集中等一系列症状，导致机体功能状态欠佳、健康水平下降。若此时再受到外界因素的影响，很容易导致疾病的发生。

（二）休息对患者的意义

对患者来说，充足的休息是促进疾病康复的重要措施。因为：①休息可消除疲劳，促进体力和精力的恢复；②休息可减少能量消耗，促进蛋白质的合成及组织修复；③休息可减少主要脏器的负荷，增加重要脏器的营养；④休息有助于缓解精神负担和压力。因此，护理人员必须为患者创造一个有益于休息的生理和心理环境，使患者得到身体和精神的双重休息。

（三）休息的条件

为保证良好的休息，必须具备以下条件：

1. 身体的舒适　生理上的舒适是获得良好休息的基本条件。因此，对患者来说，尽量减轻其身体的不适感，把身体的不舒适减至最低程度以提高休息的质量。护理人员应帮助患者满足其生理需要，如控制和解除疼痛，协助搞好个人卫生、保暖、安排舒适的体位等。

2. 心理的放松　稳定的情绪是获得良好休息的必要条件。当个体患病时，由于无法满足社会、职业或个人角色及义务的需要，加之对疾病的担忧和对医院环境、医务人员的陌生感，患者常会出现害怕、焦虑、烦躁不安等各种负面情绪。因此，护理人员应耐心地与患者进行沟通，了解患者的心理压力，运用适当的知识和技能，帮助患者达到身心放松，使其处于平静、安宁的状态。

3. 充足的睡眠　得到良好休息的先决条件是充足的睡眠。睡眠时间长短因人而异，只有满足了一定的睡眠时数，才能达到真正的休息。一个人如不能满足其最低限度的睡眠时数，常会出现易怒、精神紧张并伴有全身疲劳，在这种情况下很难达到休息的目的。因此，护理人员应创造良好的睡眠条件，解决患者的睡眠问题，促进疾病的早日康复。

4. 和谐的环境　医院的环境是影响患者休息的重要因素之一。环境中的空间、温度、湿度、光线、色彩、装饰、空气、声音以及护理人员的言谈举止、工作态度、工作情绪等均对患者的休息、疾病的康复有着不同程度的影响。因此，护理人员应努力为患者创造一个安静、整洁、温湿度、通风和光线适宜、美观而安全的环境，并通过与患者的良好沟通与交流，建立融洽的护患关系，从而有利于保证休息的质量。

考点：休息的条件

世界睡眠日

为唤起公众对睡眠重要性的认识，2001 年，国际精神卫生和神经科学基金会主办的全球睡眠和健康计划发起了一项全球性的活动，将每年初春的第一天——3 月 21 日定为"世界睡眠日"。此项活动的重点在于引起人们对睡眠重要性和睡眠质量的关注。2003 年，中国睡眠研究会把"世界睡眠日"正式引入中国。

二、睡眠

睡眠与觉醒是交替循环的生理过程，两者均为人类生存的必要条件。睡眠是一种周期发生的知觉的特殊状态，由不同的时相组成，对周围环境可相对地不做出反应。过去人们认为睡眠是一种"均匀安静的状态"，对周围环境失去反应能力，与昏迷或麻醉状态相似。但目前研究发现，虽然睡眠时人对周围环境的反应能力降低，但并未完全消失。人们在睡眠中，对特殊刺激会产生选择性知觉，如婴儿的啼哭声能唤醒熟睡的母亲，而电话铃声却不能将其唤醒。

（一）睡眠的生理

1. 睡眠的机制　睡眠是由中枢神经系统内部发生的一个主动过程而形成的，目前认为睡眠中枢位于脑干尾端，这一中枢发出的冲动向上传导作用于大脑皮层（有人称之为上行抑制系统）使人入眠，而位于脑干上端的网状结构上行激动系统控制觉醒，从而使睡眠与觉醒相互转化。

2. 睡眠时相　根据睡眠发生过程中的脑电波变化和机体活动表现，将睡眠分成两个时相，一是脑电波呈现同步化慢波的时相，称慢波睡眠（slow wave sleep，SWS），又称正相睡眠（orthodox sleep, OS）或非快速眼球运动睡眠（non-rapid eye movement sleep，NREM sleep）；二是脑电波呈现去同步化快波的时相，称为快波睡眠（fast wave sleep，FWS），又称异相睡眠（paradoxical sleep，PS）或快速眼球运动睡眠（rapid eye movement sleep，REM sleep）。睡眠过程中，两个时相互相交替。

（1）慢波睡眠：其特点是眼球运动较慢，呼吸和其他自主神经系统的功能均下降，表现为闭目、瞳孔缩小、肌肉松弛，但还有一定的张力。在慢波睡眠中，机体的耗氧量下降，但脑的耗氧量不变。慢波睡眠可分为四期：

第 I 期：又称入睡期，是清醒与睡眠之间的过渡期，是所有睡眠时相中最浅的一期。此期持续时间很短，持续 0.5 ～ 7 分钟，很容易被外界响声或说话声惊醒，人们常常感到似乎还是醒着的状态。在这一期，生理活动开始减缓，生命体征与新陈代谢开始变慢，全身肌肉开始松弛。

第 II 期：又称浅睡期，持续 10 ～ 20 分钟。此期睡眠逐渐加深，但仍易被唤醒。生理活动继续减缓，肌肉进一步放松，可有短暂的、片刻的思维活动。

第 III 期：又称熟睡期，持续 15 ～ 30 分钟。此期睡眠进一步加深，很难被唤醒，只有巨响才能将其唤醒。生命体征数值下降，但节律规则，肌肉完全放松，身体很少动。

第 IV 期：又称深睡期，持续 15 ～ 30 分钟。此期身体完全松弛，无任何活动，极难被唤醒。基础代谢率进一步降低，梦游和遗尿多发生在此期。在这一期，腺垂体分泌大量的生长激素，其功能是促进蛋白质合成、减少蛋白质分解，可加速受损组织的愈合，有利于促进生长和体力恢复，特别是对软骨组织和肌肉组织的生长是非常重要的。

（2）快波睡眠：其特点是眼球快速转动，脑电波活跃，与觉醒时极为相似。同时有血压升高、心率加快、呼吸快且不规则等交感神经兴奋的表现。肌电图反映肌张力极低，是睡眠各期中最低的，但可有间断的阵发性表现，如眼球快速转动、部分肢体抽动等。做梦是快波睡眠的特征之一，此阶段出现的梦境往往是生动并充满感情色彩的，可以舒缓精神压力，使人将忧虑的事情从记忆中消除，有利于精力的恢复，对保持精神和情绪上的平衡具有十分重要的意义。睡眠各阶段变化见表 7-1。

表 7-1　睡眠各阶段变化

睡眠分期	特点	生理表现	脑电图特点
NREM 期			
第 I 期	入睡的过渡期，可被外界的声响或说话声惊醒	全身肌肉松弛，呼吸均匀，脉搏减慢	低电压 α 节律，频率为 8 ～ 12 次 / 秒
第 II 期	进入睡眠状态，但仍易被惊醒	全身肌肉松弛，呼吸均匀，脉搏减慢，血压、体温下降	出现快速、宽大的梭状波，频率为 14 ～ 16 次 / 秒
第 III 期	睡眠逐渐加深，需要巨大的声响才能使之觉醒	全身肌肉十分松弛，呼吸均匀，心跳缓慢，血压、体温继续下降	梭状波与 δ 波交替出现
第 IV 期	为深睡期，极难唤醒，可出现梦游和遗尿	全身松弛，无任何活动，呼吸缓慢均匀，脉搏、体温继续下降，体内分泌大量生长激素	缓慢而高的 δ 波，频率为 1 ～ 2 次 / 秒
REM 期	眼肌活跃，眼球迅速转动，梦境往往在此阶段出现	心率、血压、呼吸大幅度波动，肾上腺素大量分泌，除眼肌以外，全身肌肉松弛	呈不规则的低电压波形，与 NREM 期第 I 期相似

3. 睡眠周期　对大多数成人而言，睡眠每 24 小时循环一次。通常，睡眠从 NREM 的第 I 期开始，经过第 II 期、第 III 期、第 IV 期后，再返回 NREM 的第 III 期、第 II 期，再进入 REM 期，当 REM 完成后，再回到 NREM 的第 II 期，如此周而复始（图 7-1）。每一周期持续 60 ～ 120 分钟，平均 90 分钟，成人平均每晚出现 4 ～ 6 个睡眠周期。在睡眠周期中由于进出 REM 期都要经过 NREM 第 II 期，故称此期为"入门时相"。

在睡眠周期中，每一时相所占的时间比例随睡眠的进行而有所改变。刚入睡时慢波睡眠第 III、IV 期约占 90 分钟，快波睡眠持续不超过 30 分钟。进入深夜，快波睡眠会延长到 60 分钟，而慢波睡眠第 III、IV 期则会相应地缩短。越接近睡眠后期，快波睡眠持续时间越长。因此，慢波睡眠多发生在上半夜，快波睡眠则多发生在下半夜。

在睡眠周期交替的过程中，个体在任一阶段醒而复睡时，都需从头开始，而不能回到将其唤醒的那个睡眠时相中。因此，如果夜间患者的睡眠经常被中断，患者将无法获得足够的深睡眠和快波睡眠，睡眠质量大大下降，体力和精力得不到恢复，不利于疾病的康复。所

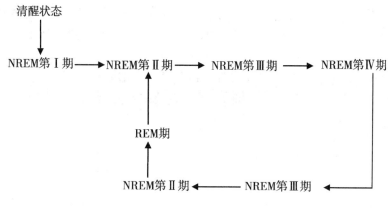

图 7-1　睡眠时相周期

以，为了帮助患者获得最佳的睡眠，护理人员应在了解睡眠规律及特点的基础上，全面评估患者睡眠的需要以及影响睡眠的因素，从而保证患者睡眠的质量和连续性。

考点：睡眠的定义、睡眠时相和睡眠周期

（二）睡眠的需要

对睡眠的需要因人而异，年龄是主要的影响因素。通常，个体睡眠需要量与年龄成反比。新生儿需要的睡眠量最多，需要 16～20 小时；幼儿需要 10～14 小时；学龄前儿童需要 11～12 小时；青少年需要 9～10 小时；成年人一般为 7～8 小时；到老年期，通常每天只需 6～7 小时即可。除了睡眠量外，各睡眠时相所占比例也随年龄的变化而变化，慢波睡眠第Ⅲ、Ⅳ期和快波睡眠随着年龄的增长逐渐减少，而慢波睡眠第Ⅰ、Ⅱ期所占比例逐渐增加。另外，疲劳、患病或精神状态不佳者，睡眠时间会延长；劳动强度大、工作时间长的人需要的睡眠时间也长；肥胖者对睡眠的需求多于瘦者。

（三）影响睡眠的因素

1. 生理因素

（1）年龄：通常人类睡眠的需要量与其年龄成反比，即随着年龄的增长，个体的睡眠时间逐渐减少。

（2）节律移位：昼夜性节律（circadian rhythm）是指人体根据内在的生物性规律，在 24 小时内规律地运行它的活动，相当于一个人的生物时钟，每天 24 小时规律运转，形成一个人的日常生活节奏。睡眠是一种周期现象，一般发生在昼夜节律的最低期。如果人的睡眠不能与昼夜节律一致，如试图在已习惯活动的时候睡眠，或在已习惯睡眠的时候活动，就会造成"昼夜性节律去同步化"或"节律移位"，使睡眠质量下降，觉醒阈值降低，容易被惊醒，产生疲劳、焦虑、不安及判断力、反应力降低等症状。

（3）内分泌变化：内分泌变化会影响睡眠，如妇女月经前期和月经期经常会出现嗜睡现象，以缓解疲劳，恢复体力。绝经期妇女因内分泌变化引起睡眠形态紊乱，补充激素会改善睡眠质量。

（4）疲劳：适度的疲劳有助于入睡，但过度的精力耗竭反而使入睡困难。

2. 病理因素　几乎所有的疾病都会影响患者的睡眠，使其在入睡或维持睡眠上出现问题。然而，患病的人恰恰需要更多的睡眠时间，可是因为疾病造成的各种不适如疼痛、心悸、呼吸困难、瘙痒、恶心、发热等却会影响正常的睡眠。

3．心理因素　是目前失眠最难以治疗、也是最关键的原因。任何强烈的情绪变化如害怕、焦虑、喜悦、悲哀、兴奋等都可能造成失眠。患者由于生病住院产生的负面情绪，如对疾病的担忧、经济压力、角色转变等均可造成睡眠障碍。

4．环境因素　患者住院后改变了原来的睡眠环境，加上医疗工作的频繁干扰而影响睡眠。研究发现，在新环境中慢波睡眠和快波睡眠的比例会有所变化，表现为入睡时间延长、快波睡眠减少、觉醒次数增加等。

5．其他因素

（1）药物因素：药物也会影响睡眠。如应用β受体阻滞剂可出现失眠、睡眠中断及噩梦等不良反应；应用利尿药会因夜尿增多而影响睡眠；安眠药能够在短时间内增加睡眠量，但长期不适当地服用可产生药物依赖，停药后会出现戒断症状而加重原有的睡眠障碍。

（2）食物因素：某些食物的摄入会改变睡眠状况，如肉类、乳制品和豆类中含有较多的L-色氨酸，这种物质能促进入睡，被认为是一种天然的催眠剂。对于睡眠不佳的患者，可以在睡前喝一杯热牛奶以帮助入睡。另外，少量饮酒有助于放松和睡眠；咖啡、浓茶及可乐含有咖啡因，可使人兴奋，影响睡眠，故睡前应限制摄入这类饮料。

（3）个人习惯：不少人睡前有例行活动的习惯，如洗热水澡、喝牛奶、阅读报纸书籍、听音乐等，如果这些习惯被改变则可能引发睡眠障碍。另外，一些不健康的睡前习惯如饥饿、过度进食、看恐怖电影或听恐怖故事等都会影响睡眠。

（4）生活方式：长期处于紧张忙碌的工作状态，生活无规律，缺乏适当的运动和休息；或长期处于单调乏味的生活环境中，缺少必要的刺激，都会影响睡眠的质量。

（四）睡眠障碍

睡眠障碍（sleep disorder）是指睡眠量及质的异常，包括影响入睡或保持正常睡眠能力的障碍，或在睡眠时出现某些临床症状，如睡眠减少或睡眠过多，以及异常的睡眠相关行为。常见的睡眠障碍介绍如下：

1．失眠（insomnia）　是睡眠障碍中最常见的一种，与不健康的生活方式有着密切的关系。主要表现为入睡困难，难以维持睡眠状态（易醒、多梦、睡不深）及早醒，总的睡眠时数减少，而且醒后仍觉疲乏，并伴有多种不适症状，如头晕目眩、心悸气短、体倦乏力、急躁易怒等。根据有无诱发因素，将失眠分为原发性失眠和继发性失眠。原发性失眠是一种慢性综合征，继发性失眠则是因精神紧张、身体不适、环境改变、药物等因素引起。大多数失眠并非一种因素引起，而是多种因素综合作用的结果。脑电图描记发现失眠患者在上半夜占优势的慢波睡眠第Ⅲ、Ⅳ期睡眠减少。由此可见，失眠不仅是睡眠量的减少，而质也发生了变化。所以即使入睡，醒后仍然感觉疲乏无力、精神不振。

知识链接　　　　　　　**失眠的研究进展**

根据2002年全球失眠调查结果显示，有45.4%的中国人在过去1年内曾经历过不同程度的失眠。失眠的治疗除药物治疗外，非药物治疗手段中应用最广泛的是认知‑行为疗法（cognitive-behavioral therapy, CBT），CBT包括睡眠卫生指导、刺激控制疗法、认知疗法、放松治疗等。有研究显示，失眠患者经过CBT治疗后，觉醒时间减少，睡眠效率提高，总睡眠时间和主观睡眠质量均有所提高。

2. 睡眠过度（hypersomnia） 突出的表现是睡眠过多，可持续几小时或几天，对睡眠的需求难以控制，睡眠中难以唤醒。研究表明睡眠过度只是总的睡眠时间延长，但睡眠时相的周期进展和每一时相所占的比例均在正常范围内。睡眠过度的原因尚不十分清楚，通常认为与饮食失调和病态的肥胖有关，多发生在 40 ~ 50 岁的男性，表现为食欲亢进、肥胖、白天无力、嗜睡并伴有头痛、夜间睡眠不稳等。也可见于一些心理疾病，如严重的抑郁症、焦虑症，患者通过睡眠来逃避现实生活的压力。

3. 发作性睡眠（narcolepsy） 是一种以日间难以抗拒的睡眠发作、猝倒、睡眠瘫痪及睡眠幻觉为主要特征的慢性神经系统疾病。其特点是控制不住的短时间的嗜睡，发作时可由清醒状态直接进入睡眠状态，一般睡眠程度不深，可以唤醒，但醒后又入睡。一天可发作数次或数十次不等，持续时间一般 10 分钟左右。单调的工作、安静的环境及餐后更易发作。发作性睡眠最危险的并发症是猝倒，约有 70% 的发作性睡眠患者会出现猝倒现象，发作时患者肌张力部分或全部突然丧失，患者倒地便睡，可导致严重的跌伤。猝倒多发生在情绪急剧变化的情况下，如过度的兴奋和悲伤。约有 25% 的患者在发作时有生动的、充满色彩的幻觉和幻听。发作后，患者感到精力恢复。目前认为发作性睡眠属于快波睡眠失调。

4. 睡眠呼吸暂停（sleep apnea） 是一种以睡眠中呼吸反复停顿为特征的一组综合征，每次停顿 10 秒以上，每小时停顿超过 20 次，表现为时醒时睡，并伴有动脉血氧饱和度降低、低氧血症、高血压及肺动脉高压。患者由于反复出现呼吸暂停而使睡眠结构紊乱，浅睡眠增多，深睡眠减少。因此，睡眠呼吸暂停多见于慢波睡眠第 Ⅰ 期和第 Ⅱ 期。睡眠呼吸暂停可分为中枢性呼吸暂停和阻塞性呼吸暂停两种类型。中枢性呼吸暂停是由于中枢神经系统功能障碍造成的，见于颅脑损伤、药物中毒等；阻塞性呼吸暂停往往出现在严重的、频繁的、用力的打鼾或喘息之后，可由上呼吸道病变引起，或因肥胖者脂肪堆积在咽部、舌根部阻塞气道引起。研究表明，睡眠呼吸暂停是心血管疾病的危险因素之一，与高血压之间存在因果关系。

5. 睡眠剥夺（sleep deprivation） 是许多睡眠障碍患者共同经历的问题，指当睡眠受到干扰或被打断时，睡眠时间和睡眠时相的减少或损失。住院患者，尤其是监护病房的患者，容易发生外源性和昼夜节律性睡眠紊乱，从而导致睡眠剥夺。纠正睡眠剥夺的唯一方式就是恢复睡眠，这就要求护理人员在护理工作中采取适当措施尽量去除干扰睡眠的因素，使患者获得正常的睡眠。

6. 梦游症（night-walking） 主要见于儿童，以男性多见，随着年龄的增长会逐渐消失，可能是与中枢神经系统发育迟缓有关，常发生于慢波睡眠的第 Ⅲ、Ⅳ 期，此时精神上对梦的回忆是最弱的。梦游发生时，患者可下床活动，甚至完成一些复杂的动作，然后继续上床睡觉，醒后对梦游过程不能回忆。

7. 梦魇（nightmare） 表现为睡眠时出现噩梦，如被猛兽追赶、跌落悬崖等，因而呼叫、呻吟、突然惊醒，醒后仍有短暂的意识模糊。常由于白天受到惊吓、过度兴奋、胸前受压、呼吸道不畅、晚餐过饱等因素引起。梦魇常发生于快波睡眠，多为暂时性的，一般不会带来严重后果，但若持续发生，则可能是精神疾病的症状，应予以重视。

8. 睡惊（night terror） 表现为睡眠中突然惊醒，两眼直视，表情紧张恐惧，呼吸急促，心率加快，伴有大声喊叫，躁动不安等。发作历时 1 ~ 2 分钟，发作后又复入睡，醒后对发作不能回忆。

9. 遗尿（bed-wetting） 指 5 岁以上的儿童仍不能控制排尿，在日间或夜间反复出现不自主排尿。与遗传、睡眠机制障碍、控制排尿的中枢神经系统发育迟缓等因素有关。

考点：常见的睡眠障碍

（五）住院患者的睡眠特点

住院患者的身心状态较健康时发生了不同程度的变化，加上对医院环境的陌生感、对疾病的担忧、经济压力、个人角色的改变等因素使患者的睡眠受到影响，表现为以下两个方面：

1. 睡眠节律改变　住院患者的各项诊疗活动可能会在一天 24 小时内的任何时间发生，因此不可避免地使患者的睡眠发生"昼夜性节律去同步化"。患者不仅睡眠节律改变，而且睡眠效果较差。表现为白天昏昏欲睡，夜间失眠，觉醒阈值明显降低，极易被惊醒，继而出现焦虑、沮丧、不安、烦躁等情绪。当睡眠规律改变时，人体就会"再同步"来适应新的睡眠形态，获得再同步化的时间因人而异，一般认为至少需要 3 天，常见的为 5 ～ 12 天。

2. 睡眠质量改变　住院患者睡眠质量的改变主要表现为睡眠剥夺、睡眠中断和诱发补偿现象。具体表现为：①入睡时间延长，睡眠持续时间缩短，觉醒次数增多，总睡眠量减少，尤其是快波睡眠减少；②睡眠中断，睡眠时相转换次数增多，不能保证睡眠的连续性；③慢波睡眠第Ⅲ、Ⅳ期和快波睡眠减少时，会在下一个睡眠周期中得到补偿，特别是慢波睡眠第Ⅳ期优先得到补偿，同时分泌大量生长激素，以弥补因觉醒时间增加造成的能量消耗。但快波睡眠不足时症状更为严重，患者会出现知觉及人格方面的紊乱，称为诱发补偿现象。

考点：住院患者的睡眠特点

（六）促进休息和睡眠的护理措施

1. 评估患者休息和睡眠的情况　护理人员应随时评估患者的休息与睡眠状态，提出有针对性的护理措施并付诸实施。评估需要收集的资料包括：每晚通常睡几小时；何时入睡及入睡需要多长时间；睡着后是否容易惊醒；夜间醒来的次数和原因；睡眠过程中有无异常情况如失眠、梦游、说梦话等；是否会打鼾；晨起后是否会觉得精力和体力得到恢复；就寝前有无特殊习惯；是否使用安眠药等。此外，还要询问患者的情绪状态，了解患者的治疗和用药情况。

2. 解除患者身体的不适　人只有在舒适和放松的前提下才能保持正常的睡眠。为使患者舒适入睡，就寝前做好晚间护理，协助患者完成个人清洁卫生；选择合适的卧位，放松关节和肌肉；避免衣服、床褥对患者舒适的影响；检查身体各部位引流管、牵引、敷料的情况，必要时更换敷料；如有疼痛可酌情给予镇痛剂，解除腹胀、尿潴留等，尽量减轻患者不适。

3. 缓解患者的心理压力　住院患者心情十分复杂，陌生的环境，离开亲人的孤独感、对疾病的担忧以及对检查、治疗的恐惧导致心理压力增大，严重影响睡眠。因此，护理人员要善于观察，及时发现和了解患者的心理变化，与其共同讨论影响睡眠的原因，耐心倾听患者的主诉，有针对性地设法解决患者的烦恼，增强其自信心，解决睡眠问题。

4. 创造良好的睡眠环境　应尽可能根据患者的习惯，为之创造清洁、通风、安静、温湿度适宜、没有噪声的良好睡眠环境。病室内要保持适宜的温度，一般为 18 ～ 22℃，湿度保持在 50% ～ 60%。护理人员应将影响睡眠的噪声降低到最小程度，如治疗和处置的声音、器械的碰撞声、卫生间的流水声、开关门声，说话及走路的声音等。夜间应拉上病房的窗帘，尽量熄灯或使用地灯，避免光线直接照射患者眼部而影响睡眠。床铺应当安全、舒适，长度和宽度适宜，被褥及枕头的厚度和硬度合适等。

5. 合理安排工作时间 为保证患者充分休息，应合理安排治疗护理措施，尽量减少干扰患者休息和睡眠。常规的护理工作应安排在白天，遇有特殊情况，必须在睡眠时间采取护理措施时，则应尽量间隔 90 分钟（一个正常睡眠周期所需时间为 90 分钟），以避免患者在一个睡眠周期中发生睡眠中断的现象。

6. 合理使用药物 药物可以用来改善睡眠，但是长期应用可能引起耐药性，且停药可能发生戒断症状。护理人员必须掌握药物的种类、性能、应用方法、对睡眠的影响及副作用，加强观察患者服药期间的睡眠情况及身心反应，及时发现问题并报告医生予以处理。

7. 建立良好的睡眠习惯 良好的睡眠习惯包括：①根据生物钟调节作息时间，合理安排日常活动，白天适当锻炼，晚上在固定时间就寝，保证睡眠时间；②睡前可以做些使身心放松的事情，如散步、读书、洗热水澡、看小说、听音乐等，这样有利于促进睡眠；③睡前可以进食少量易消化的食物或一杯热牛奶，可防止因饥饿而影响睡眠，同时牛奶可促进睡眠，但应避免浓茶、咖啡、可乐等刺激性饮料。

8. 睡眠失调的护理 对于失眠的患者，应找出失眠的原因，并采取针对性的措施进行护理，必要时给予镇静催眠药物，但要防止出现药物依赖性；对于睡眠过度的患者，除了药物治疗外，还应指导患者控制饮食、减轻体重、调节心情；对于发作性睡眠患者，应选用药物治疗并指导患者学会自我保护，注意发作前兆，减少意外发生；对于睡眠呼吸暂停患者，应指导其采取正确的睡眠姿势，以保持呼吸道通畅。对于梦游症患者，应加强防护，防止意外发生。

考点：促进休息和睡眠的护理措施

第二节 活 动

凡是具有生命的生物体均需要活动，并都具有与生俱来的活动能力。人们通过进食、饮水、排泄等活动来满足基本的生理需要；通过身体活动来维持呼吸、循环、消化、排泄及骨骼肌肉的正常功能；通过思维活动维持个人意识和智力的发展；通过学习和工作来满足自我实现的需要等。通过适当的活动，人体能较好地适应体内、外环境的变化，维持身体的健康。一个人如果失去活动能力，会导致生理功能丧失、自我形象紊乱、自卑、敏感、与社会脱离等问题。由此可见，护理人员除了要帮助患者很好地休息之外，还要从患者的身心需要出发，协助患者进行适当的活动，以预防并发症的发生。

一、活动的意义

1. 可增强心肺功能 活动可增加心输出量，使心肌更加强壮；活动可加速血液循环，增加气血交换，提高肺活量。

2. 可增加肌肉的强度和耐力 适当的活动可使肌肉强壮、结实并加强耐力（耐力指肌肉的支撑力、耐久力）。

3. 保持关节灵活性 活动可增加关节的弹性，使关节更加灵活。

4. 提高骨密度 活动可促进成骨细胞的成骨过程，从而预防骨质疏松的发生。

5．预防便秘　活动有利于肠蠕动，加速代谢产物的排出。

6．舒缓压力　活动可加速体内有害化学物质的排出，有助于摆脱精神压力。

二、活动受限的原因

活动受限（immobility）是指身体的活动能力或任何一个部位的活动由于某些原因而受到限制。活动受限的常见原因有以下几个方面：

1．疼痛　剧烈的疼痛往往限制患者相应部位的活动，或限制了相应关节的活动范围。如类风湿关节炎患者常因疼痛使患病关节的活动范围减小。

2．神经功能受损　可造成暂时的或永久的运动功能障碍，如脑血管意外、脊髓损伤造成的中枢神经损伤，导致受损神经支配部分的身体出现运动障碍。

3．损伤　关节、骨骼、肌肉的损伤、扭伤，往往导致受伤肢体的活动受限。

4．残障　肢体的先天畸形或其他残障，如失明等，均可直接或间接地限制机体活动。

5．乏力　严重疾病或极度营养不良造成的疲倦无力可降低患者的活动能力。另外，过度肥胖的患者也会使身体活动受限。

6．精神心理因素　极度忧郁或某些精神疾病，如抑郁型精神分裂症、木僵患者等，身体活动明显减少。

7．某些医疗护理措施的执行　如骨折患者打石膏后活动受限；心衰或大面积心肌梗死患者必须绝对卧床休息；躁动患者为避免出现意外，须对其加以约束等。

三、活动受限对机体的影响

活动受限对机体的影响是多方面的，包括生理、心理及社会交往等方面。因此，护理人员必须清楚地了解活动受限对机体的潜在危害，尽可能在条件允许的情况下鼓励患者适当活动。

（一）对皮肤的影响

活动受限或长期卧床可导致皮肤的抵抗力下降，皮肤易受损而形成压疮。详细内容见第九章第三节。

（二）对运动系统的影响

运动系统结构的稳定和新陈代谢有赖于运动，日常活动产生的机械压力有助于维持肌肉强度、耐力及协调性，维持骨骼的坚固及其支撑体重的能力。对某些患者来说，限制活动的范围和强度是有必要的，但如果骨骼、肌肉和关节长期处于不活动或活动减少的状态，会导致下列情况出现：

1．肌肉萎缩　机体活动完全受限后，肌肉每天失去2%～3%的强度，48小时后就开始出现肌肉萎缩。活动受限会导致肌肉萎缩，而肌肉萎缩反过来会影响活动，如此恶性循环则会使肌肉更加无力，萎缩加重。

2．关节僵硬挛缩　活动受限的关节长期维持某种姿势时，会发生关节僵硬或挛缩。活动受限患者的肩、髋、膝易僵硬，严重时会挛缩变形。长期卧床未做踝关节运动或未使用足托板的患者容易发生垂足。腕关节也可因为长期卧床或重物压迫造成垂腕。挛缩早期可以通过锻炼使问题关节得以纠正；如果到了晚期，肌腱、韧带、关节囊都已发生病变时，挛缩已不可逆，只有通过手术才能纠正。

3．骨质疏松　正常的情况下，骨的形成和消耗呈动态平衡。活动可刺激成骨细胞活性，维持正常的造骨功能。活动受限或制动时，缺少了对成骨细胞的刺激，使造骨受到影响，但破骨细胞仍继续其功能，使造骨和破骨失去动态平衡，骨钙流失，从而导致骨质疏松的发生，严重时可发生病理性骨折。

（三）对心血管系统的影响

长期卧床的患者对心血管系统的影响主要为体位性低血压和深静脉血栓形成。

1. **体位性低血压**　是患者从卧位到坐位或直立位时，或长时间站立出现血压突然下降超过 20mmHg，并伴有头昏、头晕、视物模糊、乏力、恶心等表现。长期卧床患者之所以会出现体位性低血压，是因为：①活动受限造成全身肌肉张力下降，促进静脉血回流的能力降低，静脉血滞留在下肢血管中，使循环血量减少，导致血压下降；②由于神经血管反射能力降低，患者采取直立位后，血管不能立即收缩而处于扩张状态，导致脑血流量减少，从而出现头晕、头昏、视物模糊等表现。

2. **深静脉血栓形成**　静脉血栓主要累及四肢浅静脉或下肢深静脉。深静脉血栓形成的主要原因是静脉血流缓慢和血液高凝状态。长期卧床的患者，由于机体活动减少，血液循环速度减慢，加之卧床患者大都有不同程度的脱水，这会引起血液的黏稠度增加及凝固性增高，形成血栓的危险性增加。如果血液循环不良的时间超过机体组织受损的代偿时间，就会导致血管内膜受损，进一步增加血栓形成的危险性。患者卧床时间越长，发生静脉血栓的危险性越高，特别是肥胖、脱水、贫血及休克的患者发生的概率则更高。深静脉血栓最主要的危险是血栓脱落进入血液循环，进而进入肺血管造成肺栓塞，严重时会导致死亡。因此，对于大手术后、产后或慢性疾病长期卧床的患者，应鼓励患者在床上进行下肢运动，并作深呼吸和咳嗽动作。能起床的患者尽早下床活动，促进腿部肌肉收缩，增加下肢静脉血回流。

（四）对呼吸系统的影响

长期卧床不动，导致呼吸系统的两大合并症是坠积性肺炎和二氧化碳潴留。

1. **坠积性肺炎**　患者长期卧床，胸廓与横膈活动受限，使有效通气减少，而且大多数卧床患者大都处于衰竭状态，没有力量做有效的深呼吸，加之患者咳嗽、改变体位的能力下降，呼吸道分泌物清除功能下降，导致痰液蓄积，这就为细菌的生长繁殖提供了良好的媒介。在这种情况下，上呼吸道一个较小的感染就可能迅速恶化，导致严重的下呼吸道感染，最终导致坠积性肺炎形成。坠积性肺炎是长期卧床患者最常见死亡原因之一，因此，对长期卧床患者要定时翻身、叩背、吸痰、保持呼吸道通畅和肺的正常通气功能。

2. **二氧化碳潴留**　长期卧床的患者，由于呼吸运动功能下降，分泌物蓄积，使肺部有效通气减少，影响肺泡内氧气和二氧化碳的扩散，导致二氧化碳潴留。若缺氧状态得不到及时纠正，会出现呼吸性酸中毒，最后导致心肺功能衰竭甚至威胁生命。

（五）对消化系统的影响

卧床患者由于活动量的减少和疾病的消耗以及情绪的影响，使胃液分泌减少，胃内食物排空的速度减慢，患者常出现食欲下降、厌食，导致营养摄入不足、蛋白质代谢紊乱出现负氮平衡，产生一定程度的低蛋白血症。长期卧床使胃肠道蠕动减慢，食物残渣在肠道内停留时间过长，水分吸收过多而变得干结，患者易发生便秘。加之辅助排便的腹肌和肛提肌等的肌张力下降、不习惯在床上排便等因素，使便秘更加严重，严重者甚至出现粪便嵌塞。

（六）对泌尿系统的影响

长期卧床及活动受限患者易出现排尿困难、尿潴留、泌尿系结石和泌尿系感染。正常排尿采取蹲姿或坐姿，此种姿势能使会阴部肌肉放松，加之重力引流作用有助于膀胱排空。长期卧床的患者，由于其排尿姿势改变，同时重力的引流作用消失，加上膀胱逼尿肌张力下降，卧床时会阴部肌肉难以放松，使膀胱排空受阻，出现排尿困难。如排尿困难长期存在，膀胱膨胀可引起逼尿肌过度伸展，机体对膀胱膨胀变得不敏感，从而抑制了尿意，逐渐形成尿潴留。由于机体活动量减少，尿液中的钙和磷酸盐增多，再伴有尿潴留，钙盐会沉积形成结晶，进而形成泌尿道结石。此外，由于尿潴留，致使泌尿系统的自洁作用被破坏，易造成细菌繁殖，造成泌尿系统感染。

（七）对心理社会方面的影响

由于长期卧床，患者的社会交往减少，感觉刺激输入减少，产生感觉异常和痛阈下降。患者往往会产生焦虑、恐惧、失眠、愤怒、挫折感、自尊改变等心理社会问题。

> **考点：**活动受限对机体的影响

四、患者活动能力的评估

评估最主要的目的是判断患者的活动能力、活动度是否合适、有无活动受限的影响因素，通过评估对患者的活动情况进行全面系统的了解，以便为其制订合理的活动计划，科学地指导患者活动。

（一）患者的一般资料

患者的一般资料评估包括年龄、性别、文化程度、职业等。年龄是决定机体所需要及所能耐受活动程度的重要因素之一，不同的年龄其运动方式不同，如婴儿以活动四肢为主；儿童、青少年可进行跑跳等剧烈运动；老年人可选择太极拳、散步等节奏缓慢的运动。性别不同，运动的方式和强度也有所不同；文化程度和职业的不同，其对活动的态度、兴趣及需要也会不同。

（二）心肺功能状态

活动时机体对氧的需求量大幅度增加，这就给呼吸系统带来了巨大压力，特别是肺部有感染或其他疾患时，不能进行大运动量的活动。同时，活动还会加重心脏负担，不恰当的运动可加重原有的心脏疾病，甚至导致心搏骤停。活动还会使血压上升，因此，活动前应测量血压，如有异常，应调整活动的方式及活动量。

（三）骨骼肌肉状态

机体若要完成日常的各种活动，除具有健康的骨骼以外，还应具有良好的肌力。在肌张力正常的情况下，触摸肌肉有坚实感。当肌张力减弱时，触摸肌肉松软。我们可以通过机体收缩特定肌肉群的能力来评估判断肌力。肌力一般分为6级：

0级：完全瘫痪、肌力完全丧失

1级：可见肌肉轻微收缩但无肢体运动

2级：可移动位置但不能抬起

3级：肢体能抬离床面但不能对抗阻力

4级：能作对抗阻力的运动，但肌力减弱

5级：肌力正常

（四）关节功能状态

在评估关节的功能状况时，要根据疾病和卧床对关节的具体影响进行评估。通过患者自己活动关节的主动运动或护理人员协助患者移动关节的被动运动，观察关节的活动范围有无受限及受限程度，是否有关节僵硬、变形，活动关节时有无声响或疼痛不适等表现。

（五）机体活动能力

通过对患者日常活动情况如行走、梳头、穿衣、洗漱等的观察来判断其活动能力，对其完成情况进行综合评价。一般机体活动能力可分为5级：

0级：完全能独立，可自由活动

1级：需要使用设备或器械（如拐杖、轮椅）

2级：需要他人的帮助、监护和教育

3级：既需要他人帮助，也需要设备和器械

4级：完全不能独立，不能参加活动

（六）患者目前的患病情况

患者目前的患病状况对评估其活动能力具有十分重要的意义。疾病的性质和严重程度决定机体活动受限的程度，有助于护理人员为患者安排合理的活动量及活动方式。另外，在评估活动情况时，还应考虑患者的治疗需要，如心肌梗死的患者需要绝对卧床休息，骨折患者患肢要制动，这就要求护理人员在制订活动计划时应考虑其治疗的需要，恰当地制定护理措施。

（七）社会心理状况

评估患者目前的心理状态、对活动的态度和兴趣等对活动计划的实施具有重要影响。如果患者情绪低落、焦虑，对活动缺乏兴趣，会严重影响活动的进行及预期效果。因此，评估患者的心理状况，帮助患者保持愉快的心情以及对活动的兴趣，是完成高质量活动的必要条件。另外，患者家属的态度和行为也会影响患者的心理状态，因此，护理人员还应教育家属给予患者充分的理解和支持，帮助患者建立广泛的社会支持系统，共同完成护理计划。

考点： 患者活动能力的评估

五、对患者活动的指导

对于身体活动受限的患者，在活动中可采用被动运动的方法，并鼓励患者尽力配合，使关节和肌肉得到最大范围的锻炼。对于可离床活动的患者，可选用主动运动的方式，并鼓励其下床活动。

（一）选择合适的卧位

患者卧床时，体位应舒适、稳定，全身尽可能放松，以减少肌肉和关节的紧张。对于病情较重的患者，应定时翻身、活动和按摩受压部位，预防压疮形成。

（二）保持脊柱的正常生理弯曲和各关节的功能位置

脊柱对行走、跑、跳所产生的震动具有缓冲作用，并对脊髓和脑组织起着重要的保护作用。长期卧床的患者，由于缺乏活动，或长时间采取被动体位或强迫体位，会引起脊柱变形及周围肌肉组织僵硬，使脊柱失去正常的生理弯曲及功能，患者出现局部酸痛、肌肉僵硬等症状。因此，长期卧床患者应注意保护颈部及腰部，以软枕支托以维持其正常的生理弯曲，如病情允许，应经常变换体位，并给予背部护理，按摩受压肌肉，促进局部血液循环，减轻疼痛，同时要指导患者进行腰背肌锻炼，保持脊柱的正常生理功能和活动范围。如病情许可，还应经常变换体位，并保持各关节处于最佳功能位置，防止挛缩变形，以维持关节的正常功能。

（三）维持关节活动范围

所谓关节活动范围（range of motion, ROM），是指关节运动时所通过的运动弧，常以度数表示，亦称关节活动度。关节活动范围练习，简称 ROM 练习，是指根据每一特定关节可活动的范围，通过应用主动或被动的练习方法，维持关节正常的活动度，恢复和改善关节功能的锻炼方法。关节活动范围练习有助于促进机体血液循环及刺激神经末梢，能够预防肌肉、肌腱、韧带和关节囊挛缩，维持关节活动性，维持或增强肌肉的张力，从而避免关节僵硬、固定、挛缩、强直等并发症的发生。

ROM 练习可分为主动性练习和被动性练习。由个体独立完成的称为主动性 ROM 练习；依靠护理人员才能完成的称为被动性 ROM 练习。主动性和被动性 ROM 练习均可改善关节的活动度，增加活动部位的血液循环，但只有主动练习时，才能增加肌肉的张力和强度，改善心肺功能。因此，只要患者的情况允许，尽可能让患者进行主动练习。本节主要介绍被动性 ROM 练习（表 7-2）。

表 7-2　被动性 ROM 练习

操作流程	操作步骤和要点说明
【操作前评估】	• 患者年龄、性别、文化程度、职业等 • 患者心肺功能、骨骼肌肉状态、关节功能、机体活动能力、目前患病情况、社会心理状况等 • 患者对 ROM 练习的认识、心理状态及合作程度
【操作前准备】 护士准备 用物准备 患者准备 环境准备	• 衣帽整洁，清洁双手，戴口罩 • 浴巾（大毛巾）1 条，宽松衣服 1 套，用于维持姿势的枕头 3 个 • 了解被动性 ROM 练习的目的，排空大小便，取舒适卧位 • 环境安静、整洁、明亮、操作地方宽敞
【实施步骤】 解释说明 安置卧位 关节活动 支撑肢体 两侧比较 疼痛暂停 观察反应 指导患者 生命体征 整理记录	• 备齐用物，携至患者床旁，向患者解释做 ROM 练习的目的，说明运动的频度和方法 • 协助患者采取自然的姿势，被操作部分靠近自己，向患者说明适当的体位和姿势的重要性 • 依次对患者的颈、肩、肘、腕、手指、髋、膝、踝、脚趾关节作屈曲、伸展、内收、外展、内旋、外旋等（各动作的定义见表 7-3），根据各关节特点进行关节活动范围练习（见图 7-2、图 7-3、表 7-4）。如果情况许可，活动脊柱 • 活动关节时，手应作杯状或用支架支撑关节远端的肢体（图 7-4）；每个关节应缓慢有节律地做 5 ~ 10 个完全的关节活动范围练习 要点：动作应缓慢柔和、有节奏，关节活动度宜逐渐增大，当活动到最大幅度时宜作短暂维持 • 比较两侧关节的活动情况，以了解原来的关节活动情况 • 若肢体出现疼痛、痉挛、颤抖和持续的痉挛状态，应暂停，查明原因后加以去除，若不能去除则应停止操作 • 面对患者进行操作，以便观察患者的反应，如出现面色苍白、出冷汗等表现应立即停止操作 • 指导患者利用下列技巧以健侧肢体帮助患侧肢体运动：①以健侧手抓住患侧手；②以健侧腿或脚支托患侧；③使用滑轮 • 练习结束后，测量生命体征，协助患者采取舒适卧位 • 整理床单位，并记录每日运动的项目、次数、时间、关节活动度的变化以及操作过程中患者的反应

操作流程	操作步骤和要点说明
【操作后嘱咐】	• 告知患者被动性 ROM 练习是一项安全的运动练习，不会有危险，请患者放心 • 告知患者每次练习中、后期，可能会有疼痛感、疲劳感或痉挛，此表现为正常现象，随着运动的进行，症状会逐渐减轻或消失
【操作后评价】	• 严格按照操作规范进行操作，患者的关节活动范围逐渐增大 • 操作中体现对患者的关爱，患者了解 ROM 练习的目的，能主动配合 • 操作认真、规范，患者未出现疼痛及其他不良反应

【注意事项】

1. 运动前要全面评估患者的患病情况、机体活动能力、心肺功能状态、关节运动功能等，根据患者的具体情况制订有针对性的活动计划。

2. 运动前保持病室安静、空气清新、温湿度适宜，帮助患者更换宽松的衣服，以便于运动，并注意保护患者的隐私。

3. 操作者在进行每个关节的活动时，应观察患者的反应及耐受性。当肢体出现疼痛、痉挛、颤抖和持续的痉挛状态时，应停止操作。

4. 急性关节炎、骨折、肌腱断裂、关节脱位等进行 ROM 练习时，为避免进一步损伤，应在医生的指导下完成。

5. 若为心脏疾病患者，应特别小心观察其有无胸痛症状以及心率、心律、血压方面的变化，避免剧烈活动诱发心脏病的发作。

6. 护理人员应向患者和家属介绍关节活动的重要性，鼓励患者积极配合锻炼，最终达到由被动转变为主动的运动方式。

7. 运动后，应及时准确地记录运动的时间、内容、次数、关节的活动变化及患者的反应，为制订下一步活动计划提供依据。

表 7-3　各关节的活动形式注释

动作	定义	动作	定义
屈曲（flection）	关节弯曲或头向前弯	伸展（extension）	关节伸直或头向后仰
内收（adductiom）	移向身体中心	外展（abduction）	远离身体中心
内旋（internal rotation）	旋向中心	外旋（external rotation）	自中心向外旋转

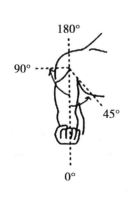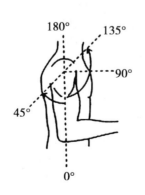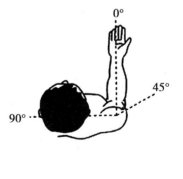

图 7-2　肩关节的活动范围

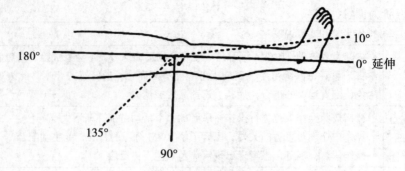

图 7-3　膝关节的活动范围

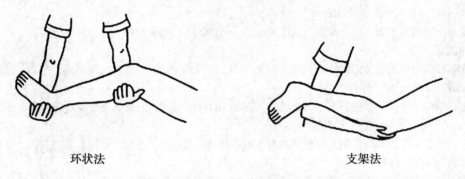

环状法　　　　　　　　　　　　　支架法

图 7-4　以手作环状或支架来支托腿部

表 7-4　各关节的活动形式和范围

部位	屈曲	伸展	过伸	外展	内收	内旋	外旋
脊柱	颈段前屈 35°	后伸 35°			左右侧屈 30°		
	腰段前屈 45°	后伸 20°					
肩部	前屈 135°	后伸 45°		90°	左右侧屈 30°	135°	45°
肘	150°	0°	5～10°		45°		
前臂						旋前 80°	旋后 100°
腕	掌屈 80°	背伸 70°		桡侧偏		尺侧偏屈	
				屈 50°		35°	
手	掌指关节 90°			拇指屈		过伸 45°	
	近侧指间关节			曲 50°		屈曲 80°	
	120°						
	远侧指间关节					外展 70°	
	60～80°						
髋	150°	0°	15°	45°		40°	60°
膝	135°	0°	10°		30°		
踝	背屈 25°	跖屈 45°					

（四）进行肌力训练

1. 肌力训练的形式　肌肉收缩有等长收缩和等张收缩两种方式，因此，肌力训练的形式主要分为等长运动和等张运动两大类。

（1）等长运动（isometric exercise）：肌肉收缩而肌纤维不缩短的运动，可增加肌肉的张力而不改变肌肉的长度。因不伴有明显的关节运动，又称静力运动。例如膝关节完全伸直定位后，做股四头肌的收缩松弛运动。等长运动常用于患者损伤后加强其肌肉力量的锻炼。常用"tens"法则进行练习，即收缩10秒，休息10秒，每组收缩10次，重复10组。一般认为每次收缩6秒以上效果较好，所增加的静力负荷视锻炼者的具体情况而定，收缩的次数越多越容易提高效果。等长运动的优点是不引起明显的关节运动，可在肢体被固定早期，关节内损伤、积液、某些炎症存在的情况下应用，以预防肌肉萎缩。

（2）等张运动（isotonic exercise）：肌肉收缩时肌纤维缩短，即肌肉长度改变引起肢体活动。因伴有大幅度关节运动，又称动力运动，如肢体的屈曲和伸展运动。此运动既可增加肌肉力量，又能促进关节功能，常用于增强肌肉强度和肌肉耐力的练习，同时有利于改善肌肉的神经控制。等张运动应遵循大负荷、少重复次数、快速引起疲劳的原则进行，也可采用"渐进抗阻练习法"，逐渐增加肌肉阻力进行练习。适用于各种原因造成的肌肉萎缩或肌力减退，并促进关节功能，但关节制动者禁用。

2. 肌力训练的注意事项

（1）掌握运动的量及频度，使每次运动达到肌肉适度疲劳，每次运动后有适当间歇让肌肉充分复原，一般情况下是每日一次或隔日练习一次。

（2）运动效果与运动者的主观努力密切相关，为达到运动目的，需要患者充分理解、合作并掌握运动要领。

（3）运动不应引起明显疼痛，如锻炼中出现严重疼痛、不适，或伴有血压、脉搏、心律、呼吸、意识等方面的变化，应及时停止锻炼，并报告医生给予必要的处理。

（4）运动前应作准备运动，运动后应作放松运动，以免引起肌肉损伤。

（5）注意肌肉等长收缩会引起血压升高及心血管负荷的增加。有轻度高血压、冠心病或其他心血管病变时慎用肌力练习，有严重心脏疾病者忌作肌力练习。

考点： 对患者活动的指导

 知识链接

渐进抗阻练习法

渐进抗阻练习法属于等张运动的一种，这种方法是采用逐渐增加阻力的方式进行肌力练习，肌肉收缩能力改变时负荷量也随之增加。采用此法前，须先测定训练肌肉连续完成10次动作的最大负荷量，即10次的最大值（10RM）。先后用10RM的1/2、3/4及全量各作10次抗阻运动，共3组练习，其中第1、2组练习实为第3组练习的准备运动，各组之间可休息1min，每日或隔日锻炼1次。每五天复测10RM的值，以此作为下次练习的新基数。

小结	休息和活动是人类生存和发展的基本需要之一。睡眠是休息的重要形式，正常的睡眠由快波睡眠和慢波睡眠两个时相交替重复而成。慢波睡眠阶段分泌大量生长激素，有利于促进生长及体力恢复；快波睡眠阶段常出现梦境，有利于精力的恢复。睡眠的需要因人而异，年龄是主要影响因素。生理、病理、心理、环境等因素均会影响睡眠质量，导致患者出现睡眠障碍。失眠是睡眠障碍中最常见的一种，应从生理、心理、环境、药物等多方面促进患者的休息和睡眠。活动同样也具有十分重要的意义。疼痛、损伤、医护措施的实施等多种因素会导致患者活动受限，活动受限会对运动、心血管、呼吸、消化、泌尿等多个系统造成不良影响。因而，护理人员应对患者的心肺功能、肌力、关节、机体活动能力等进行全面评估后，指导其采取合适卧位、保持脊柱的正常生理弯曲和各关节的功能位置并进行关节的主动或被动性 ROM 练习，同时加强肌力锻炼。

（李青文）

第八章　舒适与卧位护理

知识：
1. 能正确解释以下概念：舒适、被动卧位、主动卧位、被迫卧位、疼痛。
2. 能正确说出影响舒适的相关因素并举例说出不舒适的表现。
3. 说出促进患者舒适的方法。
4. 说出疼痛评估的方法及减轻疼痛的护理措施。
5. 说出各种卧位的适用范围及卧位要求。
6. 说出协助患者更换卧位的方法及操作要点。

能力：
1. 能够运用所学知识，识别案例中的问题并提出解决问题的方法。
2. 能够根据病情和治疗需要，为患者安置卧位并能辅助其变换卧位，做到方法正确，动作轻柔，患者安全、舒适。

素质：
1. 着装整洁，仪表大方，举止端庄、稳重，精神饱满，微笑服务。
2. 能体会他人的情绪和想法，对任何患者均一视同仁，理解并尊重患者。
3. 会运用沟通技巧与服务对象进行沟通，恰当地使用解释用语，在操作过程中始终表现对患者的关爱，使患者很好地配合护理工作。

案例

　　患者，刘某，国家重点科研攻关项目负责人，因心前区持续疼痛2小时，舌下含化硝酸甘油后，疼痛仍不缓解，于今晨以"急性心肌梗死"收入CCU，神志清，痛苦面容，有濒死感，神情紧张，入院后立即给予心电监护和氧气吸入。请思考：①目前影响该患者舒适的首要因素是什么？②促进该患者舒适的措施是什么？

第一节　舒　适

一、舒适的概念

　　舒适是人类的基本需要，其范围涉及生理、心理、社会、环境等各个方面。当个体处于最佳健康状态时，每个人都会自主或不自主地调节自身，满足其舒适的需要。当患病时，个体的平衡状态受到破坏，舒适受到威胁，常处于不舒适甚至疼痛的感觉。护理人员应注意观察患者的不舒适反应，分析影响舒适的因素，有针对性地为患者提供舒适的护理措施，以缓解患者的不舒适感，满足患者的舒适需要，达到促进康复的目的。

（一）舒适

舒适（comfort）是指机体处在轻松、安宁的环境状态下，个体所具有的身心健康、满意、没有疼痛、没有焦虑、轻松自在的一种自我感觉。舒适是主观感觉，每个人根据自己的生理、心理、社会、精神、文化背景的特点和经历，对舒适有不同的理解和体验。当人们身心健康，各种生理需要、心理需要得到基本满足时，常能体验到舒适的感觉。一般来说，最高水平的舒适是一种健康状态，表现为心理稳定、心情舒畅、精力充沛、感到安全和完全放松，生理和心理需要均能得到满足。用整体的观点来看，舒适涉及四个相互关联的方面，其中某一方面出现问题，都会影响其他方面的舒适。如生理上的不舒适会影响心理上的舒适；心理、社会上的不舒适也会影响生理上的舒适。

1. 生理舒适　指身体上的舒适感觉。

2. 心理舒适　指人的自我意识，包括信仰、信念、尊重、自尊、生命价值等精神需求的满足。

3. 环境舒适　指围绕人体的外在事物，如声音、光线、颜色、温湿度等使个体产生舒适的感觉。

4. 社会舒适　指个体、家庭和社会的相互关系和谐。

> **考点：** 舒适的概念

（二）不舒适

不舒适（discomfort）是指个体身心不健全或有缺陷，生理、心理需求不能全部满足，或周围环境有不良刺激，身体出现病理改变、身心负荷过重的一种自我感觉。

不舒适表现为烦躁不安、紧张、精神不振、失眠、消极失望，以及身体无力，难以坚持日常工作和生活。最为严重的表现形式为疼痛。

舒适与不舒适之间没有截然的分界线，每个人每时每刻都处在舒适与不舒适之间连线的某一点上，且呈动态变化。同时，每个人对舒适与不舒适的感觉存在着差异。因此，护士在日常护理工作中，应通过仔细观察患者的表情和行为，认真倾听患者的主诉和家属提供的线索，收集客观资料，进行科学分析，才能正确评估患者舒适或不舒适的程度。

二、影响舒适的相关因素

影响患者舒适的原因很多，主要包括心理因素、身体因素及外部因素等。采用护理措施帮助患者得到暂时的舒适虽然很重要，但护理的最终目标应是消除导致患者不舒适的原因，协助患者获得最佳健康状态。

（一）身体因素

1. 疾病　疾病导致的疼痛、恶心、呕吐、头晕、咳嗽、腹胀、发热等造成机体不舒适。

2. 姿势和体位不当　如肢体缺乏适当支托，关节过度的屈曲或伸展，身体某部位长期受压，因疾病造成的强迫体位等，都可使肌肉和关节疲劳、麻木、疼痛而引起不适。

3. 局部压迫　使用过紧的约束带、石膏、夹板，使局部皮肤和肌肉受压，可造成不适。

4. 个人卫生不良　患者因疾病而致自理能力降低，无法完成必要的自我清洁工作，可导致个人卫生不良，如口臭、头发及皮肤污垢、汗臭、瘙痒等不适。

（二）心理因素

1. 焦虑、恐惧 疾病除给患者带来身体不适外，还给患者带来心理上的压力。由于担心疾病的危害及不能忍受的痛苦，会使患者产生紧张、恐惧、失眠、暴躁或回避有关疾病的话题等表现。

2. 自尊受损 如被医护人员疏忽、冷落，担心得不到护理人员及亲友的照顾与关心，或在护理活动中身体暴露过多、缺少遮挡，均可使患者感觉不被重视或自尊心受到损害。

3. 面对压力 对必须面对的手术及治疗感到担心，对疾病的康复缺乏信心。

（三）社会方面

1. 缺乏支持系统 与家人隔离或被亲朋好友忽视；缺乏经济支持等。

2. 角色适应不良 担心家庭、孩子或工作等，出现角色行为冲突、角色行为紊乱，而不能安心养病，影响疾病康复。

3. 生活习惯的改变 住院后，起居、饮食习惯的改变，患者一时适应不良，都会感到不舒适。

（四）环境方面

1. 陌生的环境 新住院患者常因进入陌生的环境，缺乏安全感而紧张、不安。

2. 物理环境不良 对周围环境中的温湿度、光线、颜色、噪声等不适宜，由于通风不良而致室内空气不洁等，均可影响患者的舒适。

> **考点：** 影响舒适的因素

三、促进患者舒适的护理措施

患者由于受疾病、心理、社会、周围环境等多种因素的影响，经常处于不舒适的状态，不舒适常会造成个体焦虑而影响健康。护士为了使患者达到舒适的目的，就要通过相关的护理活动，为患者提供身心舒适的服务，以满足患者对舒适的需求。

1. 预防为主，促进患者舒适 护士应熟悉舒适的影响因素，对患者从身心两方面进行全面的评估，做到预防为主。如协助重症患者保持个人卫生、采取舒适卧位、建立良好的病室环境等。护士的言行对患者的心理舒适有很大的影响。护士要有良好的服务态度，尊重患者，洞察患者的心理需求，不断听取患者对治疗、护理的意见，并鼓励他们积极主动地参与护理活动，尽快康复。

2. 加强观察，及时发现影响舒适的原因 不舒适属于自我感觉，客观估计比较困难。尤其是重症患者，若出现言语沟通障碍，更难表达自己的感受。这就需要护士细心的观察，通过观察患者的非语言行为，如面部表情、手势、体态、姿势及活动或移动能力、饮食、睡眠、皮肤颜色、有无出汗等，判断患者不舒适的程度，并通过科学的分析，找出影响舒适的因素。

3. 采取有效措施，消除或减轻不舒适 对身体不适的患者，可针对原因采取有效措施。例如，对腹部手术后的患者应及时给予半坐卧位以缓解切口张力，减轻疼痛；对尿潴留的患者，采取适当的方法诱导排尿，必要时导尿，可解除膀胱高度膨胀引起的不适；对癌症晚期的患者应及时评估其疼痛的程度和性质，采取必要的止痛措施来缓解疼痛，以保证患者的生活质量。

4. 相互信任，给予心理支持 护士和患者、家属建立相互信任的关系是心理护理的基础。由于心理社会因素引起不舒适的患者，护士可以采取不作评判的倾听方式，使患者郁积在内心的苦闷、压抑得以宣泄；通过有效的沟通，正确指导患者调节情绪；与其家属及单位及时联系，取得配合与支持，共同做好患者的心理护理。

考点：促进患者舒适的护理措施

第二节 疼 痛

疼痛是肉体的或精神的一种不良或不自在状态，患者和健康人都有可能不同程度经历这种痛苦的、不舒适的感受。疼痛是最常见的临床症状之一，常是患者去医院就诊的主要原因。它不仅是一种复杂的主观感觉，而且伴有一系列生理变化及心理行为的反应。如75%的晚期癌症患者有疼痛，这不但限制了患者的活动，减少食欲、影响睡眠，使衰弱的人更加衰弱，而且使患者丧失生的希望，产生抑郁、恐惧甚至自杀。由于疼痛不仅不利于疾病的治疗，也给患者增加了痛苦，明显地降低了患者的生存质量。因此，疼痛护理工作之一就是护士帮助人们避免疼痛、适应疼痛、解除疼痛，同时护士应掌握有关观察、评估疼痛、解除疼痛的知识和技能。

一、疼痛的概述

（一）疼痛的概念

疼痛（pain）是伴随现有的或潜在的组织损伤而产生的一种令人苦恼和痛苦的主观感受，是机体对有害刺激的一种保护性的防御反应。1978年北美护理诊断协会（NANDA）对疼痛所下的定义是："个体经受或感觉有严重不适或不舒服的感受。"

有学者认为，疼痛是痛感觉和痛反应两个成分的结合，痛感觉是一种意识现象，属于个人的主观知觉体验，受人的心理、性格、经验、情绪和文化背景的影响。而机体对痛的反应是各式各样的，如生理反应：面色苍白、出汗、肌肉紧张、血压升高、呼吸心跳加快、恶心、呕吐、休克等；行为反应：烦躁不安、皱眉、咬唇、握拳、身体蜷曲、呻吟、哭闹、击打等；情绪反应：紧张、恐惧、焦虑等。这些反应表明痛觉存在。

总而言之，疼痛具有以下三种特征：

1．疼痛是一种复合感觉，常和其他躯体感觉同时存在，是个体身心受到侵害的危险警告。

2．疼痛是一种身心不舒适的感觉。

3．疼痛是一种复杂的精神状态，常伴有生理、行为和情绪反应。

考点：疼痛的概念

（二）疼痛发生的机制

疼痛的机制是非常复杂的，研究认为痛觉感受器是位于皮肤和其他组织内的游离神经末梢。各种伤害性刺激作用于机体达到一定程度时，可引起受损部位的组织释放某些致痛物质，如组胺、缓激肽、5-羟色胺、乙酰胆碱、H^+、K^+、前列腺素等，这些物质作用于痛觉感受器，产生痛觉冲动，并迅速沿传入神经传导至脊髓，通过脊髓丘脑束和脊髓网状束上行，传至丘脑，投射到大脑皮质的一定部位而引起疼痛。

目前，关于疼痛产生机制有多种理论，其中闸门控制理论被大多数人接受。该理论认为，疼痛的存在及其强度有赖于神经活动。在脊髓后角有类似闸门的"装置"，是一种控制疼痛感觉信号输入的闸。该闸门依次被粗和细的纤维所影响。粗纤维趋向于抑制传导（关闭闸门），而细纤维则激活传导（开放闸门）。当有信号经细纤维输入时，此闸门就会打开，将信号传至中枢引起疼痛的感觉反应。反之，闸门关闭，则疼痛感觉无法到达意识层面，故不会有疼痛的感觉反应。皮肤有许多粗神经纤维，通过刺激皮肤，如按摩、冷热敷、触摸、针灸、经皮神经电刺激等，可增加粗纤维的活动量，减轻疼痛的感觉。此外，在个体接受一定量的感觉刺激时，脑干会传出冲动关闭闸门且抑制疼痛冲动的传送。反之，缺乏感觉的输入，脑干就不会抑制疼痛冲动，闸门打开而疼痛即可被传送。应用此原理，在日常的护理工作中，可以用某些方式增加感觉的输入，如分散注意力、引导幻想及想象，从而达到减轻疼痛的目的。

（三）疼痛的原因及影响因素

1．疼痛的原因

（1）温度刺激：过高或过低的温度作用于体表，均会引起组织损伤，如灼伤或冻伤。受伤的组织释放组胺等化学物质，刺激神经末梢，导致疼痛。

（2）化学刺激：如强酸、强碱等化学物质不仅可直接刺激神经末梢，导致疼痛，也会使被损伤组织释放化学物质，作用于痛觉感受器，使疼痛加剧。

（3）物理损伤：刀切割、针刺、碰撞、身体组织受牵拉、肌肉受压、挛缩等，均可使局部组织受损，刺激神经末梢而引起疼痛。

（4）病理改变：疾病造成体内某些管腔堵塞，组织缺血缺氧，空腔脏器过度扩张，平滑肌痉挛或过度收缩，局部炎性浸润等机体病理性改变，均可引起疼痛。如胃痉挛所致的疼痛。

（5）心理因素：心理状态不佳、情绪紧张或低落、愤怒、悲痛、恐惧等都能引起局部血管收缩或扩张而导致疼痛。如神经性疼痛常因心理因素引起。此外，疲劳、睡眠不足、用脑过度可导致功能性头痛。

2．影响疼痛的因素　个体对疼痛的感受和耐受力有很大的差异，同样性质、同样强度的刺激可引起不同个体的不同疼痛反应。人体所能感觉到的最小疼痛称为疼痛阈。人体所能忍受的疼痛强度和持续时间称为疼痛耐受力。疼痛阈或疼痛耐受力既受年龄、疾病等生理因素的影响，也受个人经验、文化教养、情绪、个性及注意力等心理社会因素的影响。

（1）年龄：年龄是影响疼痛的重要因素之一，个体对疼痛的敏感程度随年龄不同而不同。婴幼儿不如成人对疼痛敏感，随着年龄增长，对疼痛的敏感性也随之增加。老年人对疼痛的敏感性又逐步下降。所以在对老年患者和婴幼儿进行护理时应注意其特殊性。如给老年患者应用热水袋取暖时温度不能太高，否则容易烫伤。因为当热水袋温度过高时，人体会感觉到疼痛，一般人都会有反射性和保护性的动作，从而避开热源，而老年患者对疼痛不敏感，故容易烫伤。

（2）社会文化背景：个体所处的社会环境和文化背景，可影响个体对疼痛的认知和评价，进而影响其对疼痛的反应。有些人能默默忍受着剧烈的疼痛，尤其是在隐私部位；而有些人对疼痛却特别敏感。相对而言，文化落后的民族对疼痛的忍耐力要稍微强一些，若患者生活在鼓励忍耐和推崇勇敢的文化背景中，往往更能够耐受疼痛。在健康教育普及的社会中，人们能意识到疼痛与疾病的密切关系，而及时寻求帮助。所以在评估患者的疼痛程度时，也应考虑到患者的社会文化背景。

（3）个人经历：个体以往对疼痛的经验可影响其对现存疼痛的反应。个体对任何一种单独刺激所产生的疼痛，都会受到以前类似疼痛经验的影响。如经历过手术疼痛的人对再次手术的疼痛格外敏感。儿童对疼痛的体验取决于父母的态度，父母对子女轻微外伤大惊小怪或泰然处之，对该儿童成年后的疼痛体验有一定的影响。还有一种情况是患者从未体验过疼痛。当这种患者首次体验某种疼痛时，其应对能力很可能会降低。护理此类患者的护士应向患者解释这种疼痛并提供相应的缓解方法。

（4）个体心理特征：疼痛的耐受力和表达方式常因个体气质、性格不同而有所差异。自控力及自尊心较强的人表现出耐受性较强；善于情感表达的人主诉疼痛的机会较多。如身边围有家人、护士及较多亲友的患者，其对疼痛的耐受性会明显下降。

（5）注意力：个体对疼痛的注意程度会影响其对疼痛的感觉程度。当注意力高度集中在其他事件时，痛觉可以减轻甚至消失。如运动员在赛场上受伤时可能对疼痛毫无感觉，比赛结束后才感到疼痛或不适。松弛疗法、手术后听音乐、看电视、愉快交谈等均可分散患者对疼痛的注意力，而减轻疼痛。

（6）情绪：积极的情绪可减轻疼痛，而消极的情绪可使疼痛加剧。如个体处于焦虑、恐惧状态时疼痛加剧，而疼痛又会加剧焦虑情绪；反之，个体处于愉快、兴奋状态时疼痛可减轻。

（7）疲乏：当个体处于疲乏状态时，对疼痛的感觉加剧，而忍耐性降低。这种情况对于长期慢性疾病的患者尤为明显。当睡眠充足，充分休息后，疼痛感觉减轻，反之，疼痛会加重。

（8）患者的支持系统：家属、亲友的支持、帮助或保护，可以减轻患者的疼痛。如对病儿、分娩中产妇来说，有父母或丈夫的陪伴尤为重要。

二、疼痛的评估

个体对疼痛感受的差异性很大，影响因素也较多，且对疼痛的描述方法也不尽相同，因此，一旦确定患者存在疼痛或预测疼痛将会发生，护士应细心观察，查明原因，进行全面的个体化评估。疼痛评估是护理疼痛最关键的一步，一份详尽的评估资料是制定疼痛护理计划，采取护理措施，减轻或缓解患者疼痛的基础。

（一）评估内容

1. 疼痛的部位　了解疼痛发生的部位，对疾病的诊断非常重要。一般疼痛的部位就是病变的所在部位。有些患者疼痛部位比较明确，如外伤、骨折等。有些患者疼痛不易明确定位。护士应尽量让患者准确指出疼痛的部位。如有多处疼痛应了解疼痛是否同时发生，是否对称，它们之间有无联系。

2. 疼痛的时间　疼痛是间歇性还是持续性的，持续多久，有无周期性或规律性。6个月以内可缓解的疼痛为急性疼痛；持续6个月以上的疼痛为慢性疼痛，慢性疼痛常表现为持续性、顽固性和反复发作性。

3. 疼痛的性质　可分为刺痛、灼痛、钝痛、触痛、酸痛、压痛、胀痛、剧痛、隐痛、绞痛和锐痛等。疼痛是一种主观感觉，描述时尽量让患者用自己的话表达。

4. 疼痛的程度　可分为轻度、中度和重度疼痛等；了解患者疼痛是可以忍受，还是无法忍受。可用疼痛评估工具判定患者疼痛的程度，世界卫生组织将疼痛程度分为四级：

0级：无痛。

1级（轻度疼痛）：有疼痛感但不严重，可忍受、睡眠不受影响。

2级（中度疼痛）：疼痛明显、不能忍受、睡眠受干扰、要求用镇痛药。

3级（重度疼痛）：疼痛剧烈、不能忍受、睡眠严重受干扰，需要用镇痛药。

5.疼痛的表达方式　通过观察患者的面部表情，身体动作，可以观察到患者对疼痛的感受、程度及疼痛的部位等。儿童常用哭泣、面部表情和身体动作表达疼痛，成人多用语言描述。疼痛患者常见的身体动作有：

（1）静止不动：患者维持在某一种最舒适的体位或姿势，四肢或外伤疼痛的患者一般不喜欢移动他们的身体。

（2）无目的乱动：有些患者在严重疼痛时常会无目的乱动，以分散对疼痛的注意力。

（3）保护动作：患者对疼痛的一种逃避性反射动作。

（4）规律性的按摩动作：患者使用这种动作常是为了减轻疼痛的程度和感受。如头痛时用手指按压头部，内科性腹痛时按揉腹部。

6.影响疼痛的因素　了解哪些因素可引起、加重或减轻疼痛，如温度、运动、姿势等。

7.疼痛对个体的影响　疼痛是否伴随有呕吐、便秘、头晕、发热、虚脱等症状；是否影响睡眠、食欲、活动等；是否出现愤怒、抑郁等情绪改变。

（二）评估方法

1.询问病史　护士应认真听取患者的主诉，让患者用自己的语言来描述疼痛，切不可根据自己对疼痛的理解和体验来主观判断患者疼痛的程度。当护士所观察到的疼痛表现与患者自己的描述有差异时，护士应分析原因，并与患者讨论，达成共识。

2.观察和体格检查　注意观察患者疼痛时的生理、行为和情绪反应，检查疼痛的部位是否局限于某一特定区域，是否有牵涉痛。患者剧烈疼痛时，是否有面色苍白、出汗、皱眉、咬唇等痛苦表情，是否有呻吟、哭闹、烦躁或在床上辗转不安、无法入睡等，这些都是评估疼痛的客观指标。

3.阅读和回顾既往病史　了解患者以往疼痛的规律以及使用止痛药物的情况。

4.使用疼痛评估工具　用评分法测量疼痛程度，比询问患者对疼痛的感受较为客观。根据患者的年龄和认知水平选择合适的评估工具。常用的评估工具如下：

（1）数字评分法（numerical rating scale，NRS）（图8-1）：将一条直线10等分，一端"0"代表无痛，另一端"10"代表剧痛，患者可选择其中一个能代表自己疼痛感受的数字表示疼痛程度。

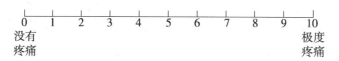

图8-1　数字式疼痛评定法

（2）文字描述评分法（verbal descriptors scale，VDS）（图8-2）：将一直线等分成五段，每个点均有相应描述疼痛的文字，其中一端表示"没有疼痛"另一端表示"无法忍受的疼痛"，患者可选择其中之一表示自己疼痛程度。

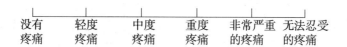

图8-2　文字描述式疼痛评定法

（3）视觉模拟评分法（visual analogue scale，VAS）：用一条直线，不作任何划分，仅在直线的两端分别注明不痛和剧痛，患者根据自己对疼痛的实际感觉在直线上标记疼痛的程度。这种方法使用灵活方便，患者有很大的选择自由，不需要选择特定的数字或文字。

（4）面部表情测量图（图 8-3）：适用于 3 岁以上的儿童。图中有六个代表不同疼痛程度的面孔，儿童可以从中选择一个面孔来代表自己的疼痛感觉。

图 8-3　面部表情疼痛测定图

考点：疼痛的评估方法

三、疼痛的护理措施

1. 减少或消除引起疼痛的原因　如外伤引起的疼痛，应酌情给予止血、包扎、固定、处理伤口等措施；胸腹部手术后，患者会因咳嗽或呼吸引起伤口疼痛，术前应进行健康教育，指导患者术后深呼吸和有效咳嗽的方法，协助患者按压伤口来缓解疼痛。

2．缓解或解除疼痛

（1）药物止痛：药物止痛仍然是目前解除疼痛的重要措施之一。护理人员应掌握药理知识，了解患者身体状况和有关疼痛治疗的情况，正确使用镇痛药物。在诊断未明确前禁止随意使用镇痛药，以免掩盖症状，延误病情。对慢性疼痛的患者应掌握疼痛发作的规律，最好在疼痛发生前给药，这比疼痛发生后给药效果好且用药剂量小，同时还应将护理活动安排在药物起效的时间段内，使患者容易接受。给药 20 ～ 30 分钟后需评估并记录镇痛药物的效果及副作用，当疼痛缓解或停止时应及时停药，防止副作用及耐药性，某些药物长期应用可致成瘾性，应慎用。

对癌症疼痛的处理，目前临床普遍推行 WHO 所推荐的三阶梯止痛疗法，其目的是逐渐升级，合理应用镇痛剂，以达到缓解疼痛和减少药物副作用的目的。其原则为：口服给药、按时给药、按阶梯给药、联合用药、用药剂量个体化。其方法为：①第一阶段：主要针对轻度疼痛的患者。选用非阿片类药物、解热镇痛药、抗炎类药，如阿司匹林、布洛芬、对乙酰氨基酚等；②第二阶段：主要适用于中度疼痛的患者，若用非阿片类药物止痛无效，可选用弱阿片类药物。如氨酚待因、可待因、曲马朵等；③第三阶段：对于重度和剧烈性癌痛的患者，选用强阿片类药，如吗啡、哌替啶等；④辅助用药：在癌痛治疗中，常采取联合用药的方法，即加用一些辅助药以减少主药的用量和副作用。常用辅助药物有：非甾体抗炎药，如阿司匹林类；弱安定类，如艾司唑仑和地西泮等；强安定类，如氯丙嗪和氟哌啶醇等；抗抑郁药，如阿米替林等。

近来研究发现，由原来传统的"按需给药"改为根据药物的半衰期"按时给药"，可使血药浓度长时间维持在一定水平，以持续镇痛提高患者的生活质量；提倡口服给药途径；药物剂量应个体化；应用 PCA 装置（又称患者控制止痛法，Patient-Controlled Analgesia），即采用数字电子技术可有效、自行控制止痛剂的用量，通过缩短给药间隔和小剂量给药来减少药物副作用。

（2）非药物止痛

1）物理止痛：应用冷、热疗法可减轻局部疼痛。此外，理疗（电疗、光疗、超声波治疗、磁疗等方法）、按摩与推拿也是临床上常用的物理止痛方法。

2）针灸止痛：根据疼痛的部位，针刺相应的穴位，使人体经脉疏通、气血调和来达到止痛目的。针灸止痛疗效显著，尤其对神经系统引起的疼痛，疗效甚至超过药物治疗，如对神经性头痛、坐骨神经痛等。

3）分散注意力：分散患者对疼痛的注意力，可减少其对疼痛的感受强度，可采用的方法有：①参加活动：组织患者参加有兴趣的活动，能有效地转移其对疼痛的注意力，如唱歌、做游戏、看电视、阅读报纸杂志、下棋、画画、轻松愉快地交流等。对患儿来讲，护士的微笑、爱抚、有趣的故事、玩具、糖果、做游戏等都能有效地转移其对疼痛的注意力；②音乐：音乐是一种有效的分散注意力的方法。应注意根据患者既往听音乐的经历、民族、性别、年龄、文化、情趣、音乐的素养、目前的病情和心情选择合适的音乐。悠扬、沉静的乐曲能振奋精神，可用于情绪悲观的患者。优美的旋律对减慢心率、减轻焦虑和抑郁、缓解压力和疼痛、降低血压都有很好的效果；③有节律的按摩：在患者疼痛部位或身体某一部分皮肤上作环形按摩；④深呼吸：指导患者进行有节奏的深呼吸，用鼻深吸气，然后慢慢从口将气呼出，反复进行，⑤引导想象：让患者集中注意力想象一个意境或风景，如春光明媚的假日、温暖的沙滩、柔和的阳光、蔚蓝的大海、翠绿的青山、茂密的森林等；或是一些以前经历过的、令人愉快的场面，并想象自己正身处其中，起到松弛和减轻疼痛的作用；⑥松弛疗法：中国的气功、印度的瑜伽以及心理治疗中的催眠与暗示疗法都有助于机体的放松，使肌肉张力减小，从而减轻疼痛。有规律的放松对于由慢性疼痛所引起的疲劳及肌肉紧张效果明显。

3．心理护理

（1）建立良好的护患关系：良好的信赖关系会使患者相信护士能帮助其控制和解决疼痛问题，才会毫无保留地把自己的真实感受告诉护士，根据患者的具体情况，采取相应的护理措施。

（2）尊重患者对疼痛的反应：有些患者担心别人不理解自己在疼痛时的行为反应，不了解他的痛苦，或不能接纳他的困境，这些担心会引起患者的不安和焦虑，而加重疼痛的程度。因此，护士应鼓励患者表达其疼痛的感受，倾听患者主诉，尊重和接受患者疼痛时的行为反应，如哭泣、呻吟等，这样有利于患者利用"宣泄"这一手段来减轻疼痛。护士有责任帮助患者及其家属接受其行为反应，帮助患者认识自己疼痛的性质、意义以及如何面对疼痛、减轻疼痛的方法等。

（3）减轻心理压力：紧张、焦虑、恐惧或对康复失去信心等，均可加重疼痛的程度，而疼痛的加剧又反过来影响情绪，形成不良循环。护士应以同情、安慰和鼓励的态度支持患者，设法减轻患者的心理压力。

4．促进舒适　通过护理活动促进舒适是减轻或解除疼痛的重要护理措施。如帮助患者采取正确的姿势、提供舒适整洁的床单位、保证良好的采光和通风、调节适宜的温度和湿度等都是促进舒适的必要条件。此外，在各项治疗前，给予清楚、准确的解释，都能减轻患者的焦虑，使其感到身心舒适，从而有利于减轻疼痛。

考点：减轻疼痛的护理措施及三阶梯止痛疗法

第三节 卧 位

　　李某，男，不慎从高处坠落，当即神志昏迷，即送医院救治，诊断为"颈椎骨折、左下肢骨折"，入院后给予颅骨牵引，左下肢石膏固定，留置尿管，静脉输液。请思考：①如何给此患者安置卧位？②为患者翻身时如何保证患者的安全？

　　卧位是根据患者的病情、治疗与护理的需要所采取的卧床姿势。正确的卧位对增进患者的舒适，治疗疾病，减轻症状，预防并发症以及进行各种检查均有积极的作用。如休克患者采取中凹卧位；呼吸困难时采取半坐卧位；妇科检查及治疗时采取截石位；导尿时取屈膝仰卧位等。护士在临床护理工作中应熟悉各种卧位的要求和方法，以便指导并协助患者采取正确、舒适、安全的卧位。

一、卧位的基本要求及分类

（一）舒适卧位及其基本要求

　　舒适卧位是指患者卧床时，身体各部位处于放松、合适的位置。护士要协助患者维持正确舒适的卧位，必须掌握舒适卧位的基本要求。

　　1. 卧床姿势　应符合人体力学的要求，将体重平均分配到身体的负重部位，维持身体各部位处于良好的功能位置。

　　2. 更换卧位　至少每2小时变换一次卧位，并加强受压部位的皮肤护理，避免局部长期受压而导致压疮。

　　3. 适当活动　根据病情，每天应有计划地协助患者活动身体各部位。改变卧位时做全范围关节运动，但应除外禁忌证，如关节扭伤、骨折急性期等。

　　4. 保护隐私　适当地遮盖患者身体，保护患者隐私及保暖，促进患者身心舒适。

（二）卧位的分类

　　1. 按卧位的自主性分类：主动卧位、被动卧位和被迫卧位三种。

　　（1）主动卧位：患者身体活动自如，能根据自己的意愿随意改变体位，称主动卧位。常见于轻症患者、术后及恢复期患者。

　　（2）被动卧位：患者自身无变换卧位的能力，躺卧于他人安置的卧位，称被动卧位。常见于极度衰弱、昏迷、瘫痪的患者。

　　（3）被迫卧位：患者意识清晰，也有变换卧位的能力，由于疾病或治疗的原因，被迫采取的卧位，称被迫卧位。常见于肺心病患者由于呼吸极度困难而被迫采取端坐位。

　　2. 根据卧位的平衡与稳定性分类

　　（1）稳定性卧位：支撑面大、重心低、平衡稳定，患者感到舒适、轻松。如平卧位。

　　（2）不稳定性卧位：支撑面小，重心较高，难以平衡。患者为保持卧位极易造成肌肉紧张、疲劳及不舒适。如两腿并齐伸直，两臂在两侧伸直的侧卧位。

　　考点： 卧位的分类

二、常用卧位及应用

（一）仰卧位

根据患者的病情、治疗、检查等需要，仰卧位又可分为

1．去枕仰卧位

（1）安置方法：患者去枕仰卧，头偏向一侧，两臂放于身体两侧，两腿自然放平，将枕头横立于床头（图8-4）。

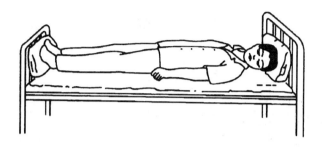

图 8-4　去枕仰卧位

（2）适用范围：①昏迷或全身麻醉未清醒的患者，采用此卧位，可避免呕吐物误入气管而引起窒息或肺部感染；②椎管内麻醉或脊髓腔穿刺后 6～8 小时的患者，采用此卧位，可预防颅内压降低而引起的头痛。原因是穿刺后脑脊液可自穿刺点漏入硬脊膜外腔，造成颅内压降低，牵张颅内静脉窦和脑膜等组织而引起头痛。

考点：颅内压降低引起头痛的原因

2．中凹卧位（休克卧位）

（1）安置方法：抬高患者头胸部 10°～20°，抬高下肢 20°～30°（图8-5）。

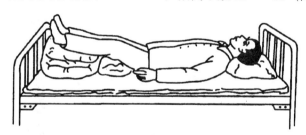

图 8-5　中凹卧位

（2）适用范围：休克患者。抬高头胸部，保持气道通畅，有利于通气，从而改善呼吸及缺氧症状。抬高下肢，有利于静脉血液回流，增加心排出量。

3．屈膝仰卧位

（1）安置方法：患者仰卧，头下垫枕，两臂放于身体两侧，两膝屈曲，稍向外分开（图8-6）。检查或操作时注意保暖及保护患者隐私。

（2）适用范围：①用于胸腹部检查，可使患者腹肌松弛，便于检查；②实施导尿术及会阴冲洗的女性患者，可充分暴露操作部位。

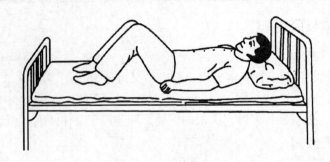

图 8-6　屈膝仰卧位

（二）侧卧位

1. 安置方法　患者侧卧，臀部稍后移，两臂屈肘，一手放于胸前，一手放于枕旁，上腿弯曲，下腿稍伸直（臀部肌内注射时，应上腿稍伸直，下腿弯曲，使臀部注射部位肌肉放松）。必要时在两膝之间、胸腹部、背部可放置软枕支撑患者，保持稳定卧位，增进患者舒适和安全（图 8-7）。

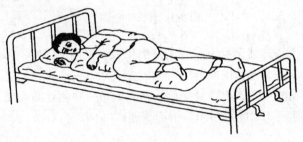

图 8-7　侧卧位

2. 适用范围　①灌肠、肛门检查、配合胃镜检查及臀部肌内注射等；②预防压疮。与仰卧位交替，可避免局部组织长期受压，防止压疮发生；③对单侧肺部病变者，视病情采取患侧卧位或健侧卧位。

（三）俯卧位

1. 安置方法　患者俯卧，头偏向一侧，两臂屈曲放于头的两侧，两腿伸直，胸下、髋部及踝部各放一软枕，酌情在腋下用小枕支托（图 8-8）。臀部肌内注射时，足尖相对，足跟分开，保持肌肉放松。

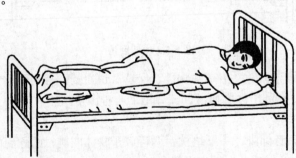

图 8-8　俯卧位

2. 适用范围　①腰背部检查或配合胰、胆管造影检查。②脊椎手术后或腰、背、臀部有伤口，不能平卧或侧卧的患者；③缓解胃肠胀气所致腹痛。采取俯卧位时，腹腔容积增大，可用于缓解胃肠胀气所致的腹痛。

（四）半坐卧位

1．安置方法　①摇床法：患者仰卧，先摇起床头支架与床呈 30°～50°，再摇起膝下支架，以防患者下滑。必要时，床尾可置一软枕，垫于患者的足底，增进患者舒适感，防止足底触及床尾栏杆。放平时，先摇平膝下支架，再摇平床头支架（图 8-9）；②靠背架法：如无摇床，可将患者上半身抬高，在床头垫褥下放一靠背架，患者下肢屈膝，用大单包裹软枕，垫在膝下，大单两端固定于床缘，以防患者下滑，床尾足底垫软枕。放平时，先放平下肢，再放平床头（图 8-10）。

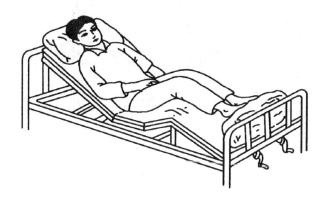

图 8-9　半坐卧位—摇床法

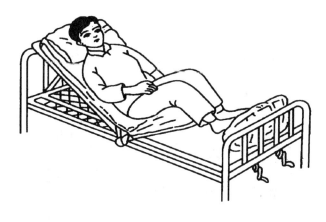

图 8-10　半坐卧位—靠背架法

2．适用范围　①某些面部及颈部手术后的患者。采取半坐卧位可减少局部出血；②心肺疾病引起呼吸困难的患者。采取半坐卧位，由于重力作用，部分血液滞留于下肢和盆腔，使回心血量减少，从而减轻肺淤血和心脏负担；同时可使膈肌位置下降，胸腔容量扩大，减轻腹腔内脏器对心肺的压力，肺活量增加，有利于气体交换，使呼吸困难的症状得到改善；③腹腔、盆腔手术后或有炎症的患者。采取半坐卧位可使腹腔渗出液流入盆腔，以减少炎症扩散和毒素吸收，使感染局限而减轻中毒反应。因为盆腔腹膜抗感染性较强，而吸收性较弱；同时采取半坐卧位可防止感染向上蔓延而引起膈下脓肿；④腹部手术后患者。采取半坐卧位可松弛腹肌，减轻腹部切口缝合处的张力，缓解疼痛，有利于切口愈合；⑤疾病恢复期体质虚弱的患者。采取半坐卧位有利于患者向站立过渡，使其有一个适应体位变化的过程。

（五）端坐位

1. 安置方法 扶患者坐起，摇起床头支架或放置靠背架将床头抬高 70°～80°，患者身体稍向前倾，放一床上桌，桌上放一软枕，患者可伏桌休息，患者背部放置一软枕，使其背部能向后依靠。同时，膝下支架抬高 15°～20° 以防身体下滑（图 8-11）。必要时加床档，保证患者安全。急性肺水肿的患者，在病情允许情况下可使患者两腿向一侧床缘下垂，由于重力作用，以减少下肢静脉血回流，减轻心脏负荷。

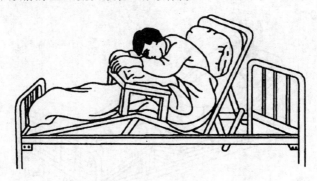

图 8-11 端坐位

2. 适用范围 急性肺水肿、心包积液、心力衰竭、支气管哮喘发作时的患者等。由于呼吸极度困难，患者被迫端坐。

（六）头低足高位

1. 安置方法 患者仰卧，枕头横立于床头，防止碰伤头部。床尾用支托物垫高 15～30cm（图 8-12）。这种体位易使患者感到不适，使用时间不宜过长，颅内压增高患者禁用。

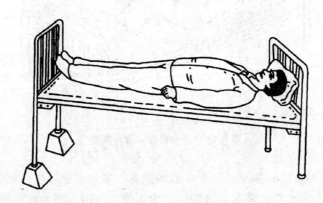

图 8-12 头低足高位

2. 适用范围 ①肺部分泌物引流，使痰易于咳出；②十二指肠引流术，有利于胆汁引流；③妊娠时胎膜早破，可防止脐带脱垂致胎儿宫内窒息；④下肢骨折牵引时，可利用人体重力作为反牵引力。

（七）头高足低位

1. 安置方法　患者仰卧，床头用支托物垫高 15 ～ 30cm 或根据具体病情而定，枕头横立于床尾，以防足部触及床尾栏杆（图 8-13）。如使用电动床可调节整个床面向床尾倾斜。

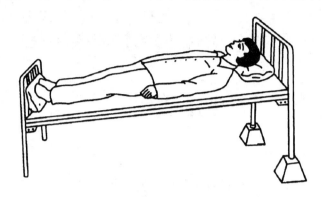

图 8-13　头高足低位

2. 适用范围　①颈椎骨折的患者作颅骨牵引时，利用人体重力作为反牵引力；②降低颅内压，预防脑水肿；③颅脑手术后的患者。

（八）膝胸卧位

1. 安置方法　患者跪卧床面，两小腿平放于床上，稍分开，大腿和床面垂直，胸贴床面，腹部悬空，臀部抬起，头转向一侧，两臂屈肘，放于头的两侧（图 8-14）。

2. 适用范围　①肛门、直肠、乙状结肠镜检查及治疗；②矫正胎位不正或子宫后倾，如臀先露（孕妇采取此卧位矫正胎位时，每次不应超过 15 分钟）；③促进产后子宫复原。

（九）截石位

1. 安置方法　患者仰卧于检查台上，两腿稍屈曲分开，放于支腿架上，支腿架上放软垫，臀部齐台边，两手放在身体两侧或胸前。安置这种卧位时，患者感到不安，需耐心解释，同时适当遮挡患者，尽量减少暴露，并注意保暖（图 8-15）。

2. 适用范围　①会阴、肛门部位的检查、治疗或手术。如膀胱镜检查、阴道灌洗、妇科检查等；②产妇分娩。

考点：各种卧位的适用范围及安置方法

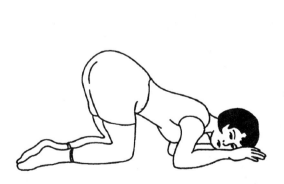

图 8-14　膝胸卧位

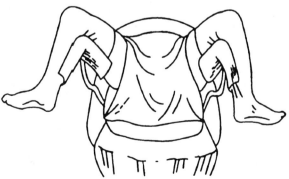

图 8-15　截石位

知识链接

膝胸卧位矫正胎位不正的机制

正常的胎位是枕前位，有利于胎头娩出。如果为臀位时，则容易造成难产，导致胎儿在分娩过程中窒息甚至死亡。孕妇妊娠 30 周前胎位多能自行转为头位，若妊娠 30 周后仍为臀位应予矫正，常采取膝胸位矫正。方法是：让孕妇排空膀胱，松解裤带取膝胸卧位早晚各 1 次，每次 15 分钟，连续 1 周后复查。这种卧位使胎儿臀退出盆腔，借助胎儿重力的作用，使胎儿头与胎儿背所形成的弧形顺着宫底弧面滑动完成，转为头位。

三、协助患者更换卧位

某些患者由于疾病或治疗的限制，无法自由翻身更换体位，使局部皮肤长期受压，血液循环障碍，易发生压疮；对长期卧床患者，易出现精神萎靡、消化不良、便秘、肌肉萎缩、关节僵硬等；此外，由于呼吸道分泌物不易咳出，易发生坠积性肺炎。因此，护士应根据病情和治疗的需要，定时协助患者更换体位，以预防并发症的发生。

（一）协助患者翻身侧卧法（表 8-1）

翻身侧卧的目的是：①协助长期卧床，不能自行翻身的患者变换姿势，增进舒适；②预防并发症，如压疮、坠积性肺炎、消化不良、便秘等；③满足治疗、护理的需要，如背部皮肤护理、肌内注射、更换床单或整理床单位。

表 8-1　协助患者翻身侧卧法

操作流程	操作步骤和要点说明
【操作前评估】	• 患者病情、意识状态、合作程度及皮肤受压情况 • 患者的体重、活动能力、是否手术、伤口及引流情况、有无骨折牵引、留置导尿管及输液装置等情况 • 病室环境是否安全、是否适合患者更换卧位
【操作前准备】 护士准备 用物准备 患者准备 环境准备	• 衣帽整洁，清洁双手，戴口罩，视患者情况决定护士人数 • 根据患者病情准备好软枕、床档 • 患者及家属了解更换卧位的目的、方法及注意事项，愿意配合，有安全感 • 环境安静、整洁、明亮、温湿度适宜、提供宽敞的环境，必要时进行遮挡
【实施步骤】 核对解释 固定装置 安置患者 协助翻身	• 洗手，戴口罩，备齐用物携至患者床旁，核对患者床号、姓名，向患者及家属解释翻身的目的、方法及注意事项 • 固定床脚轮，在床的一侧加床档，将各种导管及输液装置等安置妥当，松开被尾，将盖被折叠床一侧或三折于床尾 　要点：防止翻身引起导管连接处脱落或扭曲受压 • 协助患者取屈膝仰卧位，两手放于腹部 • 根据病情、体重选择翻身方法 方法一：一人协助患者翻身侧卧法：适用于体重较轻的患者

操作流程	操作步骤和要点说明
	①将患者肩部、腰部及臀部抬起移向护士侧床缘，再将双下肢移近并屈膝（图8-16-A）
	②一手托肩，一手扶膝（图8-16-B），轻轻将患者转向对侧，使患者背向护士（图8-16-C）
	要点：不可拖拉，以免擦伤皮肤
	方法二：二人协助患者翻身侧卧法（图8-17）：适用于体重较重或病情较重的患者
	①两名护士站在床的同一侧，一人托住患者颈肩部和腰部，另一人托住患者臀部和腘窝部，两人同时将患者抬起移向近侧
	②一人扶肩、腰，另一人扶臀和膝部，轻轻将患者转向对侧，使患者背向护士
	要点：两人协助翻身时，注意动作协调轻稳
	方法三：两人协助患者轴线翻身法：适用于脊椎受损或脊椎手术后患者
	①两名护士站在床的同侧，小心地将大单置于患者身下，分别抓紧靠近患者肩、腰背、髋部、大腿等处的大单，将患者拉至近侧，并放置床档
	②护士绕至对侧，将患者近侧手臂放在头侧，远侧手臂放于胸前，两膝间放一软枕
	③护士双脚前后分开，两人双手抓紧患者肩、腰背、髋部、大腿等处的远侧大单，由一名护士发口令，两人动作一致地将患者整个身体以圆滚轴式翻转至侧卧，使患者面向护士
	要点：翻转时，勿让患者身体屈曲，以免脊柱错位
	方法四：三人协助患者轴线翻身法：适用于颈椎损伤的患者
	①一名护士固定患者头部，纵轴向上略加牵引，使头、颈随躯干一起慢慢移动
	②另一名护士将双手分别置于肩、背部
	③第三名护士将双手分别置于腰部、臀部
	④由一名护士发出口令，三名护士动作协调，使患者头、颈、肩、腰、髋保持在同一水平线上，移至近侧
	⑤翻转至侧卧位，翻转角度不超过60°
	要点：保持患者脊椎平直
放置软枕	• 按侧卧位要求，在患者的背部、胸前及两膝间放置软枕，扩大支撑面，必要时使用床档
检查安置	• 检查并安置好患者，肢体各关节处于功能位，病人身上置有的多种导管保持通畅
洗手记录	• 洗手，记录翻身时间和皮肤状况，做好交接班
【操作后嘱咐】	• 向患者及家属说明定时更换卧位的重要性、更换卧位的注意事项及配合方法，以征得理解和支持，便于今后更好地合作
	• 嘱咐患者卧床期间做全范围关节活动
	• 嘱咐患者好好休息，如有不舒适或需求及时呼叫
【操作后评价】	• 护患沟通有效，患者主动配合，皮肤受压情况得到改善，各引流管通畅
	• 翻身后患者身体各部位维持良好的功能位置，感觉安全、舒适
	• 操作轻稳、节力、安全，患者无并发症发生

操作流程	操作步骤和要点说明

【注意事项】

1．护士应注意节力原则。如协助患者翻身时，应扩大支撑面，降低重心，尽量让患者靠近护士，使重力线通过支撑面来保持平衡，缩短重力臂而省力。

2．移动患者时动作应轻稳，协调一致，不可拖拉，以免擦伤皮肤，应将患者身体稍抬起，再行翻身。轴线翻身法翻转时，维持躯干的正常生理弯曲，以避免加重脊柱骨折、脊髓损伤和关节脱位。移动体位后，需用软枕垫好肢体。

3．翻身时应固定床脚轮，注意为患者保暖并防止坠床。

4．根据病情及皮肤受压部位情况，确定翻身间隔时间，如发现皮肤发红，应增加翻身次数以防压疮发生，同时做好交接班。

5．若患者身上置有多种导管及输液装置时，翻身前应先将导管安置妥当，翻身后，检查各导管是否扭曲或连接处脱落，注意保持导管通畅。

6．为手术后患者翻身时，翻身前先检查敷料是否脱落或潮湿，如脱落或被分泌物浸湿，应先换药再翻身；颅脑手术后的患者，头部翻转过剧可引起脑疝，压迫脑干，导致突然死亡，故一般只能卧于健侧或取平卧位；颈椎和颅骨牵引的患者，翻身时不可放松牵引；石膏固定或伤口较大的患者，翻身后应将患处放于适当位置，防止受压。

考点： 协助患者翻身侧卧的注意事项

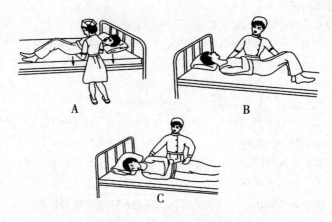

图 8-16　一人协助翻身侧卧法

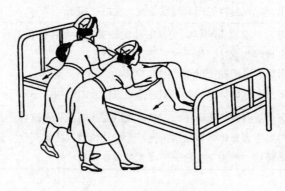

图 8-17　二人协助翻身侧卧法

（二）协助患者移向床头法（表8-2）

协助患者移向床头的目的是对滑向床尾而自己不能移动的患者，通过协助其移向床头，恢复正常而舒适的卧位。

表8-2　协助患者移向床头法

操作流程	操作步骤和要点说明
【操作前评估】	• 患者的体重、病情、意识状态及躯体的活动能力 • 患者的心理状态及合作程度
【操作前准备】 护士准备 用物准备 患者准备 环境准备	• 衣帽整洁，清洁双手，戴口罩，视患者情况决定护士人数 • 根据患者病情准备好软枕 • 告知患者和家属操作的目的、方法，指导患者与护士合作 • 环境安静、整洁、温湿度适宜，光线充足
【实施步骤】 核对解释 安置准备 移动患者	• 洗手，戴口罩，备齐用物携至患者床旁，核对患者床号、姓名，向患者及家属解释操作的目的、方法及注意事项 • 固定脚轮，视病情放平床头支架，枕头横立于床头，将各种导管及输液装置等安置妥当，松开被尾，将盖被折叠床一侧或三折于床尾 • 根据病情、合作程度选择移动方法 方法一：一人协助患者法：适用于体重较轻的患者 ①患者仰卧屈膝，双手握住床头栏杆 ②护士靠近床侧，两腿适当分开，一手托住患者肩背部，一手托住膝部 ③在护士抬起患者的同时，患者脚蹬床面，臀部抬起，同时上移（图8-18） 方法二：二人协助患者移向床头法：适用于生活不能自理的患者 ①患者仰卧屈膝 ②一种方法是护士两人站于同侧，一人托住患者颈肩及腰部，另一人托住臀部及腘窝部；另一种方法是护士两人分别站在床的两侧，两人双手相接，手指相互交叉，托住患者肩部和臀部 ③两位护士同时用力，协调地将患者抬起，移向床头 　要点：不可在床上拖拉，以免皮肤受损
整理归位 洗手记录	• 放回枕头，按需要抬高床头，安置患者舒适卧位，整理床单位 • 洗手，记录移动的时间和皮肤情况，并做好交接班
【操作后嘱咐】	• 向患者及家属说明保持正确卧位的重要性及移向床头的配合方法，以征得理解和支持，便于今后更好地合作 • 嘱咐患者卧床期间要做全范围关节活动，教会患者及家属防止身体下滑的方法 • 嘱咐患者好好休息，有什么不舒适或需求及时呼叫
【操作后评价】	• 护患沟通有效，患者主动配合，能根据病情及治疗需要保持正确的卧位 • 移动过程中患者无不适感，未造成损伤 • 操作轻稳、节力、安全，患者无并发症发生

【注意事项】

1．护士应运用人体力学原理，操作轻稳、节力、安全，两人的动作应协调统一。

2．移动患者时不可有拖、拉、推等动作，以减少患者与床面之间的摩擦力，避免擦伤皮肤及关节脱位。

3．枕横立于床头，避免撞伤患者，保证患者安全。

考点：一人及二人协助患者移向床头的操作要点

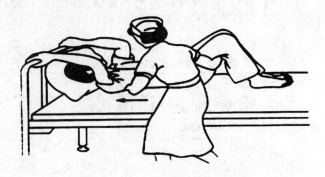

图 8-18 一人协助移向床头法

小结	当患者受到病理、心理、外界环境等多种因素影响时，就会处于不舒适的状态。作为护士应能及时发现、分析影响舒适的因素，提供适当的护理措施，满足患者舒适的需要。疼痛是不舒适的最高形式。引起疼痛的原因很多，护士应以整体的观念对疼痛的患者进行全面的评估，采用个性化的护理措施，做好疼痛患者的护理，以促进患者的舒适。 临床上为患者安置的常用卧位有仰卧位、侧卧位、半坐卧位、端坐位、俯卧位、头高足低位、头低足高位、膝胸卧位、截石位等9种卧位，护士应熟悉各种卧位的适用范围和安置要求，正确指导和协助患者取舒适、安全的卧位。为保证患者卧位的舒适和安全，护士应根据病情和治疗的需要，定时协助患者更换体位，以预防并发症的发生。

（刘 玉）

第九章　患者的清洁卫生

知识：
1. 说出各项清洁护理方法的目的、操作要点及注意事项。
2. 说出压疮发生的原因、预防措施、压疮各期的临床表现及护理措施。
3. 说出晨晚间护理的目的及内容和方法。
4. 归纳指导患者清洁护理的内容和方法。

能力：
1. 能够运用所学知识识别案例中的问题并提出解决问题的方法。
2. 能熟练完成口腔护理、有人床更换床单的操作。
3. 能独立完成床上梳发、床上洗发、床上擦浴及背部按摩的操作。
4. 能为患者提供一份预防发生压疮的指导方案。

素质：
1. 着装整洁，符合职业要求，仪表大方、举止端庄、稳重、精神饱满、微笑服务。
2. 能理解关爱患者，体贴并尊重患者。
3. 善于应用沟通技巧，语言清晰、明确，注重人文关怀，增进舒适，促进护患和谐。

学习目标

当人的身体处于健康状态时，都能自行满足个人清洁方面的需求，但当个体患病时，对清洁舒适方面的需求就会增加，而由于疾病的原因，患者自我照顾能力降低，往往无法满足自身清洁的需要，对患者的生理和心理方面都会产生影响。因此，护理人员应及时评估患者的健康及清洁状况，通过做好生活护理，维护患者的清洁与舒适，预防感染及并发症的发生。患者的清洁卫生包括口腔护理、头发护理、皮肤护理及会阴部护理等。护士应了解患者的一些卫生习惯，尽量满足患者的需求。

案例

某患者，女，55岁，以"脑血管意外"收入院，查体：患者处于昏迷状态，左侧肢体瘫痪，大小便失禁，入院后遵医嘱给予吸氧，插入鼻饲管。请思考：①住院后患者口唇干裂、口臭。作为护士如何为患者进行口腔护理？②如何为患者做好头发及皮肤清洁？清洁过程中应注意什么？③为预防压疮的发生，应采取哪些护理措施？④如何为该患者进行会阴清洁护理？⑤如何为该患者床上换单？

第一节　口腔护理

口腔是人体与外界相通的器官之一，是病原微生物进入体内的重要通道。口腔中一般存有大量的正常和致病的菌群，通过日常的饮水、进食、刷牙、漱口等活动达到减少和清除致病菌的目的，一般口腔不会出现健康问题。但当人体处于疾病状态时，机体防御功能下降，再伴有进食及饮水减少，会导致口腔内的细菌大量繁殖，引起口腔卫生不洁甚至口腔出现局部炎症、溃疡等口腔疾患。口腔的问题会引起局部疼痛导致食欲减退。同时，口腔气味异常再伴有牙齿不整、龋齿会影响个人形象，产生心理障碍，影响人际交往和沟通。

综上所述，口腔的护理（oral care）十分重要，护理人员必须认真评估和判断患者的口腔卫生状况，及时给予相应的护理措施和必要的卫生指导。护理人员在口腔护理方面的职责包括：①评估患者的口腔卫生情况；②对患者进行健康教育；③协助患者作自我口腔护理；④为无法自行完成口腔清洁的患者做好口腔护理。

一、口腔卫生的评估

口腔评估的目的是明确患者现存或潜在的口腔卫生问题，为制定护理计划提供可行的护理措施提供依据，以减少口腔疾患的发生。

（一）患者自理能力的评估

评估患者完成口腔清洁活动的自理程度。对记忆功能减退或丧失的患者，可能需要别人的提醒或指导才能完成口腔的清洁活动；对自我照顾能力信心不足的患者，应鼓励其发挥自己的潜能，减少对其他人的依赖，进而达到不断强化自我照顾能力的目的。

（二）患者对牙保健知识认知程度的评估

评估患者对保持口腔卫生的重要性及预防口腔出现异常情况知识的了解程度。如：患者每日刷牙、漱口、清洁义齿的情况及使用的牙膏、牙刷及其他口腔清洁用品等。

（三）口腔状况评估

护理人员一手拿压舌板，一手将光源置于适当位置，嘱患者张口。观察患者的口腔状况（表 9-1）。分数 1 表示较好，分数 3 表示很差。所有项目都有计分，分值从 12 至 36 分，总分数越高，表明患者口腔清洁状况越差。越需加强口腔卫生护理。

表 9-1　口腔状况评估表

部分 / 分值	1	2	3
唇	滑润、质软、无裂口	干燥有少量痂皮，有裂口，有出血倾向	干燥有裂口，有大量痂皮，有分泌物，易出血
黏膜	湿润、完整	干燥、完整	干燥、黏膜擦破或有溃疡面
牙龈	无出血无萎缩	轻微萎缩，出血	牙龈有萎缩，有肿胀容易出血
牙 / 义齿	无龋齿，义齿合适	无龋齿，义齿不合适	有许多空洞，有裂缝，义齿不合适，齿间流脓液
牙垢 / 牙石	无牙垢或有少许牙石	有少量至中量的牙垢，或中量牙石	有大量牙垢或牙石
腭	湿润，无或有少量碎屑	干燥，有少量或中量碎屑	干燥，有大量碎屑
舌	湿润，少量舌苔	干燥，有中量舌苔	干燥，有大量舌苔，或覆盖黄色舌苔

续表

部分 / 分值	1	2	3
唾液	中等量，透明	少量或过多量	半透明或黏稠
损伤	无损伤	唇有损伤	口腔内有损伤
气味	无气味或有气味	气味较难闻	气味难闻且刺鼻
自理能力	完全能自理	需部分帮助	完全不能自理
口腔保健知识	大部分知识是来自实践，刷牙有效，使用牙线清洁牙齿	有些错误认识，刷牙有效，未用牙线清洁牙齿	错误认识较多，很少清洁口腔，刷牙无效，未用牙线清洁牙齿

（四）佩戴义齿患者的口腔评估

取下义齿前，先观察义齿是否佩戴合适，有无连接过紧，说话时是否容易滑下的情况。取下义齿后，观察义齿的内套清洁度，有无结石、牙斑、食物残渣等，检查牙齿表面有无损伤、碎裂等。

二、口腔的一般清洁保健

对患者进行口腔卫生知识的宣传教育，指导患者养成早、晚及餐后刷牙习惯。睡前不应食入对牙齿有刺激性或腐蚀性的食物，平时少吃甜、酸性食物及过硬的食物。日常的口腔清洁护理中应注意以下几点：

1. 清洁用具使用的指导　清洁用具有：牙刷、牙膏、牙线等。选择牙刷时尽量选用外形较小、表面平滑的尼龙毛刷，柔软的牙刷对牙齿清洁和按摩作用较佳，且不会损伤牙龈；牙刷应每隔三个月更换一次；牙膏应不具有腐蚀性，以防损伤牙齿，不应长时间使用同一种牙膏。药物牙膏能抑制细菌的生长，起到预防龋齿和治疗牙齿过敏的作用，可根据自身需要调换使用。

2. 刷牙方法的指导　刷牙可清除食物残渣，有效减少牙齿表面与牙龈边缘的牙菌斑，同时具有按摩牙龈的作用，有助于减少口腔中的致病因素，且具有增强组织抗病能力。刷牙通常在晨起和临睡前进行，每次餐后也建议刷牙。正确的刷牙方法是上下颤动刷牙法。刷牙时，牙刷毛面与牙齿呈45°，使刷毛进入牙龈沟和牙缝内，作短距离的快速环形来回颤动刷洗，每次只刷2～3颗牙齿，刷完一处再刷相邻部位。对于前排牙齿内面，用牙刷毛面的顶部以环形颤动方式刷洗（图9-1）；刷牙齿咬合面时，使刷毛毛端深入裂沟作前后来回颤动刷洗；刷完牙齿后，再由内向外刷洗舌面。每次刷牙时间不应少于3分钟。当协助他人刷牙时，可嘱其将舌头伸出，握紧牙刷并与舌头成直角，用极小的力量，将牙刷由内刷向舌面尖端，再刷舌头两侧面，之后漱口，重复以上过程，直到口腔完全清洁为止。

3. 牙线剔牙法　尼龙线、丝线、涤纶线均可作牙线材料，每日剔牙两次，餐后立即进行效果为佳（图9-2）。

4. 义齿的清洁与护理　活动性的义齿与真牙一样，也会积聚一些食物、碎屑等，同样需要清洁护理。其刷牙方法与真牙的刷法相同。使用者白天应佩戴义齿，以增进咀嚼功能，同时也能保证谈话时具有良好的口腔外观。晚上可将义齿摘下，使牙床得到休养。将义齿存放于床头桌上有标记的冷水杯中，每日换水一次。注意勿将义齿浸于热水或乙醇中，以免变色、变形或老化。每餐后都应清洗义齿，每天至少清洁舌头和口腔黏膜一次，并按摩牙龈部。

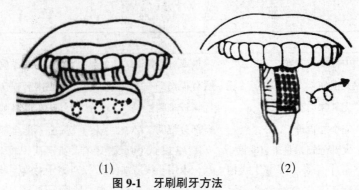

(1)　　　　　　　　　　　　(2)

图 9-1　牙刷刷牙方法
（1）牙齿外表面的刷牙方法　（2）前排牙齿内表面的刷牙方法

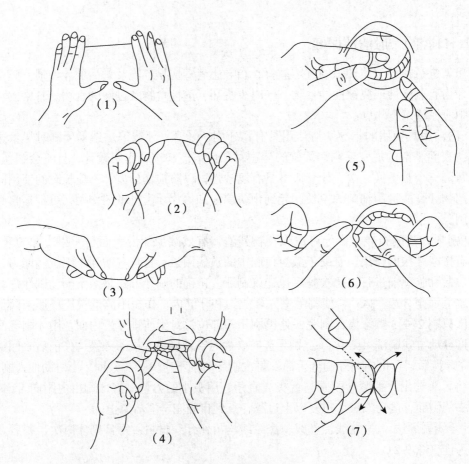

图 9-2　牙线剔牙法
（1）使用丝线或尼龙线作牙线　（2）（3）拉紧牙线法
（4）用拉锯式轻轻将牙线越过相邻牙接触点　（5）（6）将牙线压入牙缝
（7）将线用力弹出每个牙缝反复数次

考点：义齿的护理方法

三、口腔的特殊护理

口腔的特殊护理方法（表9-3）适用于高热、禁食、昏迷、危重、鼻饲、口腔疾患、术后、生活不能自理的患者。目的是：①保持口腔清洁、湿润，预防口腔感染等并发症的发生；②去除口臭、牙垢，增进食欲，保证患者舒适；③护理过程中可观察口腔内的异常变化，为病情的诊断、治疗及护理提供相关的信息。一般每日 2 ～ 3 次，可根据病情需要，酌情增加次数。

表 9-2 口腔护理常用溶液

溶液名称	浓度	作用
生理盐水		清洁口腔，预防感染
呋喃西林溶液	0.02%	清洁口腔，广谱抗菌
氯己定溶液	0.02%	清洁口腔，广谱抗菌
硼酸溶液	2% ～ 3%	酸性防腐溶液，有抑制细菌作用
碳酸氢钠溶液	1% ～ 4%	属碱性溶液，适用于真菌感染
甲硝唑溶液	0.08%	适用于厌氧菌感染
醋酸溶液	0.1%	适用于绿脓杆菌感染
过氧化氢溶液	1% ～ 3%	防腐、防臭，适用于口腔感染有溃烂、坏死组织者
复方硼酸溶液（朵贝尔溶液）		轻度抑菌、除臭

表 9-3 口腔的特殊护理方法

操作流程	操作步骤和要点说明
【操作前评估】	• 患者的病情、年龄、意识状态 • 患者口腔内的卫生状况 • 患者的自理能力、心理反应及合作程度
【操作前准备】 护士准备 用物准备 患者准备 环境准备	• 衣帽整洁，清洁双手，戴口罩 • 治疗盘内备：治疗碗2个（一个盛漱口溶液，一个盛浸湿的无菌棉球）、弯止血钳、镊子、镊子缸、弯盘、压舌板、纱布、吸水管、棉签、石蜡油、手电筒、治疗巾，必要时备开口器 • 常用漱口液：（表9-2） • 外用药：按需准备，常用的有口腔溃疡膏、西瓜霜、维生素 B_2 粉末、锡类散等 • 了解口腔护理目的、方法及配合要点，排空大小便，取舒适卧位 • 环境整洁、安静、光线充足、操作宽敞
【实施步骤】 核对告知 安置体位 围巾放盘 湿润口唇	• 备齐用物携至床旁，核对患者姓名、床号，告知口腔护理目的和操作方法、所用时间、配合方法、取得患者合作 • 协助患者侧卧或仰卧，头偏向一侧，面向护士 • 治疗巾围于颈下，置弯盘于患者口角旁（图9-3）保护床单、枕头及患者的衣服不被浸湿 • 用棉签蘸温开水或用漱口液浸湿的棉球湿润口唇、口角。防止直接张口时口唇破裂出血

操作流程	操作步骤和要点说明
观察口腔	• 嘱患者张口，护士一手打开手电筒，一手持压舌板，观察口腔情况，有活动义齿者，按先上后下的顺序协助摘下义齿，放入指定的容器中。 要点：昏迷患者可用开口器协助张口，开口器应从白齿放入，牙关紧闭者不可使用暴力使其张口，以免造成损伤。长期应用抗生素者应观察其口腔内有无真菌感染
清洁漱口	• 协助患者用吸水管吸水漱口 要点、：昏迷患者不可漱口，以免误吸
擦外侧面	• 嘱患者咬合上、下齿，用压舌板轻轻撑开左侧颊部，用弯止血钳夹取含有漱口溶液的棉球（以不滴水为宜），纵向擦洗左侧牙齿外侧面，顺序由内擦至门齿。同法擦洗右外侧面（图9-4）
擦内侧面	• 嘱患者张开上下齿，擦洗左侧牙齿上内侧面、上咬合面、下内侧面、下咬合面，以弧形擦洗左侧颊部。同法擦洗右侧 要点：每次擦洗时，只能用弯止血钳夹取一个棉球，注意勿将棉球遗留在口腔内。棉球不可过湿，防止水分过多造成误吸
擦舌腭部	• 擦洗舌面及舌下，擦洗舌面时可呈"Z"字形由舌根部到舌尖；硬腭部擦洗由内向外，勿过深，以免触及咽部引起恶心
漱口涂唇	• 擦洗完毕，协助意识清醒的患者再次用吸水管吸水漱口，吐入弯盘内，用纱布擦净口唇。有义齿者，应协助清洁及佩戴义齿，对口唇干裂者可涂石蜡油或唇膏
观察涂药	• 再次观察口腔、口腔黏膜，如有溃疡，真菌感染等可酌情涂药于患处
整理记录	• 撤去弯盘及治疗巾，整理用物、床单位并记录
【操作后嘱咐】	• 对患者进行口腔卫生知识保健方面的宣教，包括清洁用具的使用、刷牙方法和时间，牙膏的选择，义齿的清洁与护理。 • 说明保持口腔卫生的重要性并指导选择漱口液的方法
【操作后评价】	• 棉球温湿度适宜，动作轻柔，患者感到清洁、舒适，口腔卫生得到改善 • 护患沟通有效，体现人文关怀，患者满意

【注意事项】

1. 擦洗过程中，动作轻柔，特别是对凝血功能差的患者，应防止碰伤黏膜及牙龈。
2. 昏迷患者禁忌漱口，用开口器时应从白齿放入，牙关紧闭者不可使用暴力助其张开。
3. 擦洗时必须用止管钳夹紧棉球，每次一个，防止棉球遗留在口腔内。
4. 棉球蘸漱口液不可过湿，以防患者将溶液吸入呼吸道。
5. 传染病患者用物按照隔离消毒原则进行处理。

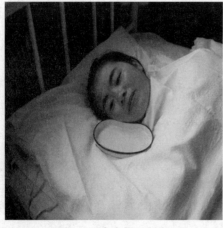

图9-3 弯盘置口角旁

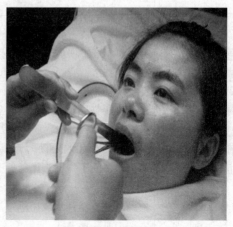

图9-4 口腔擦洗

考点： 口腔护理的适应证、目的、昏迷患者口腔护理的注意事项。

 知识链接

护牙从哺乳期开始

预防儿童龋齿要从哺乳期做起，哺乳完毕之后，用纱布或牙刷沾水清洁牙齿表面，让幼儿喜爱口腔清爽的感觉。儿童牙周疾病的原因主要是牙齿没刷干净，留下食物残渣会刺激牙龈，造成发炎。需要家长特别注意的是，要照顾好孩子的乳牙，让它不要过早脱落，从而导致牙齿排列不整。若发现孩子牙齿排列不整，要尽早到医院检查。使用含氟牙膏从3岁开始，但最好在家长的监护下使用，并且牙膏使用量不应超过黄豆粒大小，在电视广告中牙膏挤满整个牙刷的做法是错误的。

第二节 头发护理

头面部的人体皮脂腺分泌较旺盛，容易形成污垢，不但气味难闻，还会导致脱发，甚至发生头皮疾病。经常梳理和清洗头发，可及时清除头皮屑及灰尘，不但使头发清洁，易梳理，还可促进头部血液循环，促进头发生长，预防感染的发生。另外，头发的修饰护理可使人保持良好的外在形象及自信心。

一、床上梳发

梳发除了可以去除头皮屑，使头发整洁、美观外，还可按摩头皮，刺激头部血液循环，促进头发生长和代谢，减少感染机会。护理人员在协助梳发时应满足患者的爱好和习惯，维护患者的自尊和自信，以建立良好的护患关系（表9-4）。

表9-4 床上梳发

操作流程	操作步骤和要点说明
【操作前评估】	• 头发的分布、浓密程度、干湿度、长度、卫生情况，头发的光泽度、发质是否干枯粗糙、尾端有无分叉，头皮有无瘙痒、抓痕、有无头屑、擦伤等情况 • 评估患者及家属对头发清洁及护理知识的了解程度，患者的自我护理能力等 • 患者的病情及治疗情况
【操作前准备】 护士准备 物品准备 患者准备 环境准备	• 衣帽整齐，洗手，戴口罩 • 梳子、治疗巾、纸袋。必要时备发夹、橡皮圈（套）、30%乙醇 • 病情允许可坐起或摇起床头，半坐卧位 • 宽敞、明亮、温湿度适宜
【实施步骤】 核对解释 置位铺巾	• 备齐用物携至床旁，核对后向患者解释操作目的及配合方法 • 协助患者取坐位或半坐卧位，在肩上铺一治疗巾。如患者取平卧位，可铺治疗巾于枕上，再将患者头转向一侧

操作流程	操作步骤和要点说明
梳理头发	• 梳理短发时，将头发从中间分为两股，护士紧握一股头发，一手持梳子，从上至下，由发根梳向发梢（图 9-5-A） • 梳理长发或遇打结不易梳理时，可将头发绕在示指上，由发梢向发根梳理（图 9-5-B）；也可用 30% 乙醇湿润打结处，再慢慢梳理开，同法梳好对侧 　要点：梳头时尽量用圆钝齿的梳子，以防损伤头皮。如发质较粗或烫成卷发，可选用齿间较宽的梳子，避免过度牵拉，使患者感觉疼痛
按摩头皮	• 头发梳理过程中可用指腹按摩头皮促进头部的血液循环
头发扎起	• 根据患者的喜好将长发编成辫或扎成束，发辫不可扎得太紧，以免阻碍血液循环或产生疼痛，每天至少将发辫松开一次
落发置袋	• 将脱落的头发置于纸袋中，撤下治疗巾
整理记录	• 协助患者取舒适卧位，整理用物、床单位并记录
【操作后嘱咐】	• 对患者进行头发护理相关知识的健康宣教，鼓励患者每日梳发 2～3 次，指导患者正确梳理头发及头皮按摩的方法 • 向患者说明梳发有助于患者保持良好的个人外观，以保持良好的心理状态
【操作后评价】	• 操作轻柔，患者外观整洁，感觉舒适，心情愉快 • 护患沟通有效，患者满意。

【注意事项】
动作轻柔，松紧适宜，整洁美观，符合患者要求，避免损伤头发。

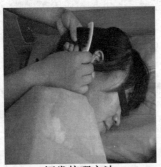
A 短发梳理方法

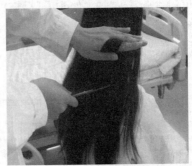
B 长发梳理方法

图 9-5　床上梳发

二、床上洗发

　　洗发能够有效去除污秽和头皮屑，使患者清洁、舒适、美观，减少感染机会；洗发过程中按摩头皮，刺激头部血液循环，促进头发的生长和代谢。对于长期卧床的患者，应每周洗头发一次，遇有头虱的患者须经过灭虱处理后再将头发洗净。常用的床上洗发方法有马蹄形垫法、扣杯法、洗头车法，见表 9-5。

表 9-5　床上洗发

操作流程	操作步骤和要点说明
【操作前评估】	• 患者的年龄、病情、意识状态、合作程度、生命体征情况、自理能力、活动度，对洗发及头发护理的认识等 • 头发卫生情况，观察有无虱、虮、头屑、瘙痒及抓痕等
【操作前准备】 护士准备 用物准备 患者准备 环境准备	 • 衣帽整齐，洗手，戴口罩 • 治疗盘内备大、小橡胶单、浴巾、毛巾、别针、纱布、棉球（不吸水棉球为宜）、量杯、水壶、（内盛 40～45℃热水或按患者习惯调制）、洗发液、梳子，需要时可备电吹风 • 不同物品：①马蹄形垫法：橡胶马蹄形或自制马蹄形垫（图 9-6）、面盆或污水桶、梳子、镜子、护肤霜（患者自备）。②扣杯法：脸盆、搪瓷杯、毛巾 2 条、橡胶管。③洗头车法：洗头车 • 了解目的，排空大小便，卧位舒适 • 宽敞、明亮、冬季关门窗、调节温度在 22～26℃，放平床头，移开床旁桌、椅
【实施步骤】 核对告知 垫枕围颈 合适体位 保护眼耳 洗发按摩 洗毕撤物	 • 备齐用物携至床旁。核对患者，告知操作目的 • 垫小橡胶单及大浴巾于枕上，松开患者衣领向内反折，将毛巾围于颈部，用别针固定 • 根据不同的洗头方法，协助患者取舒适卧位 方法一：马蹄形垫法（图 9-7） 协助患者斜角仰卧，移枕置于患者肩下，移自制马蹄形垫（图 9-8）及大橡胶单于患者后颈下，帮助患者颈部枕于马蹄形垫的突起处，头部置于水槽中，将大橡胶单作成槽接污水桶，（如用橡胶马蹄形垫可省去大橡胶单） 要点：保护床单、枕头、衣服不被沾湿 方法二：扣杯法（9-9） 协助患者取仰卧位，移枕于肩下，铺大橡胶单和治疗巾于患者头部床上，放脸盆，盆底放一块巾，其上倒扣搪瓷杯，杯上垫四折的毛巾一块，将患者头部枕于毛巾上。脸盆内置一橡胶管，下接污水桶 要点：橡胶管内充满水，用血管钳夹紧，利用虹吸原理，将污水引入污水桶内 方法三：洗头车法（9-10） 将洗头车推至床旁，患者斜角仰卧，双腿屈膝，头部枕于洗头车头托上，将接水盘置于患者头下 • 用棉球塞住双耳，眼罩或纱布遮盖双眼，松开头发并梳理 • 试水温合适后，充分湿润且洗发液均匀涂遍头发，由发际至脑后反复揉搓，同时用指腹轻轻地按摩头皮，然后用温水边冲边揉搓，直至冲净，脱落的头发置纸袋中 要点：洗发过程中，应注意观察患者的病情变化，如面色、脉搏、呼吸的改变。如有异常应停止洗发 • 洗发结束，解下颈部毛巾，包住头发，一手托住头部，一手撤去马蹄形垫（或撤去扣杯脸盆、或移去洗头车及接水盘） • 协助患者仰卧于床正中，将枕头、橡胶单及浴巾一并从肩下移至头部 • 取下眼上的纱布和耳内的棉球，用患者的毛巾擦干面部，酌情使用护肤霜

操作流程	操作步骤和要点说明
擦干梳理	• 用包头的毛巾揉搓头发，再用浴巾擦干或用电吹风吹干头发，按患者意愿用梳子梳理整齐 要点：及时擦干头发，勿使患者着凉感冒
整理记录	• 协助患者取舒适卧位，清理用物，整理床单位并记录
【操作后嘱咐】	• 对患者进行洗发相关知识健康教育，告知患者经常清洁头发可以保持头发卫生，还可刺激头部血液循环，促进头发生长，并能保持良好的外观形象，维护其自信 • 识别自己的发质，选择合适的洗发膏，三个月可更换不同种类的洗、护发用品
【操作后评价】	• 操作熟练，动作轻柔、节力，注重护患沟通，体现人文关怀 • 患者感觉清洁、舒适、被服及衣服未湿，患者满意 • 患者及家属获得了头发护理的相关知识和技巧

【注意事项】

1. 随时观察患者的病情变化，如面色、生命体征有无异常，询问患者感受，如有异常或不适应停止操作。
2. 室温和水温均应适宜，头发及时擦干，防止患者着凉。
3. 防止水流入耳内，防止浸湿患者衣服和床铺。
4. 病情危重、极度虚弱的患者不宜洗发。

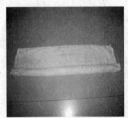 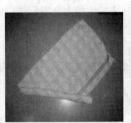 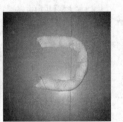

A 数条毛巾叠齐卷起　　　B 放于大浴巾上卷起　　　C 扎成马蹄形

图 9-6　马蹄形垫自制法

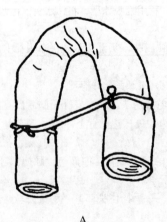 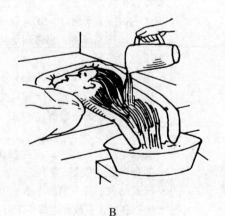

A　　　　　　　　　　　　　　　　　B

图 9-7　马蹄形垫　　　　　图 9-8　马蹄形垫床上洗头法

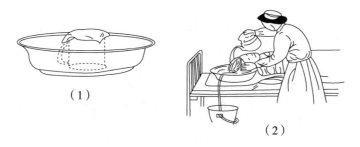

（1）

（2）

图 9-9 扣杯法

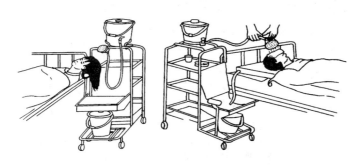

图 9-10 洗头车洗头法

考点：洗发的操作要点及注意事项

三、灭头虱、虮法

虱子作为一种昆虫寄生于人体而生存。生长在头部的叫头虱，生长在身体上的叫体虱，生在阴部的叫阴虱。其存在与个体卫生不良、环境污秽及与有虱的人接触有关。头虱生长于头发和头皮上，很小，成卵圆形，浅灰色。其卵（虮）很像头屑，系固态颗粒，而不是薄鳞片，紧紧地粘在头发上，不易去掉。体虱常存在于衣物中，而阴虱则存在于阴毛处。虱子致局部皮肤瘙痒，抓伤而引起感染。同时，还可传播疾病，如流行性斑疹伤寒、回归热等。若发现患者有虱，应立即协助其杀灭，以有效预防相互间传染和疾病传播。灭头虱、虮法见表9-6。

表 9-6 灭头虱、虮法

操作流程	操作步骤和要点说明
【操作前评估】	• 患者的病情，年龄、一般状况及虱、虮情况，患者的理解与合作程度 • 患者对头发清洁卫生知识的了解程度，必要时动员患者剪短头发
【操作前准备】 护士准备 用物准备 患者准备 环境准备	• 衣帽整齐，穿好隔离衣，戴手套，戴口罩 • 洗头用物：治疗巾2～3块，篦子（内嵌少许棉花）、治疗碗内盛灭虱药液、纱布、帽子（可用游泳帽）、隔离衣、布口袋（可用枕套代替）、纸袋、清洁衣裤和被服 • 30%含酸百部酊剂：取百部30g放入瓶中，加50%乙醇100ml（或65°白酒100ml），再加入纯乙酸1ml盖严，48小时后即得此药 • 了解灭头虱、虮的目的，排空大小便，取舒适体位 • 整洁、宽敞、明亮、温湿度适宜

续表

操作流程	操作步骤和要点说明
【实施步骤】	
核对告知	• 携用物至床旁，核对患者后告知操作目的
头发涂药	• 按洗头法做好准备，将头发分为若干小股，用纱布蘸灭虱药液，按顺序擦遍头发，同时用手揉搓，使之湿透全部头发。然后戴一次性帽子包住头发 要点：防止药液沾污面部及眼部，反复揉搓10分钟，注意用药后患者局部及全身反应情况
除虱洗发	• 24小时后将帽子取下，用篦子除去死虱和虮卵，并清洗头发 要点：若发现有活虱须重复用百部酊杀灭
更换衣被	• 灭虱完毕，为患者更换衣裤被服，将污衣裤和被服放入布口袋内扎紧，送高压消毒
清理用物	• 除去篦子上的棉花，用火焚烧，将梳子和篦子消毒后用刷子刷净备用 • 护士脱去隔离衣，装入布口袋，同样扎好袋口
整理记录	• 整理病床单位并记录
【操作后嘱咐】	• 对患者进行灭头虱、虮的健康教育，嘱患者应注意头部的卫生情况，勤洗头 • 嘱患者注意自身用物的清洁卫生，并搞好个人卫生
【操作后评价】	• 虱、虮彻底杀灭，无虱、虮传播。患者感觉舒适、满意，无全身及局部反应 • 护患沟通有效，保护患者隐私，体现人文关怀

【注意事项】

1．操作中避免虱、虮传播，尊重患者及家属的隐私。

2．在灭虱、虮过程中，防止药液浸入患者面部和眼睛，观察患者局部及全身反应。

考点： 灭虱、虮的注意事项 灭虱、虮的药液选择

第三节 皮肤护理

皮肤是全身最大的器官，是人体的天然屏障，由表皮和真皮两部分组成。完整的皮肤具有保护机体、吸收、分泌、调节体温、排泄及感觉等功能。

皮肤器官的新陈代谢较迅速，其代谢产物如皮脂、汗液及表皮碎屑等，能与外界细菌及尘埃结合形成污垢，粘附于皮肤表面，若不及时清除，可刺激皮肤，降低皮肤的抵抗力，破坏其屏障作用，成为细菌入侵的门户，造成各种感染。皮肤护理有助于保护身体的完整性，增进机体舒适，预防感染，防止压疮及其他并发症的发生，同时完整健康的皮肤有助于患者维护良好的自我形象，促进康复。

一、皮肤的评估

健康的皮肤应是温暖、柔嫩、不干燥、不油腻，且没有潮红和破损，没肿块与其他疾病的表现。自我感觉清爽、舒适、没有任何刺激感，对冷、热、针刺和触摸感觉良好。

1．皮肤的颜色 有无苍白、发绀、发红、黄染及色素沉着。

2．皮肤温度 有无温度过高或过低。

3. 皮肤柔软度和厚度　有无皮肤干燥、粗糙、皲裂及皮肤变厚或变薄情况。

4. 皮肤的弹性　提起的皮肤放松时是否快速恢复原状，有无松弛。

5. 皮肤的完整性　有无破损、斑点、丘疹、水泡和硬结。

6. 皮肤的感觉　对冷、热、触觉和痛觉的感觉。

7. 皮肤的清洁度　以身体散发的气味、体表的汗液及皮脂情况来评估其清洁程度。

二、皮肤的清洁护理

（一）皮肤清洁指导

皮肤清洁的方法和需要协助的程度取决于患者的活动能力、健康状况及个人习惯。全身状况良好者，可鼓励患者自行淋浴和盆浴；对于活动受限的患者可采用床上擦浴。皮肤清洁用品可根据皮肤状况、个人喜好及清洁用品的性质来选择。一般情况下，有 1 ~ 2 种中性或无刺激性浴皂或浴液加上润肤剂就可以对患者进行皮肤清洁护理。对于出汗较多的患者，常洗澡并保持干燥可以防止皮肤因受潮湿而破损；对于皮肤干燥的患者，应酌情减少洗澡的次数。

（二）淋浴或盆浴

一般状况良好，有自理能力的患者可采用淋浴或盆浴的方法清洁皮肤（表9-7），其目的是：①刺激皮肤血液循环，增进皮肤的排泄功能；②预防感染和压疮等并发症的发生；③使肌肉得到放松，患者关节活动度增加；④观察病情的变化，为治疗及护理提供动态的信息。

表 9-7　淋浴或盆浴

操作流程	操作步骤和要点说明
【操作前评估】	• 患者的年龄、病情、意识状态及自行完成沐浴的能力 • 皮肤的清洁度，有无异常状况 • 患者的清洁习惯，对清洁卫生知识的了解程度
【操作前准备】 护士准备 用物准备 患者准备 环境准备	 • 衣帽整齐 • 脸盆、毛巾两条、浴巾、浴皂或浴液、洗发液、清洁衣裤、拖鞋 • 了解沐浴的目的，沐浴一般在进食 1 小时后进行比较适宜，以免影响消化 • 将室温调节到 24℃ 左右，水温维持在 40 ~ 45℃，也可按患者习惯调制
【实施步骤】 核对告知 送入浴室 协助沐浴 清理记录	 • 核对患者床号、姓名，协助患者准备用物 • 告知沐浴有关事项，如沐浴中感到虚弱无力、眩晕时，应马上按铃呼叫，教会信号铃的使用方法 • 告知不要用湿手接触电源开关，贵重物品如手表钱包等应妥为存放 • 携带用物，送患者入浴室。嘱患者小心勿滑倒，浴室不应栓门 　要点：可在门外挂牌"正在使用"以示内有患者正在沐浴，如有意外及时入内 • 患者沐浴时，根据需要护士可协助也可守在可呼唤到的地方，注意患者入浴时间，沐浴时间过久应询问，防止发生意外 • 盆浴时需扶持患者腋下进出浴盆，防止滑倒，浴盆中浸泡不可超过 20 分钟，浸泡过久，容易导致疲倦 　要点：若遇患者发生晕厥，应立即抬出浴室、平卧、保暖，并通知医生及时救治 • 协助患者穿好衣裤并送回病室，取舒适卧位，清理用物并记录。

操作流程	操作步骤和要点说明
【操作后嘱咐】	• 嘱患者卧床休息，以解除疲劳，如有不适及时呼叫
【操作后评价】	• 患者沐浴过程安全，无意外发生；沐浴后感到舒适、轻松、愉快 • 患者获得了皮肤卫生方面的知识，护患沟通有效，体现人文关怀

【注意事项】

1．饭后 1 小时才能进行沐浴，以免影响消化。

2．防止患者受凉、烫伤、晕厥或滑倒等意外情况出现。

3．女性月经期间、妊娠 7 个月以上孕妇禁用盆浴；衰弱、创伤和患心脏病需要卧床休息的患者均不宜盆浴或淋浴。

4．传染病患者应根据病情、病种按隔离原则进行沐浴。

> **考点：** 盆浴、淋浴的操作要点及注意事项

（三）床上擦浴

对于病情较重、活动受限（使用石膏、牵引等）、生活不能自理的卧床患者，应进行床上擦浴，以去除皮肤污垢，保持皮肤清洁，增进患者舒适（表9-8）。擦浴中可刺激皮肤血液循环，增进皮肤的排泄功能，预防感染和压疮等并发症的发生。同时观察患者的一般情况，活动肢体，防止肌肉挛缩和关节僵硬等并发症。

表9-8　床上擦浴

操作流程	操作步骤与操作要点
【操作前评估】	• 全身状况：病情、意识状态、肢体活动度、自理能力 • 皮肤状况：观察皮肤的清洁度及皮肤有无异常改变 • 心理状态：患者的病情及理解、合作能力
【操作前准备】 护士准备	• 衣帽整齐、洗手、戴口罩，擦浴过程中要遵照擦浴要求（先用湿毛巾擦洗皮肤，再用涂浴皂的湿毛巾擦洗，然后用湿毛巾擦净皂液，清洗拧干毛巾后再擦洗，最后用大浴巾擦干按摩）
用物准备	• 面盆与足盆各 1 个，水桶 2 个（一桶盛 50～52℃热水，按患者习惯增减水温；另一桶盛污水用）、梳子、大浴巾、橡胶单、毛巾 2 条、浴皂、小剪刀、50% 乙醇、护肤用品（爽身粉、润肤剂）清洁衣裤和被服。另备便盆、便盆巾和屏风
患者准备	• 病情稳定、全身状况较好，了解操作目的
环境准备	• 将室温调节到 24℃左右，必要时关门窗，屏风遮挡
【实施步骤】 核对解释	• 备齐用物携至床旁，将用物放于易取、稳妥之处。核对后向患者做好解释，按需要给予便盆
安置体位	• 关好门窗，用屏风遮挡患者，根据病情放平床头及床尾支架，松开床尾盖被 • 将患者身体移向床的边缘，尽量靠近护士
准备擦洗	• 将面盆放于床旁桌上，倒入热水约2/3 满，水温为 50～52℃。将毛巾叠成手套状，包在手上（图9-11）

续表

操作流程	操作步骤与操作要点
擦面颈部	• 为患者洗脸及颈部。顺序为眼部（由内眦向外眦擦洗），再一侧的额部、鼻翼、面部、耳后、下颌、颈部，同法擦洗另一侧，然后再用较干毛巾依次擦洗一遍 要点：①眼部可用湿毛巾敷 2～3 分钟，分泌物软化后再去除；②注意洗净耳廓、耳后及颈部皮肤皱褶部位，勿用浴皂洗眼部周围
擦洗上肢	• 为患者脱下上衣。用盖被盖好上半身，将浴巾铺在一侧暴露的肢体下 要点：先脱近侧，后脱远侧。如有外伤，先脱健肢，后脱患肢 • 顺次擦洗前臂外侧、肘部、上臂外侧面及颈部外侧；再擦洗前臂内侧、肘窝、上臂内侧，将患者手臂抬高，擦洗腋窝；同法擦洗另一上肢
洗净双手	• 洗双手时，将脸盆放于患者近侧，先将患者一只手浸泡于水中，将手掌、手背、手指及指缝在水中洗净擦干，同法洗另一侧手
擦洗胸腹	• 大浴巾盖住患者的胸腹后，将盖被折至脐下。顺次擦洗胸部及腹部 要点：乳房向上托起，清洁乳房下部皮肤皱褶处，脐部应清洁干净
擦洗背臀 按背穿衣	• 协助患者侧卧，背向护士，大浴巾垫于身下，依次擦洗后颈、背、臀部 • 用 50% 乙醇按摩背部（同背部护理），大浴巾下移，协助患者穿上清洁上衣 要点：先穿远侧，再穿近侧。如有外伤，先穿患肢，再穿健肢
清洗会阴	• 大浴巾铺于臀下，面盆换水后为患者清洁会阴部（见会阴部护理）
擦洗下肢	• 协助患者平卧，脱下裤子，盖被遮盖上半身，双下肢用大浴巾下铺上盖 • 顺次擦洗踝部、小腿、膝关节、大腿部、腹股沟至髋部。同法擦洗另一侧 要点：先擦洗肢体远侧再擦洗肢体近侧，以利静脉血回流，注意洗净腹股沟等皮肤皱褶处
泡洗双脚	• 更换足盆和热水，将橡胶单及大浴巾置于患者足下，足盆放置橡胶单上 • 两脚放于盆内用温水浸泡洗净后，移去足盆及橡胶单，将两脚放于大浴巾上，边擦边按摩
穿裤置位	• 协助患者穿上清洁裤子，取舒适卧位 要点：先穿患侧，后穿健侧；先穿对侧，后穿近侧
整理记录	• 清理用物并记录，整理好床单位。必要时梳头、剪指甲及更换床单（见有人床更换床单法）
【操作后嘱咐】	• 对患者进行相关知识的健康教育，向患者及家属讲解皮肤护理的意义和方法 • 嘱患者卧床休息，以解除疲劳，如有不适及时呼叫
【操作后评价】	• 患者感到清洁、舒适，皮肤保持完整，无意外发生 • 患者皮肤光滑、不油腻、弹性好 • 患者获得相关皮肤护理方面的知识，护患沟通有效，保护患者隐私，体现人文关怀

【注意事项】

1．操作中注意节力原则，避免不良的姿势引起疲劳或肌肉损伤。

2．关爱患者，维护患者自尊心，动作敏捷、轻柔，减少翻身和暴露，防止着凉。

3．注意观察患者的一般情况和生命体征，如出现寒战、面色苍白、脉速等征象时，应立即停止擦洗，并给予适当处理。

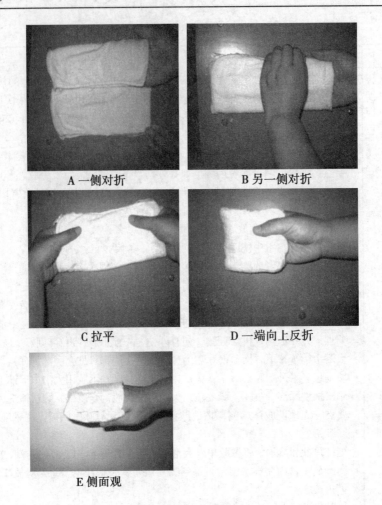

A 一侧对折　　　　　　B 另一侧对折

C 拉平　　　　　　　　D 一端向上反折

E 侧面观

图 9-11　包小毛巾法

考点： 床上擦浴的操作要点及注意事项

三、压疮的预防和护理

压疮（pressure sores）是身体局部组织长期受压，血液循环障碍、局部组织持续缺血、缺氧、营养缺乏，而引起的软组织溃烂和坏死。是长期卧床患者或躯体移动障碍患者皮肤最易发生的严重问题，也为最常见的并发症。

压疮最早称为褥疮（bed sores），来源于拉丁文"decub"，意为"躺下"，因此容易使人误解为压疮是"由躺卧引起的溃疡"。实际上。压疮可发生于长期躺卧或长期坐位（如轮椅）的患者，而并非仅由躺卧引起。引起压疮最基本、最重要的因素是由于压迫而造成的局部组织缺血、缺氧，故称为"压力性溃疡"。

压疮本身不是原发疾病，而是机体在患其他疾病时未得到及时有效的治疗和护理时出现的皮肤受损现象。压疮一旦发生，不仅给患者身心带来痛苦，加重病情，延长康复时间，而且在严重时可因继发感染引起败血症而危及生命。所以必须加强护理措施，预防并减少压疮的发生。

（一）压疮发生的原因

1. 力学因素

压疮不仅由垂直压力引起，还由摩擦力和剪切力引起（图 9-12），通常为 2 ～ 3 种力联合作用所致。

（1）垂直压力（pressure）：是引起压疮最主要的原因，由于局部组织遭受持续性垂直压力，如长期卧床或长期轮椅，夹板内衬垫放置不当，石膏内不平整或有渣屑等，局部组织长时间承受超过正常毛细血管压（如超过 16mmHg，即可阻断毛细血管对组织的灌注）的压迫，均可造成压疮。单位面积压力越大，组织发生坏死所需时间越短，持续受压 2 ～ 4 小时就可引起组织不可逆的坏死。

（2）摩擦力（friction）：当患者在床上活动或坐轮椅时，皮肤随时都可受床单或轮椅垫表面的逆行阻力摩擦，而致皮肤温度增高，新陈代谢加快，增加耗氧量，加重局部组织的缺血、缺氧；再加上摩擦力作用于皮肤后，易损害皮肤角质层而引起皮肤屏障的缺失，以上因素增加了压疮发生的危险性。

（3）剪切力（shearing force）：剪切力是由两层组织相邻表面间的滑行而产生的进行性的相对移动所引起的，是由摩擦力与压力相加而成，与体位有密切关系。经常发生于患者半坐卧位身体下滑时，皮肤与床铺之间出现平行的摩擦力，加上身体垂直方向的重力，从而导致剪切力的产生，引起局部皮肤血液循环障碍而发生压疮。

2. 营养状况不良　患者营养吸收障碍，营养摄入不足，会出现营养不良，致皮下脂肪减少，肌肉萎缩，一旦受压，骨隆突处由于缺乏肌肉和脂肪组织的保护而承受的压力加大，引起血液循环障碍；如果再加上水肿，皮肤较薄，抵抗力较弱，容易致皮肤受损而发生压疮。

3. 潮湿　患者由于疾病原因，皮肤会受到汗液、尿液、粪便、各种渗出引流液的浸渍，潮湿的皮肤环境不但是病原微生物滋生的场所，还可出现皮肤的酸碱度改变，致使皮肤角质层的保护能力下降，引起皮肤组织破溃、感染而形成压疮。

4. 年老　老年人皮肤松弛干燥，缺乏弹性，皮下脂肪萎缩、变薄，皮肤易损性增加。再加上老年人感觉反应迟钝，当局部组织受压时不易察觉，无法及时改变姿势减轻压力，故老年人易发生压疮。

5. 矫形器械应用不当　使用石膏、夹板固定或牵引时，限制了患者身体和肢体活动，尤其是夹板内衬垫放置不当、石膏内不平整或有渣屑、矫形器械固定过紧或肢体有水肿时，会使肢体的血液循环障碍，从而导致压疮的发生。

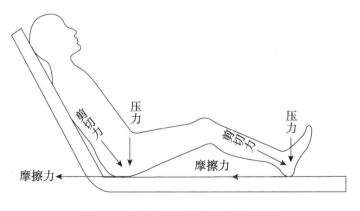

图 9-12　压力、摩擦力及剪切力示意图

（二）压疮的易发部位

压疮多发生在易受压且缺乏脂肪组织保护、无肌肉包裹或肌层较薄的骨隆突处。根据卧位不同，好发部位亦不同（图9-13）。

1．仰卧位好发于 枕骨粗隆、肩胛部、肘部、脊椎体隆突处、骶尾部、足跟。

2．侧卧位好发于 耳廓、肩峰、肋骨、髋部、股骨粗隆、膝关节的内外侧及内外踝

3．俯卧位好发于 面颊、耳廓、肩峰、女性乳房、肋缘突出处、男性生殖器、髂前上棘、膝部和足趾。

4．坐位好发于 坐骨结节、肩胛骨、足跟处。

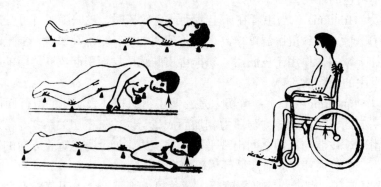

图9-13 压疮好发部位

考点：压疮定义 压疮发生的原因 压疮的好发部位

（三）压疮的易发人群

1．神经系统疾病患者 如昏迷、偏瘫及截瘫等失去知觉及自主活动能力丧失的患者。

2．疼痛患者 为缓解疼痛而长期处于某一种体位，同时机体活动减少。

3．活动受限的患者 石膏或夹板固定、牵引及使用矫形器患者，翻身和活动受限。

4．使用镇静剂的患者 自主活动减少，长时间处于一种卧位。

5．水肿患者 水肿使皮肤的抵抗力下降，且水肿增加了对承重部位的压力。

6．肥胖者 过重的身体增加了承重部位的压力。

7．老年人。

8．身体虚弱、营养不良者 受压处缺乏肌肉、脂肪组织的保护。

9．排尿、排便失禁患者 皮肤经常受理化因素刺激。

10．发热患者 体温升高可使皮肤代谢能力增强，同时体温升高可致排汗增多，汗液刺激皮肤，致皮肤抵抗力下降。

（四）压疮危险因素评估

对于压疮的易发人群，可通过压疮危险因素评估表（表9-9）对压疮的危险性进行评估，评分≤16分时，易发生压疮，分数越低，发生压疮的概率越高。

表 9-9　压疮危险因素评估表

项目＼分值	4	3	2	1
营养状况	好	一般	差	极差
精神状态	清醒	淡漠	模糊	昏迷
活动情况	活动自如	扶助行走	依赖轮椅	卧床不起
运动状况	运动自如	轻度受限	重度受限	运动障碍
排泄控制	能控制	尿失禁	大便失禁	二便失禁
体　　温	36.6 ～ 37.2℃	37.2 ～ 37.7℃	37.7 ～ 38.3℃	＞ 38.3℃
循　　环	毛细血管再灌注迅速	毛细血管再灌注减慢	轻度水肿	中度至重度水肿
使用药物	未使用镇静剂或类固醇	使用镇静剂	使用类固醇	使用镇静剂和类固醇

（五）压疮的预防措施

绝大多数压疮是能够预防的，虽然严重负氮平衡和神经疾病致某些部位感觉丧失的患者，因营养、循环不良及自身组织修复困难等原因，容易发生压疮，但科学、细心、周到的护理，能最大程度减少压疮的发生，这就要求护士在工作中做到"六勤"：勤观察、勤翻身、勤按摩、勤擦洗、勤整理、勤更换。交接班时，要严格细致地交接局部皮肤情况及护理措施执行情况。

1．避免局部组织长期受压

（1）定时更换卧位：经常翻身间歇性解除压力是卧床患者最简单而有效地预防压疮的方法。护士应鼓励并协助患者经常更换卧位，一般每 2 小时翻身一次，必要时每 1 小时翻身一次。建立床头翻身卡（表 9-10），翻身后应记录翻身时间、卧位及皮肤情况。

表 9-10　翻身记录卡

姓名：　　　　　　　　　　　　　　　　床号：			
日期 / 时间	卧位	皮肤情况及备注	执行护士

（2）保护骨隆突处和支持身体空隙处：协助患者更换卧位后，应用软枕或其他表面支撑物，如海绵垫褥（图 9-14）、气垫褥（图 9-15）、水褥、羊皮垫等，支撑身体空隙处，使身体受力面积增大，压力均匀，减少骨隆突处所承受的压力，从而保护骨隆突处。同时，可以采用"支被架"以减轻盖被对足部的压力。有条件的医院可使用电动翻转床、气垫床、水床等。

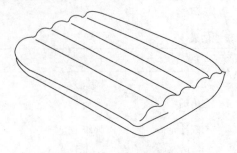

图 9-14　海绵垫褥

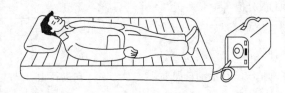

图 9-15　气垫褥

（3）正确使用石膏、夹板、牵引或其他矫形器械　对肢体固定及限制的患者，应随时观察局部皮肤状况和肢端皮肤的颜色、温度等变化情况，认真听取患者的主诉，适当调节松紧，衬垫应平整、柔软。如发现石膏绷带过紧或凹凸不平，应立即通知医生，及时调整。

2．避免摩擦力和剪切力的作用

（1）防止身体下滑：①平卧位如需抬高床头，一般不应高于 30°；②采取半坐卧位时，可将床头抬高 30°～ 50°，如用双摇床可将下肢摇高 10°～ 20°，如用靠背架可在下肢腘窝处垫软枕；③长期坐位时，可适当约束，防止患者身体下滑。

（2）避免擦伤皮肤：①保持床铺平整、无皱褶、无碎屑，以避免与皮肤产生摩擦；②协助患者翻身、更换床单及衣服时，一定要将患者抬离床面，切忌拖、拉、拽等动作；③使用便盆时，应协助患者抬高臀部，不可硬塞，硬拉，必要时在便盆边缘垫以软纸，布垫或撒滑石粉，不可使用掉瓷或裂痕的便盆，防止擦伤皮肤。

3．避免局部理化因素的刺激　床铺、衣服应保持清洁干燥，污被服要及时更换；对于大小便失禁，出汗及分泌物较多的患者应及时擦洗干净，局部皮肤涂凡士林软膏以保护皮肤；不可让患者直接卧于橡胶单或塑料单上，小儿应勤更换尿布。

4．促进血液循环　每日应协助长期卧床患者进行主动或被动的全范围关节运动锻炼，以维持关节活动度和肌肉张力，促进肢体的血液循环。同时可采用背部按摩和局部按摩方法促进局部组织的血液循环。

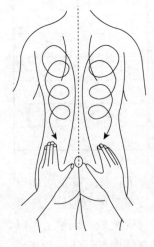

（1）背部按摩方法：①室温调节在 24℃左右，拉上窗帘或使用屏风遮挡，将盛有 50 ～ 52℃温水的脸盆放于床旁桌或椅上；②协助患者侧卧位或俯卧位，露出背部。将大浴巾一半铺于患者身下，一半盖住背部；③用小毛巾依次擦净患者的颈部、肩部、背部及臀部；④按摩背部：协助患者取俯卧位或侧卧位，背向护士；护士两手掌心及大、小鱼际处蘸少许 50% 乙醇或润滑剂，斜站于患者右侧，左腿屈曲在前，右腿伸直在后，从骶尾部开始，沿脊柱两侧向上环形按摩，至肩部时，用力略轻，再以环形按摩向下至骶尾部。此时左腿伸直，右腿屈曲。如此有节奏的按摩数次（图 9-16）；⑤用拇指指腹由骶尾部开始沿脊柱按摩至第 7 颈椎处；⑥按摩毕，用浴巾擦去皮肤上的乙醇或润滑剂，撤去浴巾，协助患者穿好衣服后，取舒适卧位。

图 9-16　背部按摩图

（2）局部按摩方法：用手掌的大、小鱼际蘸 50% 乙醇或润滑剂紧贴皮肤按向心方向按摩，压力要均匀，由轻到重，再由重到轻，每次 3～5 分钟。如果局部皮肤因受压而出现反应性充血则局部不主张按摩。

5．加强患者的营养　合理的营养膳食可以改善患者的营养状况，增强抵抗疾病的能力，不但有效预防压疮，还可促进创面的愈合。因此，在病情允许的情况下，应给予高蛋白、高热量、高维生素的饮食，保证正氮平衡，以增强机体的抵抗力和组织修复能力；另外，适当补充维生素 C 及锌可促进慢性溃疡的愈合；对于不能进食的患者可采用鼻饲或补液、输血等方法，以满足患者机体营养的需要。

考点：压疮的预防措施

（六）压疮的分期与护理

1．压疮的临床分期（图 9-17，彩图 9-17 见彩色插页）

（1）第一期：淤血红润期。临床表现为受压皮肤出现红、肿、热、痛或麻木，解除压力 30 分钟后，皮肤颜色不能恢复正常。此期皮肤的完整性未破坏，为可逆性改变，如及时去除致病原因，可阻止压疮的发展。

（2）第二期：炎性浸润期。当红肿部位继续受压，血液循环仍得不到改善，静脉回流受阻而局部淤血。临床表现为受压部位呈紫红色，皮下产生硬结，皮肤因水肿而变薄，可出现水泡，此时极易破溃。破溃后，可显露出潮湿红润的疮面，患者感觉疼痛。

（3）第三期：浅度溃疡期。表皮水泡逐渐扩大，破溃，真皮层疮面有黄色渗出液，感染后表面有脓液覆盖，致使浅层组织坏死形成溃疡，患者感觉疼痛加重。

（4）第四期：坏死溃疡期。为创伤严重期。坏死组织侵入真皮下层和肌肉层，感染可向周边及深部扩展，可深达骨面，脓液较多，坏死组织发黑，脓性分泌物增多，有臭味，严重者细菌入血易引起败血症，造成全身感染。

2．压疮的治疗护理

（1）淤血红润期：此期护理原则是消除危险因素，加强预防措施，使压疮不再继续发展。如增加翻身次数；保持床铺平整、干燥、无碎屑，避免摩擦、潮湿和排泄物对皮肤的刺激；可用红外线、烤灯照射的方法改善局部血液循环；加强营养供给，以增强机体的抵抗力。

（2）炎性浸润期：此期护理原则是保护疮面，避免感染。除继续加强上述护理措施外，对未破的小水泡要减少摩擦，防止破裂感染，促使自行吸收；大水泡可用无菌注射器抽出泡内液体，不必剪去表皮，然后涂以消毒液，用无菌敷料包扎。同时，可选用紫外线或红外线照射治疗，紫外线可起到消炎和干燥的作用；红外线有消炎、干燥疮面、增加血液循环、有利于组织的再生和修复的作用。

（3）浅度溃疡期：此期护理原则是清洁疮面，促进愈合。避免局部继续受压，尽量保持局部清洁、干燥，多采用物理疗法，如用红外线灯或烤灯照射，每日 1～2 次，每次 10～15 分钟。照射后以外科无菌换药法处理疮面。对未感染的疮面还可采用鸡蛋内膜、纤维蛋白膜、骨胶原膜等贴于疮面治疗。因内膜含有一种溶菌酶，能杀死细菌，可视为消炎和杀菌剂。同时内膜含有蛋白质，能在疮面表层形成无色薄膜覆盖疮面，防止污染和刺激，减轻疼痛，促进炎症局限化，具有明显的收敛作用。以新鲜鸡蛋内膜为例，将其剪成邮票大小，平整紧贴于疮面，如内膜下有气泡，应以无菌棉球轻轻挤压使之排除，再以无菌敷料覆盖其上，1～2 天更换一次，直到疮面愈合为止。

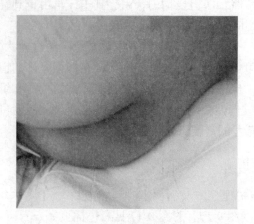

第一期　淤血红润期

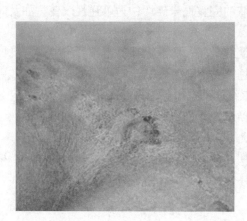 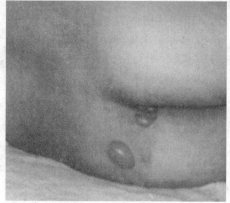

第二期　炎性浸润期

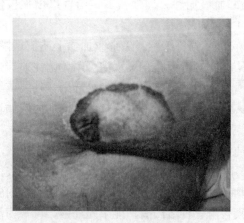 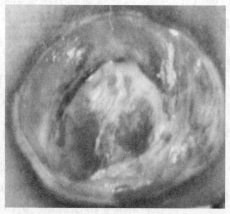

第三期　浅度溃疡期　　　　　第四期　坏死溃疡期

图 9-17　压疮分期

（4）坏死溃疡期

1）疮面处理：此期应清洁疮面，去除坏死组织，保持引流通畅，促进肉芽组织生长。选用清热解毒、活血化瘀、去腐生肌收敛的中草药治疗是目前最有效的方法之一。如疮面有感染时，轻者可用无菌等渗盐水或1∶5000呋喃西林溶液清洗疮面，再用无菌凡士林纱布及敷料包扎，1～2天敷料更换一次。还可采用甲硝唑湿敷或用生理盐水清洗疮面后涂以磺胺嘧啶银、呋喃西林治疗。对于溃疡较深，引流不畅者，应用3%过氧化氢溶液冲洗，以抑制厌氧菌。也可涂以碘酊使组织脱水促进创面干燥，抑制细菌的生长。

2）外科治疗：对于深达骨质、创面处理不佳的压疮可用外科手术处理加速愈合，如手术修刮引流、清除坏死组织、植皮修补缺损等。采用手术修复可缩短压疮的病程、减轻患者痛苦、提高治愈率，而围手术期护理是手术成功的关键，需注意术后护理中的体位减压（可用烧伤悬浮床），对伤口的护理要注意皮瓣血供和负压引流物的性状，减少局部刺激，保持干燥。

另外，对患有压疮的患者，应给予高蛋白、高热量、高维生素饮食，对不能进食的患者可静脉滴注白蛋白、复方氨基酸、脂肪乳等，以达到营养治疗的目的，增强患者的抵抗力，促进创面的修复。总之，压疮是局部及全身综合因素作用引起的皮肤溃烂、坏死的一个病理过程。因此，护理人员应认识到压疮的危害性，了解其病因及发生发展规律，掌握其防治方法，同时向患者和家属解释有效控制压疮的方法及重要意义，以引起人们广泛重视。压疮重在预防，要通过关心整体、重视局部、科学有创造性的措施做好压疮的防治工作。

考点：压疮各期的临床表现　压疮各期的护理要点

第四节　会阴护理

会阴部是生殖泌尿系统的重要器官组成部分，是机体排泄代谢产物的门户。温暖、潮湿的理化环境和浓密的毛发，易引起致病菌生长繁殖。会阴部有较多与外界相通的腔道，致病菌常容易由此进入体内。当患者出现生殖系统及泌尿系统感染、排尿、排便失禁、分泌物过多或尿液过浓过少、留置导尿管、产后及各种会阴手术后，护士均应协助患者完成会阴部的清洁工作。

一、会阴部的评估

1．会阴部皮肤有无破损、炎症、红肿、触痛等。

2．会阴部有无异味、瘙痒，有无分泌物过多等。

3．尿液有无异味，有无透明度、颜色的改变，排尿时有无灼热感、疼痛等不适症状。

4．有无排尿、排便失禁、留置导尿管、泌尿生殖系统炎症或手术等情况。

二、会阴部的清洁护理

（一）床上便器使用方法

便器种类较多，如带有便器的多功能床，气垫便器，塑料及搪瓷类便器等。目前临床上广泛使用的便器是便盆、尿壶，常用塑料和搪瓷材质制成。以便盆为例：

1．使用前准备　便盆使用时应清洁、无破损，覆盖上便盆巾。室温较低时，使用便盆前需倒入少量热水加温，避免太凉而导致患者不适。有的患者不习惯躺卧姿势排便，在病情允许时可抬高床头。使用便盆前，向患者解释操作方法，理解关爱患者，维护患者自尊心。

2．放置便盆方法　将橡胶单及中单置于患者臀下，协助患者脱裤，指导患者屈膝。护士一手托起患者的腰骶部，另一手将便盆置于患者臀下，使便盆宽阔边朝向患者头部（图9-18）。若患者不能配合，先协助患者侧卧，放置便盆于患者臀部后，护士一手扶紧便盆，另一手协助患者恢复平卧位（图9-19）。检查患者是否坐在便盆中央。护士在离开前，应将卫生纸、呼叫器放在患者易取到的地方。

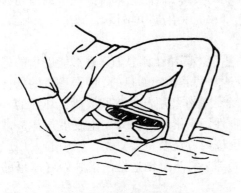

图9-18　仰卧位用便器法

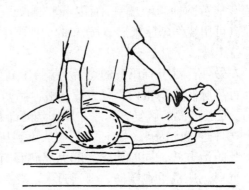

图9-19　侧卧位用便器法

3．取出便盆法　排便完毕，协助患者擦净肛门。嘱患者双腿用力，将臀部抬起，护士一手抬起患者腰及骶尾部，一手取出便盆，遮上便盆布。协助患者洗手后取舒适卧位，通风、处理和清洁便盆，注意观察患者排尿、排便情况，以协助诊断治疗。

（二）会阴清洁护理方法（表9-11）

会阴清洁护理的目的是去除会阴部异味，增进患者舒适，防止皮肤破损，促进伤口愈合，预防和减轻会阴部的感染。

表9-11　会阴清洁护理方法

操作流程	操作步骤和要点说明
【操作前评估】	• 患者年龄、病情、心理状态、合作程度、认知程度 • 会阴部皮肤有无破损、炎症、红肿、胀痛，有无异味、瘙痒，有无分泌物过多等 • 尿液气味、透明度、颜色有无异常，排尿时有无灼热感、疼痛等不适症状 • 有无排尿、排便失禁、留置导尿管，有无泌尿、生殖系统炎症或手术等情况
【操作前准备】 护士准备 用物准备 患者准备 环境准备	 • 衣帽整齐、洗手、戴口罩 • 屏风、便盆、橡胶单、中单、浴巾、浴毯、毛巾、水壶（内盛50～52℃的温水）、大量杯、清洁棉球、镊子 • 患者了解会阴部清洁的目的、方法、注意事项及配合方法 • 安静、安全、温度适宜，做好遮挡，减少暴露

操作流程	操作步骤和要点说明
【实施步骤】 核对解释 遮挡备水 操作一 　安置体位 　擦腿上部 　擦阴茎头 　擦阴茎体 　擦洗阴囊 　擦洗肛门 操作二 　安置体位 　擦腿上部 　擦会阴部 　冲洗会阴 　整理记录	• 携用物至患者床旁，核对后解释操作目的 • 拉好隔帘或使用屏风，关闭门窗。将盛温水的脸盆和卫生纸放于床旁桌上 男性会阴部护理 • 取仰卧位。将浴毯盖于患者胸腹部，盖被向下折于大腿部，使暴露会阴部 • 带上一次性手套，将浸湿毛巾缠绕在手上成手套式，顺次擦洗一侧大腿内侧、腹股沟、阴阜部位，同法擦另一侧， • 一手提起阴茎（图9-20），一手将浴巾铺于下方（防止多余水分流入腹股沟处），用清洁后的湿毛巾由尿道口向外环形擦洗阴茎头部，尤其龟头及冠状沟部位，方向从少量污染到多量污染的部位。反复擦洗，直到干净为止。 • 沿阴茎体由上向下擦洗，特别注意阴茎下方的皮肤 • 轻轻托起阴囊，擦洗阴囊下方皮肤皱褶处 • 患者取侧卧位，护士一手将臀裂分开，先用卫生纸轻擦肛门后，再用手取毛巾将肛门擦洗干净 女会阴部护理 • 协助患者取仰卧位，将浴毯盖于患者胸腹部，盖被向下折于大腿部，屈膝，两腿分开，暴露会阴 • 清洗并擦干大腿的上部及腹股沟处 • 左手轻轻按住阴唇使其闭合，右手擦洗一侧阴唇外侧皮肤，更换毛巾位置，擦洗另一侧 • 左手分开阴唇，暴露尿道口及阴道口，将清洁的湿毛巾从前向后擦净阴唇周围的皮肤、阴蒂及尿道口周围部分 • 患者臀下铺橡胶单、中单后，将便盆置于患者臀下 • 护士一手握盛有温水的大量杯，一手持夹有棉球的大镊子，由会阴向肛门部冲水，边冲水边擦洗会阴部，冲洗后，将会阴部擦干（图9-21），撤去便盆及橡胶单和中单 要点：由于会阴部的各个孔道相邻，易发生交叉感染。尿道口是最清洁的部位，而肛门是相对最不清洁的部位。因此，进行操作时应先清洁尿道口周围，最后擦洗肛门。 • 用物分类整理，根据情况更换衣、裤、床单；整理床单位，让患者取舒适卧位并记录
【操作后嘱咐】	• 指导患者经常检查会阴部卫生状况，及时做清洁，预防感染 • 指导患者学会会阴部清洁的方法
【操作后评价】	• 患者感到清洁、舒适，会阴部无异味，皮肤无破损 • 保护患者隐私，尊重患者的要求及感受，患者满意

【注意事项】

1．每擦洗一处均需变换毛巾的部位；用棉球擦洗，每擦洗一处均应更换棉球。

2．如患者有会阴部和直肠手术，应使用无菌棉球轻轻擦净手术部位及会阴部周围。

3．保护患者隐私，动作轻柔、节力，防止患者着凉。

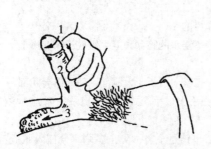

图 9-20　男患者会阴部清洁

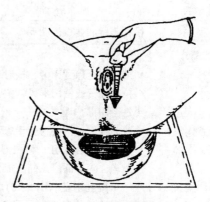

图 9-21　女患者会阴部清洁

考点：便盆的使用方法　男、女患者会阴清洁的操作要点及注意事项

　知识链接

会阴保健

　　不滥用抗生素和洗液；不经常用香皂、沐浴液清洗外阴；不过度吃甜食；坚持运动锻炼；不久坐、不穿紧身裤、少用护垫。长期久坐、穿紧身裤、用护垫，会导致女性会阴处经常处在潮湿、温暖的环境下，再加上空气流通差、散热难等，特别适合真菌生长，久而久之，就会阴道菌群失调。特别是有些护垫还添加了消炎、杀菌等药物成分，对健康女性而言，在杀灭阴道致病菌的同时也会损伤有益菌，反而造成阴道菌群紊乱。

第五节　晨晚间护理

一、晨间护理

　　晨间护理（morning care）是患者晨间醒来后为患者所提供的护理，是基础护理的一项重要内容。通过晨间护理可促进睡眠过程中身体受压部位的血液循环，预防压疮、坠积性肺炎及下肢静脉血栓等并发症的发生；保持病床和病室整洁；观察和了解患者病情，为诊断、治疗和护理计划制订提供依据；完成对患者的卫生指导和心理护理工作。晨间护理一般在清晨诊疗工作前完成。晨间护理的内容包括：

　　1. 对可离床活动、病情较轻的患者，应鼓励其自行洗漱，包括刷牙、漱口、洗脸、梳头等来活动全身的肌肉和关节，恢复充沛的精力，增强自信心。护士可用消毒毛巾湿式扫床，必要时更换床单，整理好床单位。

　　2. 对于病情较重，不能离床活动的患者，如危重、高热、昏迷、瘫痪、大手术后或年老体弱者，晨间护理应做到：①协助患者排便、漱口、刷牙或给予特殊口腔护理，洗脸、洗手、梳头；②协助翻身并检查皮肤受压情况，用湿热毛巾擦洗背部并用 50% 乙醇或润滑剂进行背部按摩或局部皮肤按摩；③必要时更换衣服和床单，整理好床铺，保持病室整洁、舒适和美观；④注意病室温、湿度，适当开窗通风，保持室内空气新鲜；⑤关心体贴患者，增进护患交流，了解患者的睡眠情况，观察有无病情变化，给予必要的心理疏导和精神鼓励。

二、晚间护理

晚间护理（evening care）是患者晚间入睡前为患者提供的护理，通过晚间护理为患者提供良好的夜间睡眠条件，使患者能舒适入睡。同时，还能了解到患者的病情变化，以便采取及时有效的护理措施。晚间护理应做到：①鼓励或协助患者漱口、刷牙或给予特殊口腔护理，洗脸、洗手、擦洗背部，用热水泡脚，女患者给予会阴冲洗；②检查皮肤受压情况，给予背部及局部皮肤按摩，协助排便，必要时更换被服和床单，整理好床单位；③保持病室环境整洁、安全、安静，护士在夜间巡视和执行各种护理操作时，要注意做到"四轻"；④注意空气流通，调节光线及室内温度，放下窗帘，关大灯，开地灯，根据情况增减盖被，创造舒适的睡眠环境；⑤经常巡视患者，了解患者睡眠情况，对于睡眠不佳的患者应提供各种促进睡眠的护理方法，如放松疗法、音乐疗法、按摩疗法等，必要时给予药物治疗，保证睡眠时间和质量。

考点：晨晚间护理的内容

知识链接

睡眠是生命最好的补药

人的睡眠与人的饮食、性构成了人的三大本能需要。人一生大约 1/3 的时间用来睡眠，如果睡眠出问题，将产生一系列精神和躯体症状。睡眠是各种休息中最重要的一种方式。睡眠时，大脑基本上处于停止工作的抑制状态，即休息状态，经过睡眠后，可使疲劳的大脑重新恢复正常的功能，从而保证了大脑的健康。祖国医学历来重视睡眠科学，认为"睡眠与饮食二者为养生之要务"，"睡眠者，能食，能长生"。睡眠是生命最好的补药。

三、有人床整理及更换床单法

有人床整理及更换床单的目的是保持床铺的平整、舒适，预防压疮；保持病室整洁美观。

（一）有人床整理法（表 9-12）

表 9-12　有人床整理法

操作流程	操作步骤和要点说明
【操作前评估】	• 患者病情、年龄、意识，躯体活动能力，患者心理反应及合作程度 • 患者床单位清洁程度，同室患者有无正在治疗或进餐等
【操作前准备】 护士准备 用物准备 患者准备 环境准备	• 衣帽整齐，清洁双手，戴口罩 • 床刷、微湿含有消毒液的刷套 • 明确整理床单位的目的，排空大小便 • 安静、安全，温湿度适宜，病室内无患者治疗或进餐，酌情关闭门窗

续表

操作流程	操作步骤和要点说明
【实施步骤】 核对解释 关闭门窗 移开桌椅 安置体位 扫近侧单	• 携用物至床旁，核对并解释操作目的，取得患者合作 • 酌情关闭门窗，避免着凉 • 移开床旁桌椅，如病情许可，放平床头及床尾支架 • 松开床尾盖被，拉起对侧床档，协助患者侧卧于对侧，枕头移向对侧于患者头下 • 松开近侧各层单，扫净中单及橡胶中单渣屑后搭于患者身上，方向由床头至床尾 　要点：注意扫净枕下及患者身下的渣屑
铺近侧单 整理对侧	• 依次将大单、橡胶中单、中单逐层拉平铺好，注意中线对齐 • 协助患者翻身侧卧于扫净一侧，转至对侧同法整理 　要点：注意皮肤有无异常改变，导管和输液管应妥善安置
整理盖被 安置卧位 整理用物	• 协助患者平卧，整理盖被，折成被筒，为患者盖好。拍松枕芯，置于患者头下 • 根据需要支起床头、床尾支架，协助患者取舒适卧位 • 移回床旁桌、椅，整理床单位，清理用物
【操作后嘱咐】	• 嘱咐患者和家属要按要求保持卧位，说明床铺平整、清洁对预防压疮的重要性 • 指导家属掌握有人床整理的技巧、方法
【操作后评价】	• 病室床单位整洁、美观，床单平、整、紧，患者感觉舒适 • 护患沟通有效，保护患者隐私，体现人文关怀

【注意事项】

1．在整理床铺的过程中，要保证患者安全，必要时使用床档，防止患者坠床。

2．安置好各种引流管及其他管道，防止脱落。

3．操作过程中要注意节力原则，注意为患者保暖，避免着凉。

> **考点：** 有人床整理法的操作要点 及注意事项

（二）有人床更换床单法（表9-13）

表9-13　有人床更换床单法

操作流程	操作步骤和要点说明
【操作前评估】	• 患者病情、年龄、意识，躯体活动能力，患者心理反应及合作程度 • 患者床单位清洁程度，大单更换的方式，同室患者有无正在治疗或进餐
【操作前准备】 护士准备 用物准备 患者准备 环境准备	• 修剪指甲，洗手、戴口罩 • 清洁大单、中单、被套、枕套、床刷、微湿含消毒液的刷套、污衣袋，必要时备清洁衣裤和便盆。折叠整齐，按顺序放置 • 理解操作目的，愿意配合，排空大小便 • 温湿度适宜，病室内无患者治疗或进餐，酌情关闭门窗

操作流程	操作步骤和要点说明
【实施步骤】 核对解释 关闭门窗 移开桌椅 安置体位 更换床单	• 携用物至床旁，核对并解释操作目的，取得患者合作 • 酌情关闭门窗，避免着凉，协助患者使用便盆 • 移开床旁桌，放平床头及床尾支架，椅置于床尾，清洁被服按顺序放椅上 • 松开床尾盖被，拉起对侧床档，协助患者侧卧于对侧，枕头移向对侧于患者头下 方法一：侧卧更换法：适用于卧床不起，病情允许翻身的患者 ①松开近侧各单（由床头至床尾），将污中单向上卷塞入患者身下，扫净橡胶中单后搭于患者身上。将污大单向上卷塞入患者身下，从床头至床尾扫净床褥，注意扫净枕下及患者身下的渣屑 ②铺清洁大单，将清洁大单中线与床中线对齐展开，大单正面朝上（图9-22）将对侧一半大单向下卷塞入患者身体（污大单）下面 ③近侧半幅按床头、床尾、中间的顺序先后拉紧铺好，塞于床垫下，表面平整，无皱折 ④放平橡胶单，铺清洁中单，对侧半幅中单向下卷塞于患者身体（污中单）下面 ⑤近侧中单同橡胶单一并拉紧塞于床垫下，表面平整、无皱折 ⑥移枕至近侧，协助患者翻身侧卧于清洁一侧。拉起近侧床档。转至对侧，放下对侧床档 ⑦松开各层单，撤出污中单卷至床尾，扫净橡胶中单，搭于患者身上，将污大单由床头卷至床尾与中单一起污染面向内卷好投入污物袋。扫净床褥，依次将清洁大单、橡胶中单、中单逐层拉平铺好 ⑧协助患者仰卧，更换枕套，拍松放于患者头下 方法二：平卧更换法：适用于病情不允许翻身侧卧的患者 ①一手托起患者头部，另一手迅速将枕头取出，放于床尾椅上 ②松开床尾盖被及床垫下的各层单，将污大单由床头至床尾卷至患者肩下。将清洁大单横卷成筒状铺床头，中线对齐（图9-23-A） ③床头大单铺好后，更换枕套，拍松枕头，放于患者头下 ④抬起患者上半身（如骨科患者可利用牵引架上拉手抬起身躯），将污大单、中单及橡胶中单从床头卷至患者臀下，同时将清洁大单从床头拉至臀部（图9-23-B） ⑤放下患者上半身，抬起臀部，将各层污单撤向床尾，同时将清洁大单拉至床尾 ⑥橡胶中单搭放在椅子上，污大单及中单放入污物袋内，铺平清洁大单 ⑦先铺好一侧橡胶中单及清洁中单，余下半幅塞于患者身下，转至对侧以同法铺好
更换被套	• 打开被套开口端，从开口处将棉胎一侧纵型向上折叠1/3，同法折叠对侧棉胎，手持棉胎前端，呈S型折叠拉出，放于椅上。将清洁被套正面向外铺在污被套上，同备用床法套好被套，被套封口端与棉胎头端对齐，不留有虚边 • 同时撤出污被套，系好被尾带子，折成被筒为患者盖好，两边平齐床沿，被尾内折与床尾齐 要点：如果患者能配合，可请患者抓住被套两角，以方便操作
整理记录	• 根据需要支起床头、床尾支架，协助患者取舒适卧位，移回床旁桌椅 • 整理床单位，清理用物，洗手记录
【操作后嘱咐】	同有人床整理法
【操作后评价】	同有人床整理法

操作流程	操作步骤和要点说明

【注意事项】

1. 动作轻稳，掌握节力原则，两人操作时应注意动作协调统一。不宜过多翻动和暴露患者，以免疲劳及受凉。

2. 更换床单时要确保患者安全、舒适，有骨折、牵引及导管的患者，应防止损伤及导管扭曲和脱落。

3. 换单时注意观察患者的一般情况，询问患者反应。若病情发生变化，应立即停止操作，并配合医生处理。

4. 注意皮肤受压处有无异常改变，被服污染面向内卷，污单不可丢在地上。

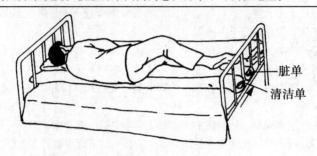

脏单

清洁单

图 9-22　侧卧床单更换法

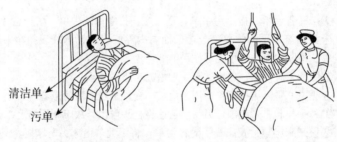

清洁单

污单

A 清洁大单铺于床头　　B 利用牵引架抬起上半身

图 9-23　平卧床单更换法

考点：有人床更换床单法操作要点及注意事项

小结

　　清洁是每个人最基本的生活需要，住院的患者对其需求尤为突出。护士在清洁护理方面要评估患者的口腔、头发、皮肤状况并指导和协助患者做好口腔护理、头发护理和皮肤护理。长期卧床的患者特别是老年、昏迷、瘫痪者容易发生压疮，护士要鼓励和协助患者翻身，避免局部组织长期受压，加强全身营养，促进皮肤血液循环，增强皮肤抵抗力，以减少压疮的发生。通过做好晨、晚间护理，勤整理或更换床单，以保持患者皮肤清洁、干燥、床铺平整无皱褶。此外，还要加强会阴清洁的护理以预防和减轻会阴部的感染，增进患者舒适。

　　为患者做好清洁护理，可以维持患者的仪表和良好的心态，树立自尊和战胜疾病的信心，护士应尽量满足患者的清洁需要，使患者在住院期间始终保持最佳身心状态，积极配合治疗，早日恢复健康。

（祁　玲）

第十章　生命体征的观察及护理

案例

患者李某，女性，64岁，因反复咽痛1个月，畏寒、高热4天而收住入院。查体：体温39.7℃，脉搏118次/分，呼吸26次/分，血压146/92mmHg；面色潮红，虚弱无力，口唇干燥，咽部充血，皮下无出血点，全身浅表淋巴结未触及，听诊肺部未闻及干、湿性啰音，心脏未闻及病理性杂音。请根据此病例思考：①此患者的生命体征出现了什么问题？②如何正确测量体温、脉搏、呼吸及血压？③判断此患者的发热程度？④如何对该患者进行护理？

生命体征（vital signs）包括体温、脉搏、呼吸和血压，它是机体内在活动的一种客观反映，是衡量机体身心状况的重要指标。正常情况下，生命体征在一定范围内相对稳定，波动较小。而在病理情况下，生命体征会发生不同程度的改变。通过对患者生命体征的观察，可以发现其存在的健康问题，了解机体重要脏器功能活动情况，对疾病的正确诊断、治疗、判断预后及护理提供依据，以促进患者的早日康复。因此，正确掌握生命体征的观察及护理对护理人员来说具有重要的临床意义。

第一节　体温的观察及护理

体温（body temperature）分为体核温度和体表温度。体核温度是指机体核心部分（即胸腔、腹腔、内脏和大脑）的平均温度。其特点是温度相对恒定，体表温度也称皮肤温度，可受环境温度及衣着情况的影响，体表温度低于体核温度。

一、正常体温及生理变化

（一）体温的形成

人体不断进行着三大营养物质糖、脂肪、蛋白质的代谢，这些物质经过氧化分解产生能量，其中 50% 左右的能量转化为热能用来维持体温，并不断地散发到体外；其余的能量储存于三磷腺苷（ATP）的高能磷酸键中，供机体利用，最后仍转化为热能散发到体外。

（二）产热与散热

1. 产热过程　机体的产热过程是组织细胞新陈代谢的过程，机体在安静时主要由内脏产热，其中肝的产热量最高；当机体在活动时，主要由骨骼肌的收缩产热。另外，食物氧化、交感神经兴奋、甲状腺素的分泌等也参与产热调节过程。

2. 散热过程　人体主要通过皮肤进行散热，当环境温度低于皮肤温度时，大部分体热通过辐射、传导和对流的方式向外界散热，呼吸和排泄也能散发小部分热量。当环境温度高于皮肤温度时，则通过蒸发来散热。

（三）体温的调节

人体的体温调节有自主性体温调节和行为性体温调节两种方式。自主性体温调节是在体温调节中枢的控制下，通过增加或减少皮肤的血流量、出汗或寒战等生理调节反应，维持产热和散热过程的动态平衡，使体温保持在相对稳定水平。行为性体温调节是指有意识地调节体温平衡的活动，即根据外界环境温度的高低，采取不同的降温和保暖措施，如天热时用空调降温，天冷时添加衣服或蜷曲四肢和身体。对于人体而言，自主性体温调节是基础，行为性体温调节则是对自主性体温调节的补充。自主性体温调节的方式有：

1. 温度感受器

（1）外周温度感受器：外周温度感受器是存在于皮肤、黏膜和内脏中的对温度变化敏感的游离神经末梢。当局部温度升高时，热感受器兴奋；反之，当温度降低时，冷感受器兴奋。温度感受器在皮肤呈点状分布，冷感受器大约是热感受器的 5 ~ 11 倍，它们的作用是将热或冷的信息传向中枢。

（2）中枢温度感受器：中枢温度感受器是指存在于中枢神经系统内对温度变化敏感的神经元。下丘脑、脑干网状结构和脊髓等处都有温度敏感神经元。热敏神经元主要分布在视前区 - 下丘脑前部（PO/AH），而冷敏神经元在脑干网状结构和下丘脑的弓状核，当局部温度发生变化时，可将热或冷的刺激传入体温调节中枢。

2. 体温调节中枢　体温调节中枢主要位于下丘脑。当调节中枢将各种温度变化的信息整合后，通过自主神经系统调节皮肤血流量、竖毛肌和汗腺活动而影响散热过程；通过躯体神经调节骨骼肌的活动及甲状腺、肾上腺髓质的分泌活动而影响产热过程，从而使机体在外界环境温度发生变化时，维持体温的相对恒定。

3．体温调定点学说 体温调定点学说认为，体温的调节类似于恒温器的调节。PO/AH可通过某种机制决定体温调定点水平。体温调节中枢就按照这个设定温度进行体温调节，即当体温与调定点的水平一致时，机体的产热与散热处于平衡状态；当体温高于调定点的水平时，中枢的调节活动会使产热活动降低，散热活动加强；反之，当体温稍低于调定点水平时，产热活动加强，散热活动降低，直到体温回到调定点水平。

（四）正常体温及生理变化

1．正常体温 由于机体核心温度不容易测量，所以临床上一般用直肠、口腔和腋窝三个部位的温度来代表体温。其中直肠温度最接近核心温度，但口腔温度和腋窝温度测量比较方便，因此，在日常护理工作中应该根据具体情况来选择测量体温的方法。正常体温的范围见表 10-1。

表 10-1 正常成人体温范围及平均值

部位	正常范围	平均值
口温	36.3 ~ 37.2℃	37.0℃
肛温	36.5 ~ 37.7℃	37.5℃
腋温	36.0 ~ 37.0℃	36.5℃

2．生理变化 在生理情况下，体温可随着昼夜、年龄、性别、情绪等因素而发生变化，但这种变化波动小，一般不会超过 1℃。

（1）昼夜变化：体温在一昼夜之间有周期性的波动，在清晨 2：00 ~ 6：00 最低，午后 14：00 ~ 20：00 时最高。人体体温的这种昼夜周期性波动，称为体温的昼夜节律或日节律，目前认为这种现象主要受下丘脑视交叉上核的控制。一般情况下，体温的昼夜变化不随年龄而发生改变。

（2）年龄：新生儿特别是早产儿，由于体温调节中枢发育不完善，体温易受环境因素的影响，因此应注意防寒保暖。儿童和青少年新陈代谢旺盛，体温略高于成人。老年人由于代谢率低，活动量减少，体温较低，应注意保暖。

（3）性别：在相同状态下，男性和女性体温略有差别，成年女性的体温平均高于男性0.3℃，这可能与女性皮下脂肪较多，散热较少有关。此外，成年女性的基础体温随月经周期而变动，即在月经期内体温较低，排卵日最低，排卵后升高 0.3 ~ 0.6℃（图 10-1），排卵后体温升高是由于黄体分泌的孕激素的作用所致。因此，可通过测定基础体温了解有无排卵和排卵的日期。

（4）活动：在活动过程中，骨骼肌产热增加，可使体温升高。所以，临床上测量体温时应让患者先安静一段时间后再进行。

（5）情绪：情绪激动、精神紧张时，肌肉张力增加，甲状腺素释放增多，使产热量增多，体温升高。

（6）进食：人体在饥饿或禁食的状况下体温下降；进食后体温升高。

（7）季节和地区：一般夏季的体温较冬季体温高。我国南方居民的平均体温比北方居民高，在春夏季更为明显。

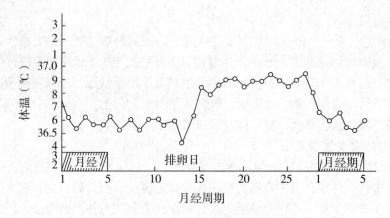

图 10-1 成年女性月经周期基础体温曲线

（8）药物：麻醉药物可抑制体温调节中枢或影响传入路径的活动，能扩张血管，增加散热，而降低机体对寒冷环境的适应能力。因此对手术患者术中、术后应注意保暖。

考点：正常体温及其生理变化

二、异常体温的观察及护理

（一）体温过高

1. 定义　体温过高（hyperthermia）又称发热（fever），是指各种原因引起体温调节中枢的调定点上移，产热增加、散热减少，导致体温升高超过正常值。体温过高是临床常见症状，引起体温过高的原因很多，临床上可分为感染性与非感染性发热。感染性发热较多见，主要由各种病原体如病毒、细菌、支原体、立克次体、螺旋体、真菌、寄生虫等引起的感染；非感染性发热可由无菌性坏死物质的吸收、抗原 - 抗体反应、内分泌与代谢疾病、皮肤散热减少、体温调节中枢功能失常、自主神经功能紊乱等引起。

2. 临床分级　以口腔温度为例，按发热的高低可分为：

低热：37.3 ～ 38.0℃。

中等热：38.1 ～ 39.0℃。

高热：39.1 ～ 41.0℃。

超高热：41℃以上。

3. 发热的临床过程及特点　一般发热的过程分体温上升期、高热持续期、体温下降期三个阶段：

（1）体温上升期：特点：产热大于散热，体温上升。主要表现为寒战、疲乏无力、肌肉酸痛、皮肤苍白、干燥无汗、畏寒、"鸡皮"等现象。体温上升有两种方式：①骤升型：体温在几小时内达 39 ～ 40℃或以上，常伴有寒战，见于肺炎球菌肺炎、疟疾；②缓升型：体温逐渐上升在数日内达高峰，多不伴寒战，常见于伤寒。

（2）高热持续期：特点：产热与散热在较高水平上保持相对平衡。此期分解代谢增强，产热较正常时增加；同时皮肤血管舒张，血流量增加，散热也相应增加。主要表现为皮肤潮红并有灼热感，口唇干燥，脉搏、呼吸加快，头痛头晕，食欲不振等。小儿易出现惊厥，超高热时可出现大脑功能损害。

（3）体温下降期：特点：散热大于产热，体温恢复正常。表现为大量出汗，皮肤潮湿，体温下降。体温下降有两种方式：①骤降：指体温于数小时内迅速下降至正常，有时可略低于正常，常伴有大汗淋漓，见于肺炎球菌肺炎、疟疾；②渐降：指体温在数天内逐渐降至正常，如伤寒。此期由于大量出汗，丧失体液较多，年老体弱及患心血管疾病的患者易出现血压下降、虚脱等现象。

考点：发热程度及发热的过程

4．常见热型　将发热患者不同时间测得的体温数值分别记录在体温单上，将这些体温数值点连接就形成了体温曲线，该曲线形状称为热型（fever type）。根据热型的不同有助于发热病因的诊断和鉴别诊断。临床上常见的热型有以下几种：

（1）稽留热（continued fever）：是指体温维持在 39 ～ 40℃以上达数天或数周，24 小时内体温波动范围不超过 1℃。常见于肺炎球菌肺炎、伤寒（图 10-2）。

（2）弛张热（remittent fever）：体温常在 39℃以上，波动幅度大，24 小时内波动范围超过 1℃，但体温最低时仍在正常水平以上。常见于败血症、风湿热、重症肺结核及化脓性炎症等（图 10-3）。

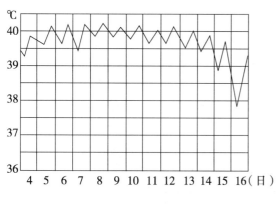

图 10-2　稽留热

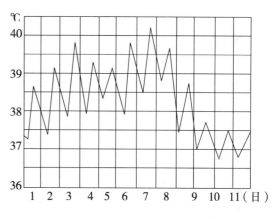

图 10-3　弛张热

（3）间歇热（intermittent fever）：体温骤然升高至 39℃以上后持续数小时或更长，又迅速降至正常水平，无热期（间歇期）可持续 1 天至数天，如此高热期与无热期反复交替出现。常见于疟疾、急性肾盂肾炎等（图 10-4）。

（4）不规则热（irregular fever）：发热的体温曲线无一定规律，且持续时间不定。可见于流行性感冒、癌性发热等（图 10-5）。

考点：常见热型

5．体温过高患者的护理

（1）降温：可采用药物降温或物理降温两种方法。药物降温主要指应用退热药，而达到减少产热加速散热的目的。使用时应注意药物的剂量及副作用。物理降温有局部和全身冷疗两种方法，如使用冰袋、冰囊、冰帽，温水或酒精擦浴，达到降温的目的，具体要求见第十三章冷、热疗法的应用。行降温措施 30 分钟后应测量体温并记录。

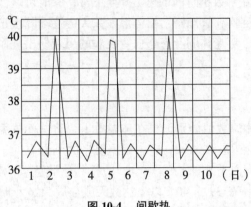

图 10-4 间歇热   图 10-5 不规则热

（2）密切观察病情：①观察生命体征，高热患者应每 4 小时测量一次体温；体温降至38.5℃以下时，每日测体温四次；待体温恢复正常 3 天后，改为每日 1 ～ 2 次；观察其热型、程度及临床过程和特点，注意呼吸、脉搏和血压的变化；②观察有无寒战、结膜充血、单纯疱疹、淋巴结肿大、肝脾肿大、出血、关节肿痛、昏迷等伴随症状及程度；③观察病情的治疗效果及有无药物副作用；④记录液体出入量。

（3）补充营养和水分：高热时，胃肠蠕动减弱，消化液分泌减少，影响机体的消化和吸收功能；同时分解代谢增强，能量消耗增多，导致机体消瘦和营养不良。因此，应给予高热量、高蛋白、高维生素营养丰富易消化的流质或半流质食物，以补充高热的消耗，提高机体的抵抗力。同时高热患者呼吸加快，出汗增多，使体内水分大量丢失，应鼓励患者多饮水，以每日 2500 ～ 3000ml 为宜，用来补充高热消耗的水分，促进毒素和代谢产物的排出。对不能进食的患者，应遵医嘱给予静脉输液或鼻饲，以补充营养物质、水分和电解质。

（4）休息：高热患者由于新陈代谢增加、摄入减少、消耗增多，导致体质虚弱。需要卧床休息，以减少能量的消耗。同时提供适宜的休息环境，如温湿度适当、空气流通、减少噪声等。

（5）保持清洁：①加强口腔护理，发热时口腔黏膜干燥，抵抗力下降，易出现口腔感染，因此应协助患者在晨起、餐后、睡前漱口或用生理盐水棉球清洁口腔；②加强皮肤护理，退热期往往大量出汗，应随时擦干汗液，更换衣服和床单，保持皮肤的清洁干燥，对于长期持续高热卧床者，要注意防止压疮的发生。

（6）安全护理：高热者有时出现躁动不安、谵妄，应防止坠床、舌咬伤，必要时加床档或用约束带固定患者。

（7）心理护理：在发热期间患者会出现紧张、恐惧等心理，护士应对发热的各种临床表现做出合理的解释，以缓解患者的紧张心理。经常巡视患者，及时解答患者的各种问题，尽量满足患者的合理需求。

（8）健康教育：教会患者及家属正确监测体温及物理降温的方法；介绍休息、合理饮食、饮水的重要性。

考点： 体温过高患者的护理

（二）体温过低

1．定义　体温过低是指各种原因引起产热减少和（或）散热增加，导致体温低于35℃。

（1）散热过多：长期暴露于低温环境中或在寒冷环境中大量饮酒而致血管过度扩张，使机体散热过多、过快。

（2）产热减少：极度衰竭、重度营养不良，使机体产热减少。

（3）体温调节中枢功能不良：①颅脑外伤、脑出血，某些药物中毒（麻醉剂、镇静剂过量）使体温调节中枢受损；②新生儿尤其是早产儿因体温调节中枢发育尚未完善，对外界温度变化不能自行调节，加上体表面积相对较大而导致体温过低。

2．临床分级

轻度：32.1～35.0℃。

中度：30.0～32.0℃。

重度：＜30.0℃　瞳孔散大，对光反射消失。

致死温度：23.0～25.0℃。

3．临床表现　发抖、皮肤苍白冰冷、血压下降、呼吸和心率减慢、脉搏细弱、尿量减少、嗜睡、重者可出现昏迷。

4．护理措施

（1）加强监测：密切观察病情的变化，至少每小时测量一次体温，直至体温恢复至正常且稳定。同时注意呼吸、脉搏、血压的变化。

（2）采取保暖措施：增添衣服，给予毛毯、棉被、热水袋等以提高机体温度，减少热量散失，但应注意加温的速度不宜过快，在保暖的同时应注意防止烫伤；室内温度控制在24～26℃。

（3）饮食：吃高热量的蛋白质、脂肪类的食物，多喝热饮，禁忌饮酒。

（4）去除病因：去除引起体温过低的原因，使体温恢复正常。

（5）健康教育：教会患者避免引起体温过低的因素，如衣服穿着过少、营养不良等；指导患者及家属正确采取保暖措施，如使用热水袋等。

> 考点：体温过低的定义、临床表现及护理

三、体温的测量

（一）体温计的种类及构造

1．水银体温计　水银体温计又称玻璃体温计，是最常见的体温计。它是一种真空毛细管外带有刻度的玻璃管，玻璃管一端是水银槽。在毛细管下端和水银槽之间有一狭窄部分，当体温计遇冷时，水银变冷收缩，在狭窄处断开而不能下降。水银体温计一般测量范围在35℃～42℃，其读数可以精确到0.1℃。

根据测量部位的不同，可为分口表、肛表、腋表。口表和腋表水银柱较细长，有助于测温时扩大接触面积；肛表的水银柱较粗短，有利于插入肛门（图10-6）。

水银体温计具有误差小、稳定性高、售价低等优点，目前医疗机构大多将它用于医疗诊断。但缺陷也比较明显，易破碎，测量时间比较长，对急重病患者、老人、婴幼儿等使用不方便，读数比较费事等。

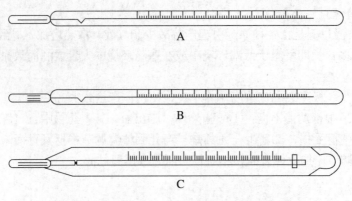

图 10-6　水银体温计　A 口表、B 肛表、C 腋表

2. 电子体温计　电子体温计是利用电子感温探头测量体温，将结果以数字的形式显示出来（图 10-7、图 10-8）。在测量时，温度计会不断地显示当前温度，且"℃"符号不断闪烁。当升温速度低于 0.1℃/16 秒时，蜂鸣器发出蜂鸣声，"℃"符号停止闪烁，测量结束。体温计测得的最高温度值将在显示屏上显示。电子体温计具有使用安全、读数简单、携带方便、测温时间短等优点，不足之处在于数值准确度受电子元件及电池供电状况等因素影响，不如水银体温计。

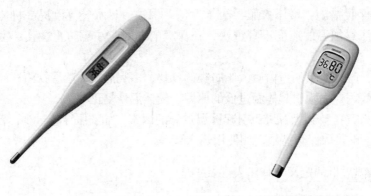

图 10-7　普通型电子体温计　　　　图 10-8　精密型电子体温计

3. 可弃式体温计　为一次性使用体温计，上面布满了对热敏感的化学指示点薄片，测温时点状薄片随机体的温度而变色，当点薄片的颜色从白色变成蓝色（或绿色），最后点色的位置即为所测温度。这种温度计价格不高，体积较小，便于携带和储存，本身污染非常小，特别适用于医疗机构，可以一次性使用，避免交叉感染（图 10-9）。

4. 感温胶片　感温胶片为对温度敏感的胶片，可贴在前额或腹部，根据胶片颜色改变而知体温的变化，但不能显示具体的温度数值，只能用于判断体温是否在正常范围内。适用于新生儿及幼儿。

5. 红外体温计

（1）耳腔式体温计（简称耳温计）：是一种利用耳道和鼓膜与探测器间的红外辐射交换测量体温的仪器（图 10-10）。使用时只需将探头对准内耳道，按下测量钮，仅有几秒钟就可得到测量数据，非常适合急重病患者、老人、婴幼儿等使用。

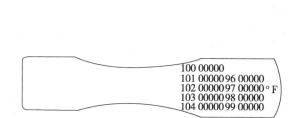

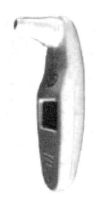

图 10-9　可弃式体温计　　　　　图 10-10　红外耳温计

（2）体表温度计：一种利用皮肤与探测器间的红外辐射交换和适当的发射率修正来测量皮肤温度的仪器。仪表所测的皮肤表面温度，通常是测量额头的温度。但是由于体表温度受环境因素影响较大，因此其测量体温的准确度还有待提高。

（3）红外筛检仪：筛检仪是一种利用红外测温技术，对人体表面温度进行快速测量，对体表温度达到或超过预设的警示温度值进行警示的筛检仪器。该类产品多由红外热像仪改进组成，经常在机场、车站、码头等口岸使用。

（二）水银体温计的消毒与检查

1．水银体温计的消毒　为防止交叉感染，保证体温计的清洁，应对用过的体温计进行消毒处理。常用的消毒液有 1% 消毒灵、70% 乙醇、1% 过氧乙酸等。具体方法如下：将使用过的体温计放入盛有消毒液的容器里浸泡 5 分钟后取出，用清水冲洗干净，再放入另装有消毒液的容器浸泡，30 分钟后取出用清水冲洗干净，擦干后放入清洁容器中备用。口表、肛表、腋表应分别消毒、清洗与存放。消毒液每日更换一次，浸泡容器每周消毒一次。

2．水银体温计的检查　在水银体温计使用前或消毒后应对体温计进行检查，以保证体温测量的准确性。

方法：将全部体温计的水银柱甩至 35℃ 以下，于同一时间放入已测好的 40℃ 以下的水中，3 分钟后取出检查，若有数值相差在 0.2℃ 以上、玻璃管破裂、水银柱自行下降的体温计取出不用，将检查合格的体温计擦干后放入清洁容器中备用。

考点：水银体温计的消毒与检查方法

（三）测量体温的方法

体温的测量一般在口腔、耳道、腋下、肛门四个部位进行。一般成人多在口腔和腋下测量体温，小儿则测量肛温和耳温。通过对患者体温进行测量可以判断其体温有无异常，动态监测患者体温变化，分析热型及伴随症状并协助诊断。本书重点阐述用水银体温计测量口温、腋温和肛温的具体方法（表 10-2）。

表 10-2　测量体温的方法

操作流程	操作步骤和要点说明
【操作前评估】	• 患者年龄、病情、意识状态、合作程度 • 测量部位皮肤黏膜情况 • 测量前 30 分钟内有无影响体温测量的因素
【操作前准备】 护士准备 用物准备 患者准备 环境准备	• 衣帽整洁，清洁双手，戴口罩 • 容器两个（一清洁容器内放已消毒的体温计，另一容器内放测温后的体温计）、纱布、表（有秒针）、笔、记录本，若测肛温还需准备润滑油、棉签、卫生纸 • 了解操作的目的、方法、注意事项及配合要点，取舒适卧位 • 对于婴幼儿、精神异常、昏迷、口腔疾患、口鼻手术、张口呼吸者禁忌测量口温 • 婴儿或其他无法测量口温者适用于测量腋温，而腋下有创伤、手术、炎症、腋下出汗较多者、肩关节受伤或消瘦夹不紧体温计者禁忌测腋温 • 婴幼儿、昏迷、精神异常者适用于测肛温，而直肠或肛门手术、腹泻、心肌梗死患者不宜测肛温（以免刺激肛门引起迷走神经反射，导致心动过缓） • 环境安静、整洁、宽敞明亮，必要时用屏风遮挡
【实施步骤】 核对解释 检查 测量体温	• 洗手，戴口罩。携用物至患者床旁，核对床号、姓名，并向其解释操作的目的、方法及注意事项 • 检查体温计是否完好无损，水银柱是否在 35℃ 以下 方法一：口温测量方法 ①将口表水银端斜放于舌下热窝（图 10-11） 要点：舌下热窝是口腔中温度最高的部位，在舌系带两侧，左右各一 ②紧闭口唇，用鼻呼吸，勿咬体温计 要点：若不慎咬碎体温计，首先应及时清除玻璃碎屑，以免损伤唇、舌、口腔、食管、胃肠道黏膜。再口服蛋清或牛奶，以延缓汞的吸收。若病情许可，可服用粗纤维食物，加速汞的排出 ③测量时间：3 分钟 方法二：腋温测量方法 ①用纱布将腋下汗液擦干（腋下有汗液，助于散热，影响结果的准确性），体温计水银端放在腋窝处 ②将体温计紧贴皮肤，嘱患者屈臂过胸，夹紧体温计（图 10-12） 要点：夹紧腋窝，形成人工体腔，反映体内温度，否则只是测量腋下皮肤温度 ③测量时间：10 分钟 方法三：肛温测量方法 ①用屏风遮挡，协助患者取侧卧、俯卧或屈膝仰卧位，暴露测量部位 ②润滑肛表水银端，插入肛门 3 ~ 4cm；婴幼儿可取仰卧位，操作者一手握住患儿脚踝，提起双腿，另一手将已润滑的肛表插入肛门（图 10-13），插入长度为：婴儿 1.25cm，幼儿 2.5cm，并握住肛表，用手掌根部和手指将双臀轻轻捏拢、固定 要点：①润滑可以使肛表容易插入；②插入肛表时勿用力以免擦伤或损伤肛门及直肠黏膜；③为小儿测量肛温时，应给予安慰，免除其恐惧心理，并制动，特别要注意固定好肛表，以防肛表滑落或插入太深。 ③测量时间：3 分钟

续表

操作流程	操作步骤和要点说明
取表擦拭	• 取出体温计，用纱布擦拭，如果是肛温测量用卫生纸擦净肛门处遗留的润滑剂及污物
读数甩表	• 检视读数后，将体温计水银柱甩至35℃以下，放入容器内 要点：捏住体温计前端，用腕部的力量甩体温计，注意不要碰触其他物品，以防体温计碰碎
整理记录	• 记录体温数值，协助患者穿好衣裤，取舒适体位，整理好床单位 要点：若体温与病情不符应重新测量，确有异常应及时通知医生进行处理
消毒	• 将用过的体温计回收后进行统一消毒
绘制体温单	• 洗手，将所测得的体温值绘制于体温单上
【操作后嘱咐】	• 嘱咐患者因体温测量部位不同，其测量时间也不同，为获得体温的准确数值需保证测量时间 • 嘱患者多休息，食用易消化的流质和半流质饮食，多喝水。出现不适及时诉说
【操作后评价】	• 能够根据患者的不同情况选择适当的测量体温方法，操作认真、测量值准确 • 操作中体现对患者的关爱，沟通有效，患者理解操作目的，能主动配合

◇注意事项

1．测温前患者若有运动、进食、冷热饮、冷热敷、洗澡、坐浴、灌肠等活动，应休息30分钟后再测量。

2．婴幼儿、危重、意识不清或不合作的患者测量体温时，应设专人守护，防止发生意外。

3．新入院患者每日测量体温四次，连续测量三天，三天后体温正常者改为每天测量两次。

4．对手术患者，术前一天8pm测量体温，术后每天测量四次，连续测量三天，体温恢复正常改为每天测量两次。

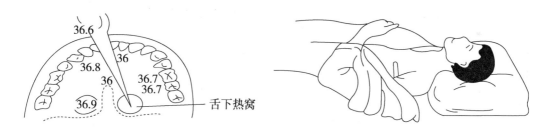

图 10-11　舌下热窝 　　　　　　　　　　图 10-12　腋温测量法

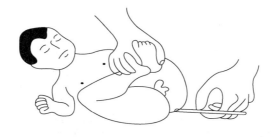

图 10-13　肛温测量法

考点：测量体温的方法

第二节　脉搏的观察及护理

在每个心动周期中，由于心脏的收缩和舒张，动脉内的压力和容积发生周期性的变化而引起的动脉管壁发生有节律的搏动，称为动脉脉搏（arterial pulse），简称脉搏（pulse）。脉搏是左心室及主动脉搏动的延续，通过测量脉搏可以了解心脏的动力状态、心率、心律、心输出量、动脉的可扩张性及外周阻力。

一、正常脉搏及生理变化

（一）脉搏产生原因

当心脏收缩时，左心室将血射入主动脉，由于主动脉的弹性作用和外周阻力作用，使收缩期射入主动脉的血液有一部分暂时存留在动脉内，故动脉管壁随之扩张；当心脏舒张时，停止射血，动脉管壁弹性回缩。这种动脉管壁随着心脏的舒缩而周期性地收缩与扩张就形成了动脉脉搏，搏动沿动脉系统传播，如波浪式向前推进，在人体皮肤表面的浅表动脉处可以触及。

（二）脉搏的生理变化

1．脉率（pulse rate）　脉率是每分钟脉搏搏动的次数。正常情况下，脉率与心率一致。正常成人脉率在安静状态下为 60 ～ 100 次 / 分。脉率受许多生理因素的影响，在一定范围内发生变化。

（1）年龄：一般婴幼儿脉率较快，成年人逐渐减慢，到老年时稍微增快，见表 10-3。

表 10-3　各年龄段脉率的正常范围与平均脉率

年龄	正常范围（次 / 分）		平均脉率（次 / 分）	
出生 ～ 1 个月	70 ～ 170		120	
1 ～ 12 个月	80 ～ 160		120	
1 ～ 3 岁	80 ～ 120		100	
3 ～ 6 岁	75 ～ 115		100	
6 ～ 12 岁	70 ～ 110		90	
	男	女	男	女
12 ～ 14 岁	65 ～ 105	70 ～ 110	85	90
14 ～ 16 岁	60 ～ 100	65 ～ 105	80	85
16 ～ 18 岁	55 ～ 95	60 ～ 100	75	80
18 ～ 65 岁	60 ～ 100		72	
65 岁以上	70 ～ 100		75	

（2）性别：女性脉率比男性脉率稍快。

（3）体型：身材细高者比矮胖者脉率慢。

（4）运动：一般运动后脉率会加快；休息、睡眠脉率则会减慢。

（5）情绪：兴奋、恐惧、焦虑、发怒脉率会加快；镇静可使脉率减慢。

（6）饮食、药物：进食、饮浓茶、咖啡、使用兴奋剂可使脉率加快；禁食、使用镇静剂及洋地黄类药物可使脉率减慢。

2．脉律　脉律是指脉搏的节律性，反映的是左心室收缩情况。正常脉律跳动均匀规则，间隔时间相等。但正常小儿、青年和一部分成年人中，可出现窦性心律不齐，即脉律在吸气时增快，呼气时减慢，一般无临床意义。

3．脉搏的强弱　脉搏的强弱是血流冲击血管壁力量强度的大小。正常情况下每搏强度相同。脉搏的强弱与心搏出量、脉压、外周血管阻力和动脉壁的弹性有关。

4．脉搏的紧张度　脉搏的紧张度与血压的高低有关。检查时，可将两个手指指腹置于桡动脉上，近心端手指用力按压阻断血流，使远心端手指触不到脉搏，通过施加压力的大小来判断脉搏的紧张度。

5．动脉壁的情况　正常动脉壁是光滑、柔软、富有弹性的。动脉硬化时管壁变硬，失去弹性呈条索状。

考点：正常脉搏及生理变化

二、异常脉搏的观察及护理

（一）异常脉搏的观察

1．脉率异常

（1）心动过速（tachycardia）：成人脉率超过 100 次 / 分，称为心动过速（速脉）。常见于高热、甲状腺功能亢进、心力衰竭、贫血、失血等。一般体温每升高 1℃，成人脉率约增加 10 次 / 分。正常人可有窦性心动过速，为一过性的生理现象。

（2）心动过缓（bradycardia）：成人脉率少于 60 次 / 分，称为心动过缓（缓脉）。常见于颅内高压、房室传导阻滞、甲状腺功能减退等，正常人如运动员也会出现生理性的窦性心动过缓。

2．节律异常

（1）间歇脉（intermittent pulse）：在一系列正常规则的脉搏中，出现一次提前而较弱的脉搏，其后有一较正常延长的间歇（代偿间歇），称间歇脉。其发生机制是心脏异位起搏点过早地发生冲动而引起的心脏搏动提早出现。如果每个正常搏动后出现一次期前收缩，称二联律；每两个正常搏动后出现一次收缩，称三联律。常见于各种器质性心脏病。正常人在过度疲劳、精神兴奋、体位改变时也偶尔出现间歇脉。如果早搏的次数 ≥ 30 次 / 小时，或 ≥ 6 次 / 分钟，应及时与医生联系。

（2）脉搏短绌（pulse deficit）：在单位时间内脉率少于心率，称为脉搏短绌。其特点是心律完全不规则，心率快慢不一，心音强弱不等，触诊时，可感觉到脉搏细数，极不规则。发生机制是由于心肌收缩力强弱不等，有些心输出量少的搏动可以产生心音，但不能引起周围血管搏动，造成脉率低于心率。常见于心房纤颤的患者。

3．强弱异常

（1）洪脉（full pulse）：心输出量增加，外周动脉阻力较小，动脉充盈度和脉压较大时，脉搏强而大，称为洪脉。常见于高热、甲状腺功能亢进、主动脉瓣关闭不全等。

（2）细脉（small pulse）：当心输出量减少，外周动脉阻力增加，动脉充盈度降低时，脉搏弱而小，称细脉。常见于心功能不全、大出血、休克、主动脉狭窄等。

（3）交替脉（alternating pulses）：是指节律规则而强弱交替的脉搏。是因左心室收缩力强弱交替所致，为左室心力衰竭的重要体征之一。常见于高血压性心脏病、急性心肌梗死和主动脉瓣关闭不全等。

（4）奇脉（paradoxical pulse）：是指吸气时脉搏明显减弱或消失，常见于心包积液和缩窄性心包炎，是心包填塞的重要体征之一。其产生机制是由于左心室排血量减少所致。当有心脏压塞或心包缩窄时，吸气时一方面由于右心舒张受限，回心血量减少而影响右心排血量，右心室排入肺循环的血量减少，另一方面肺循环受吸气时胸腔负压的影响，肺血管扩张，致使肺静脉回流入左心房血量减少，因而左心室排血也减少。所以吸气时脉搏减弱，甚至不能触及。

（5）水冲脉（water hammer pulse）：脉搏骤起骤落，犹如潮水涨落，故名水冲脉。主要是由于收缩压升高，舒张压降低，使脉压差增大所致。常见于主动脉瓣关闭不全、甲状腺功能亢进等患者。检查者握紧患者手腕掌面，将其前臂高举过头部，可明显感知桡动脉急促而有力的冲击。

（6）重搏脉（dicrotic pulse）：正常脉搏波在其下降支中有一重复上升的脉搏波（降中波），但比脉搏波的上升支低，不能触及。在一些病例情况下，此波增高可触及，称重搏脉。常见于伤寒、一些长期性热病和肥厚性梗阻性心肌病。

（7）无脉（pulseless）：即脉搏消失，常见于严重休克及多发性大动脉炎，前者由于血压测不到，故触不到脉搏，必须马上行抢救；后者系某一部位动脉闭塞而致相应部位脉搏消失。

4．动脉壁异常　将动脉压紧后，虽触不到动脉波动，但可触及条状动脉的存在，并且硬而缺乏弹性似条索状提示动脉硬化，严重时动脉壁不仅硬，而且呈迂曲或结节状，诊脉如按在琴弦上。

（二）异常脉搏的护理

1．密切观察病情　观察脉搏的脉率、节律、强弱及动脉壁情况等，观察药物的治疗效果和不良反应，装有起搏器者应做好相应的护理。

2．休息　指导患者增加卧床休息的时间，以减轻心肌耗氧量。

3．氧疗　根据患者病情，必要时给予氧疗。

4．做好抢救的准备　备齐抗心律失常的药物以及相应的抢救仪器。

5．健康教育　指导患者饮食清淡易消化，戒烟酒，稳定情绪，学会自我监测脉搏。

考点：异常脉搏的观察及护理

三、脉搏的测量

（一）测量脉搏的部位

浅表、靠近骨骼的大动脉都可以作为测量脉搏的部位（图10-14）。临床中，测量脉搏常用的部位是桡动脉。若怀疑患者心脏骤停或休克时，应选择大动脉如颈动脉、股动脉。

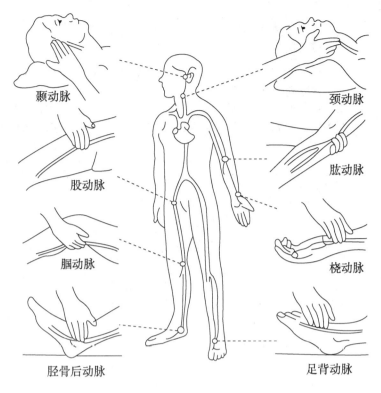

颞动脉

颈动脉

股动脉

肱动脉

腘动脉

桡动脉

胫骨后动脉

足背动脉

图 10-14　常用诊脉部位

（二）测量脉搏的方法（以桡动脉为例）

通过测量脉搏可以判断脉搏有无异常；动态监测脉搏变化，间接了解心脏情况，以协助诊断，为预防、治疗、康复、护理提供依据。具体测量方法见表 10-4。

表 10-4　测量脉搏的方法

操作流程	操作步骤和要点说明
【操作前评估】	• 患者年龄、病情、意识状态、合作程度 • 测量部位患者皮肤黏膜情况 • 测量前 30 分钟内有无影响测量脉搏的因素
【操作前准备】 护士准备 用物准备 患者准备 环境准备	• 衣帽整洁，清洁双手，戴口罩 • 表（有秒针）、记录本、笔，必要时备听诊器 • 了解操作的目的、方法、注意事项及配合要点，取舒适卧位 • 环境安静、整洁、宽敞明亮
【实施步骤】 核对解释 体位舒适	• 洗手，戴口罩。携用物至患者床旁，核对床号、姓名，并向其解释操作的目的、方法 • 患者取卧位或坐位，手臂放在舒适位置，手腕伸直 　要点：偏瘫患者应选择健侧肢体进行测量

续表

操作流程	操作步骤和要点说明
测量	• 护士以示指、中指、无名指的指端按压在桡动脉处，按压力量适中，以能清楚测得动脉搏动为宜（图 10-15） 要点：①勿用拇指诊脉，因拇指小动脉的搏动易与患者的脉搏相混淆；②按压力量不能太大或太小，压力太大阻断脉搏搏动，压力太小感觉不到脉搏搏动
计数	• 正常脉搏测 30 秒，乘以 2 要点：测量时须注意脉搏的节律、强弱、紧张度、动脉管壁的弹性等情况，发现异常要及时报告医生并详细记录；
记录	• 将所测数值记录在记录本上
绘制体温单	• 洗手，将记录的脉搏值绘制在体温单上
【操作后嘱咐】	• 脉搏异常的患者，应嘱咐保持良好的情绪，以免引起病情变化 • 教会自我护理的技巧，提高患者判断异常脉搏的能力
【操作后评价】	• 能够根据患者的不同情况选择适当的测量脉搏的方法。操作认真，测量结果准确 • 操作中体现对患者的关爱，沟通有效，患者理解操作目的，能主动配合。

【注意事项】

1. 若测量脉搏前患者有剧烈活动、紧张、恐惧、哭闹等，应休息 15 ~ 30 分钟后再测量，以免影响测量结果。

2. 异常脉搏、危重患者应测 1 分钟；脉搏细弱难以触诊时，可测心率 1 分钟代替脉率。

3. 若发现患者脉搏短绌，应由两名护士同时测量，一人听心率，另一人测脉率，由听心率者发出"起"或"停"口令，计时 1 分钟（图 10-16），脉搏短绌的记录方法：以分数式记录，记录方式为心率 / 脉率。如心率 200 次 / 分，脉率 60 次 / 分，则应写成 200/60 次 / 分。

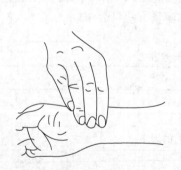

图 10-15　桡动脉测量法

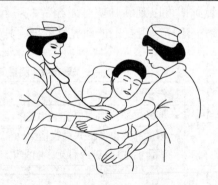

图 10-16　脉搏短绌测量法

考点：测量脉搏的方法

第三节　呼吸的观察及护理

机体与外界环境之间的气体交换过程称为呼吸（respiration）。通过呼吸，机体从外界环境摄取新陈代谢所需要的氧气，排出代谢所产生的二氧化碳。因此，呼吸是维持机体生命活动所必需的基本生理过程之一。由于各种原因导致的功能或器质性病变都会对呼吸产生不同程度的影响，呼吸的形态也会随着疾病的种类、进程等而发生变化。因此，护士应该学会正确地观测呼吸，及时地发现患者健康状态的变化。

一、正常呼吸及生理变化

（一）呼吸过程

呼吸过程由外呼吸、气体运输、内呼吸三个环节组成（图10-17）。

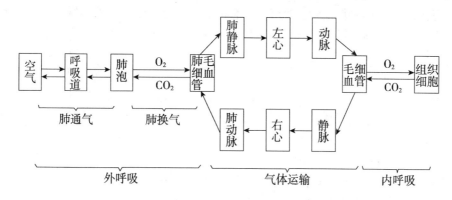

图 10-17 呼吸的过程

1．外呼吸 外呼吸（external respiration）是肺毛细血管血液与外界环境之间的气体交换过程。外呼吸又包括肺通气和肺换气两个过程。

肺通气是肺与外界环境之间气体交换的过程。由肺内压的变化建立的肺泡与外界环境之间的压力差是肺通气的直接动力，而呼吸肌的收缩和舒张引起的节律性呼吸运动则是肺通气的原动力。

肺换气是肺泡与肺毛细血管血液之间的气体交换过程。肺换气的交换方式是通过分压差扩散实现的，即气体从高分压处向低分压处扩散。如肺泡内的氧分压高于静脉血氧分压，而肺泡内二氧化碳分压低于静脉血的二氧化碳分压，则肺泡内的 O_2 进入毛细血管，而毛细血管内的 CO_2 进入肺泡，交换的结果是静脉血变为动脉血。

2．气体运输 气体运输（transport of gas）是由循环的血液将 O_2 从肺运输到组织以及将 CO_2 从组织运输到肺的过程，也可看成是肺与组织之间的气体交换过程。

3．内呼吸 内呼吸（internal respiration）也称为组织换气，是毛细血管血液与组织、细胞之间的气体交换过程。其交换方式与肺换气相似，交换的结果是动脉血变为静脉血，体循环毛细血管的血液从组织中获得 CO_2，释放 O_2。

（二）呼吸运动的调节

1．呼吸中枢 产生和调节呼吸运动的神经元称为呼吸中枢，呼吸中枢广泛分布于中枢神经系统内，包括大脑皮质、间脑、脑桥、延髓及脊髓等，它们在呼吸运动的调节过程中起着不同的作用。

2．呼吸运动的反射性调节

（1）化学感受性反射：动脉血液、组织液或脑脊液中的 O_2、CO_2、H^+ 对呼吸运动的调节是一种反射性活动，称为化学感受性反射。CO_2 是调节呼吸运动最重要的生理性化学因素。当动脉血液中二氧化碳分压（$PaCO_2$）降低时，呼吸运动会减弱甚至停止；当 $PaCO_2$ 升高时，呼吸会加深、加快；当 $PaCO_2$ 升高至一定水平时，抑制中枢神经系统包括呼吸中枢的活动，引起呼吸困难、头痛、头晕，甚至昏迷，出现 CO_2 麻醉。动脉血液中 H^+ 浓度升高时，呼吸运动加深、加快，肺通气量增加；H^+浓度降低时，呼吸运动受到抑制，肺通气量降低。动脉血氧分压（PaO_2）降低时，呼吸加深、加快，肺通气量增加。

（2）肺牵张反射：由肺扩张或缩小引起的吸气抑制或兴奋的反射称为肺牵张反射。当肺扩张时，抑制吸气活动，促使吸气转换为呼气；当肺缩小时，促使呼气终止而使呼气转换为吸气。其生理意义是使吸气不致过长、过深，促使吸气转换为呼气。

（3）呼吸肌本体感受性反射：呼吸肌是骨骼肌，骨骼肌中存在着本体感受器肌梭。当肌梭受到牵张刺激时，可反射性引起所在的骨骼肌收缩，这种反射属于本体感受性反射。即当气道阻力增加时，呼吸肌负荷增加，通过呼吸肌本体感受性反射，呼吸肌收缩力增强，以克服气道阻力，维持肺通气。

（4）防御性呼吸反射：主要的防御性呼吸反射包括咳嗽反射和喷嚏反射。位于喉、气管和支气管黏膜的感受器受到刺激时，可引起咳嗽反射；位于鼻黏膜的感受器受到刺激时，可引起喷嚏反射。

（三）呼吸的生理变化

1．正常呼吸　正常成年人在安静状态下的呼吸频率为 16 ~ 20 次 / 分，节律规则、平稳，均匀无声，不费力气（图 10-18）。呼吸与脉搏的比例为 1 : 4。正常男性和儿童的呼吸以腹式呼吸为主，女性以胸式呼吸为主。

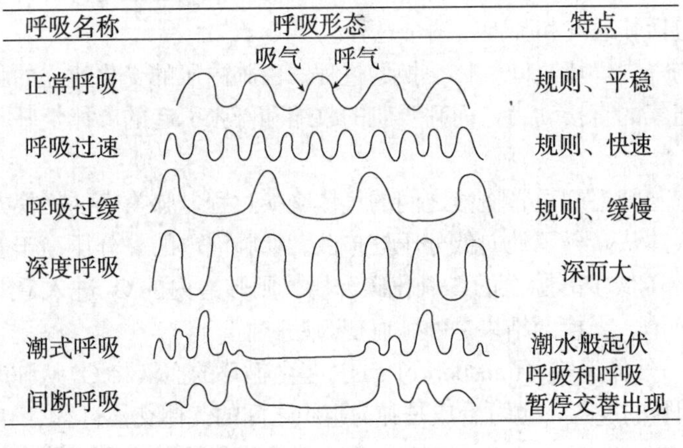

呼吸名称	呼吸形态	特点
正常呼吸	吸气　呼气	规则、平稳
呼吸过速		规则、快速
呼吸过缓		规则、缓慢
深度呼吸		深而大
潮式呼吸		潮水般起伏
间断呼吸		呼吸和呼吸暂停交替出现

图 10-18　正常和异常呼吸

2．生理变化

（1）年龄：年龄越小，呼吸频率越快。

（2）性别：同年龄的女性比男性呼吸频率稍快。

（3）活动：剧烈运动可使呼吸加深加快，以满足机体的需氧量；反之，睡眠时呼吸较缓慢。

（4）情绪：紧张、恐惧、害怕等强烈的情绪变化可引起呼吸加深加快，并有过度通气的现象，严重时可引起呼吸暂停。

（5）环境：环境温度升高，可使呼吸加深加快。

（6）血压：血压变动幅度较大时，可影响呼吸。血压升高，呼吸减弱减慢；血压降低，呼吸加深加快。

（7）气压：在海拔较高的高空低氧环境时，吸入的氧气不足以维持机体的耗氧量，呼吸代偿性地加深加快。

考点：呼吸的生理变化

二、异常呼吸的观察及护理

（一）异常呼吸的观察

1．频率异常

（1）呼吸过速：呼吸频率超过 24 次 / 分，称为呼吸过速（tachypnea）。常见于发热、疼痛、贫血、甲状腺功能亢进及心力衰竭等。一般体温升高 1℃，呼吸大约增加 4 次 / 分。

（2）呼吸过缓：呼吸频率低于 12 次 / 分，称为呼吸过缓（bradypnea，图 10-18）。常见于颅内高压、麻醉剂或镇静剂过量等。

2．深度异常

（1）深度呼吸：又称库斯莫（Kussmaul）呼吸，是一种深而慢的大呼吸（图 10-18），常见于糖尿病酮症酸中毒和尿毒症酸中毒。

（2）浅快呼吸：是一种浅表而不规则的呼吸，有时呈叹息样。常见于呼吸肌麻痹以及肺部疾病，如肺炎、胸膜炎等，也可见于濒死的患者。

3．节律异常

（1）潮式呼吸：又称陈 - 施（Cheyne-Stokes）呼吸。是一种由浅慢逐渐变为深快，然后再由深快转为浅慢，随之出现一段时间的呼吸暂停（5 ~ 30 秒）后，又开始如上变化的周期性呼吸，其形态犹如潮水起伏（图 10-18）。潮式呼吸周期可长达 30 秒至 2 分钟。

（2）间断呼吸：又称毕奥（Biots）呼吸。表现为有规律呼吸几次后，突然停止一段时间，又开始呼吸，如此反复交替（图 10-18）。即呼吸和呼吸暂停现象交替出现。

潮式与间断呼吸周期性节律变化的机制是由于呼吸中枢的兴奋性降低。只有缺氧严重，二氧化碳潴留至一定程度时，才能刺激呼吸中枢，促使呼吸恢复和加强；当积聚的二氧化碳呼出后，呼吸中枢又失去有效的兴奋性，使呼吸又再次减弱进而暂停。这种呼吸节律的变化多发生于中枢神经系统疾病，如脑炎、脑膜炎、颅内压增高及某些中毒，如糖尿病酮症酸中毒、巴比妥中毒等。间断呼吸较潮式呼吸更为严重，预后多不良，常在临终前发生。

（3）叹气样呼吸：表现为在一段浅快的呼吸节律中有一次深大呼吸，常伴有叹息声。多见于神经衰弱、精神紧张的患者，反复发作是临终前的表现。

4．声音异常

（1）蝉鸣样呼吸：吸气时产生的一种高调的似蝉鸣样的音响。多因细支气管、小支气管堵塞，使空气进入困难所致。常见于喉头水肿、喉头异物等。

（2）鼾声呼吸：呼吸时发出的一种粗大的鼾声，是由于气管或支气管内有较多的分泌物聚积所致，多见于昏迷患者。

5．形态异常

（1）胸式呼吸减弱，腹式呼吸增强　正常女性以胸式呼吸为主。由于肺或胸膜疾病，如肺炎、重症肺结核等，或胸壁疾病如肋骨骨折等，均可使胸式呼吸减弱，腹式呼吸增强。

（2）腹式呼吸减弱，胸式呼吸增强　正常男性和儿童以腹式呼吸为主。由于腹膜炎、大量腹水、肝脾极度肿大及妊娠后期时，膈肌向下运动受限，则腹式呼吸减弱，胸式呼吸增强。

6．呼吸困难 呼吸困难（dyspnea）是指患者主观感到空气不足、呼吸费力，客观上表现为呼吸运动费力，严重时可出现张口呼吸、鼻翼扇动、端坐呼吸、甚至发绀、呼吸辅助肌参与呼吸运动，并且可有呼吸频率、深度、节律的改变。临床上可分为：

（1）吸气性呼吸困难：主要特点表现为吸气显著困难，吸气时间延长，严重者吸气时可见"三凹征"，表现为胸骨上窝、锁骨上窝和肋间隙明显凹陷，三凹征的出现主要是由于上呼吸道部分梗阻，气流不能顺利进入肺内，呼吸肌极度用力，胸腔负压增加所致。常见于喉头水肿、气管异物、气管阻塞等。

（2）呼气性呼吸困难：主要特点表现为呼气费力、呼气缓慢、呼气时间明显延长。主要是由于下呼吸道部分梗阻，气流呼出不畅所致。常见于慢性支气管炎（喘息型）、慢性阻塞性肺气肿、支气管哮喘等。

（3）混合性呼吸困难：主要特点表现为吸气、呼气均感费力、呼吸频率增快、深度变浅，主要是由于肺或胸膜腔病变使肺呼吸面积减少导致换气功能障碍所致。常见于重症肺炎、重症肺结核、大面积肺栓塞（梗死）、弥漫性肺间质疾病、大量胸腔积液、气胸、广泛性胸膜增厚等。

（二）异常呼吸的护理

1．密切观察病情 观察患者的呼吸频率、节律、深度、声音、形态；有无咳嗽、咳痰、呼吸困难、发绀、胸痛等症状；观察药物的治疗效果和不良反应；必要时行血气监测，以便早发现、早治疗。

2．保持呼吸道通畅 呼吸道分泌物较多时，应协助患者翻身叩背、雾化吸入以充分排出痰液，必要时可行吸痰术。

3．吸氧 根据病情，必要时给予氧气吸入。

4．休息与活动 提供给患者温湿度适宜、整洁舒适、无噪音的休息环境。根据患者的病情协助其取适合的体位，如半坐卧位或端坐卧位，以减轻呼吸困难。建议患者参加力所能及的体力劳动和体育运动。

5．饮食 选择易于咀嚼和吞咽、营养丰富的食物，及时补充水分，进食不宜过饱，避免产气食物，以免膈肌上升影响呼吸。

6．健康教育 指导患者培养良好的生活习惯，戒烟限酒，教会患者呼吸训练的方法。

（三）改善呼吸功能的方法

1．深呼吸 深呼吸训练可用于克服肺通气不足。指导患者用鼻缓慢深吸气，然后用嘴缓慢呼气。训练的时间和频率可根据患者的病情而定，一般每日训练4次，每次5～10分钟。

2．缩唇呼吸 指导患者呼气时腹部内陷，胸部前倾，将口唇缩小（呈吹口哨样），尽量将气呼出，以延长呼气时间，同时口腔压力增加。吸气和呼气时间比为1：2或1：3，尽量深吸慢呼，每分钟7～8次，每次10～20分钟，每天训练2次。

3．有效咳嗽 指导患者掌握有效咳嗽的方法：①患者取坐位或半卧位，屈膝，身体稍前倾，双手抱膝或环抱一个枕头，有助于膈肌上升；②深吸气末屏气，然后缩唇，缓慢地通过口腔呼气；③再深吸一口气后屏气3～5秒（对于有伤口的患者，护理人员应将双手压在切口的两侧），然后患者的腹肌收缩，两手抓紧支持物，用力做爆破性咳嗽，将痰咳出。在病情允许的情况下，增加患者的活动量，可以使痰液松动，便于排出。

4. 叩击　用手叩击患者的胸背部，借助震动，使分泌物松动，从而更有利于分泌物的排出。叩击的手法是：操作者将手背隆起，手掌中空，手指弯曲，拇指紧靠示指，形成背隆掌空状，手腕部放松，有节奏地从肺底自下而上、由外向内轻轻叩击，力度以患者不感到疼痛为宜（图 10-19），叩击时发出一种空而深的拍击声则表明手法正确。边叩击边嘱患者咳嗽，以促进痰液排出。注意不可在裸露的皮肤、肋骨以下、脊柱、乳房等部位叩打，同时应避开拉链、纽扣等部位。

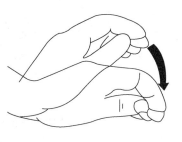

图 10-19　叩击

5. 胸壁震荡　胸壁震荡常紧跟叩击后进行。操作者将手置于欲引流的胸廓部位，两手重叠或并排放置，吸气时手掌随胸廓扩张慢慢抬起，不施加任何压力，在整个呼气期手掌紧贴胸壁，施加一定压力并作轻柔的上下抖动，即快速收缩和松弛手臂和肩膀，患者吸气时，停止震荡，每个治疗部位震荡 5 次，每次震荡结束后，嘱患者咳嗽以排出痰液。在操作过程中，应注意力量适中，安排在餐后 2 小时至餐前 30 分钟完成，避免治疗中呕吐。

6. 体位引流　体位引流是将患者置于特殊体位，借助重力的作用使肺与支气管内的分泌物流入大气管并咳出体外的方法。具体实施过程如下：①根据病变部位采取相应的体位。原则上患肺位于高处，其引流的支气管开口向下，便于分泌物借重力作用流入大支气管和气管排出；②嘱患者间断深呼吸并尽力咳痰，同时护理人员应叩击相应部位，以提高引流效果；③痰液较黏稠时，可给予雾化吸入、祛痰药等；④每日实施 2～4 次，每次 15～30 分钟，宜选择在空腹时进行；⑤监测引流液的色、质、量；观察患者的反应，若出现面色苍白、头晕、出冷汗、血压下降等，应立即停止引流；⑥体位引流主要适用于支气管扩张、肺脓肿等有大量脓痰的患者，对呼吸功能不全、有明显呼吸困难和发绀者、近 1～2 周内曾有大咯血史、严重心血管疾病及年老体弱者禁用。

7. 借助机械设备改善通气及提高动脉血氧含量　当患者不能通过咳嗽自行将痰液排出时，可通过吸痰法（见第十九章病情观察及危重患者的抢救）将痰液吸出；当痰液黏稠引起气道不畅及支气管痉挛时，应用雾化吸入法（见第十四章第三节雾化吸入给药法）达到湿化呼吸道、稀释痰液、解除痉挛等目的；应用人工呼吸器（见第十九章病情观察及危重患者的抢救）可对呼吸功能不全的患者以呼吸支持，具有增加通气量、改善换气功能的目的；应用氧气吸入法（见第十九章病情观察及危重患者的抢救）可以提高动脉血氧分压和动脉血氧饱和度，增加动脉血氧含量，纠正各种原因造成的缺氧状态。

> **考点：** 异常呼吸的观察及护理

三、呼吸测量的方法

通过测量患者的呼吸，可以判断其呼吸有无异常；动态监测呼吸变化，了解患者呼吸功能情况。为协助诊断、治疗、康复、护理提供依据。具体操作过程见表 10-5。

表 10-5　呼吸测量的方法

操作流程	操作步骤和要点说明
【操作前评估】	• 患者年龄、病情、意识状态、合作程度 • 测量前 30 分钟内患者有无影响呼吸测量的因素
【操作前准备】 护士准备 用物准备 患者准备 环境准备	• 衣帽整洁，清洁双手，戴口罩 • 表（有秒针）、记录本、笔，必要时备棉花 • 了解操作的目的、方法及配合要点，取舒适卧位 • 环境安静、整洁、宽敞明亮
【实施步骤】 核对解释 体位舒适 测量 计数 记录 绘制体温单	• 洗手，戴口罩，携用物至患者床旁，核对床号、姓名 • 协助患者取舒适体位 • 护士将手放在患者的诊脉部位，似诊脉状，观察患者胸或腹部的起伏，或是在测量心率后，听诊器继续放置于患者胸部，接着观察呼吸（图 10-20） 　要点：①似诊脉状是为了避免引起患者的紧张；②幼儿因测量肛温哭闹而影响呼吸的形态，因此应先测呼吸，再测其他生命体征 • 一起一伏为一次，计数 30 秒，结果乘以 2，即为呼吸频率 　要点：①测量呼吸时应同时观察呼吸的节律、深度、音响、形态及有无呼吸困难；②异常呼吸的患者或婴儿应测 1 分钟 • 将所测呼吸值记录在记录本上 • 洗手，将记录的呼吸值绘制于体温单上 　要点：绘制体温单注意将此次测得数值与以往数值比较，以了解患者病情的变化，发现异常情况需及时与医生联系
【操作后嘱咐】	• 嘱咐患者精神放松，指导患者判断异常呼吸及保持呼吸道通畅的技能和方法 • 嘱患者多休息，适当活动，保持稳定的情绪。出现不适及时告知医护人员
【操作后评价】	• 能够根据实际情况正确对患者的呼吸进行测量，数值准确 • 操作中体现对患者的关爱，沟通有效

【注意事项】

1. 呼吸受意识控制，因此测量呼吸时不必告诉患者，以免引起紧张，影响测量结果的准确性。
2. 测量前患者若有紧张、剧烈运动、哭闹等，应稳定后再测量。
3. 危重患者呼吸微弱，可用少许棉花置于患者鼻孔前，观察棉花被吹动的次数，计数 1 分钟（图 10-21）。

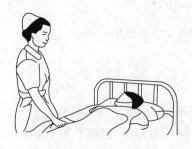

图 10-20　呼吸测量

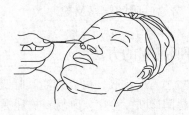

图 10-21　危重患者呼吸测量

考点：测量呼吸的方法

第四节 血压的观察与护理

血压（blood pressure，BP）是指流动着的血液对单位面积血管壁的侧压力，即压强。血压分为动脉血压、静脉血压、毛细血管压，而一般所说的血压指的是动脉血压。

在一个心动周期中，动脉血压发生着周期性的变化。心室收缩时，主动脉血压上升达到最高值称为收缩压（systolic pressure）。心室舒张时，主动脉血压下降达到的最低值称为舒张压（diastolic pressure）。收缩压和舒张压的差值称为脉压。一个心动周期中每一瞬间动脉血压的平均值称为平均动脉压（mean arterial pressure），约等于舒张压与1/3脉压之和。

一、正常血压及生理变化

（一）血压的形成及影响因素

1. 循环系统内的血液充盈　动脉血压形成的前提是循环系统中有足够的血容量及血管处于与血容量相适应的充盈状态。如果循环血量减少或血管容量扩大，血压就会下降。

2. 每搏输出量　如果搏出量增大，则心缩期射入主动脉的血量增多，动脉管壁所受的压力也增大，故收缩期动脉血压的升高更加明显。由于血压升高，血流速度就加快。到舒张期末，大动脉内存留的血量与搏出量增加之前相比，增加并不很多。因此，动脉血压的升高主要表现为收缩压明显升高，而舒张压升高的幅度相对较小，因而脉压增大。反之，当搏出量减少时，则主要使收缩压降低，脉压减小。一般情况下，收缩压的高低主要反映心脏搏出量的多少。

3. 心率　心率加快时，由于心舒期缩短，在心舒期流向外周的血液减少，主动脉内存留的血量增多，舒张压升高。由于收缩期动脉内的血量增多，收缩压也相应升高。但收缩压升高不如舒张压升高显著，脉压减小。

4. 外周阻力　在心动周期中，由于血管内存在外周阻力，心室收缩释放的能量可分为两部分，一部分用于推动血液流动，成为血液的动能；另一部分则形成对血管壁的侧压，并使血管壁扩张，暂贮血液，这部分能量形成势能。动能主要用于在心脏收缩期推动血液在血管中流动；势能在心脏舒张期由于血管的弹性回缩可转换为动能，以推动血液在血管中持续流动。外周阻力增加可使心舒期血液流向外周的速度减慢，存留在主动脉中的血量增多，舒张压升高。在此基础上收缩压也相应升高，使动脉内血流速度加快，以致在收缩期动脉内血量的增加不明显，因此，收缩压升高不如舒张压升高明显，故脉压也相应减小。一般情况下，舒张压的高低主要反映外周阻力的大小。

5. 动脉管壁的弹性　大动脉管壁的弹性对血压起缓冲作用，由于年龄的增长，血管壁中的平滑肌与弹性纤维逐渐被胶原纤维取代，以致血管壁的弹性下降，收缩压升高，舒张压降低，脉压增大。

（二）血压的生理变化

1. 正常血压　临床上常以肱动脉测量的血压值为准。正常成人安静状态下血压范围比较稳定，其正常范围为收缩压90～139mmHg，舒张压60～89mmHg，脉压30～40mmHg。

压强的国际标准计量单位是帕（Pa），但帕的单位较小，故血压数值常用千帕（kPa）

表示，但传统习惯常以毫米汞柱（mmHg）为单位。其换算公式为1mmHg=0.133kPa，1kPa=7.5mmHg。

2．生理变化

（1）年龄：随着年龄的增长，血压也随之升高，但收缩压比舒张压升高更显著（见表10-6）。

表 10-6　各年龄组的血压平均值

年龄	血压（mmHg）
1个月	84/54
1岁	95/65
6岁	105/65
10～13岁	110/65
14～17岁	120/70
成年人	120/80
老年人	140～160/80～90

（2）性别：女性在更年期前血压低于男性，更年期后男女血压差别不大。

（3）昼夜节律：通常清晨血压最低，到午后或黄昏血压最高。

（4）温度：外界环境温度高时，血管扩张，血压下降；温度低时，血管收缩，血压升高。

（5）体型：体型高大及肥胖者血压较高。

（6）体位：立位血压高于坐位血压，坐位血压高于卧位血压，这与重力引起的代偿机制有关。对于长期卧床、贫血或者使用某些降压药物的患者，若是从卧位改变成立位时，可能会出现直立性低血压，表现为收缩压明显下降20mmHg以上，且伴有头晕、晕厥等。

（7）身体的不同部位：一般右上肢比左上肢血压高10～20mmHg，因为右侧肱动脉来自主动脉弓的第一大分支的无名动脉，而左侧肱动脉来自主动脉的第三大分支左锁骨下动脉，右侧比左侧消耗的能量少，所以血压较高；下肢血压比上肢血压高20～40mmHg，是因为股动脉管径较粗，血流量大。

（8）其他：剧烈运动、情绪激动、紧张、吸烟等可使血压升高。饮酒、摄盐过多、药物对血压会产生一定的影响。

考点：正常血压值及生理变化

二、异常血压的观察及护理

（一）异常血压的观察

1．高血压　高血压（hypertension）定义为在未使用降压药物的情况下，18岁以上成年人收缩压≥140mmHg和（或）舒张压≥90mmHg。

高血压可分为原发性高血压和继发性高血压两大类。高血压绝大多数是原发性高血压，约5%继发于其他疾病，是其他疾病的一种临床表现，称为继发性高血压。高血压是动脉粥样硬化和冠心病的重要危险因素，也是心力衰竭的重要原因。

目前采用中国高血压防治指南2010制定的高血压标准（见表10-7）。

表 10-7 血压水平分类（mmHg）

分类	收缩压		舒张压
正常血压	＜ 120	和	＜ 80
正常高值血压	120 ～ 139	和（或）	80 ～ 89
高血压	≥ 140	和（或）	≥ 90
1 级高血压（轻度）	140 ～ 159	和（或）	90 ～ 99
2 级高血压（中度）	160 ～ 179	和（或）	100 ～ 109
3 级高血压（重度）	≥ 180	和（或）	≥ 110
单纯收缩压高血压	≥ 140	和	＜ 90

注：当收缩压和舒张压分属于不同级别时，以较高的分级为准

2．低血压 血压低于 90/60mmHg 时称低血压（hypotension）。多见于严重病症，如大量失血、休克、心肌梗死、急性心力衰竭等。

3．脉压异常

（1）脉压增大：脉压＞ 40mmHg（5.3kPa），称为脉压增大，常见于甲状腺功能亢进、主动脉瓣关闭不全、主动脉硬化等。

（2）脉压减小：脉压＜ 30mmHg（3.9kPa），称为脉压减小，多见于心包积液、主动脉瓣狭窄、心力衰竭等。

（二）异常血压的护理

1．密切观察病情 进行血压监测时应做到定时间、定部位、定体位、定血压计；观察药物的治疗效果及不良反应；观察是否出现并发症。

2．饮食 选择低脂、低胆固醇、高维生素、高纤维素、易消化的食物，限制盐的摄入，控制烟、酒、浓茶、咖啡等。

3．休息与活动 给患者提供温湿度适宜、舒适安静的环境，保证充足的睡眠；同时鼓励患者积极参加力所能及的体育活动，以增强心血管功能。

4．控制情绪 保持情绪稳定，心情舒畅，减少导致情绪激动的因素。

5．健康教育 教会患者测量和判断异常血压的方法。指导患者养成规律生活的良好习惯，合理饮食，戒烟限酒。

考点：异常血压及护理

三、血压的测量

测量血压的方法有两种：直接测量和间接测量。直接测量法是经皮穿刺将导管由周围动脉送至主动脉，导管末端接监护测压系统，自动显示血压值。本法虽然精确，但作为有创方式，仅适用于危重、疑难病例；间接测量法即袖带加压法，以血压计测量。它是根据血液通过狭窄的血管形成涡流时发出响声而设计的，因这种方法简便易行，在临床上广泛应用。

（一）血压计的种类和构造

1．水银血压计 水银血压计（mercury manometer）又称汞柱式血压计，由输气球、压力活门、袖带和水银测压计组成。水银血压计又分台式（图 10-22）和立式（图 10-23）两

种。通过输气球可以向袖带的气囊充气，压力活门可以调节压力的大小。袖带是由内层长方形扁平的橡胶气囊和外层布套组成。气囊至少应包裹 80% 被测肢体，通常袖带橡胶气囊长 24cm、宽 12cm，布套长 48 cm，下肢袖带长约 135cm，比上肢袖带宽 2 cm，小儿应使用小规格气囊袖带。在橡胶气囊上有两根橡胶管，其中一根与输气球相连，另一根与测压计相连。测压计有一个固定的玻璃管，玻璃管内可充水银。在玻璃管的两侧标有刻度，一侧是 0 ~ 300mmHg，每一小格代表 2mmHg；另一侧是 0 ~ 40kPa，每一小格代表 0.5kPa。玻璃管的上端与大气相通，下端与水银槽相通。水银血压计测得的数值较准确，但其体积较大，玻璃管部分容易破裂。

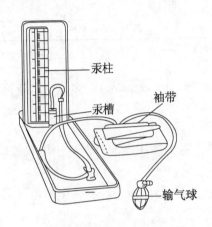

汞柱

汞槽

袖带

输气球

图 10-22　台式水银血压计

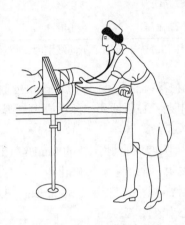

图 10-23　立式水银血压计

2．无液血压计　无液血压计（aneroid manometer）又称弹簧表式血压计（图 10-24）。由输气球、压力活门、袖带和压力计组成。袖带与圆形表盘即压力计相连，表盘上标有刻度，指针指示血压的数值。这种血压计携带方便，但可信度较差。

3．电子血压计　电子血压计（electronic manometer）是利用现代电子技术与血压间接测量原理进行血压测量的医疗设备。电子血压计有臂式（图 10-25）、腕式之分，其特点是能够在数秒内得到收缩压、舒张压、脉搏等数值，操作简便，清晰直观，不用听诊器，可避免因测量者听觉不灵敏、噪音干扰等造成的误差，但其准确性较差。电子血压计不适用于严重心律不齐或心力衰竭者、术后重症监护患者、手臂过细或过短的婴幼儿等。

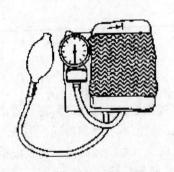

图 10-24　无液血压计

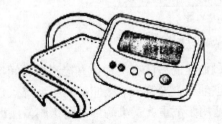

图 10-25　电子血压计

（二）测量血压的方法（以台式水银血压计为例）

通过对患者血压的测量，可以判断患者血压有无异常；动态监测其血压变化，间接了解

循环系统的功能状况；协助诊断，为预防、治疗、康复、护理提供依据。具体操作过程见表
10-8。

表 10-8 测量血压的方法

操作流程	操作步骤和要点说明
【操作前评估】	• 患者年龄、病情、意识状态、心理状态及合作程度 • 测量前 30 分钟内患者有无影响血压测量的因素
【操作前准备】 护士准备 用物准备 患者准备 环境准备	• 衣帽整洁，清洁双手，戴口罩 • 血压计（sphygmomanometer）、听诊器（stethoscope）、记录本、笔 • 了解操作的目的、方法、注意事项及配合要点，取舒适卧位 • 环境安静、整洁、宽敞明亮
【实施步骤】 检查 核对解释 操作一 　体位安置 　暴露部位 　放血压计 　缠绕袖带 操作二 　体位安置 　暴露部位 　放血压计 　缠绕袖带 固定胸件 测量血压	• 测量前，须检查血压计：袖带的宽窄是否适合患者、血压计的玻璃管有无破裂、玻璃管上端是否和大气相通、水银有无漏出、输气球和橡胶管有无老化、漏气、听诊器是否完好 • 洗手，戴口罩，携用物至患者床旁，核对患者并解释操作目的 肱动脉测量 • 手臂位置（肱动脉）、心脏、血压计"0"点在同一水平。坐位：平第四肋；卧位：平腋中线 • 卷袖，露臂，手掌向上，肘部伸直 　要点：①若肱动脉高于心脏水平测得血压值偏低，反之则偏高；②必要时脱袖，以免衣袖过紧影响血流，影响血压测量值的准确性 • 打开血压计，垂直放妥，开启水银槽开关 • 驱尽袖带内空气，平整地缠于上臂中部，下缘距离肘窝 2 ~ 3cm，松紧以能插入一指为宜。 　要点：排除影响血压的因素①袖带缠得太紧，使血管在未充气前已受压，使血压测量值偏低；②袖带缠得太松，使橡胶气囊呈球状，接触面积变小，导致血压测量值偏高；③袖带过宽测出的血压值往往偏低，袖带过窄测出的血压值往往偏高 腘动脉测量 • 仰卧、俯卧、侧卧 • 卷裤，舒适卧位 　要点：①一般不采用屈膝仰卧位；②必要时脱一侧裤子，暴露大腿，以免过紧影响血流，影响血压测量值的准确性 • 打开血压计，垂直放妥，开启水银槽开关 • 袖带缠于大腿下部，其下缘距腘窝 3 ~ 5cm，松紧度同上 • 戴上听诊器，将听诊器的胸件放在动脉搏动最明显处，用手固定（图 10-26） 　要点：①胸件勿塞入袖带内；②胸件的整个膜面都要与皮肤紧密接触但不可压得太重 • 另一手握输气球，关闭气门，注气至肱动脉搏动消失，再升高 20 ~ 30mmHg 　（2.6 ~ 4.0kPa） 　要点：①动脉搏动消失表示袖带内压大于心脏收缩压，血流被阻断；②充气不可过猛、过快，以免水银溢出和患者不适；③充气不足或充气过度都会影响测量结果

操作流程	操作步骤和要点说明
整理	• 缓慢放气，速度以水银柱每秒下降 4 mmHg（0.5 kPa）为宜，注意水银柱刻度和肱动脉声音的变化 要点：①放气太慢，使静脉充血，舒张压偏高；放气太快，听不清声音的变化；②眼睛视线保持与水银柱弯月面同一水平，视线高于水银柱弯月面，读数偏低；反之，则偏高 • 当听诊器中出现第一声搏动声，此时水银柱所指的刻度为收缩压；当搏动声突然变弱或消失，此时水银柱所指的刻度为舒张压 要点：①第一搏动音出现表示袖带内压力已降至心脏收缩压水平，血流能通过阻断的肱动脉；② WHO 规定以动脉搏动音的消失作为判断标准 • 测量结束后，排尽袖带内余气，拧紧压力活门，整理后放入盒内；血压计盒盖右倾 45°，使水银全部流回槽内，关闭水银槽开关，盖上盒盖，平稳放置 要点：关上盒盖时应避免玻璃管破裂，水银溢出 • 协助患者取舒适体位，整理床单位
记录	• 分数式表示：收缩压 / 舒张压 mmHg，如：130/90mmHg。 要点：当变音与消失音之间有差异时，两读数都应记录：收缩压 / 舒张压 / 消失音 mmHg，如：130/90/70mmHg。
转记	• 洗手，将测得的血压值记录在记录本上，然后转记于体温单上
【操作后嘱咐】	• 当血压异常或感觉不适时及时与医务人员联系 • 嘱咐患者采用合理的生活方式，提高自我保健能力
【操作后评价】	• 能够根据患者的不同情况选择适当的测量血压的方法，操作认真、规范，测量值准确 • 操作中体现对患者的关爱，沟通有效，患者理解操作目的，能主动配合

【注意事项】

1. 若患者在测量前有运动、洗澡、吸烟、进食、情绪激动、紧张等，须休息30分钟后再测量，避免测得血压值偏高；患者在测量时不能讲话。

2. 对密切观察血压患者，应做到四定：定时间、定部位、定体位、定血压计。

3. 进行血压测量时一般选择右上臂。偏瘫、肢体外伤或手术的患者应选择健侧肢体，因患侧肢体肌张力减低和血液循环障碍，不能真实反映血压变化。勿选择静脉输液一侧肢体，以免影响液体输入。

4. 发现血压听不清或异常时，应重测。重测时，将袖带内气体驱尽，待水银柱降至"0"点，稍等片刻后，再测量。必要时，行双侧肢体血压测量对照。

5. 记录时血压值尾数应精确到2mmHg，即0、2、4、6、8 mmHg 的尾数。

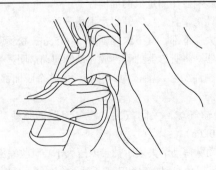

图 10-26　听诊器胸件放置部位

考点： 测量血压的方法及注意事项

 知识链接

血压测量的方式

目前主要的血压测量方式有三种：诊室血压测量、动态血压测量和家庭血压测量。

诊室血压测量（office blood pressure monitoring，OBPM）是最常用的血压测量方式，也是目前高血压诊断、评估疗效传统的基本标准方法。但测量质量受测压人操作行为误差的影响。

动态血压测量（ambulatory blood pressure monitoring，ABPM）可测量24小时血压，了解血压节律，检测白大衣高血压、隐蔽性高血压等。测量血压较准确，没有人为误差。其价格较贵，目前无法广泛使用。

家庭血压测量（home blood pressure monitoring，HBPM）是患者在家庭测量的血压，可反映患者清醒状态下白天的血压，也可鉴别白大衣高血压和隐蔽性高血压等。是经济的、易于操作的血压测量方式，建议积极推广。

小结	生命体征是体温、脉搏、呼吸和血压的总称。临床上常以口腔、直肠、腋窝等处的温度来代表体温。体温可受年龄、性别、昼夜、活动等生理性因素的影响。体温异常包括体温过高和体温过低。 正常成人脉率为60~100次/分，脉搏受年龄、性别、体型、活动等生理因素的影响。脉搏异常包括脉率异常、节律异常、强弱异常、动脉壁异常。 正常成人呼吸频率为16~20次/分。呼吸受年龄、性别、情绪、活动等生理性因素的影响。呼吸异常包括频率异常、深度异常、节律异常、声音异常、形态异常及呼吸困难。 正常成人血压的范围为收缩压90~139mmHg，舒张压60~89mmHg，脉压30~40mmHg。血压可随着年龄、性别、温度等的变化发生生理性变化。血压异常包括高血压、低血压和脉压异常。 作为护理人员，应该能够正确地测量患者的各项生命体征，发现其存在的健康问题并及时给予解决，以帮助患者恢复健康。

（李 颖）

第十一章　饮食与营养护理

<table>
<tr><td rowspan="3">学习目标</td><td>

知识：
1. 说出医院饮食的种类及应用的目的。
2. 归纳出基本饮食、治疗饮食的适用范围、原则及用法。
3. 说出试验饮食的种类、适用范围、应用方法及注意事项。
4. 归纳一般患者饮食护理的要点。
5. 说出鼻饲法操作的目的、适应证、禁忌证及操作要点和注意事项。
6. 能够记录患者的出入液量。

能力：
1. 能够运用所学知识，识别案例中的问题并提出解决问题的方法。
2. 能够熟练、规范地完成鼻饲法操作。

素质：
1. 衣帽整洁，仪表规范，成熟稳重，面带微笑。
2. 操作时态度认真，动作轻柔、规范、严谨。
3. 尊重患者的感受，在操作过程中不断与患者进行沟通，并对其提出的问题进行合理、有效地解释，体现人文关怀，使患者感到满意。
</td></tr>
</table>

案例

李某，74 岁，平时血压为 180/110mmHg，因与他人发生争执情绪激动突发脑出血昏迷 5 天，护士遵医嘱给予鼻饲来维持患者营养及治疗的需要。根据此案例请思考：①给昏迷患者插胃管时应注意什么？②如何证明胃管在胃内？③清醒患者插胃管时应如何指导？④插胃管的注意事项有哪些？⑤为什么鼻饲前后都需要注入温开水？

第一节　医院常用饮食

医院常用饮食可分为三大类：基本饮食、治疗饮食和试验饮食。这些饮食是为了适应不同病情的需要，通过对某些饮食进行相应的调整，以达到诊断、治疗、促进健康的目的。

一、基本饮食

基本饮食（basic diet）包括普通饮食、软质饮食、半流质饮食和流质饮食四种。基本饮食见表 11-1。

表 11-1　医院基本饮食

类别	适用范围	饮食原则及用法
普通饮食	消化功能正常；无特殊饮食要求又无饮食限制；体温正常；无咀嚼功能障碍；病情较轻或恢复期的患者	与健康人饮食基本相同；营养素齐全、数量充足、比例恰当、烹调方法合理；无刺激、易消化、不产气的食物。每日总热量应达 9.21 ～ 10.88MJ（2200 ～ 2600 kcal），蛋白质 70 ～ 90g，脂肪 60 ～ 70g，糖类 350 ～ 450g 左右，水分 2100 ～ 4000ml 左右；每日 3 餐，按能量分配比例为早餐 25% ～ 30%，午餐 40%，晚餐 30% ～ 35%
软质饮食	轻度发热；消化吸收功能差；老人及 3 ～ 4 岁小儿；咀嚼不便者；肠道炎症及消化道术后恢复期的患者	原则基本同上；食物选择细软、易消化、易咀嚼、少纤维、少油腻、无刺激，如软米饭、水果羹、菜泥等。每日总热能为 9.21 ～ 10.04MJ（2200 ～ 2400 kcal），蛋白质 70 ～ 80g；每日 3 ～ 4 餐
半流质饮食	发热较高；身体虚弱；口腔及消化道疾病；手术后患者	食物呈半流质；易咀嚼吞咽、易消化、纤维少、无刺激性，如米粥、烂面条、蒸鸡蛋等。伤寒、痢疾患者应严格限制含纤维多的蔬菜和水果以及胀气食物。每日总热量为 6.28 ～ 7.53MJ（1500 ～ 1800 kcal），蛋白质 50 ～ 70g，每日 5 ～ 6 餐
流质饮食	高热；口腔疾患；无力咀嚼者；肠道术前准备及各种大手术后；病情危重、全身衰竭患者	食物呈液体状，易吞咽、易消化、无刺激性，如米汤、稀藕粉、果汁、蔬菜汁等；所含营养素不均衡，能量供给不足，只能作为过渡饮食短期使用。每日总热能最低为 3.35 MJ（800kcal），最高为 6.69 MJ（1600kcal），蛋白质 40 ～ 50g，每日 6 ～ 7 餐

考点：基本饮食适用范围、饮食原则及用法

二、治疗饮食

治疗饮食（therapeutic diet）是指在基本饮食的基础上，适当调节某种营养素的摄入量，以达到治疗或辅助治疗的目的，从而促进患者的康复。治疗饮食见表 11-2。

表 11-2　医院治疗饮食

饮食种类	适用范围	饮食原则及用法
高热量饮食	用于热能消耗较高的患者，如甲状腺功能亢进、肺结核、大面积烧伤、高热、肝炎、体重不足患者及产妇、体力消耗增加者等	基本饮食基础上加餐 2 ～ 3 次，可进食牛奶、面包、鸡蛋、藕粉、蛋糕、巧克力及甜食等。总热量约为 12.55MJ/d（3000kcal/d）
低热量饮食	单纯性肥胖、糖尿病、高血压、高脂血症、冠心病等	总热量为 4.18 ～ 6.28MJ/d（1000 ～ 1500kcal/d），蛋白质不少于 1g/（kg·d），而且优质蛋白质占 50% 以上，食盐一般不超过 5g/d
高蛋白饮食	明显消瘦、营养不良、烧伤、肾病综合征患者，慢性消耗性疾病，如结核、恶性肿瘤、贫血等，手术前后、孕妇、乳母和生长发育期儿童等	基本饮食基础上增加富含蛋白质的食物，尤其是优质蛋白，如瘦肉、鱼类、蛋类、乳类、豆类等。供给量为 1.5 ～ 2.0g/（kg·d），总量不超过 120g/d，总热量为 10.46 ～ 12.55MJ/d（2500 ～ 3000kcal/d）

续表

饮食种类	适用范围	饮食原则及用法
低蛋白饮食	用于限制蛋白质摄入者，如急性肾炎、急、慢性肾功能不全、尿毒症、肝性脑病等患者	成人饮食中蛋白质含量不超过 40g/d，视病情可减至 20～30g/d，尽量选择富含优质蛋白质的食物，如蛋类、乳类、瘦肉等。肾功能不全者应摄入动物性蛋白，忌用豆制品；肝性脑病应以植物蛋白为主
低盐饮食	用于心功能不全、急慢性肾炎、肝硬化腹水、高血压、水肿、先兆子痫患者	每日食盐量 < 2g（含钠 0.8g）或酱油 < 10ml/d，不包括食物内自然存在的氯化钠。禁食腌制食品，如咸蛋、咸肉、咸菜、皮蛋、火腿、腊肠、虾米等
无盐低钠饮食	同低盐饮食，但一般用于水肿较重患者	无盐饮食除食物内自然含钠量外，烹调时不放食盐或酱油，饮食中含钠量 < 0.7g/d 低钠饮食除了无盐外需控制摄入食品中自然存在的含钠量，一般应 < 0.5g/d；二者均禁食腌制食品、含钠食物和药物，如油条、挂面、汽水、碳酸氢钠药物等，油菜、芹菜等含钠高的蔬菜在低钠饮食中也要禁用
低脂肪饮食	用于肝胆胰疾病患者、高脂血症、动脉硬化、冠心病、肥胖症及腹泻等患者	少油，禁用肥肉、蛋黄、动物脑、核桃、油酥点心及油煎食品等；高脂血症及动脉硬化患者不必限制植物油（椰子油除外）。脂肪含量少于 50g/d，肝胆胰病患者少于 40g/d，尤其应限制动物脂肪的摄入
低胆固醇饮食	用于高胆固醇血症、高脂血症、动脉硬化、高血压、冠心病、肥胖、胆结石等患者	禁用或少用含胆固醇高的食物，如蛋黄、烤鸭、烧鹅、鱼籽、动物内脏和脑、肥肉、动物性油脂等。胆固醇摄入量少于 300mg/d
高纤维素饮食	用于便秘、肥胖症、高脂血症、糖尿病等患者	食物中应多含膳食纤维，如韭菜、卷心菜、粗粮、豆类、竹笋等
少渣饮食	用于急慢性肠炎、伤寒、痢疾、腹泻、食管胃底静脉曲张、咽喉部及消化道手术的患者	饮食中应少用富含食物纤维的食物，如蔬菜、粗粮、水果，不用强刺激性调味品及坚硬、带碎骨的食物；腹泻患者控制饮食中的脂肪量

考点：治疗饮食适用范围饮食原则及用法

知识链接

低嘌呤膳食

嘌呤在体内代谢的最终产物是尿酸，因此痛风患者及无症状高尿酸血症患者，不论病情如何都要忌（少）用高嘌呤食物。常见食物中属于高嘌呤食物（150～1000mg/100g）的有：豆类中的黄豆、豆芽；畜禽类中的肝、肠等；水产类中的白鲳鱼、鲢鱼、带鱼、乌鱼、海鳗、沙丁鱼、草虾、牡蛎、蛤蜊、蚌蛤、干贝、鱼干等；蔬菜类中的豆苗、芦笋、紫菜、香菇等，以及各种肉汤、鸡精、酵母粉等。

三、试验饮食

试验饮食（test diet）是指在特定的时间内，通过对饮食内容的调整来协助疾病的诊断和提高实验室检查结果正确性的一种饮食。试验饮食见表11-3。

表11-3 医院试验饮食

饮食种类	适用范围	应用方法及注意事项
隐血试验饮食	用于大便隐血试验的准备，以协助诊断有无消化道出血	试验期为3天，试验期间禁止食用易造成隐血试验假阳性结果的食物，如肉类、内脏、动物血、绿色蔬菜、鱼类、禽类等富含铁的食物或药物。可进食奶制品、豆制品、土豆、白菜、米饭、面条、馒头等。第4天留取患者粪便做隐血试验
胆囊造影饮食	用于需行造影检查以诊断有无胆囊、胆管、肝胆管疾病的患者	检查前1日中午进食高脂肪餐，以刺激胆囊收缩和排空，有助于显影剂进入胆囊；晚餐进食无脂肪、低蛋白、高碳水化合物的饮食，减少胆汁的分泌，晚餐后服造影剂，服药后禁食水、禁烟至次日上午。检查当日早晨禁食，第一次摄X线片后，如胆囊显影良好，进食高脂肪餐（如油煎荷包蛋2只或高脂肪餐，脂肪含量25～50g）；半小时后第二次摄X线片观察胆囊收缩情况
肌酐试验饮食	用于协助检查、测定肾小球的滤过功能	试验期为3天，试验期间禁食肉类、禽类、鱼类，忌饮茶和咖啡，避免剧烈运动，限制蛋白质的摄入（蛋白质供给量 < 40g/d），全日主食适量 <300g，可食蔬菜、水果、植物油，以排除外源性肌酐的影响，热量不足可添加藕粉或果汁等。第3天留取尿液和抽血测尿肌酐清除率及血肌酐含量
尿浓缩功能试验饮食（干饮食）	用于检查肾小管的浓缩功能	试验期1天，控制全天饮食中的水分，总量在500～600ml，不再饮水。可进含水分少的食物，如炒米饭、烤馒头、面包、烙饼、炒鸡蛋、土豆、豆腐干等，烹调时尽量不加水或少加水，避免食用过甜、过咸或含水量高的食物。蛋白质供给量为1g/（kg·d）
甲状腺[131]I试验饮食	用于协助同位素检查甲状腺功能	试验期为2周，试验期间禁用一切含碘食物以及其他影响甲状腺功能的药物和食物，如鱼、虾、海带、海蜇、紫菜、海参、加碘食盐等，禁用碘作局部皮肤消毒，2周后作[131]I功能测定

考点：试验饮食适用范围、方法和注意事项

 知识链接

葡萄糖耐量试验饮食

用高糖类膳食测验人体对葡萄糖的耐量，以协助诊断糖尿病。试验前3天患者每日饮食中需进食碳水化合物250～300g。试验前一天晚餐后禁食，忌喝咖啡、酒和茶。试验当天清晨空腹采血，同时留尿标本，然后取葡萄糖75g溶于300ml温开水中在5分钟内喝完，于服后0.5h、1h、2h、3h各抽血一次，同时留取尿标本，测定血糖和尿糖。

第二节　协助一般患者进食的护理

一、饮食与营养状况的评估

（一）一般状况的评估

年龄、性别、活动水平、摄食种类及摄入量；经济状况、食物选择的文化与宗教信仰；健康状况、近期食欲及体重的变化、用餐时间长短、有无咀嚼不便或口腔疾患等影响进食的因素等。

（二）体格检查

通过体格检查，尤其针对增生较快的组织，可以发现营养不良的征象见表11-4。

表 11-4　营养不良的临床征象

体检部位	营养不良征象
外貌与活力	消瘦、发育不良、缺乏兴趣、倦怠、易疲劳
体重	超重或过低
皮肤	无光泽、干燥、有鳞屑易脱落、苍白或色素沉着、弹性差、皮下脂肪缺乏
头发	无光泽，干燥、稀疏、焦脆
指甲	无光泽、易断裂、纵脊或舟状甲、甲床苍白
口唇	肿胀、口角裂、口角炎症
眼睛	结膜苍白或充血、干燥、角膜软化、角膜混浊
舌头	肿胀、猩红或紫红色、光滑、肥大或缩小
齿龈	松肿、发炎、易出血
肌肉和骨骼	肌肉松弛无力、肋间隙及锁骨上窝凹陷、肩胛骨和髂骨突出
胃肠道系统	食欲减退、消化不良、腹泻、便秘

（三）人体测量

人体测量可以较好地反映营养状况，通过人体测量可对个体的营养状态进行一定程度的评价。最常测量的内容有身高、体重、皮褶厚度。

1. 身高、体重　身高和体重是营养评价中最简单、直接和常用的指标。在患病情况下这两个指标可反映机体合成与代谢的状态以及机体水分的变化。评价指标有以下几项：

（1）标准体重：我国常用的标准体重公式是：

Broca 改良公式：标准体重（kg）＝身高（cm）－105

平田公式：标准体重（kg）＝[身高（cm）－100]×0.9

（2）体重比：主要反映肌蛋白消耗的情况

实际体重与标准体重比（%）＝（实际体重 – 标准体重）/ 标准体重 ×100%

测量值在 ±10% 之内为营养正常，在超过 10%～20% 为过重，超过 20% 为肥胖，在低于 10%～20% 为消瘦，低于 20% 为严重消瘦。

（3）体重指数（body mass index，BMI）：是反映蛋白质能量营养不良及肥胖症的可靠指标。

体重指数 = 体重（kg）/ [身高（m）] ^{2}

WHO 公布的成人标准是：正常为 18.5 ~ 24.9，< 18.5 为营养不良，25.0 ~ 29.9 为超重，≥ 30 为肥胖。我国成人标准是：正常为 18.5 ~ 23.9，< 18.5 为营养不良，24.0 ~ 27.9 为超重，≥ 28 为肥胖。

2．皮褶厚度　通过不同部位皮褶厚度的测量可以推算出全身脂肪的含量，也可反映皮下脂肪的分布情况，并可作为能量缺乏与肥胖程度的指标。最常用的评价指标是肱三头肌部的皮褶厚度。标准值是男性为 12.5mm，女性为 16.5mm。实测值占正常值 90% ~ 120% 为正常，80% ~ 90% 为轻度营养不良，60 ~ 80% 为中度营养不良，< 60% 为重度营养不良，> 120% 为肥胖。

（四）辅助检查

实验室检查可以提供客观的营养评价结果，可以明确哪些营养素缺乏或是过量，这些都有利于指导临床营养治疗，但有许多因素可以影响判断营养状态的参数。常用的实验室检查项目有白蛋白、转铁蛋白、前白蛋白、总淋巴细胞数目、氮平衡、维生素、微量元素等。

1．白蛋白　在感染时或手术后，维持内脏蛋白的水平对患者的存活起了非常关键的作用，但白蛋白虽然能有效预测手术风险程度，它只是反映疾病的严重程度，而不是营养不良的程度。其正常值是 35 ~ 50g/L，28 ~ 34g/L 为轻度不足，21 ~ 27g/L 为中度不足，< 21g/L 为重度不足。

2．转铁蛋白　转铁蛋白能反映营养治疗后营养状态与免疫功能的恢复率，它的改变较其他参数如白蛋白、体重、肱三头肌的皮褶厚度等都要快。其正常值是 2.0 ~ 4.0g/L，1.5 ~ 2.0g/L 为轻度不足，1.0 ~ 1.5g/L 为中度不足，< 1.0g/L 为重度不足。

3．前白蛋白　前白蛋白在临床上常作为评价营养不良和反映近期膳食摄入状况的敏感指标。其正常值是 0.2 ~ 0.4g/L，0.16 ~ 0.20g/L 为轻度不足，0.10 ~ 0.15g/L 为中度不足，< 0.10g/L 为重度不足。

4．总淋巴细胞数目　营养不良常伴有细胞免疫功能损害，总淋巴细胞数目是评定细胞免疫功能的简易方法，但它不是可靠指标应结合其他指标进行评价。

5．氮平衡　氮平衡是评价蛋白质营养状况的常用指标，它能反映摄入氮能否满足体内需要及体内蛋白质合成与分解代谢情况，有助于营养治疗效果判断。一般成人的氮平衡（g/d）= 蛋白质摄入量（g/d）÷6.25– 尿尿素氮（g/d）+ 3.5（g/d），摄入氮和排出氮相等为氮平衡，负氮平衡为摄入氮少于排出氮，通常提示饥饿或有消耗性疾病。

6．维生素和微量元素　维生素和微量元素参与人体的正常代谢和生理功能，尤其是当人体处于应激状态时，对维生素和微量元素的需求更是显著增加。而且有些疑难病和地方病也与维生素和微量元素的失衡有关，因此维生素和微量元素在临床医疗救治和营养评价上越来越受到关注。

（五）膳食调查

膳食调查的内容通常有饮食习惯、饮食结构、食物频率、膳食摄入量、计算每天所需能量和所需要各种营养素的摄入量，以及各种营养素之间的相互比例关系等。常用的方法有：24 小时回顾法、称重法、记账法、化学分析法、食物频率记录法。

1．24 小时回顾法　由护士通过与患者谈话，询问并对其 24 小时内所吃的食物及摄入量进行记录。

2．称重法　护士将患者每一餐食物（烹调前）数量直接称重，从而获得患者每人每日食物摄入量。

3．记账法　通过查阅患者购买食物的账目，来了解调查期间患者消耗的各种食物量。

4．化学分析法　搜集患者一日消耗的全部熟食，在实验室进行分析测定食物所含的各种营养素及能量。

5．食物频率记录法　估计患者在指定的一段时间内吃某些食物频率的方法。

考点：营养状况的评估方法

二、影响饮食与营养的因素

（一）生理因素

1．年龄　不同年龄段的患者可有不同的饮食喜好而且在不同时期对热能和营养素的需求也是不同的。婴儿期生长迅速，因此需要高蛋白、高维生素、高矿物质及高热量饮食；幼儿及学龄期儿童因生长速度减慢，热能需要量减少，但蛋白质需要量增加；青春期生长再次加快，能量需求增加，同时对蛋白质、钙、铁、碘和维生素 B 的需求也增加；青年和中年期生长结束，各种需求都随着减少，但注意钙和铁的补充；老年人随着新陈代谢的减慢，对能量的需求明显地减少，但对维生素和矿物质的需求不变。由于不同年龄段人的咀嚼和消化功能不同，因此对食物质地的选择也有所不同，如婴幼儿和老年人应选择软质易消化的食物。

2．活动量　活动量大的个体所需要的热能及营养素要大于活动量小的个体。

3．身高和体重　一般情况下，身材高大、体格健壮的人对热能及营养素的需求要大。

4．特殊生理状况　处于妊娠期、哺乳期的女性对营养的需求显著增加，同时也会有饮食习惯的改变。妊娠期女性应保证足量的热能摄入，增加蛋白质、钙、铁、碘、叶酸的摄入量。哺乳期女性除了要保证热量的供给，更要保证摄入充足的优质蛋白质，每日应增加蛋白质 20g，同时也要注意钙、铁、碘、锌和维生素 A、B 的摄入。

（二）心理因素

1．食欲　食欲是指个体想要并期待进食的一种心理反应。食欲满足，个体会产生愉快、满足的体验。

2．感官因素　随着饮食知识和经验的积累，人们逐渐将食物的感观性质与该食物好吃的程度、是否有营养联系起来。但个人对食物的判断存在很大的个体差异，这种差异是在个人成长过程中逐渐形成的。

3．认知因素　个体对食物的理解、认识和分析以及具备的饮食、营养知识是影响饮食、营养需要的高级活动过程。它可来源于个人的饮食体验、社会或家庭留下的饮食传统和理解等。

4．情绪状态　焦虑、抑郁、恐惧、痛苦与悲哀等不良情绪可以使人食欲降低，引起进食减少甚至厌食，而轻松愉快的情绪会促进食欲。但有些患者在不正常的心理状态下会有进食的欲望，如在孤独、焦虑时就想吃食物。

（三）病理因素

1．疾病因素　疾病可以引起机体对饮食和营养的需要发生改变（见医院常用饮食），使摄取、消化、吸收、排泄出现障碍；焦虑、悲哀等不良情绪以及疼痛等因素也会对饮食产生影响。药物对饮食的影响是多方面的，有的可以抑制食欲，有的可以促进食欲。如西布曲明是一种中枢神经抑制剂可以抑制食欲；长期使用糖皮质激素可引起水、盐、糖、蛋白质和脂肪的代谢紊乱。

2．对食物过敏和不耐受　某些人会对某些特定食物发生过敏反应或不耐受。人们对食物的过敏反应常与免疫因素有关，如食用鸡蛋后出现荨麻疹、血管性水肿、恶心、呕吐、腹泻等症状。而人对食物的不耐受一般是由于体内某种特定酶的遗传缺陷而引起对食物的色素、添加剂或食物中天然含有的物质不耐受，如由于乳糖酶缺乏而引起机体对乳及乳制品不耐受，食用后可发生腹泻及酸性便等症状。

（四）环境因素

1．自然环境　由于地理环境和气候的不同会影响人们对食物的选择。西南地区湿热喜欢辣味，而东北地区寒冷口味重偏好咸味、油腻大食物。

2．社会环境　饮食具有社会交往的职能，大部分人都喜欢通过聚餐的形式进行感情交流，增加感情，促进食欲，分享饮食带来的乐趣。而单独进餐会感到孤单，没有人能分享快乐会抑制食欲，从而影响营养的摄入。

3．进餐环境　进餐环境整洁、空气清新、温度和湿度适宜、光线柔和、餐具洁净都可以促进食欲。

（五）社会文化因素

1．饮食习惯　指个体或群体在一定生活环境中逐渐形成的，对食物的选择、烹调方法、饮食方式和进食时间有自己的偏好。而饮食习惯受地域、物产、民族、宗教信仰、文化习俗、社会背景、生活方式等影响。尽管有些饮食习惯可能会影响其营养的摄入，但世代相传，难以改变，比如健康的成人穆斯林在斋月里从黎明到日落需戒饮食。

2．营养知识　随着我国经济的快速发展，城市化速度逐步加快，与饮食营养有关的疾病越来越突出。正确地理解和掌握营养知识有助于人们摄入平衡的饮食来改善其营养和健康状况。

3．生活方式　现代高效率、快节奏的生活方式也在改变着人们的饮食习惯，越来越多的年轻人已经习惯长期食用快餐、速食食品。

4．经济状况　经济状况可以影响个体饮食需要能否得到满足。经济状况好的，可以满足其对饮食的需求，但应注意有无营养过剩的状况出现；而经济状况差的，由于有食物选择的限制，应该防止营养不良的情况发生。

考点： 影响患者饮食的因素

三、一般患者进食的护理

根据对患者营养状况的评估、疾病治疗的需要及患者的身体条件、对食物的喜好和经济状况，护理人员、医生与营养师一同协商营养计划。护士根据计划对患者进行相应的饮食护理，满足患者的营养需要，促进其早日康复。

（一）患者进食前的护理

1．饮食教育　由于患者的饮食习惯不符合健康状况的需求，要改变多年形成的饮食习惯是非常困难的，因此，护士需要耐心向患者解释科学制定饮食计划的意义和必要性，以取得患者的配合。当然在制定饮食计划时也要考虑患者的情况，尽量用一些患者容易接受的食物来代替限制食物。

2．进食环境准备　营造舒适的进食环境可使患者心情愉快，增进食欲。患者进食的环境应以清洁、整齐、空气新鲜无异味、温湿度适宜、光线柔和、餐具洁净、气氛轻松愉快为原则。

（1）进食前暂停非紧急的治疗及护理工作。

（2）病室内如有病情危重的患者，可用屏风遮挡。移去所有不良视觉的物品（如便器）。整理床单位，进餐前30分钟开窗通风，消除室内不良气味。

（3）如病情允许可鼓励患者到病室餐厅集体进餐，或是在病室共同进餐，以促进食欲。

3．患者准备　患者感觉舒适可促进食欲。

（1）减少或去除各种引起身、心不舒适的因素，如高热患者可给予适当的降温措施，并保持患者衣服和被单清洁干燥；协助患者洗手及清洁口腔等。针对有焦虑、忧郁、恐惧等不良情绪的患者要给予心理指导，减轻其心理压力，促进食欲。

（2）当患者在进餐前有大、小便需求时，应协助患者去卫生间或提供便器，并及时进行清理。

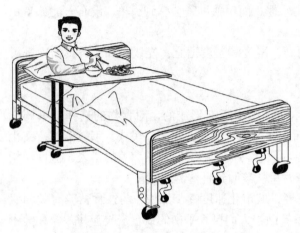

图 11-1　不便下床患者进食方法

（3）协助患者采取舒适的进餐姿势：如病情允许，鼓励患者下床进食；不便下床者，可安排坐位或半坐位，提供床上小桌便于进餐（图 11-1）；卧床患者可安排侧卧位或仰卧位（头转向一侧）并给予适当支托。

（4）取得患者同意后将治疗巾或餐巾围于患者胸前，以防止衣服和被单被污染，并使患者做好进食准备。

4．护理人员准备　根据营养计划，检查当日当餐有无特殊饮食，并向患者解释特殊饮食的必要性及特殊要求，对于要求禁食的患者，在床尾做标记给予警示，并要做交接班。

（二）患者进食时的护理

1．及时分发食物　护士洗净双手，衣帽整洁，核对患者和饮食单，协助配餐员及时将热饭、热菜分发给每位患者。如患者有自行准备的食物，需经检查符合饮食原则后才能食用。

2．观察患者进食情况　在患者进餐时护士应巡视病室观察治疗饮食、试验饮食的实施情况，并对患者的不良饮食习惯及违规的饮食行为给予纠正，同时也征求患者对食物种类和制作的意见及时向营养科反映。

3．鼓励患者自行进餐　如病情允许尽可能让患者自行进餐，有利于提高其自理能力和自信心。身体不便者，可将食物、餐具等放在患者易取处，必要时护士可以协助进餐。

4．不能自行进食者应给予喂食　喂食的方法可根据患者的进食习惯和患者的现况来决定。要求护士要有耐心，不要催促患者，以便于其咀嚼和吞咽。一般情况下饭和菜、固体和液体食物应轮流喂食，进流质饮食者，可用吸管吸吮。

5．对于双目失明或眼睛被遮盖的患者，除遵守上述喂食要求外，应告诉患者喂食内容并加以形容以促进其食欲。对于要求自己进食的患者，可按时钟平面图放置食物，并告知方向、食品名称，方便患者自行进食，如6点钟放饭，9点钟放汤，3点钟及12点钟放菜等（图 11-2）。

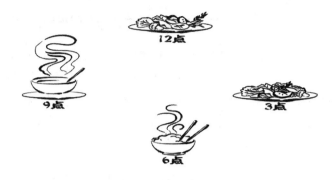

图 11-2　食物放置平面图

6. 协助患者饮水　无论是需要增加饮水量还是限制饮水量者，护士都应向患者和家属解释饮水要求的目的及重要性以取得配合。增加饮水者，应督促患者在日间完成总饮水量的3/4，以免在夜间饮水过多增加排尿影响睡眠。对于限制饮水者，若患者口干，可用湿棉球湿润口唇或滴水湿润口腔黏膜，当口渴严重时若病情允许可采用含用冰块、酸梅等方法刺激唾液分泌而止渴。

（三）患者进食后的护理

1. 保持餐后环境清洁和患者舒适　及时撤去餐具，整理床单位，督促和协助患者饭后洗手、漱口或为特殊患者做口腔护理。

2. 做好护理记录　对于需要记录出入液量的患者，记录进食的内容、数量，并按其进食内容计算含水量。另外，还要记录进食过程中和进食后的反应等，以评价患者的进食是否满足其营养需求。

3. 对暂需禁食或延迟进食的患者应做好交接班。

考点：一般患者进食的主要护理措施

知识链接　　　**替代食物表**

拒吃食物	缺乏的主要营养	替代食物
肉、鱼、家禽	蛋白质、必需氨基酸、铁、锌、维生素 B_1、维生素 B_{12}、叶酸，此外还缺乏热能	牛奶、乳制品、谷类、豆荚类、坚果、营养豆奶等
牛奶、乳制品	蛋白质、钙、维生素 B_2、维生素 B_{12}、维生素 A、维生素 D	深绿色蔬菜、豆荚类、坚果、营养豆奶
谷类	蛋白质、维生素 B_2、缺乏热能	豆荚类、乳制品
豆荚类	蛋白质、铁、锌、钙	乳制品、谷类
水果	纤维素、维生素 C、维生素 A	蔬菜、谷类
蔬菜	纤维素、维生素 C、维生素 A	水果、谷类

第三节 协助特殊患者进食的护理

在临床上，对于病情危重、消化道功能障碍、不能经口或不愿经口进食的患者，为保证其营养素的摄取、消化、吸收，维持组织器官的结构、功能与修复，调节免疫、内分泌等功能，以促进康复，临床上常根据患者病情采用不同的特殊饮食护理，包括管饲饮食、要素饮食及胃肠外营养。

一、管饲饮食

管饲饮食（tube feeding）是指将患者所需的流质饮食、营养液、水及药物通过导管注入胃和小肠，以提供营养和治疗的需要。根据导管插入的途径不同，可分为：①鼻胃管，导管经鼻腔插入胃内；②口胃管，导管由口插入胃内；③鼻肠管，导管由鼻腔插入小肠；④胃造瘘管，导管经胃造瘘口插入胃内；⑤空肠造瘘管，导管经空肠造瘘口插至空肠内。其中鼻胃管是最常用的途径。

鼻饲法（nasogastric gavage）（表 11-5）是将导管经鼻腔插入胃内，从管内灌注流质饮食、水分和药物的方法。应用目的是为患者提供营养素和药物，以维持机体营养和治疗的需要。适用于：①口腔及上消化道疾患：如口腔疾患或口腔手术后患者，上消化道肿瘤引起吞咽困难、食管狭窄及食管气管瘘的患者；②不能张口的患者，如破伤风患者；③因神经或精神障碍所致不能进食的患者，如昏迷、拒绝进食者；④早产儿、病情危重的患者。

表 11-5 鼻饲法

操作流程	操作步骤和要点说明
【操作前评估】	• 患者年龄、病情及意识状态
	• 患者鼻孔是否通畅及口腔情况
	• 患者对操作目的、过程的认识、心理状态及合作情况
【操作前准备】	
护士准备 用物准备	• 衣帽整洁，修剪指甲，洗手，戴口罩 • 无菌鼻饲包内备：普通胃管或硅胶胃管、治疗碗、50ml 注射器、镊子、止血钳、纱布、压舌板、治疗巾。液状石蜡、棉签、胶布、别针、夹子、鼻饲液（38～40℃）、温开水、水温计、手电筒、听诊器、弯盘、卫生纸、一次性手套。需要时准备漱口液或口腔护理用物及松节油
患者准备 环境准备	• 了解鼻饲的目的、操作过程，愿意合作，排空尿液和粪便 • 病室光线充足、整洁、无异味，可根据患者需要进行遮挡
【实施步骤】	
核对解释	• 备齐用物携至患者床旁，核对患者床号、姓名。告知患者操作目的、过程、所注入的鼻饲液、注意事项及操作中配合方法
安置卧位	• 根据病情，协助患者取半坐位或坐位，无法坐起者取右侧卧位使胃管易于进入胃内，昏迷患者取去枕仰卧位，头向后仰。有义齿者取下义齿，防止脱落误吞
清洁鼻腔	• 选择通畅一侧鼻腔，用湿棉签清洁鼻腔
围巾置盘	• 将治疗巾围于患者颌下，弯盘放于易取处
标记胃管	• 取出胃管，注入少量空气检查是否通畅。测量胃管插入的长度：由鼻尖经耳垂至剑突处或是前额发际至剑突处（图 11-3），一般成人插入长度为 45～55cm，标记需要插入的长度

续表

操作流程	操作步骤和要点说明
润滑胃管 插入胃管	• 将少许液状石蜡倒于纱布上，润滑胃管前端 10 ~ 20cm • 一手持纱布托住胃管，一手持镊子夹住胃管前端，从选定侧鼻孔缓缓插入 • 清醒患者：插入胃管 10 ~ 15cm（咽喉部）时，嘱患者做吞咽动作，顺势将胃管迅速插入至预定长度 　要点：吞咽动作可帮助胃管迅速进入食管，边吞咽边插管可减轻患者不适 • 昏迷患者：先将患者头向后仰，当胃管插入 15cm 时，一手将患者头托起，使下颌靠近胸骨柄，徐徐插入胃管至预定长度（图 11-4） 　要点：下颌靠近胸骨柄可增大咽喉通道的弧度，便于胃管顺利通过会咽部
验证固定	• 验证胃管在胃内，方法①用注射器连接胃管抽出胃液；②置听诊器于患者胃部，快速注入 10ml 空气，听到气过水声；③将胃管末端置于盛水碗中，无气泡逸出。确定在胃内后，用胶布将胃管固定在鼻翼及面颊部
灌注食物	• 用注射器连接胃管先抽吸胃液以确定胃管在胃内及胃管通畅后，再注入少量温开水湿润管腔，防止食物粘附管壁 • 遵医嘱缓慢注入鼻饲液或药液 • 每次抽吸鼻饲液时应反折胃管末端 • 鼻饲液注入完毕后，再次注入少量温开水，防止食物积存于管腔内变质结块，造成胃肠炎或堵塞管腔 　要点：一次鼻饲量不超过 200ml，时间间隔不少于 2 小时
反折固定	• 将胃管末端反折，用纱布包好，用夹子夹紧，防止食物反流，再用别针固定于枕旁、患者衣领或大单处
清洁整理	• 协助患者清洁鼻孔、口腔，整理床单位。嘱患者维持原卧位 20 ~ 30 分钟以防呕吐。 • 清洁注射器，放于治疗盘内，用纱布盖好备用（鼻饲用物每天更换消毒）
注后记录	• 洗手，记录插管时间、患者反应、鼻饲液种类和量
拔管准备	• 备齐用物携至患者床旁，核对患者床号、姓名，并解释目的 • 置弯盘于患者颌下，夹紧胃管末端，轻轻揭去固定的胶布，戴一次性手套
拔出胃管	• 用纱布包裹近鼻孔处的胃管，嘱患者深呼吸，在患者呼气时拔管，边拔管边用纱布擦拭胃管，到咽喉处快速拔出，以免液体滴入气管 • 将拔出的胃管置于弯盘中，移出患者视线，脱去一次性手套
清洁整理	• 清洁患者口、鼻、面部，擦去胶布痕迹. 协助患者漱口，采取舒适卧位，整理床单位
洗手记录	• 洗手，记录拔管时间、患者反应
【操作后嘱咐】	• 告诉患者鼻饲管保留时间及保留意义，如果有恶心或不适，可做深呼吸或及时呼叫 • 不能牵拉已固定的胃管，防止胃管脱出造成误吸 • 胃管末端必须夹紧防止管内液体反流
【操作后评价】	• 插入胃管顺利，能正确验证胃管在胃内，动作规范、轻柔、熟练 • 操作过程中能进行有效沟通，患者理解、配合好 • 鼻饲液温度、量和推注速度适宜，无空气注入，患者无不良反应

操作流程	操作步骤和要点说明

【注意事项】

1. 插管时动作要轻柔，避免损伤食管黏膜，尤其是通过食管3个狭窄部位时容易受到阻力（环状软骨水平处，平气管分叉处，通过膈肌的食管裂孔处）。

2. 插管过程中应密切观察患者的反应，如遇下列情况应正确处理：

（1）如插管中出现剧烈恶心、呕吐，可暂停插管，嘱患者做深呼吸或张口呼吸。

（2）如患者出现呛咳、呼吸困难、发绀等情况，说明胃管误入气管，应立即拔出胃管，休息片刻后再重新插管。

（3）如插入不畅时（可用手电筒及压舌板检查口腔，观察胃管是否盘在口咽部），可将胃管抽出少许，再继续插入。

3. 每次鼻饲前必须验证胃管是否在胃内且通畅，鼻饲量不得超过200ml，间隔时间要大于2小时。

4. 鼻饲液温度应保持在38～40℃，避免过冷或过热；药片应研碎溶解后注入；新鲜果汁与奶液应分别注入，防止产生凝块。

5. 注入鼻饲液时应避免空气灌入，同时灌注速度不应过快。

6. 长期鼻饲者给予口腔护理每日2次，并定期更换胃管（普通管每周换1次，硅胶管每月换1次），每次更换胃管时晚间拔管，次晨再从另一侧鼻孔插入。

7. 食管、胃底静脉曲张的患者，食管癌和食管梗阻的患者禁忌鼻饲。

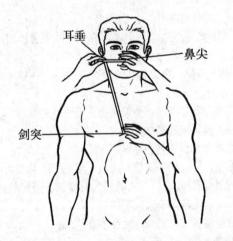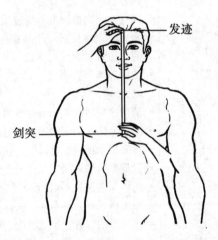

图 11-3　测量胃管长度

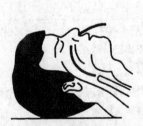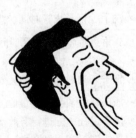

A 插管前头向后仰

B 抬高头部增大咽喉部通道的弧度

图 11-4　昏迷患者插管

考点：鼻饲法目的、适应证，操作要点和注意事项

二、要素饮食

要素饮食（elemental diet）是一种化学精制食品、含有人体所需，无需消化即可吸收的全部营养成分，包括游离氨基酸、单糖、脂肪酸、维生素、无机盐类和微量元素。适用于：①超高代谢的患者：如严重烧伤、脓毒血症、多发性骨折等；②消化和吸收不良的患者：如短肠综合征、胃肠道瘘、炎性肠道疾病、急性胰腺炎等；③营养不良的患者：如肿瘤或其他消耗性疾病；④需要补充营养的患者：如某些手术前后。

（一）应用方法

根据患者的病情需要，配成适宜浓度和剂量的要素饮食，经过口服、鼻饲、经胃或是空肠造瘘口滴注的方法供给患者。

1. 口服　开始由 50ml/ 次逐渐增加到 100ml/ 次，6 ～ 10 次 / 天，由于要素饮食口味欠佳，口服时患者不易耐受，可以在其中添加果汁或是蔬菜汁等调味料。适应于病情较轻而且能经口进食的患者。

2. 分次注入　将配制好的要素饮食或现成制品置于注射器中，缓慢（速度 ≤ 30ml/min）通过导管注入胃内，每次 250 ～ 400ml，每日 4 ～ 6 次。部分患者开始时不耐受，可能出现恶心、呕吐、腹胀、腹痛和腹泻等，但应用一段时间后一般都会逐渐适应。主要用于非危重，经鼻胃管或造瘘管行胃内喂养的患者。

3. 间歇滴注　将配制好的要素饮食或现成制品放入塑料袋或其他容器中，通过重力作用经输注管缓慢注入，每日 4 ～ 6 次，每次 400 ～ 500ml，每次输注持续时间 30 ～ 60 分钟，多数患者可耐受。

4. 连续滴注　装置与间歇滴注同，在 12 ～ 24 小时内持续滴入要素饮食，或用肠内营养泵保持恒定滴速。输注速度可根据患者的病情及耐受程度控制，初期速度以 40 ～ 60ml/h 开始逐渐增至 120ml/h，最高可 150ml/h。适应期一般需要 3 ～ 4 天。多用于空肠造瘘（图 11-5）喂养的危重患者。

（二）并发症及处理

1. 胃肠道并发症　是最常见的并发症，主要表现为腹泻、恶心、呕吐。应用时应从低浓度、小剂量开始逐步增加，使患者适应，输注时注意保温，防止污染。

2. 代谢并发症　主要表现为水和电解质平衡紊乱，最常见的是脱水和高血糖。应用时应减慢营养液输注速度或降低浓度，也可应用胰岛素使血糖接近正常。

3. 感染并发症　表现为营养液误吸而引起的吸入性肺炎及营养液污染而引起的腹痛、腹泻等。应用时应抬高床头 30° ～ 45°，经常检查有无胃潴留情况；营养液应现用现配并严格执行无菌操作。

4. 置管并发症　表现为鼻咽部及食管黏膜损伤等。导管插入时动作要轻柔，选择的营养管软硬要适度。

（三）注意事项

1. 应用要素饮食时，应严格执行无菌操作原则，所有配制用具及滴注导管均需消毒灭菌后使用。

2. 患者应用的要素饮食需根据具体病情选择适合的营养成分、浓度、用量及滴注速度。

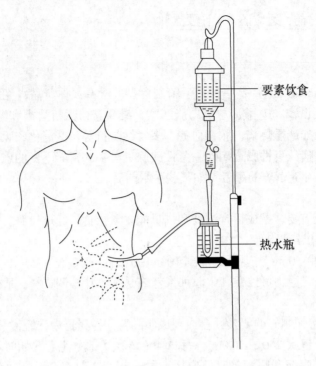

要素饮食

热水瓶

图 11-5　空肠造瘘滴入饮食

滴注要素饮食应由低、少、慢开始，然后逐渐增加，停用时也需要逐渐减量。

3．一般情况下要素饮食应现用现配，已配制好未启封的营养液应放在 4℃ 冰箱内保存，时间不要超过 24 小时，以防被细菌污染或变质。

4．要素饮食的口服温度为 38℃ 左右，鼻饲及经造瘘口注入的温度为 41 ～ 42℃。温度不能过低以防发生腹泻、腹痛、腹胀。

5．要素饮食滴注前后都需用温开水或生理盐水冲净管腔，以防食物积滞管腔而腐败变质。

6．滴注过程中经常巡视患者，如出现恶心、呕吐、腹胀、腹泻等症状，应及时查明原因，按需要调整速度、温度；反应严重者可暂停滴入。

7．应用要素饮食期间需定期测量体重，并观察尿量、排便次数及性状，检查血糖、尿糖、血尿素氮、电解质、肝功能、凝血酶原时间等指标，做好营养评估。长期应用者应适当补充电解质、维生素和矿物质。

8．肠道梗阻、小于 3 个月的婴儿、上消化道出血、胃大部切除后易发生倾倒综合征的患者不宜使用要素饮食；症状明显的糖尿病或是糖耐量异常的患者慎用。

考点：要素饮食的应用方法和注意事项

三、胃肠外营养

胃肠外营养（parenteral nutrition, PN）是指无法经胃肠道摄取营养或摄取的营养不能满足自身代谢需要的患者，通过肠道外通路（即静脉途径）输注包括氨基酸、脂肪、碳水化合物、维生素及矿物质在内的营养素，提供能量，纠正或预防营养不良，改善营养状态，并使胃肠道得到充分休息的营养治疗方法。适用于：①胃肠需要充分休息或消化吸收障碍的患者：如消化道瘘、短肠综合征、溃疡性结肠炎、中、重症急性胰腺炎、胃肠道梗阻等；②超高代谢的患者：如大面积烧伤、严重感染、败血症等；③术前准备：如营养不良而需要胸腹部手术的患者、有感染危险的骨科手术患者；④短期内不能由肠获得营养的患者：如神志不清、腹膜炎、肿瘤放、化疗引起的胃肠道反应。胃肠外营养分为部分胃肠外营养与完全胃肠外营养。

（一）应用方法

1. 营养液输注方法　可分为重力滴注和泵输注两种方式。一般危重患者多采用泵输注方式来精确控制输注速度和输注量。

2. 营养输注途径　可分为中心静脉置管途径和周围静脉置管途径。由于要使用高渗溶液和高浓度营养液，所以一般选择管径较粗、血流较快的上腔静脉。常选择穿刺锁骨下静脉、锁骨上静脉、颈内静脉、颈外静脉，将静脉导管送入上腔静脉。

3. 营养液配制　需要根据患者的代谢状况和实际需要进行准确计算。营养液一般包括复方氨基酸、碳水化合物、脂肪乳、常量元素、微量元素、水溶性维生素、脂溶性维生素等，此外还可根据患者需要加入一些具有特殊生理作用的物质，如精氨酸、谷氨酰胺等。

（二）并发症及护理

1. 与中心静脉穿刺置管有关的并发症　常见有气胸、血胸，导管的脱出、折断，空气栓塞，损伤胸导管、动脉及神经，静脉血栓等。护士应熟练掌握操作技术，并能严格按照规程进行操作和配合。

2. 感染性并发症　导管性败血症是胃肠外营养常见的严重并发症。护士在置管过程中应严格按无菌技术操作。营养液需在超净工作台内进行配制，必须使用全封闭式输液系统，定期消毒穿刺部位皮肤并更换敷料。

3. 代谢性并发症　这类并发症与病情动态监测不够、治疗方案不适合或没有及时根据病情进行调整有关。常见有糖代谢紊乱、液体量超负荷、肝损害、电解质紊乱、酸碱平衡失调等。其中以糖代谢紊乱中的低血糖和高血糖反应最为严重。

4. 肠道并发症　由于长期胃肠外营养不能经口进食可导致肠道黏膜萎缩。因此只有尽早恢复肠道营养才能使萎缩的黏膜增生，恢复肠道正常功能。但也有资料提示，补充谷氨酰胺也可起到屏障作用预防肠道黏膜萎缩。

（三）注意事项

1. 营养液的配制及静脉穿刺过程中严格执行无菌操作，所有用具必须经过灭菌后才能使用。

2. 配制完毕但暂时不输注的营养液应储存于4℃冰箱内备用，在准备输注前1～2小时从冰箱内取出，放置在常温内准备使用，在常温下保存不要超过24小时。

3. 为了减少导管相关性感染的可能，每天都要对穿刺部位检查，按规定时间更换敷料，更换时应严格按无菌操作，并注意避免导管移位，如敷料潮湿、脱落、污染时应立即更换。

4. 输液管根据生产者规定时间进行更换，在连接或拔除输液管路和封闭导管时，必须严格遵守无菌操作。

5. 封管时要使用>10ml的注射器，维持正压封管，封管液量一般为导管和辅助延长管容积的 2 倍。

6．严禁通过中心静脉穿刺导管输血、抽血或是监测中心静脉压。

7．输液过程中加强巡视，防止发生液体中断或导管脱出，以防出现空气栓塞。

8．由于胃肠外营养液属于高糖溶液，应以低浓度、小量、慢速开始输注，然后根据患者的耐受程度逐渐增加。营养液的配方和输注速度都不能随意改变，容易导致糖代谢紊乱。停用胃肠外营养时应提前在 2 ～ 3 天内逐渐减量。

9．使用前及使用过程中要对患者进行严密的实验室监测，每日记录出入液量，观察血常规、肝、肾功能、血糖、尿糖、血脂、凝血功能等，以便根据患者体内代谢的动态变化及时调整营养液配方，防止并发症发生。

10．及时了解患者的饮食及胃肠道的功能状况。如病情允许，可少量多次给患者进食，刺激胃肠道尽早恢复功能。

考点：胃肠外营养的应用方法和注意事项

知识链接

胃肠外营养液与胰岛素和肝素混合时的注意事项

全营养混合液输注袋对胰岛素有吸附作用。因此，胰岛素最好能够单独以静脉输注泵持续输注。若客观条件有限，则建议在营养液配制完毕，输注前即刻才加入胰岛素，以稀释胰岛素。药物配伍研究证实，在含钙的"全合一"肠外营养液中添加肝素，可导致脂肪乳剂颗粒破坏，因此不建议在"全合一"营养液中常规添加肝素。

第四节　出入液量记录

正常人体每日液体的摄入量和排出量都应保持动态的平衡。对休克、大面积烧伤、大手术后或心脏病、肾病、肝硬化腹水等患者，需正确测量和记录 24 小时出入液量，对观察患者病情变化、协助医生分析病情、制定与调整治疗方案起了重要作用。

一、记录的内容与要求

1．摄入量　包括每日饮水量、食物中含水量（表 11-6）、输液量、输血量及针剂药量等。为了记录准确，患者饮水或进食用的容器应固定，容器上应有刻度或是已测量过容积。固体食物应记录其单位还要换算出含水量。如米饭 100g，70.9ml。

2．排出量　主要为尿量，其次为大便量、呕吐物量、咯血量、咳痰量、出血量、引流量、创面或伤口渗液量等。除大便记录次数外，液体以毫升为单位记录。为了记录的准确性，昏迷患者、尿失禁患者或需要密切观察尿量的患者，最好留置导尿；婴幼儿测量尿量可先测干尿布的重量，再测湿尿布的重量，两者之差即为尿量；对于不易收集的排出量，可根据定量液体浸湿棉织物的情况进行测量或是估算。

表 11-6　常用食物含水量

食物名称	含水量（ml）	食物名称	含水量（ml）	食物名称	含水量（ml）
米饭	70.9	豌豆	70.2	鸡	69.0
煮面条	72.6	芸豆	91.1	鸭	63.9
米粥	88.6	四季豆	91.3	鹅	61.4
小米粥	89.3	荷兰豆	91.9	牡蛎	82.0
花卷	45.7	竹笋	92.8	生蚝	87.1
馒头	43.9	莴笋	95.5	鲜贝	80.3
烙饼	36.4	菠菜	91.2	鲜扇贝	84.2
油条	21.8	白萝卜	93.4	鲅鱼	72.5
煎饼	6.8	藕粉	6.4	草鱼	77.3
烧饼	27.3	莲藕	80.5	鲳鱼	72.8
烧麦	51.0	山药	84.8	带鱼	73.3
春卷	23.5	大葱	91.0	鲫鱼	75.4
蛋糕	18.6	茭白	92.2	鲤鱼	76.7
面包	27.4	芥菜	91.5	鲈鱼	76.5
饼干	5.7	韭菜	91.8	墨鱼	79.2
蜂蜜	22.0	冬瓜	96.6	河虾	78.1
冰淇淋	74.4	南瓜	93.5	苹果	85.9
冰棍	88.3	芹菜	94.2	梨	85.8
巧克力	1.0	苤菜	90.6	桃	86.4
牛乳	89.8	生菜	95.8	杏	89.4
酸奶	84.7	茼蒿	93.0	鲜枣	67.4
奶油	0.7	小白菜	94.5	樱桃	88.0
炼乳	26.2	大白菜	94.6	葡萄	88.7
鸡蛋	74.1	黄瓜	95.8	柿	80.6
鸭蛋	70.3	西兰花	90.3	草莓	91.3
松花蛋	68.4	菜花	92.4	中华猕猴桃	83.4
醋	90.6	油菜	92.9	橙	87.4
酱油	67.3	甘蓝	93.2	柚（文旦）	89.0
甜面酱	53.9	番茄	94.4	芦柑	88.5
豆瓣酱	46.6	西葫芦	94.9	柑橘	86.9
马铃薯粉	12.0	茄子	93.4	荔枝	81.9
白砂糖	0.0	胡萝卜	89.2	芒果	90.6
红腐乳	61.2	黑木耳	15.5	香蕉	75.8
豆腐	82.8	银耳	14.6	菠萝	88.4

续表

食物名称	含水量（ml）	食物名称	含水量（ml）	食物名称	含水量（ml）
豆腐干	65.2	干百合	10.3	杨梅	92.0
素鸡	64.3	鲜香菇	91.7	哈密瓜	91.0
豆浆	96.4	猪肉	46.8	木瓜	92.2
马铃薯	79.8	牛肉	72.8	西瓜	93.3
红心甘薯	73.4	羊肉	65.7	白兰瓜	93.2

备注：1．各种食物含水量均为每100g可食部分食物中的含水量。2．本表参考了2009年12月出版的中国疾病预防控制中心营养与食品安全所编著的中国食物成分表第一册（第2版）。

二、记录方法

1．用蓝钢笔填写表格眉栏各项及页码。

2．日间7时至19时用蓝钢笔记录，夜间19时至次晨7时用红钢笔记录。

3．记录同一时间的摄入量和排出量，在同一横格上开始记录；对于不同时间的摄入量或排出量，应各自另起一行记录。

4．患者的出入液量分别于12小时和24小时总结一次，12小时做小结，24小时做总结。并将24小时的结果用蓝钢笔填写在体温单相应栏内。

考点：出入液量记录的内容和要求

小结	饮食和营养是维持生命活动的基本条件，医院基本饮食、治疗饮食和试验饮食可达到辅助治疗、协助疾病的诊断和提高实验检查结果正确性的作用。护士在饮食护理中应正确评估患者的营养状况，指导患者选择合理饮食来满足其营养的需要。对于病情危重、营养不良、消化吸收功能障碍、不能经口或不愿经口进食的患者，临床上常采用不同的特殊饮食护理。其中在鼻饲法中要求插管动作要熟练、规范，在插入过程中要及时发现问题并能正确处理，尤其是昏迷患者。要熟练掌握验证胃管是否在胃内的三种方法，灌注鼻饲液的温度应保持在38～40℃，药片应研碎溶解后注入；新鲜果汁与奶液应分别注入，防止产生凝块。鼻饲前后都需注入温开水，在操作过程中不断与患者进行沟通，尊重患者的感受，使患者感到满意。为了动态掌握患者病情变化、协助医生诊断和制订治疗方案，护士需要掌握出入液量记录的方法，以保证记录内容和量的准确性。

（程晓琳）

第十二章　排泄护理

<table>
<tr><td rowspan="3" style="writing-mode: vertical-rl;">学习目标</td><td>

知识：

1. 识别异常的粪便及尿液并归纳出影响排便、排尿的因素。
2. 识别异常的排便、排尿活动，并归纳出对异常排便、排尿患者的护理措施。
3. 说出各种灌肠法的目的、操作要点，比较各种灌肠法的异同点。
4. 比较男女尿道的解剖特点，说出导尿术和留置导尿术的目的、操作要点和注意事项。

能力：

1. 能够运用所学知识，识别案例中的问题并提出解决问题的方法。
2. 能正确为异常排便、排尿活动的患者制订护理计划并实施。
3. 能正确进行各种灌肠及肛管排气操作，并处理在操作中遇到的问题。
4. 能够熟练、正确完成男、女患者导尿及留置导尿操作，并处理在操作中遇到的问题。

素质：

1. 着装整洁，仪表大方，举止端庄、稳重，精神饱满，微笑服务。
2. 能尊重患者、关心患者，具有吃苦耐劳的职业素质，在操作中态度认真、方法正确、动作连贯、过程完整有序。
3. 会运用沟通技巧与服务对象进行沟通，恰当地使用解释用语，在操作过程中始终表现对患者的关爱，使患者很好地配合护理工作。

</td></tr>
</table>

案例

李某，男性，50岁，钢铁冶炼工人，在高温环境下连续工作5 h，主诉头晕、头痛、全身乏力、出汗减少，经检查：面色潮红，体温41℃，脉搏108次/min，呼吸24次/min，诊断为中暑。医嘱：大量不保留灌肠。根据此案例请思考：①护士为患者进行灌肠的目的是什么？②选用何种灌肠液？③溶液温度有何要求？④灌肠时应注意什么？

第一节　排便的护理

人体参与排便活动的主要器官是大肠。当食物通过消化吸收后，将食物残渣储存于大肠内，其中一部分水分被大肠吸收，其余部分经细菌的发酵和腐败作用形成粪便。因此，粪便的性状是反映整个消化系统生理活动的重要指标。通过本节学习，护理人员要学会对排便活动的评估并对排便异常进行护理，同时掌握相应的排便护理技术以解除患者的痛苦，协助患者重新恢复正常的排便形态。

一、排便活动的评估

（一）与排便有关的解剖与生理

大肠全长约 1.5m，分盲肠、结肠、直肠和肛管四个部分。盲肠是大肠的起始部；结肠又分为升结肠、横结肠、降结肠和乙状结肠；直肠长约 16cm，有骶曲和会阴曲两个弯曲；肛管长约 4cm，末端终于肛门，为肛门内外括约肌所包绕。肛门内括约肌为平滑肌，有协助排便作用，对控制排便作用不大，肛门外括约肌为横纹肌，有控制排便的作用。大肠主要的运动形式有袋状往返运动，分节或多袋推进运动等，分别是空腹、进食后的常见运动形式。大肠的运动少而慢，对刺激反应较迟缓，这有利于大肠发挥暂时储存粪便的功能。

排便活动受大脑皮质控制。正常情况下，人的直肠腔内只有在排便前和排便时有粪便。当肠蠕动推动粪便进入直肠时，刺激直肠壁内的感受器，发出冲动经盆神经和腹下神经传至脊髓腰骶段的初级排便中枢，同时上传到大脑皮层，引起便意和排便反射。如果环境许可，排便冲动就会通过盆神经传出，使降结肠、乙状结肠和直肠收缩，肛门内括约肌舒张，同时，阴部神经冲动减少，肛门外括约肌舒张，使粪便排出体外。此外，支配腹肌和膈肌的神经兴奋使腹肌、膈肌收缩，增加腹压，共同促使粪便排出体外。如果经常条件不允许或有意识地抑制排便，直肠会渐渐失去对粪便压力刺激的敏感性，加之粪便在肠道内停留时间过长，水分被吸收过多，造成粪便干结而排便困难，引起便秘。

（二）影响排便的因素

1. 生理因素

（1）年龄：婴幼儿在 3 岁前不能控制排便是由于大脑发育不健全，对排便的控制力较差；而老年人随着年龄增长，腹壁肌肉张力降低、结肠平滑肌松弛导致肠蠕动减慢，易发生便秘，还有一些老年人因盆底肌和肛门括约肌松弛，导致不能自主控制排便。

（2）个人排泄习惯：通常情况下，个体形成的规律排便习惯包括固定的排便姿势（如坐式、蹲式）、固定的排便时间（如每日早餐后）、固定的便具、排便时喜欢从事某种活动（如阅读）、熟悉的环境等。若这些习惯发生改变，可能会影响正常的排便。例如出差、旅游、入院时，环境发生变化等；当患者卧床时，不习惯躺在床上使用便器也可导致排便困难。

2. 心理因素　心理因素是影响排便的重要因素。精神抑郁时，人体活动减少，自主神经系统冲动减慢，肠蠕动也减少，从而引起便秘；压力过大，情绪紧张、焦虑、恐惧和愤怒时，可由于迷走神经兴奋，肠蠕动增强，从而引起消化吸收不良、腹泻。

3. 社会文化因素　社会文化因素影响排便观念和排便习惯。排便属于个人隐私，当患者需要他人协助解决排便问题时，因缺乏隐蔽的环境，丧失隐私，人体会压抑排便的需要而造成便秘。

4. 饮食与活动因素

（1）饮食与水分摄入：饮食是影响排便的主要因素，规律的进餐、足量的液体、适当的纤维素是促进排便的主要条件。富含纤维的食物可以提供必要的粪便容积并促进肠蠕动，加速食糜通过肠道，减少水分的再吸收；足量的液体可以液化肠内容物而使食物顺利通过。饮食营养不均衡（如过食高糖、高蛋白）、进食量过少、食物中缺乏膳食纤维、液体补充不足或排出过多等均会引起排便困难或便秘。

（2）活动：正常排便依赖于腹部及盆底肌张力，而适当活动能维持肌肉的张力，刺激肠蠕动。例如长期卧床、缺乏活动的患者可因腹部或盆底肌肉张力减退而导致排便困难。

5．与疾病有关的因素

（1）疾病：消化系统本身的疾病（如大肠癌、结肠炎）可使排便次数增加；神经系统的疾病（如脊髓损伤、脑卒中）等可导致排便失禁；腹部和会阴部的伤口疼痛可抑制便意。

（2）药物：长时间服用抗生素可干扰肠道正常菌群而导致腹泻；缓泻剂和导泻剂可软化粪便，刺激肠蠕动，促使排便，但长期使用缓泻剂可降低肠道感受器的敏感性，导致慢性便秘；大剂量镇静剂可使消化道平滑肌松弛，减慢肠蠕动而导致便秘；手术时麻醉药可抑制肠蠕动。

（3）治疗和检查：腹部、肛门部手术，会因肠肌的暂时麻痹或伤口疼痛而造成排便困难。胃肠道的诊断性检查常需灌肠或服用钡剂也可影响正常排便。

（三）粪便的观察（表 12-1）

表 12-1　粪便的观察

观察内容	正常粪便	异常粪便及原因
量	成人每天排便量 100 ～ 300g。排便量的多少与膳食种类、数量、摄入液体量、大便次数及消化器官的功能有关。如进食细粮及肉食为主者粪便细而量少；进食粗粮尤其是蔬菜者粪便量多	
次数	成人：1 ～ 3 次 / 天，婴幼儿：3 ～ 5 次 / 天	成人＞ 3 次 / 天，婴幼儿＞ 6 次 / 天，且形状改变多见于腹泻；成人＜ 3 次 / 周，婴幼儿＜ 1 次 /1 ～ 2 天且形状改变多见于便秘
形状	成人：成形软便 婴幼儿：稀薄	糊状或水样便见于消化不良或急性肠炎 粪便干结坚硬，甚至呈栗子样见于便秘 扁条形或带状见于直肠、肛门狭窄或部分肠梗阻
颜色	成人：黄褐色或棕黄色 婴幼儿：黄色或金黄色 粪便的颜色可因摄取食物或药物的不同而发生变化：如食用大量绿叶蔬菜时呈暗绿色、摄入铁制剂呈无光样黑色、服钡剂后呈灰白色	柏油样便见于上消化道出血 暗红色便见于下消化道出血 陶土色便见于胆道阻塞 果酱样便见于阿米巴痢疾、肠套叠 粪便表面有鲜血或便后有鲜血滴出见于直肠息肉、肛裂或痔疮 米泔水样便见于霍乱、副霍乱
气味	由于蛋白质经细菌分解发酵而产生，粪便气味因膳食种类而异，如肉食者气味重，素食者气味轻	酸臭味便见于消化不良、乳儿粪便 腥臭味便见于上消化道出血 腐臭味便见于下消化道溃疡、肠癌 恶臭味便见于严重腹泻
内容物	主要为食物残渣、脱落的大肠上皮细胞、细菌、代谢后的废物及少量黏液	大量黏液便见于肠炎 黏液血便见于痢疾、肠套叠 脓血便见于直肠癌 蛔虫、蛲虫便见于肠道寄生虫病

二、排便异常的护理

（一）便秘

1. 评估　便秘（constipation），是指正常的排便次数减少，排出的粪便干硬，且排便不畅、困难。便秘在某些情况下可能给患者带来危险，如心脏病患者用力排便时可能诱发心绞痛和心肌梗死。值得注意的是，判断便秘不能单纯靠排便次数评估，如每周排便2次，但粪便柔软成形不属于便秘，而每日排便，粪质干硬、量少则可为便秘。

（1）原因：①生理：排便习惯不良，常抑制便意；②心理：强烈的情绪反应，如压力过大，情绪抑郁、消沉；③饮食与活动：饮食结构不合理，长期摄入高脂肪饮食；饮食中水分或纤维素摄入量不足；长期卧床或活动减少；④疾病与治疗：某些器质性和功能性疾病，如肠道梗阻、肠麻痹、甲状腺功能减退、低血钙和低血钾等；中枢神经系统功能障碍导致神经冲动传导受阻，如截瘫；各类直肠、肛门手术；某些药物的不合理使用，如滥用缓泻剂、栓剂、灌肠导致正常排便反射消失。

（2）症状和体征：粪便干硬，触诊腹部较硬实且紧张，有时可触及包块，肛诊可触及粪块；可有腹痛、腹胀、消化不良、乏力、食欲不佳、舌苔变厚等全身症状。

2. 护理　若为非器质性疾病，可采取以下护理措施：

（1）心理护理：了解患者的心态和排便习惯，向患者解释便秘的原因及预防方法，消除患者思想顾虑。

（2）提供恰当的排便环境：当患者有便意时，护士应为患者提供私密的环境和充足的时间。如避开查房、治疗、进餐时间；若患者使用便器，应拉上屏风予以遮挡，请探视者暂时离开；便后适当通风，消除患者顾虑和紧张心理。

（3）选择适当的排便体位：一般为坐位或蹲位，病情允许时鼓励下床排便。若患者使用床上便器，病情允许时可取坐位或抬高床头，以借重力的作用增加腹内压，促进排便；对需绝对卧床或某些术前患者，应有计划地训练其在床上使用便器。

（4）给予腹部环形按摩：指导患者及家属通过按摩腹部，刺激肠蠕动，促进排便。用手稍用力按压腹部，沿结肠解剖位置由右向左环行按摩，或在乙状结肠部由近心端向远心端作环形按摩，每次5～10分钟，每日2次。可使降结肠的内容物向下移动，并增加腹内压，促进排便。另外，指端轻压肛门后端也可促进排便。

（5）遵医嘱给予治疗：可用针刺疗法、服用中药、口服缓泻剂、简易通便剂、灌肠等方法。慢性便秘的患者可选用蓖麻油、番泻叶、酚酞、大黄等，但应注意长期使用缓泻剂或灌肠，可导致肠道失去正常排便功能，造成慢性便秘；指导家属学会正确使用简易通便剂，常用的有开塞露、甘油栓等；以上方法均无效时，遵医嘱给予灌肠。

（6）健康教育：①了解相关知识：帮助患者及家属认识到维持正常排便习惯的重要性；②安排合理膳食：多食含纤维素类的食物，如新鲜蔬菜、水果、粗粮等。指导患者餐前喝热饮料和果汁（如柠檬汁、梅子汁）。若病情许可，应增加每日液体的摄入量，每日饮水量不少于2000ml，以软化粪便，促进肠蠕动；③安排适当运动：根据身体状况拟订规律的运动计划并协助患者进行运动，如散步、太极拳等。指导患者进行增强腹肌和骨盆底肌功能的锻炼。腹肌锻炼方法为：患者取仰卧位，向内收紧腹部肌肉，并保持10秒，然后放松，反复数次；骨盆底部肌肉锻炼指导方法为：患者取立位、坐位或卧位，试做排便（排尿）动作，先慢慢收缩肛门，再收缩阴道、尿道，时间不少于3秒，再缓缓放松，每遍10秒左右，连续 10 遍，每日进行数次，以患者不感觉疲乏为宜。根据患者的健康状况，每日进行这样的肌肉运动数次，有助于增强肠蠕动和肌张力，促进排便；④重建排便习惯：指导患者选择适合自己的排便时间，理想的排便时间是饭后（早餐后最佳），因进食后刺激大肠集团蠕动而引起排便反射，每天固定在此时间排便，并坚持下去。绝对卧床者要有计划地训练床上使用便器。

（二）腹泻

1．评估　腹泻（diarrhea）是指正常排便形态改变，肠蠕动增快，排便次数增多，频繁排出稀薄、不成形的粪便甚至水样便。暂时性的腹泻属于机体的保护性反应，然而长期严重的腹泻，可由于体内大量水分、消化液的丧失，最终引起水、电解质和酸碱平衡紊乱。

（1）原因：任何原因引起的肠蠕动加快，肠黏膜吸收水分障碍，肠液分泌增加，均可引起腹泻。①生理：消化系统发育不成熟；②心理：情绪紧张、焦虑；③饮食：饮食不当（进食不洁、过冷、过油腻的食物）或食物过敏；④疾病与治疗：消化道功能紊乱，胃肠道炎症，某些内分泌疾病如甲亢等，营养障碍或吸收不良综合征，泻剂使用过量。

（2）症状和体征：不成形便或呈水样便，有急于排便的需要而难以控制的感觉，腹痛、肠鸣音活跃、亢进，可有疲乏、恶心、呕吐等全身症状。

2．护理

（1）心理护理：对患者进行耐心的解释，关心安慰患者，给予情感支持，消除焦虑不安的情绪，提高患者自信。

（2）去除病因：查找病因及时去除，如腹泻为肠道感染引起，遵医嘱给予抗生素治疗。

（3）卧床休息：减少体力的消耗，减少肠蠕动；注意腹部保暖。

（4）饮食护理：鼓励患者饮水，酌情给予清淡的流质或半流质食物；严重腹泻时可暂禁食。

（5）补充水和电解质：必要时按医嘱给予止泻剂、口服补盐液或静脉输液。

（6）皮肤护理：保持肛周皮肤的清洁和干燥，每次便后用软纸轻擦肛门，温水清洗，必要时在肛周涂油膏，以保护局部皮肤。及时更换被粪便污染的衣裤、床单和被套，使之感到舒适。

（7）密切观察病情：观察并记录粪便的性状、排便次数等，必要时留取标本送检。疑为传染性疾病，应按隔离原则处理。

（8）健康教育：向患者解释腹泻的原因及预防方面的知识，注意饮食卫生，不吃不洁食物，养成良好的卫生习惯。

（三）排便失禁

1．评估　排便失禁（fecal incontinence）指肛门括约肌失去意识的控制而不自主地排便。

（1）原因：①病理方面：神经肌肉系统的病变或损伤，如瘫痪；②心理方面：精神障碍、情绪失调等。

（2）症状和体征：患者不自主地排出粪便。

2．护理

（1）心理护理：给予心理疏导和安慰，排便失禁的患者心情紧张而窘迫，常感到自卑和忧郁，需要更多的理解和帮助。

（2）皮肤护理：每次便后用温水洗净肛周和臀部皮肤，保持皮肤清洁干燥。注意观察骶尾部皮肤变化，定时按摩受压部位，预防压疮的发生。床上铺一次性尿垫，及时更换潮湿的被单、衣裤，保持床褥、衣服清洁，避免皮肤刺激。

（3）环境整洁：定时开窗通风，保持室内空气清新，除去不良气味，使患者舒适。

（4）重建正常排便能力：了解患者排便时间，掌握规律，定时给予便器，如患者排便无规律，可定时（如每隔数小时）送便器促使患者按时自己排便；与医生协调，定时应用导泻栓剂或灌肠，以刺激排便。

（5）指导运动锻炼：教会患者进行肛门括约肌及骨盆底部肌肉功能锻炼，每次 20 ～ 30 分钟，每日数次。

（6）健康教育：向患者及家属解释排便失禁的原因并教会护理的方法；鼓励患者坚持骨盆底肌功能锻炼；指导患者注意饮食卫生，养成良好的卫生习惯。

（四）粪便嵌塞

1. 评估　粪便嵌塞（fecal impaction）指粪便持久滞留堆积在直肠内，坚硬且不能排出。

（1）原因：慢性便秘患者未能及时解除，粪便长时间停留于直肠内，水分被再吸收使粪便变得坚硬，而乙状结肠排下的粪便又不断加入，最后使得粪块变得又大又硬，不能自主排出。

（2）症状和体征：患者反复有排便冲动，但不能排出粪便，直肠肛门疼痛，肛门处有少量粪水渗出，直肠指检可触及粪块，可有食欲不佳、腹胀等症状。

2. 护理

（1）心理护理：患者因长时间不能排便，十分痛苦，应尊重、理解，主动关心患者，消除其紧张、焦虑、羞涩、自卑的情绪。

（2）给予药物治疗：早期可使用栓剂、口服缓泻剂以润肠通便。

（3）给予灌肠法：必要时先行油类保留灌肠，2 ～ 3 小时后再做清洁灌肠。

（4）进行人工取便：灌肠无效者可进行人工取便法。除常规用物外，备好 2% 利多卡因（对肛管和直肠起麻醉作用，减少刺激）。具体方法为：①止痛润滑：戴上清洁的手套，在右手示指端倒 1 ～ 2ml 的 2% 利多卡因，插入肛门停留 5 分钟，再将示指端涂以润滑油；②插入取便：示指轻轻插入肛门，手指轻轻摩擦将粪块碾松，取出粪块，如此反复进行（图 12-1）。操作中应注意动作轻柔，避免损伤直肠黏膜。用人工取便时易刺激迷走神经，故心脏病、脊椎受损者须慎重使用，操作中患者出现心悸、头晕时须立刻停止。

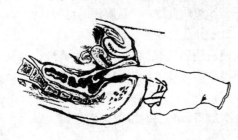

图 12-1　人工取便法

（5）健康教育：向患者及家属讲解预防便秘方面的知识，合理安排饮食。如有便秘发生，要及时解除便秘，重新建立正常的排便习惯。

（五）肠胀气

1. 评估　肠胀气（flatulence）指胃肠道内有过量气体积聚，不能排出。一般情况下，胃肠道内气体量约为 150ml，胃内的气体可通过口腔嗝出，肠道内的气体在小肠被吸收或通过肛门排出。

（1）原因：肠道蠕动减慢，排气能力异常。①食入过量产气性食物（如豆类、汽水），吞入大量空气，活动减少；②肠道梗阻及肠道手术等。

（2）症状和体征：腹胀、腹部膨隆、叩诊呈鼓音、痉挛性疼痛、嗝逆、排气过多。当肠胀气压迫膈肌时，可出现气促和呼吸困难。

2. 护理

（1）心理护理：了解患者的心态和排便习惯，向患者解释肠胀气的原因及护理，消除患者思想顾虑。

（2）去除病因：少食产气食物（如豆类、糖类、碳酸饮料等），积极治疗肠道疾患。

（3）鼓励患者适当活动：活动可促进肠蠕动，驱除肠内积气。卧床患者可做床上活动或变换体位，病情允许者可下床活动。

（4）腹部按摩或针刺穴位：可在腹部热敷或腹部按摩，也可针刺穴位（天枢、足三里、气海等），适用于轻度胀气。

（5）药物治疗或肛管排气：遵医嘱给予药物治疗或行肛管排气，适用于严重胀气。

（6）健康教育：指导患者养成细嚼慢咽的良好饮食习惯。

> **考点：** 异常粪便的观察及发生原因，便秘、腹泻患者的护理

知识链接

便秘的护理干预

便秘的发生率很高，对健康的危害很大。国内外的调查显示：慢性便秘的发生率为2%～10%。为预防便秘的发生，现介绍两种护理干预的方法：

1. 便秘医疗体操　对解除便秘有一定的疗效，方法：取仰卧位，①屈腿：两腿同时屈膝提起，使大腿贴腹；②举腿：两腿同时举起，膝关节保持伸直后慢慢放下；③踏车：轮流伸屈两腿，伸屈运动范围尽量大些；④仰卧起坐：仰卧位起坐，坐起后两手摸足尖，再倒下。

2. 通便法的应用　比较三种常用灌肠法对便秘的效果，结果显示肥皂溶液灌肠有效率为22.5%，开塞露肛内注入有效率为52.7%，开塞露经导尿管肛内注入有效率为94.6%。

三、与排便有关的护理方法

（一）简易通便法

简易通便法（表12-2）是一种采用通便剂来解除便秘，协助患者排便的技术，具有简便、经济、有效的特点。适用于老年、小儿、体弱及久病卧床的患者。常用的通便剂为开塞露、甘油栓等，是由高渗液和润滑剂制成，具有吸收水分、软化粪便、润滑肠壁、刺激肠蠕动的作用。

表 12-2　简易通便法

操作流程	操作步骤和要点说明
【操作前评估】	• 患者目前的病情、临床诊断、排便情况、年龄、意识状态、生命体征、生活自理能力、体位等 • 患者对简易通便的认识、心理状态、理解能力、合作程度等 • 患者肛门部位皮肤、黏膜情况等
【操作前准备】 护士准备 用物准备	• 衣帽整洁，修剪指甲，清洁双手，戴口罩 • 治疗盘内备物品：剪刀（用开塞露时）、卫生纸、温开水（用肥皂栓时）、手套（右手）、弯盘、纱布

操作流程	操作步骤和要点说明
	• 常用通便剂：开塞露（用 50% 甘油或少量山梨醇制成，装于密闭的塑料容器内）。用量为成人 20ml，小儿 10ml；甘油栓（由甘油和明胶制成，为无色透明或半透明栓剂，呈圆锥形）；肥皂栓（将普通肥皂削成底部直径 1cm，长 3 ~ 4cm 的圆锥形）
	• 其他物品：便盆及便盆巾、屏风
患者准备	• 患者和家属清楚通便的目的、过程、注意事项，懂得配合方法，体位舒适；嘱患者排空膀胱
环境准备	• 病室整洁、安静，室温合适，光线充足；酌情关闭门窗，遮挡患者，请无关人员回避
【实施步骤】	
核对告知	• 携用物至患者床旁，核对医嘱，查对患者床号、姓名、通便剂，向患者及家属解释通便的目的、过程、配合方法，询问患者需求，取得患者合作
安置患者	• 患者取左侧卧位，褪裤至膝部，协助患者将臀部移至床沿，垫橡胶单和治疗巾于臀下，暴露肛门
用通便剂	方法一：开塞露法 ①用剪刀减去塑料囊顶端（图 12-2 A），剪开处应尽量光滑，无锐角，避免损伤肛门、直肠黏膜 ②挤出药液少许润滑开口处 ③嘱患者张口呼吸，放松肛门外括约肌，同时捏住塑料囊，将开塞露颈部轻轻插入肛门，再将药液全部挤入（图 12-2 B） ④取出塑料囊，包于卫生纸内，嘱患者尽量保留 5 ~ 10 分钟后排便 方法二：甘油栓法 戴手套或手持纱布，嘱患者张口呼吸，捏住甘油栓底部，轻轻插入肛门至直肠，并用纱布抵住，轻轻按揉片刻，嘱患者尽量保留栓剂 5 ~ 10 分钟后排便 方法三：肥皂栓法 戴手套或手持纱布，将肥皂栓蘸热水后轻轻插入肛门，其余同甘油栓通便法
协助排便	• 脱去手套，协助患者穿裤，取舒适卧位。能下床的患者协助其到卫生间排便；不能下床的患者，保留垫巾，给予便盆，将纸巾、呼叫器放于方便易取处。排便后及时取出便盆，撤去橡胶单和治疗巾
整理用物	• 整理床单位，清理用物，开窗通风
观察记录	• 观察粪便性状，必要时留取标本送检 • 洗手、观察患者反应并记录
【操作后嘱咐】	• 应用通便剂后尽量忍耐 5 ~ 10 分钟再排便 • 指导患者及其家属正确使用简易通便剂 • 简易通便剂不能成为"常用药"，排便后注意保持健康的排便和生活习惯
【操作后评价】	• 解除了患者不适症状，达到预期效果，未出现其他并发症 • 操作规范、熟练，护患沟通有效，患者能积极配合

【注意事项】

1. 禁忌证：肛门黏膜溃疡、肛裂及肛门有剧痛者。

2. 栓剂必须插至肛门内括约肌以上，并确定栓剂在直肠黏膜上；若插入粪块，则不起作用。

3. 操作时动作要轻柔，避免肠黏膜损伤、肛门水肿等其他并发症。

4. 对粪便嵌塞的患者，经通便或灌肠无效时，可采取人工取便法。

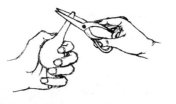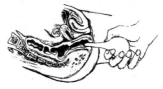

A 减去顶端圆弧　　　　　　B 将药液注入直肠

图 12-2　开塞露简易通便法

（二）灌肠法

灌肠法（enema）是将一定量的液体由肛门经直肠灌入结肠，帮助患者清洁肠道、排便、排气；或由肠道输入药物或营养，达到明确诊断和治疗疾病的目的。

根据灌肠目的，可分为不保留灌肠和保留灌肠两大类。

1. 不保留灌肠　是将一定量的液体由肛门经直肠灌入结肠，以清除肠道内粪便和积气的方法。根据灌入液体量的多少将不保留灌肠分为大量不保留灌肠、小量不保留灌肠、清洁灌肠。

（1）大量不保留灌肠法（表 12-3）：其目的为：①软化和清除粪便，解除便秘及肠胀气；②清洁肠道，为肠道手术、检查或分娩作准备；③稀释并清除肠道内的有害物质，以减轻中毒；④为高热患者降温。

表 12-3　大量不保留灌肠法

操作流程	操作步骤和要点说明
【操作前评估】	• 患者目前的病情、临床诊断、排便情况、年龄、意识状态、生命体征、生活自理能力、体位等 • 患者对灌肠的认识、心理状态、理解能力、合作程度等 • 患者肛门部位皮肤、黏膜情况等
【操作前准备】 护士准备 用物准备	• 衣帽整洁，修剪指甲，清洁双手，戴口罩 • 治疗盘内备物品：一次性灌肠袋或灌肠筒（橡胶管和玻璃接管，全长 120cm）一套、肛管（成人 24 ～ 26 号，小儿 20 号以下）、大量杯、血管钳、弯盘、润滑剂、棉签、纸巾、水温计、一次性手套、橡胶单及治疗巾（或一次性垫巾） • 常用灌肠溶液：0.1% ～ 0.2% 肥皂液、生理盐水。成年人每次用量为 500 ～ 1000ml，小儿用量为 200 ～ 500ml。一般患者，溶液温度以 39 ～ 41℃为宜；高热患者，降温时温度为 28 ～ 32℃；中暑患者，可用 4℃ 生理盐水灌肠 • 其他物品：便盆及便盆巾、输液架、屏风（或围帘）、毛毯
患者准备	• 患者和家属清楚灌肠的目的、过程、注意事项，懂得配合方法，体位舒适；嘱患者排空膀胱
环境准备	• 病室整洁、安静，室温合适，光线充足；酌情关闭门窗，遮挡患者，请无关人员回避

操作流程	操作步骤和要点说明
【实施步骤】	
核对告知	• 携用物至患者床旁，核对医嘱，查对患者床号、姓名、灌肠液，向患者及家属解释灌肠的目的、过程、配合方法，询问患者需求，取得患者合作
安置患者	• 协助患者采取左侧卧位，双膝屈曲，褪裤至膝部，将臀部移至床沿，盖好盖被，只暴露臀部 要点：不能自我控制排便者可取仰卧位，臀下垫便盆
铺巾置盘	• 铺橡胶单和治疗巾于臀下，弯盘放于臀边
挂灌肠筒	• 将灌肠筒挂于输液架上，使筒内液面距肛门高度为 40～60cm
接管排气	• 戴手套，连接肛管，润滑肛管前端，排尽管内的气体，夹紧管道
插管注液	• 一手垫纸巾分开臀部，显露肛门，嘱患者深呼吸，另一手将肛管轻轻插入直肠 7～10cm（小儿插入深度为 4～7cm）（图 12-3），固定肛管，松钳，使溶液缓缓流入直肠 • 密切观察筒内液面下降速度和患者情况
观察反应	• 如液面下降速度过慢或停止，多由于粪块堵塞肛管前端使溶液流入受阻，可前后旋转、移动或挤捏肛管 • 如患者有腹胀或便意时，可告知患者是正常感觉，嘱患者做深呼吸，放松腹肌并适当降低灌肠筒的高度，减慢流速或暂停片刻，以减少灌入溶液的压力、减轻不适 • 如患者出现脉速、面色苍白、出冷汗、剧烈腹痛、心慌气促时，可能发生肠道痉挛或出血，应立即停止灌肠，并与医生联系，给予紧急处理
拔出肛管	• 待灌肠溶液即将流尽时夹管，用纸巾包裹肛管轻轻拔出，放入弯盘内，擦净肛门 要点：夹管要及时，以避免空气进入肠道；拔管动作要轻，以免灌肠液和粪便随管流出
保留忍耐	• 脱下手套，协助患者穿裤，取舒适卧位，告知患者尽量保留 5～10 分钟后再排便
协助排便	• 能下床的患者协助其到卫生间排便；不能下床的患者，保留垫巾，给予便盆，将纸巾、呼叫器放于方便易取处。排便后及时取出便盆，撤去橡胶单和治疗巾
安置整理	• 协助患者取舒适体位。整理床单位，开窗通风 • 按要求消毒、清理灌肠用物
观察记录	• 观察粪便的性状、颜色和量，必要时留取标本送检 • 洗手，在体温单相应栏内记录灌肠结果 要点：灌肠的符号为"E"，具体记录方法是：如灌肠后排便一次，记为 1/E；如灌肠后未排便，记为 0/E；如自行排便一次，灌肠后又排便一次，记为 1^1/E，以此类推
【操作后嘱咐】	• 灌肠后尽量忍耐 5～10 分钟再排便，如出现不适或需排便请呼叫护士协助，观察粪便的颜色，形状和量 • 嘱咐患者要保持规律的排便和良好的生活习惯
【操作后评价】	• 解除患者不适症状，达到预期效果，未出现其他并发症 • 操作规范、熟练，护患沟通有效，患者能积极配合

续表

操作流程	操作步骤和要点说明

【注意事项】

1．禁忌证：急腹症、消化道出血、妊娠、严重心血管疾病的患者禁忌灌肠。

2．遵医嘱正确配制灌肠液：肝性脑病患者，禁用肥皂水灌肠，因肥皂水会加速氨的产生和吸收，加重肝性脑病；充血性心力衰竭或水钠潴留的患者，禁用生理盐水溶液灌肠，以免加重体液潴留、增加心脏的负担。

3．伤寒患者灌肠时，溶液量不得超过500ml，压力要低（即液面不得高于肛门30cm）。

4．降温灌肠，液体应保留30分钟后再排出；排便30分钟后，测量体温并记录。

5．准确掌握灌肠溶液的温度、浓度、流速、压力和溶液的量。

6．插管时应顺应直肠生理弯曲，切勿用力插管，以防损伤肠黏膜。

7．注意保护患者隐私，尤其在冬季，应减少暴露，避免受凉。

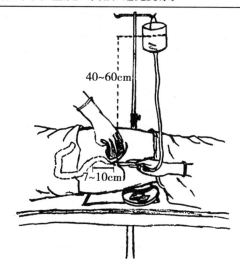

图12-3 大量不保留灌肠法

（2）小量不保留灌肠法（表12-4）：其目的为①软化粪便、解除便秘，适用于年老体弱、幼儿、孕妇、危重患者；②为腹部或盆腔手术后患者排出肠道内的积气，减轻腹胀。

表12-4 小量不保留灌肠法

操作流程	操作步骤和要点说明
【操作前评估】	• 同大量不保留灌肠法
【操作前准备】 护士准备 用物准备	• 衣帽整洁，修剪指甲，清洁双手，戴口罩 • 治疗盘内备物品：注洗器、量杯或小容量灌肠筒、肛管（20～22号）、温开水5～10ml、血管钳、弯盘、润滑剂、棉签、纸巾、水温计、一次性手套、橡胶单及治疗巾（或一次性垫巾） • 常用灌肠溶液："1、2、3"溶液（50%硫酸镁30ml，甘油60ml，温开水90ml）；甘油50ml加等量温开水；各种植物油120～180ml。溶液温度为38℃左右 • 其他物品：便盆及便盆巾、屏风（或围帘）、毛毯
患者准备 环境准备	• 同大量不保留灌肠法 • 同大量不保留灌肠法

操作流程	操作步骤和要点说明
【实施步骤】	
核对告知	• 同大量不保留灌肠法
安置患者	• 同大量不保留灌肠法
铺巾置盘	• 同大量不保留灌肠法
抽液排气	• 戴手套，用注洗器抽吸灌肠液，连接肛管，润滑肛管前端，排出气体后夹闭肛管
插入肛管	• 一手垫卫生纸分开肛门，嘱患者深呼吸，一手将肛管轻轻插入直肠 7～10cm
缓慢注液	• 固定肛管，松开血管钳，缓缓注入灌肠溶液；注毕夹管，取下注洗器再吸取灌肠溶液，松开血管钳后再行灌注，如此反复直至灌肠液注完（图 12-4） 要点：如用小容量灌肠筒，筒内液面距肛门应低于 30cm（图 12-5）
注入温水	• 最后注入温开水 5～10ml，抬高肛管末端以使管内灌肠溶液全部灌入
拔出肛管	• 夹管或将肛管反折捏紧，用卫生纸包住肛管，轻轻拔出放于弯盘内，擦净肛门
保留忍耐	• 脱去手套，协助患者穿裤，取舒适体位。告知患者尽量保留 10～20 分钟后再排便
协助排便	• 同大量不保留灌肠法
安置整理	• 同大量不保留灌肠法
观察记录	• 同大量不保留灌肠法
【操作后嘱咐】	• 灌肠后尽量忍耐 10～20 分钟后再排便，其余同大量不保留灌肠法
【操作后评价】	• 同大量不保留灌肠法

【注意事项】

1. 小量不保留灌肠时压力宜低，灌肠液注入的速度不得过快过猛，以免刺激肠黏膜，引起排便反射，造成溶液难以保留。

2. 每次抽吸灌肠液时应夹管或将肛管反折捏紧，防止空气进入肠道，引起腹胀。

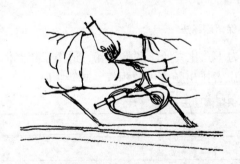
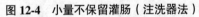
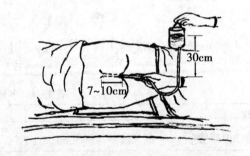

图 12-4　小量不保留灌肠（注洗器法）　　　　图 12-5　小量不保留灌肠（灌肠筒法）

（3）清洁灌肠法：反复多次进行大量不保留灌肠以彻底清除滞留在结肠中的粪便和积气，达到清洁肠道的目的，适用于直肠、结肠检查或手术前肠道准备的患者。

操作方法同大量不保留灌肠。第一次用肥皂液灌肠，然后用生理盐水反复灌肠，直至排出的液体澄清、无粪块为止。值得注意的是，清洁灌肠时，每次灌入溶液量不得超过 500ml，压力要低，即液面不得高于肛门 40cm，禁忌用清水灌肠。

（4）口服高渗溶液清洁肠道法：是通过口服肠道不吸收的高渗溶液，在肠道内形成高渗环境，使肠道内水分大量增加，从而软化粪便、刺激肠蠕动、加速排便，达到清洁肠道的目的。此法具有简便易行的特点，比较理想。常用的药物有硫酸镁、甘露醇。

1）硫酸镁法：患者术前 3 日给予半流质饮食，每晚口服 50% 硫酸镁 10 ～ 30ml。术前 1 日给予流质饮食，并于 14 ～ 16 时口服 25% 硫酸镁 200ml（50% 硫酸镁 100ml+5% 葡萄糖盐水 100m1 混合均匀），再口服温开水 1500ml 左右。

2）甘露醇法：患者术前 3 日进半流质饮食，术前 1 日进流质饮食，并于 14 ～ 16 时口服甘露醇溶液 1500ml（20% 甘露醇 500ml+5% 葡萄糖 1000m1 混合均匀）。口服时告知患者服用速度不宜过快，以免出现呕吐。

以上方法替代清洁灌肠时，一般服 15 ～ 30 分钟后即可反复自行排便，2 ～ 3 小时内可排便 2 ～ 5 次。护士应注意观察患者排便次数及粪便性质，如果排出的液体澄清、无粪块，可确定达到清洁肠道的目的。

2. 保留灌肠法　保留灌肠法（表 12-5）是将药液灌入到直肠或结肠内，通过肠黏膜吸收以达到治疗疾病的目的，适用于镇静、催眠，治疗肠道感染。

表 12-5　保留灌肠法

操作流程	操作步骤和要点说明
【操作前评估】	• 患者目前的病情、肠道病变的部位、排便情况、年龄、生活自理能力、体位等 • 患者对灌肠的认识、心理状态、理解能力、合作程度等 • 患者肛门部位皮肤、黏膜情况等
【操作前准备】 护士准备 用物准备 患者准备 环境准备	• 衣帽整洁，修剪指甲，清洁双手，戴口罩 • 治疗盘内备物品：注洗器、量杯或小容量灌肠筒、肛管（20 号以下）、温开水 5 ～ 10ml、血管钳、弯盘、润滑剂、棉签、纸巾、水温计、一次性手套、小枕、橡胶单及治疗巾（或一次性垫巾） • 常用灌肠溶液：镇静、催眠常选用 10% 水合氯醛；肠道炎症常选用 0.5% ～ 1% 新霉素、2% 小檗碱及其他抗生素溶液。药物剂量遵医嘱，灌肠液量不超过 200ml，温度为 38℃ 左右 • 其他物品：便盆及便盆巾、屏风（或围帘）、毛毯 • 患者和家属清楚灌肠的目的、过程、注意事项，懂得配合方法，体位舒适；嘱患者排尽粪便和尿液 • 病室整洁、安静，室温合适，光线充足；酌情关闭门窗，遮挡患者，请无关人员回避
【实施步骤】 核对告知 安置患者 铺巾置盘	• 携用物至患者床旁，核对医嘱，查对患者床号、姓名、灌肠药液，向患者及家属解释灌肠的目的和配合方法 • 根据病情选择不同的卧位，协助患者将臀部移至床沿，褪裤至膝部，借助小枕抬高臀部约 10cm 　要点：慢性菌痢患者应取左侧卧位，因其病变部位多在直肠或乙状结肠；阿米巴痢疾患者应取右侧卧位，因其病变多在回盲部；抬高臀部可防止药液溢出，利于药液保留 • 铺橡胶单和治疗巾于臀下，弯盘放于臀边

操作流程	操作步骤和要点说明
抽液排气	• 戴手套，用注洗器抽吸灌肠液，连接肛管，润滑肛管前端，排出气体后夹闭肛管
插入肛管	• 一手垫卫生纸分开肛门，嘱患者深呼吸，一手将肛管轻轻插入直肠 15～20cm
缓慢注液	• 固定肛管，松开血管钳，缓缓注入灌肠溶液；注毕夹管，取下注洗器再吸取灌肠溶液，松开血管钳后再行灌注，如此反复直至灌肠液注完
	要点：如用小容量灌肠筒，筒内液面距肛门应低于 30cm
注入温水	• 最后注入温开水 5～10ml，抬高肛管末端以使管内灌肠溶液全部灌入
拔出肛管	• 夹管或将肛管反折捏紧，用卫生纸包住肛管，轻轻拔出放于弯盘内，擦净肛门，用纸巾在肛门处轻轻按揉片刻
保留忍耐	• 脱去手套，协助患者穿裤，取舒适卧位，告知患者尽量保留 1 小时以上
安置整理	• 整理床单位，开窗通风，清理用物
观察记录	• 洗手、询问患者感觉，观察患者反应并记录
【操作后嘱咐】	• 灌肠后尽量静卧，减少活动量，保留时间为 1 小时以上
【操作后评价】	• 操作方法正确、熟练，注入药物的速度合适，溶液有效保留，达到治疗目的 • 护患沟通有效，患者能积极配合

【注意事项】

1. 禁忌证：肛门、直肠、结肠等手术后及排便失禁的患者，不宜做保留灌肠。

2. 灌肠前了解目的和病变部位，以便选用适当的卧位和掌握插管的深度；同时注意一定嘱患者先排便、排尿。

3. 掌握"细、深、少、慢、温、静"的原则，即肛管要细，插管要深，液量要少，流速要慢、温度适宜、灌后静卧，使药物保留时间越长越好，有利于黏膜充分吸收。

4. 肠道疾病以晚间临睡前进行为宜，因此时活动量小，药液易于保留吸收。

（三）肛管排气法

肛管排气法（flatulence decreasing through the rectal tube）（表 12-6） 是将肛管经肛门插入直肠，以排除肠内积气、减轻腹胀的方法。

表 12-6　肛管排气法

操作流程	操作步骤和要点说明
【操作前评估】	• 患者目前的病情、腹胀程度及原因、生活自理能力、体位等 • 患者对肛管排气的认识、心理状态、理解能力、合作程度等 • 患者肛门部位皮肤、黏膜情况等
【操作前准备】	
护士准备	• 衣帽整洁，修剪指甲，清洁双手，戴口罩
用物准备	• 治疗盘内备物品：肛管（26 号左右）、玻璃接管、橡胶管、玻璃瓶（内盛水 3/4 满）、瓶口系带、润滑剂、棉签、胶布（1cm×15cm）、橡皮圈及别针、纸巾、弯盘，一次性手套 • 其他物品：屏风
患者准备	• 患者和家属清楚肛管排气的目的及配合方法，体位舒适
环境准备	• 病室整洁、安静，室温合适，光线充足；酌情关闭门窗，遮挡患者，请无关人员回避

续表

操作流程	操作步骤和要点说明
【实施步骤】	
核对告知	• 携用物至患者床旁，核对医嘱，查对患者床号、姓名，向患者及家属解释肛管排气的目的及配合方法，询问患者需求，取得患者合作
安置患者	• 协助患者取左侧卧位或仰卧位，遮盖患者，暴露臀部并移近床沿
连管插瓶	• 戴手套，将玻璃瓶系在床边，连接肛管与橡胶管，橡胶管另一端插入玻璃瓶液面以下
润管插入	• 润滑肛管前端，嘱患者张口呼吸，一手分开臀部，一手将肛管轻轻插入直肠15～18cm
固定肛管	• 用胶布将肛管固定于臀部，橡胶管留出足够长度，用别针和橡皮圈固定于床单上，以便患者床上活动（图12-6）
观察效果	• 观察排气情况，如有气体排出，可见玻璃瓶内液面下有气泡逸出；若瓶内液面下无气泡或很少，则说明排气不畅，应帮助患者更换体位或按摩腹部
拔出肛管	• 保留肛管不超过20分钟，拔出肛管并擦净肛门
安置整理	• 协助患者穿裤，取舒适卧位；整理床单位，开窗通风，清理用物
观察记录	• 洗手、询问腹胀是否减轻、观察患者反应并记录
【操作后嘱咐】	• 肛管保留期间如有便意，张口深呼吸，使腹部放松 • 嘱患者排气后减少产气食物的摄入，增加活动量
【操作后评价】	• 操作规范，动作熟练，能及时解除患者腹胀，无肛门括约肌松弛等并发症 • 操作中能维护患者自尊，无过多暴露患者，沟通有效，患者满意

【注意事项】

1．肛管保留时间一般不超过20分钟，长时间留置肛管，会减弱肛门括约肌反应，甚至导致肛门括约肌永久性松弛；必要时可间隔2～3小时后再行肛管排气。

2．插管时应注意先将橡胶管一端插入玻璃瓶液面以下，以防止空气进入直肠加重腹胀。

考点：各种灌肠法及肛管排气法的目的、操作方法、注意事项

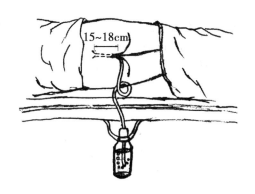

图 12-6　肛管排气法

第二节　排尿的护理

案例

患者，男，50岁，因前列腺肥大、排尿困难、腹胀12小时入院。主诉下腹部胀痛难忍，有尿意，但排尿困难，患者情绪紧张，表情痛苦，烦躁不安。查体：耻骨联合上方膨隆，可扪及一囊性包块，叩诊有实音，有压痛。根据此案例请思考：①患者发生了什么问题？②此问题发生的原因？③对该患者应如何护理？④此患者若导尿应注意什么？

泌尿系统通过尿液的生成和排泄排出人体代谢的终末产物、过剩盐类、有毒物质和药物，对机体内环境的稳定起着重要的调节作用。当泌尿系统功能发生障碍或泌尿系统本身有病变时，会引起排尿活动的异常，从而引发一系列的症状和体征，影响个体的身心健康。

一、排尿活动的评估

（一）与排尿有关的解剖与生理

泌尿系统由肾、输尿管、膀胱及尿道四部分组成。肾的主要功能是生成尿液；输尿管的生理功能是将尿液从肾输送至膀胱。膀胱为储存尿液的囊状肌性器官，其形状、大小、位置均随尿液充盈的程度而变化，膀胱空虚时，顶部不超过耻骨联合上缘；充盈时，膀胱体尖部高出耻骨联合，腹膜随之上移，膀胱前壁与腹前壁相贴。膀胱的肌层由三层纵横交错的平滑肌组成，称为膀胱逼尿肌。

尿道是膀胱与体外相通的管道，主要生理功能是将尿液从膀胱排出体外。尿道内口周围有内括约肌；尿道穿过尿生殖膈位置有外括约肌。男、女性尿道有很大的不同。男性尿道长18～20cm，有三个狭窄，即尿道内口、膜部和尿道外口；两个弯曲，即耻骨下弯和耻骨前弯。耻骨下弯固定无变化，而耻骨前弯可随阴茎位置不同而变化，如将阴茎向上提起，耻骨前弯即可消失。女性尿道短、粗、直，长4～5cm，富于扩张性，尿道外口在阴蒂下方，呈矢状裂，不显露，下方为阴道口、肛门。

肾生成尿液是一个连续不断的过程，而膀胱作为储存尿液的器官，只有当尿液在其内储存到一定量时，才能引起反射性的排尿动作，使尿液经尿道排出体外。

排尿活动受大脑皮质控制，当膀胱内尿量达到400～500ml时，膀胱壁的牵张感受器受到刺激而兴奋，冲动沿盆神经传入至骶髓的排尿反射初级中枢；同时，冲动也到达脑干和大脑皮层的排尿反射高级中枢而产生尿意。如果环境允许，排尿反射进行，冲动沿盆神经传出，引起逼尿肌强而有力的收缩，内括约肌松弛、反射性抑制阴部神经，使外括约肌松弛，于是尿液被强大的膀胱内压驱出。在排尿时，腹肌、膈肌的收缩均有助于尿液的排出。如条件不允许或有意识地控制排尿，排尿反射会受到抑制。

（二）影响排尿的因素

1. 生理因素

（1）年龄和性别：婴儿因大脑发育尚未完善，对排尿控制力较弱，会出现排尿次数多、夜间遗尿，直至2、3岁后才能自我控制；老年人膀胱肌肉张力减弱，易出现尿频；女性在月经前可发生液体潴留，尿量减少的现象，而月经开始尿量增加；妊娠时，可因子宫增大压迫膀胱致使排尿次数增多；男性老年人可出现滴尿和排尿困难。

（2）个人排尿习惯：排尿的个人习惯是潜意识的，与排尿的姿势和日常作息有关。如大多数人都有晨起排尿和就寝前排尿的习惯；也有人习惯于工作结束后再排尿；但当姿势改变、时间不充裕及缺乏隐蔽的环境时，就会影响排尿的进行。

2．心理因素　心理因素是影响排尿的重要因素。当个人处于情绪焦虑或紧张的应激情境中，会出现尿频、尿急，有时也会出现尿潴留，恐惧时会导致不自主地排尿；另外，排尿也可由任何听、视或躯体感觉的刺激引起，如流水声可引起尿意。

3．社会文化因素　社会文化因素影响排尿观念和排尿习惯。排尿属于个人隐私，当患者需要他人协助解决排尿问题时，会因缺乏隐蔽的环境，丧失隐私而产生压力，影响正常排尿。

4．饮食与气候因素

（1）液体和饮食的摄入：液体的摄入量和饮食的种类可直接影响到排尿，当液体摄入量多或食用含水量多的水果、蔬菜时可使尿量增多，排尿次数增加。某些饮料也可起到利尿作用，如咖啡、茶、酒类饮料等。摄入含盐较多的饮料或食物则会造成水钠潴留在体内，使尿量减少。

（2）气候因素：夏季炎热，人体大量出汗，机体水分相对减少，血浆晶体渗透压升高，可引起抗利尿激素分泌增多，出现尿量减少；冬季寒冷，身体外周血管收缩，循环血量增加，机体水分相对增加，反射性地抑制抗利尿激素的分泌，而使尿量增加。

5．与疾病有关的因素

（1）疾病：泌尿系统肿瘤、结石、狭窄或男性的前列腺肥大均可出现尿潴留；循环系统疾病如心输出量减少、休克会影响肾血流量；肾的病变会使尿液生成障碍，出现少尿或无尿；神经系统的损伤和病变会使排尿反射的神经传导和排尿的意识控制发生障碍，出现尿失禁。

（2）药物：某些药物直接影响排尿，如利尿剂会增加尿量，原因是阻碍肾小管重吸收；止痛剂、镇静剂会降低神经反射而干扰排尿；术中使用麻醉剂会出现尿潴留，其原因是麻醉剂抑制了神经传导，干扰排尿反射。

（3）治疗及检查：外科手术、外伤会出现尿量减少，其原因主要是失血、失液；某些诊断性检查前要求患者暂时禁食禁水，因而体液减少影响尿量；某些泌尿道检查可能造成尿道损伤、水肿与不适，导致排尿形态的改变。

（三）尿液的观察（表12-7）

表 12-7　尿液的观察

观察内容	正常尿液	异常尿液及原因
量与次数	尿量是反应肾功能的重要指标之一。尿量及排尿次数与饮水量和其他液体的排出途径有关。 正常成人每24小时尿量1000～2000ml，平均约1500ml。一般白天排尿3～5次，夜间排尿0～1次，每次尿量200～400ml	多尿为24小时尿量超过2500ml。正常情况下见于饮用大量液体、妊娠；病理情况下见于糖尿病、尿崩症、急性肾功能不全（多尿期）等患者（由于内分泌代谢障碍或肾小管浓缩功能不全引起） 少尿为24小时尿量少于400ml或每小时尿量少于17ml。见于发热，心、肾疾病和休克等患者； 无尿或尿闭为24小时尿量少于100ml或12小时内无尿。见于严重休克、急性肾衰竭患者（由于肾泌尿功能丧失）

观察内容	正常尿液	异常尿液及原因
颜色	正常新鲜尿液呈淡黄色或深黄色，是由于尿胆原和尿色素的原因；尿液的颜色可受一些食物或药物的影响，如进食大量胡萝卜或口服核黄素，尿液的颜色呈深黄色	血尿为尿液中含有红细胞。含红细胞量多时呈洗肉水色（颜色深浅与尿液中含有红细胞量多少有关）。见于急性肾小球肾炎、输尿管结石、泌尿系统肿瘤、结核及感染 血红蛋白尿为尿液中含有血红蛋白，呈浓茶色或酱油色（大量红细胞在血管内破坏，血红蛋白经肾小管排出，形成血红蛋白尿）。见于溶血反应、恶性疟疾和阵发性睡眠性血红蛋白尿 胆红素尿为尿液中含有胆红素，呈深黄色或黄褐色，振荡尿液后泡沫也呈黄色。见于阻塞性黄疸和肝细胞性黄疸 乳糜尿因尿液中含有淋巴液，呈乳白色。见于丝虫病患者
透明度	正常新鲜尿液清澈透明，放置后发生浑浊，可出现微量絮状沉淀（因尿素分解放出氨，氨使尿液变为碱性，磷酸盐和尿酸盐被析出）	蛋白尿时不影响尿液的透明度，但振荡时可产生较多且不易消失的泡沫 脓尿中因含有大量脓细胞、细菌或炎性渗出物，排出的新鲜尿液即呈白色絮状浑浊，此种尿液在加热、加酸或加碱后，其浑浊度不变。见于泌尿系感染患者
酸碱反应	正常尿液呈弱酸性，pH 为 5 ~ 7，平均为 6。尿液的 pH 受不同种类的膳食影响，如进食大量蔬菜，尿液可呈碱性；进食大量肉制品，尿液可呈酸性	尿液呈强酸性见于酸中毒患者 尿液呈强碱性见于严重呕吐患者
比重	正常成人尿比重波动在 1.015 ~ 1.025，一般情况下尿比重与尿量成反比	若尿比重经常为 1.010 左右，提示肾功能严重障碍
气味	正常尿液气味来自尿液中的挥发性酸。尿液长时间放置后有氨臭味（因尿素分解产生氨）	新鲜尿液有氨臭味考虑泌尿道感染 烂苹果味见于糖尿病酮症酸中毒（因尿中含有丙酮） 大蒜臭味见于有机磷农药中毒 粪臭味见于膀胱直肠瘘

二、排尿异常的护理

（一）尿潴留

1. 评估　大量尿液存留在膀胱内而不能自主排出，称为尿潴留（retention of urine）。发生尿潴留时，患者膀胱高度膨胀，可至脐部，膀胱容积可达到 3000 ~ 4000ml。患者主诉下腹胀痛，排尿困难。体检可见耻骨上膨隆，扪及囊样包块，叩诊呈实音，有压痛。

很多原因可导致尿潴留，其分类及常见原因如下（表 12-8）。

表 12-8　尿潴留的分类及常见原因

分类	原因	常见疾病
机械性梗阻	尿道或膀胱颈部梗阻	如前列腺肥大或肿瘤压迫尿道，使排尿受阻
动力性梗阻	排尿神经反射出现障碍，而膀胱尿道并无器质性梗阻病变	如外伤、疾病或使用麻醉剂，所致骶髓初级排尿中枢活动发生障碍或受到抑制，不能形成排尿反射
其他	①卧床的患者，不习惯排尿的姿势；②紧张的情绪，会引起尿道括约肌痉挛。以上原因，致使膀胱过度充盈，膀胱收缩无力，造成尿潴留	不习惯床上排尿及焦虑、窘迫的患者

2．护理　尿潴留如由机械梗阻引起，需在治疗原发疾病的基础上，给予对症处理；由其他原因引起，可采用以下护理措施：

（1）心理护理：对成人而言，排尿是独立的象征，一旦需要协助，容易出现紧张和焦虑感，如果再发生尿潴留，患者会感到十分痛苦，所以，护士应耐心向患者解释，安慰患者，消除其不良情绪，使其积极配合。

（2）环境适当：提供给患者舒适的、隐蔽的排尿环境，如关闭门窗，用屏风或围帘遮挡患者，请无关人员回避，避开查房、治疗、进餐时间等。

（3）体位适当：协助患者取适当体位，如患者病情允许，尽可能使患者以习惯姿势排尿。对需卧床的患者，为了避免出现因排尿姿势改变而导致的尿潴留，应事先有计划地训练床上排尿。

（4）热敷按摩：放松肌肉，促进排尿。按压时用力要均匀，力度由弱到强。但切不可用力过度，以防膀胱由于外力作用突然破裂。

（5）诱导排尿：利用条件反射的原理诱导患者排尿，如听流水声或用温水冲洗会阴。

（6）针灸或药物治疗：针灸治疗可采用针刺中极、曲骨、三阴交穴或艾灸关元、中极穴等方法，刺激患者排尿。必要时根据医嘱给予药物。以上方法均不能解除尿潴留时，遵医嘱采用导尿术。

（7）健康教育：向患者及家属解释尿潴留发生的原因及处理方法，指导患者养成定时排尿的习惯。

（二）尿失禁

1．评估　膀胱内的尿液不受意识控制而自行流出，称为尿失禁（incontinence of urine）。尿失禁的分类如下（表 12-9）。

表 12-9　尿失禁的分类

分类	症状	原因
真性尿失禁（完全性尿失禁）	膀胱不能储存尿液，稍有存尿便不自主地流出，膀胱处于空虚状态	（1）初级排尿中枢与大脑皮层间的联系受损，如昏迷、截瘫 （2）膀胱括约肌损伤或支配括约肌的神经损伤，如手术或分娩等原因 .

续表

分类	症状	原因
充溢性尿失禁（假性尿失禁）	膀胱内储存部分尿液，当膀胱压力达一定程度时，即不自主溢出；当膀胱内压力降低后，排尿立即停止，但膀胱仍呈胀满状态，不能排空	脊髓骶段初级排尿中枢排尿活动受抑制或下尿路梗阻
压力性尿失禁	当咳嗽、打喷嚏或运动时，腹肌收缩，腹压升高，就会不自主地排出少量尿液	由于会阴部、骨盆底部肌肉张力减弱，膀胱括约肌张力减低所致，多见于中老年女性、肥胖患者

2. 护理　对于尿失禁患者，除了进行内外科的治疗加以矫正外，还应做好以下护理工作：

（1）心理护理：尿失禁会给患者造成很大的心理压力，会有不同程度的自尊受损，有些患者会抗拒饮水，给生活带来不便。护士应尊重、理解、关心患者，解除其精神压力、帮助患者建立重新恢复自主排尿的信心。

（2）皮肤护理：保持皮肤的清洁干燥。做到勤更衣、勤换单和衬垫、勤清洗会阴部皮肤、勤按摩、勤翻身，以防止压疮发生。

（3）环境清洁：促进患者的舒适感，酌情开窗通风，保持室内空气清新。

（4）功能训练：

1）观察排尿反应，定时使用便器：帮助患者安排接尿时间表，开始时间间隔可以稍短一些，如间隔 1～2 小时，以后逐渐延长间隔时间。同时根据患者病情，可以酌情在使用便器时，用手适度按压膀胱以促进排尿。

2）骨盆底部肌肉锻炼：指导患者进行盆底肌锻炼（方法同前），以增强排尿控制能力，每天练习数次，以患者不觉疲劳为宜。

3）促进排尿反射：向患者及家属解释，多饮水能够促进排尿反射，并可预防泌尿道感染，如病情允许，每日摄入液体的量为 2000～3000ml。入睡前尽量少饮水，以减少夜间尿量。

（5）外部引流：女患者可用女式尿壶；男患者可用尿壶接尿或阴茎套连接集尿袋接取尿液；但应注意每天要定时取下阴茎套和尿壶，清洗会阴部，防止皮肤出现红肿、破损。

（6）留置导尿：为避免尿液浸渍皮肤而发生破溃，对长期尿失禁的患者应给予留置导尿，通过间歇性夹管方式，训练膀胱功能。

（三）膀胱刺激征

膀胱刺激征三主征为尿频、尿急、尿痛。尿频（frequent micturition）是指单位时间内排尿次数增多，由膀胱炎症或机械性刺激引起；尿急（urgent urination）是指患者突然有强烈尿意，不能控制需立即排尿，由膀胱三角或后尿道的强烈刺激引起；尿痛（dysuria）是指排尿时膀胱区及尿道疼痛，因病损区受刺激所致。主要原因是膀胱及尿道感染和机械性刺激。

考点： 尿潴留与尿失禁患者的护理措施

三、与排尿有关的护理方法

（一）导尿术

导尿术（catheterization）（表 12-10）　是在严格无菌操作下，将导尿管经尿道插入膀胱以引流尿液的方法。其目的为：①为尿潴留患者解除痛苦；②协助临床诊断，如留取尿培养标本、测量膀胱容量和压力及残余尿量、进行尿道或膀胱造影等；③协助治疗，如对膀胱肿瘤的患者进行膀胱内化疗。

表 12-10　导尿术

操作流程	操作步骤和要点说明
【操作前评估】	• 患者目前的病情、膀胱的充盈程度、排尿情况、年龄、意识状态、生命体征、生活自理能力、体位等 • 患者对导尿的认识、心理状态、理解能力、合作程度等 • 患者会阴部位皮肤、黏膜情况等
【操作前准备】 护士准备 用物准备	• 衣帽整洁，修剪指甲，清洁双手，戴口罩 • 无菌导尿包：弯盘（2 个）、血管钳（2 把）、洞巾、导尿管（10 号、12 号各一根）、小药杯内置若干棉球、液状石蜡棉球袋、标本瓶、纱布（2 块）、治疗巾、无菌手套、包布，或使用一次性导尿包 • 外阴初步消毒用物：治疗碗内置棉球若干、弯盘、手套 1 只（或指套 2 只）、镊子1 把、消毒液（0.05% 碘附）、男患者备纱布 1 块 • 其他物品：无菌持物钳和容器、橡胶单和治疗巾（或一次性尿垫）、浴巾、便盆和便盆巾、必要时备 1000ml 量筒和屏风
患者准备	• 患者了解导尿的目的、配合方法，体位舒适；能自理者嘱其自行清洗会阴，不能自理者护士给予协助
环境准备	• 病室整洁、安静，室温合适，光线充足；酌情关闭门窗，遮挡患者
【实施步骤】 核对解释	• 携用物至患者床旁，核对医嘱，查对患者床号、姓名，向患者解释导尿的目的、过程、配合方法，询问患者需求，取得患者合作
提供环境 操作一 　安置患者	• 酌情关闭门窗，用屏风或围帘遮挡患者，调节室温 女患者导尿术 • 松开盖被尾部；协助患者脱去对侧裤腿并盖于近侧腿上，室温低时可在近侧腿部加盖浴巾，上身和对侧腿用盖被盖好 • 协助患者取屈膝仰卧位，双腿略外展，只暴露外阴
铺巾置盘 　初次消毒	• 铺橡胶单和治疗巾（或一次性尿垫）于臀下，弯盘置于会阴处 • 取出治疗碗和棉球，倒消毒液浸湿棉球，将治疗碗置弯盘后，戴手套或指套（拇指和示指） • 一手持镊子夹消毒液棉球的中心部位，消毒阴阜、大阴唇 • 用戴手套或指套的手分开大阴唇，消毒小阴唇及尿道外口 • 消毒完毕，将污棉球、手套或指套等用后物品放于弯盘内，撤掉弯盘和治疗碗 　要点：消毒顺序为由外至内，由上到下，由对侧到近侧；每个棉球只用一次，最后一个棉球从尿道外口到肛门（图 12-7、图 12-8）
开包铺巾	• 将导尿包置于患者两腿间，先打开导尿包外层，再用无菌持物镊打开导尿包内层 • 用无菌持物钳取出小药杯，倒消毒液于小药杯中，浸湿棉球 • 戴无菌手套，铺洞巾，洞巾孔对准尿道口后放下，使洞巾和包布内层形成一无菌区 • 按操作顺序、分区域整理用物，小药杯置于外阴处，润滑导尿管前端并将导尿管置于无菌弯盘内 　要点：嘱患者保持原有体位，以免污染无菌区

续表

操作流程	操作步骤和要点说明
二次消毒	• 一手拇指、示指分开并固定小阴唇，暴露尿道外口，另一手持血管钳夹取消毒棉球，依次消毒尿道外口、小阴唇、再次加强消毒尿道外口 • 将污棉球、小药杯等用后物品放于弯盘内，用血管钳移至床尾（无菌区外） 　要点：消毒顺序为由内到外、自上到下、由对侧到近侧；每个棉球只用一次，消毒尿道口时停留片刻，使消毒液与尿道口黏膜充分接触
插导尿管	• 继续固定小阴唇，嘱患者深呼吸 • 将盛导尿管的无菌弯盘置于洞巾旁，用另一血管钳持导尿管前端，将导尿管轻轻插入尿道 4～6cm，当尿液流出后，再插入 1～2cm（图 12-9） 　要点：自消毒至导尿管插入持续固定小阴唇，避免尿道口受污染；深呼吸可使尿道括约肌松弛
操作二	男患者导尿术
安置患者	• 松开盖被尾部，协助患者取仰卧位，脱裤至膝部，只暴露外阴，双腿平放略分开
铺巾置盘	• 铺橡胶单和治疗巾（或一次性尿垫）于臀下，弯盘置于患者两腿间
初次消毒	• 取出治疗碗和棉球，倒消毒液浸湿棉球，将治疗碗置弯盘后 • 一手戴手套并持无菌纱布，另一手持镊子夹消毒液棉球的中心部位，消毒阴阜、阴茎、阴囊 • 用无菌纱布裹住阴茎将包皮向后推，暴露尿道外口，消毒尿道外口、龟头、冠状沟 • 消毒完毕，将污棉球、手套等用后物品放于弯盘内，撤掉弯盘和治疗碗 　要点：消毒阴茎时由阴茎根部到尿道口，消毒尿道口时自尿道口由内到外旋转擦拭（图 12-10）；每个棉球只用一次，包皮和冠状沟容易藏污垢，应注意仔细擦拭
开包铺巾	• 将导尿包置于患者两腿间，先打开导尿包外层，再用无菌持物镊打开导尿包内层 • 用无菌持物钳取出小药杯，倒消毒液于小药杯中，浸湿棉球 • 戴无菌手套，铺洞巾，使洞巾和包布内层形成一无菌区，嘱患者保持原有体位 • 按操作顺序、分区域整理用物，润滑导尿管前端
二次消毒	• 一手持无菌纱布裹住阴茎，将包皮向后推，暴露尿道外口；另一手持血管钳夹取消毒棉球，依次消毒尿道外口、龟头和冠状沟 　要点：消毒顺序为由内到外；每个棉球只用一次，消毒尿道口时停留片刻，使消毒液与尿道口黏膜充分接触 • 将污棉球、小药杯等用后物品放于弯盘内，用血管钳移至床尾（无菌区外）
插导尿管	• 固定阴茎并提起，使之与腹壁成 60°（图 12-11），嘱患者深呼吸 • 用血管钳持导尿管前端，将导尿管轻轻插入尿道 20～22cm，当尿液流出后，再插入 1～2cm 　要点：提起阴茎，可使耻骨前弯消失以便于导尿管插入；插管时动作要轻柔，切忌用力过快过猛
留标倒尿	• 固定导尿管，将尿液引流入弯盘，如需留尿培养标本，用无菌标本瓶接取中段尿液 5ml，妥善放好 • 如弯盘尿液已满，夹住尿管尾端，将尿液倒于便盆内 　要点：放尿时一手固定导尿管，以防止尿液将尿管冲出
拔导尿管	• 导尿毕，用纱布包裹导尿管，将其轻轻拔出置于弯盘内
安置整理	• 撤洞巾，擦会阴，脱手套，清理用物，撤去用物置治疗车下层 • 协助患者穿好衣裤、整理床单位，取舒适卧位；打开门窗，撤去屏风
标本送检	• 推车回治疗室，将尿标本瓶贴好标签送检
清理记录	• 按要求消毒、清理导尿用物 • 洗手，记录患者情况，如导尿时间、引流量、尿液性状和患者反应等

操作流程	操作步骤和要点说明
【操作后嘱咐】	• 嘱咐患者多饮水，养成及时排尿的习惯，教会患者和家属诱导排尿的方法 • 告知患者导尿只是暂时解除痛苦，要按时训练膀胱的功能，并针对病因，配合治疗
【操作后评价】	• 操作规范、动作熟练，及时解除了患者不适症状，效果好，未出现其他并发症 • 操作中能维护患者自尊，无过多暴露患者，沟通有效，患者满意

【注意事项】

1．严格执行查对制度和无菌技术操作原则，操作前仔细检查导尿用物。

2．保护黏膜免受损伤：①选择的导尿管一定要粗细适宜，成人导尿管型号一般选 10～12 号，小儿选 8～10 号。尿管过细尿液容易自尿道口溢出而造成污染，过粗容易损伤尿道黏膜；②插入、拔出导尿管时，动作要遵循"稳、准、轻、慢"的原则，避免损伤尿道黏膜。

3．顺应解剖生理特点：①男性尿道较长，有两个弯曲和三个狭窄处，插管时会略有阻力，应顺应解剖结构，并嘱患者深呼吸，再慢慢插入导尿管，切忌用力过猛而损伤尿道；②为老年女性患者导尿时，由于尿道口回缩，导尿管很容易误入阴道，应仔细辨认。一旦误入阴道，必须更换导尿管再重新插入。

4．对膀胱高度膨胀且极度虚弱的患者，第一次放尿量不应超过 1000ml，否则容易引起虚脱与血尿。因大量放尿使腹内压急剧降低，腹腔血管内血流增加，致使脑缺血而引起虚脱；同时，放尿过多会因膀胱内压急剧下降而引起黏膜充血加剧，发生血尿。

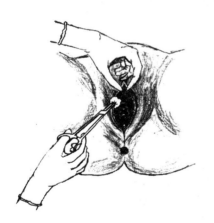

图 12-7 女患者消毒顺序

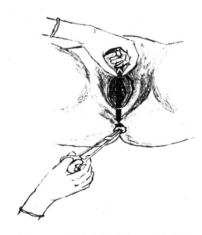

图 12-8 女患者尿道外口消毒方法

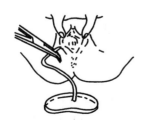

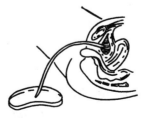

图 12-9 女患者导尿术

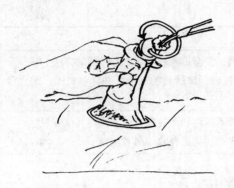

图 12-10 男患者导尿术初次消毒

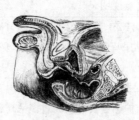

A 男性尿道生理特点

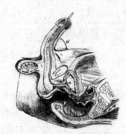

B 提起60° 使耻骨前弯消失

图 12-11 男患者导尿术

（二）留置导尿术

留置导尿术（表 12-11）是在导尿后，将导尿管保留在膀胱内，以持续引流出尿液的技术。其目的是：①引流尿液以观察病情，适用于抢救休克、危重患者，准确记录其尿量，测量尿比重；②保持膀胱空虚，适用于盆腔器官手术前的患者，以避免手术误伤；③便于引流和冲洗，适用于一些泌尿系统手术后的患者，持续的引流和冲洗可减轻手术切口的张力，有利于切口的愈合；④保持会阴部清洁干燥，适用于昏迷、瘫痪等尿失禁患者或会阴部有伤口的患者；⑤进行膀胱功能训练，适用于尿失禁患者。

表 12-11　留置导尿术

操作流程	操作步骤和要点说明
【操作前评估】	• 患者目前的病情、排尿情况、留置导尿的目的、意识状态、生命体征、生活自理能力、体位等 • 患者对导尿的认识、心理状态、理解能力、合作程度等 • 患者会阴部位皮肤、黏膜情况等
【操作前准备】 护士准备 用物准备 患者准备 环境准备	• 衣帽整洁，修剪指甲，清洁双手，戴口罩 • 治疗盘内备物品：无菌气囊导尿管 1 根（16 ～ 18 号）、10ml 注射器、无菌生理盐水、无菌集尿袋、橡皮圈、别针；其余同导尿术用物 • 患者和家属了解留置导尿的目的、配合方法及注意事项，能自理者嘱其自行清洗会阴，不能自理者护士给予协助 • 病室整洁、安静，室温合适，光线充足；酌情关闭门窗，遮挡患者，请无关人员回避
【实施步骤】 核对解释 插入尿管 气囊固定	• 携用物至患者床旁，核对医嘱，查对患者床号、姓名，向患者及家属解释留置导尿的目的及配合方法，询问患者需求，取得患者合作 • 前同导尿术，二次消毒后，插入导尿管，见尿后再插入 7 ～ 10cm，夹住导尿管尾端 • 按导尿管上注明的气囊容积，向气囊注入等量的无菌生理盐水，轻拉导尿管有阻力感，证明导尿管在膀胱内；再将导尿管向内推 2cm 左右（图 12-12）

续表

操作流程	操作步骤和要点说明
固定尿袋	要点：要严格掌握尿管插入深度，以免气囊压迫尿道或尿道内口 • 将导尿管尾端与集尿袋连接（如用一次性导尿包可在插尿管前与集尿袋连接）用橡皮圈和别针将引流管固定在床单上，集尿袋固定应低于膀胱的高度，开放导尿管 要点：固定引流管和集尿袋时，应留有一定的长度，防止活动时，导尿管被牵拉甚至脱出
安置整理 清理记录	• 同导尿术 • 同导尿术
【操作后嘱咐】	• 导尿管留置期间如出现不适反应或症状时，请及时呼叫护士 • 嘱患者在翻身、活动时要防止导管折叠、扭曲、受压、脱出；离床活动时，集尿袋要始终处于下腹部，注意不能挤压，以防尿液反流入膀胱，造成感染 • 嘱患者每天多饮水、适当活动并经常训练膀胱功能
【操作后评价】	• 同导尿术

【注意事项】

1．防止泌尿系统逆行感染：①保持尿道口的清洁、干燥，女患者用消毒液棉球擦洗外阴及尿道口，男患者用消毒液棉球擦洗尿道口、龟头及包皮，每日1～2次；②集尿袋内的尿液要及时排空，引流管及集尿袋每日更换，导尿管每周更换，若为硅胶导尿管可适当延长更换时间；③患者若离床活动、做检查时，应将导尿管固定于下腹部，集尿袋不得高于膀胱（须低于耻骨联合）。

2．保持引流管通畅，防止引流管扭曲、受压、堵塞；鼓励患者勤翻身、多饮水，达到自然冲洗尿道的目的，避免感染与结石的发生；多吃富含维生素C的食物，以酸化尿液，抑制细菌。

3．采用间歇性夹管方式训练膀胱功能。对于长期留置导尿管患者，应每隔3～4小时开放引流尿液，使膀胱不断地充盈与排空，以促进膀胱功能恢复。

4．及时准确地记录尿量，观察尿液性质，倾听患者的主诉，一旦发现尿液混浊、沉淀、有结晶等现象，应及时处理，如膀胱冲洗。每周检查尿常规一次。

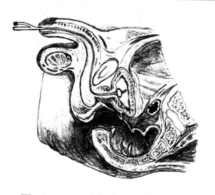

图 12-12 双腔气囊导尿管固定法

考点：导尿术和留置导尿术的目的、操作要点和注意事项

（三）膀胱冲洗法

膀胱冲洗法（表12-12）是指通过导尿管将无菌溶液灌入到膀胱内，再根据虹吸原理将灌入的液体引流出来的方法。其目的为：①对于留置导尿管的患者，防止尿管堵塞，保持尿

液引流通畅；②清除膀胱内异物，如血凝块、黏液、细菌等，预防感染，并减轻异物刺激所致的疼痛；③注入药物，治疗某些膀胱疾患，如膀胱炎、膀胱肿瘤等患者。

表 12-12　膀胱冲洗法

操作流程	操作步骤和要点说明
【操作前评估】	• 患者的病情、排尿量及性状、年龄、意识状态、生命体征、膀胱冲洗的目的 • 患者对膀胱冲洗的认识、心理状态、理解能力、合作程度等
【操作前准备】 护士准备 用物准备	• 衣帽整洁，修剪指甲，清洁双手，戴口罩 • 治疗盘内备物品：治疗碗（2 个）、70% 乙醇、2% 碘酊、棉签、无菌膀胱冲洗装置、血管钳、启瓶器、网套、镊子、纱布，若未留置尿管，其余同留置导尿术 • 常用冲洗溶液：生理盐水，0.02% 呋喃西林溶液，3% 硼酸溶液，洗必泰（氯己定）溶液，0.1% 新霉素溶液。溶液温度为 38 ～ 40℃，若是前列腺肥大摘除术者，需准备 4℃ 左右的 0.9% 氯化钠溶液 • 其他物品：输液架、橡胶单、治疗巾（或一次性尿垫）、浴巾、便盆和便盆巾、必要时备屏风
患者准备	• 患者和家属清楚膀胱冲洗的目的、配合方法及注意事项，体位舒适；能自理者嘱其自行清洗会阴，不能自理者护士给予协助
环境准备	• 病室整洁、安静，室温合适，光线充足；酌情关闭门窗，屏风遮挡患者
【实施步骤】 核对解释	• 携用物至患者床旁，核对医嘱，查对患者床号、姓名，向患者及家属解释膀胱冲洗的目的及配合方法，询问患者需求，取得患者合作
留置导尿	• 若未留置尿管，按留置导尿术插入导尿管并固定；若已有导尿管，则协助患者平卧，暴露尿管
准备装置	• 启开冲洗液瓶，常规消毒瓶盖，打开膀胱冲洗装置，将冲洗导管针头插入瓶塞，将冲洗液瓶倒悬挂于输液架上，排气后夹闭导管 要点：瓶内液面距床面约 60cm，产生一定的压力以使液体可以顺利流入膀胱
排空膀胱	• 打开引流导管夹，以排空膀胱 要点：可以降低膀胱内压，便于冲洗液顺利流入；同时有利于药液与膀胱内壁充分接触，并保证药液浓度
接管放液	• 分开并消毒导尿管口和集尿袋引流管接头处，将 Y 形管两头分别与导尿管和引流管相连（图 12-13），另一头主管连接冲洗管；夹闭引流管，开放冲洗导管，使溶液滴入膀胱，调节冲洗滴速 要点：滴速一般为 60 ～ 80 滴 / 分钟，速度过快容易导致患者产生强烈的尿意，致使冲洗液从导尿管旁溢出
反复冲洗	• 待患者有尿意或滴入 200 ～ 300ml 溶液后，夹闭冲洗管，开放引流管，将冲洗液全部引流出来，夹闭引流管；按上述步骤反复进行冲洗
观察反应	• 冲洗时经常询问患者感受，注意观察患者的反应及引流出液体的性状
完毕接管	• 冲洗毕，取下冲洗管，消毒并连接导尿管口与引流管接头
固定导管	• 清洁外阴部，固定导尿管和引流管
安置患者	• 协助患者整理衣裤、整理床单位，取舒适卧位
整理记录	• 按要求消毒、清理用物 • 洗手，记录患者情况，如冲洗液名称及液量、引流液性质及量，冲洗过程中患者的反应等

操作流程	操作步骤和要点说明
【操作后嘱咐】	• 嘱咐患者每天多饮水，维持在2000ml左右，以产生足够的尿量冲洗尿道，预防感染 • 嘱患者适当活动并经常训练膀胱功能
【操作后评价】	• 同导尿术

【注意事项】

1. 严格执行无菌技术操作，避免感染发生。

2. 若用膀胱冲洗器，抽吸时不宜用力过大，吸出的液体也不得再回注入膀胱；若用膀胱冲洗装置，其与静脉输液管相似，末端与Y形管主管连接，"Y"形管必须低于耻骨联合；若应用三腔气囊导尿管时，可免用Y形管。

3. 若发现引流液量少于冲洗注入液量时，要查明原因，如有血块或脓液阻塞，可增加冲洗的次数，必要时更换导尿管；冲洗过程应注意观察患者反应，若患者感到腹胀等不适，应放慢冲洗速度或暂停；若患者主诉头晕、剧烈疼痛，血压下降、引流出血性液体时，应停止冲洗，立即报告医生进行处理。

4. 每天冲洗3~4次，每次液体量500~1000ml。如注入药物，治疗某些膀胱疾患，须保留30分钟后再引流。

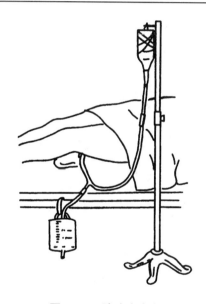

图12-13 膀胱冲洗法

知识链接

留置导尿患者预防尿路感染的护理进展

有调查研究显示，在监测617例留置导尿管患者后，留置尿管<4天、4~7天、8~14天和>15天的尿路感染发生率分别为6.44%、18.29%、23.07%和100%，留置导尿管采用开放式引流者，第5天100%患者发生尿路感染。

美国疾病控制中心推荐的留置导尿管和集尿袋更换时间的原则是：应尽量减少更换导尿管的次数，以避免尿路感染，导尿管只是在发生堵塞时才更换。既往实践显示导尿管发生堵塞的时间有较大的个体差异，患者尿液的pH值是影响微生物繁殖和尿液沉淀的重要因素。

| 小结 | 　　排泄是人体的生理需要之一，排泄的主要方式是排便和排尿。护士应该掌握排泄的评估方法，向患者解释影响排泄的因素，定期观察排泄物的量、色、质、性状等情况，以便及时发现和处理患者的排泄问题；若患者已经出现排泄异常的情况，如便秘、腹泻、便失禁、尿潴留、尿失禁等，护士要指导并协助患者解决排便及排尿出现的问题，以减轻痛苦；同时，应重点掌握有关排泄的护理技术，如：大量不保留灌肠、小量不保留灌肠、保留灌肠、肛管排气法等，注意比较各种灌肠法在目的、常用溶液选择、体位、插入深度、压力、保留时间的不同；导尿术、留置导尿术应注意顺应男女尿道的特点，采用不同的操作方法，要严格无菌操作、加强留置导尿后的护理以防止泌尿系感染的发生。 |

（王慧颖）

第四单元　恢复健康

第十三章　冷、热疗法

<table>
<tr>
<td rowspan="10">学习目标</td>
<td>知识:</td>
</tr>
<tr><td>1. 说出冷、热疗法的作用及禁忌证。</td></tr>
<tr><td>2. 说出冷、热疗法的影响因素及生理效应和继发效应。</td></tr>
<tr><td>3. 叙述冰袋、乙醇拭浴、热水袋、红外线灯、热水坐浴的应用目的、实施方法及注意事项。</td></tr>
<tr><td>能力:</td></tr>
<tr><td>1. 能根据患者的需要,正确运用各项冷、热疗法。</td></tr>
<tr><td>2. 能够独立解决临床应用冷、热疗法中出现的任何问题。</td></tr>
<tr><td>3. 能够熟练、规范地完成冷热疗法操作。</td></tr>
<tr><td>素质:</td></tr>
<tr><td>1. 着装整洁、仪表大方、举止端庄、稳重,精神饱满,微笑服务。
2. 能体会他人的情绪和想法,对任何患者均一视同仁,理解并尊重患者。
3. 会运用沟通技巧与服务对象进行沟通,恰当地使用解释用语,在操作过程中始终表现对患者的关爱,使患者很好地配合护理工作</td></tr>
</table>

第一节　冷疗法

案例

患者张先生,30岁,因流感,高热入院,入院后,李护士测体温40℃,呼吸急促,脉快,遵医嘱进行物理降温。根据此案例请思考:①患者发生了什么情况?②护士如何进行物理降温?③说说全身用冷与局部用冷的方法及注意事项?

冷疗法是临床上常用的物理治疗方法,是利用低于人体温度的物质,作用于机体的局部或全身,通过神经传导引起皮肤和内脏器官的血管收缩,改变机体各系统的血液循环和新陈代谢等活动,达到止血、消炎、止痛、退热,以减轻症状促进舒适为目的的一种治疗方法。护士作为冷疗法的实施者,应正确掌握使用方法,防止不良现象发生,确保患者的安全。冷疗法也常用于保健,提高机体抵抗力。

一、冷疗的目的

1. 控制炎症扩散　冷使血管收缩，血流量减少，血流速度减慢，降低细胞新陈代谢和微生物的活力，限制了炎症的扩散。如：鼻部软组织炎症早期的患者。

2. 减轻疼痛　用冷可以抑制细胞的活力，降低神经末梢的敏感性，从而使神经兴奋性下降、传导速度减慢，故能缓解和减轻疼痛。同时，用冷后血管收缩，渗出减少，局部组织内的张力减轻，缓解了由于局部组织充血、肿胀致压迫神经末梢而引起的疼痛。如牙痛、烫伤等。

3. 减轻局部的充血和出血　冷可以使毛细血管收缩，血管通透性降低，减轻局部组织充血和水肿，用冷还可以使血流速度减慢，血液黏稠度增加，促进血液凝固而控制出血，如踝关节扭伤48小时内、鼻出血、扁桃体摘除术后等。

4. 降低体温　用冷直接与皮肤接触，通过传导与蒸发的物理作用，降低体温。如高热、中暑等患者。

二、冷疗的影响因素

1. 方式　冷疗分为干冷法和湿冷法两大类，用冷方式不同，疗效也不同。一般说来，湿冷法的效果优于干冷法，这是因为水的传导能力比空气强得多。在临床应用中可根据患者病情选择适当的方法，但在使用湿冷法时，温度应比干冷法温度高一些，防止冻伤。

2. 时间　冷疗需要有一定的时间才能产生效应，一般冷疗时间为15～30分钟，因为在一定的时间内，冷疗效应随着时间的延长逐渐增强。但是，如果持续用冷30～60分钟后，则血管扩张，引起继发效应，而抵消其治疗效应，甚至引起不良反应，如冻伤、皮肤苍白、血液循环受到影响等。如需反复使用，中间需间隔1小时，让组织有一个复原过程。

3. 面积　冷效应与用冷面积成正比。用冷面积越大，对身体温度、血流量等影响越大，产生的效应越强；用冷面积越小，效应就越弱。但用冷面积越大，患者的耐受性也越差，还可能引起全身反应。

4. 温度差　用冷的温度与体表的温度相差越大，机体对冷刺激的反应越强烈，反之则反应越小。另外，室内环境温度变化也会影响冷效应，如室温过低，冷效应增加；室温过高，冷效应降低。

5. 部位　用冷部位的不同，产生的冷效应也会有所不同。身体各部位皮肤有薄厚之分，如手和脚的皮肤较厚，对冷刺激的耐受力强，用冷效应较差；而人的躯体皮肤较薄，皮下冷感受器比热感受器多8´～10倍，所以浅层皮肤组织对冷刺激较敏感，用冷效应较好。此外，血液循环也能影响冷疗法的效果，因此，临床上为高热患者物理降温，将冰袋、冰囊放置在颈部、腋下、腹股沟等体表大血管流经处，以增加降温效果。

6. 个体差异　由于机体状态、性别、年龄、体型、神经系统调节功能等有所不同，对同一强度的冷刺激，会产生不同的效应。如老年人对冷刺激的反应比较迟钝；婴幼儿的体温调节中枢发育不完善，对冷的适应能力较低；由于生理原因女性对冷刺激较男性敏感；昏迷、意识不清、麻痹、感觉迟钝或血液循环受阻的患者，对冷刺激的敏感性降低。

三、冷疗的禁忌证

（一）局部血液循环障碍

用冷会使血管进一步收缩，加重血液循环障碍，导致局部组织缺血缺氧而变性坏死。如大面积组织损伤、全身微循环障碍、休克、水肿等患者。

（二）慢性炎症或深部有化脓病灶

用冷可使局部毛细血管收缩，血流量减少，影响炎症的吸收。

（三）组织损伤

用冷可使血液循环不良，导致组织营养缺乏，加重组织损伤，且影响伤口愈合。尤其是大范围组织损伤，应禁止用冷疗。

（四）对冷过敏者

用冷后可出现红斑、荨麻疹、关节疼痛、肌肉痉挛等现象的患者不宜用冷疗。

（五）禁忌用冷部位

1．枕后、耳廓、阴囊处　用冷易引起冻伤。

2．心前区　用冷易引起反射性心率减慢或心律失常。如心律不齐、心房或心室纤颤。

3．腹部　用冷易引起腹痛、腹泻。

4．足底　用冷易引起反射性末梢血管收缩而影响散热或反射性引起一过性冠状动脉收缩。

四、冷疗方法

常用的冷疗方法有局部冷疗法和全身冷疗法两大类，其中局部冷疗法包括冰袋、冰囊、冰帽、冰槽、化学冰袋的使用及冷湿敷等；全身冷疗法包括温水、乙醇拭浴法等。

（一）冰袋、冰囊的使用（表 13-1）

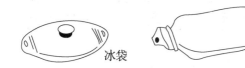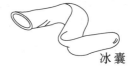
冰袋　　　　　　冰袋　　　　　　冰囊

图 13-1　冰袋、冰囊

将小冰块装入冰袋、冰囊中放到患者局部，起到降温、止血、镇痛、消肿、控制炎症扩散作用，是目前临床最常用的局部降温方法。

表 13-1　冰袋、冰囊的使用

操作流程	操作步骤和要点说明
【操作前评估】	• 患者年龄、病情、意识状况、体温及治疗情况 • 患者对冷疗法的心理反应及合作程度 • 患者局部组织状况，如颜色、温度、有无硬结、淤血、感觉障碍等
【操作前准备】 护士准备 用物准备 患者准备 环境准备	• 衣帽整洁，清洁双手，仪表大方，举止端庄 • 备冰：将冰装入帆布袋，用木槌敲碎成小块，放入盆内用水溶去棱角 • 装袋：将小冰块装入冰袋内 1/2 满，驱尽空气，夹紧袋口，擦干，倒提检查有无漏水，然后装入布套内 • 了解用冷的目的，取舒适卧位 • 病室安静、整洁，无对流风直吹患者，酌情关闭门窗或用屏风遮挡患者

续表

操作流程	操作步骤和要点说明
【实施步骤】	
核对解释	• 携用物至患者床旁，核对患者床号、姓名并向患者及家属解释以取得合作，注意语言柔和恰当，态度和蔼可亲
安置患者	• 患者取舒适体位，配合操作
放置冰袋	• 高热降温时冰袋可置于前额、头顶部，扁桃体摘除术后冰囊可置于颈前颌下（图13-2），冰囊置于体表大血管分布处，如：腋窝、颈部两侧、腹股沟等处
观察效果	• 用冷期间密切观察患者生命体征，询问患者的感觉，观察局部皮肤颜色、冰袋情况及病情变化
撤除冰袋	• 使用完毕，取下冰袋，及时将冰水倒净，倒挂晾干，吹气夹紧袋口存放于阴凉处，取下布套送洗、消毒晾干以备用
洗手记录	• 洗手，记录用冷部位、时间、效果、反应，降温后体温应记录在体温单上
【操作后嘱咐】	• 将呼叫器置于易取处，告诉患者注意事项，如有异常及时呼叫
【操作后评价】	• 无漏水，保持床上被褥及患者衣服干燥 • 患者感觉舒适，安全，无冻伤，达到冷疗目的

【注意事项】

1. 随时观察冰袋有无漏水、冰块是否融化，以便及时更换。

2. 注意观察用冷部位血液循环状况，如出现皮肤苍白、青紫或有麻木感等，应立即停止用冷。

3. 应根据不同目的准确掌握用冷时间，如用于治疗不超过30分钟；用于降温时应在30分钟后测体温，当体温降至39℃以下，及时取下冰袋，并做好记录。如需长时间用冷者，可间隔1小时后再重复使用。

考点：冰袋、冰囊的操作方法、注意事项

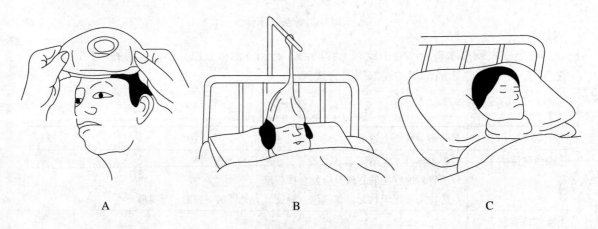

A　　　　　　　　　B　　　　　　　　　C

图13-2　冰袋、冰囊的放置

（二）冰帽、冰槽的使用（表13-2）

将冰帽、冰槽置于患者头部，起到头部降温，降低脑组织代谢、减少其耗氧量，提高脑细胞对缺氧的耐受性，减轻脑细胞损害，防治脑水肿等作用，此方法是目前头部降温最有效的方法。

表 13-2　冰帽、冰槽的使用

操作流程	操作步骤和要点说明
【操作前评估】	• 患者年龄、病情、意识状况、体温及治疗情况 • 患者对冷疗的心理反应及合作程度 • 患者活动能力、头部状况
【操作前准备】 护士准备 用物准备 患者准备 环境准备	• 衣帽整洁，清洁双手，仪表大方，举止端庄 • 备冰帽（槽）：将冰装入帆布袋，用木槌敲碎成小块，放入盆内用水溶去棱角，将小冰块装入冰帽（槽），擦干冰帽外水迹 • 海绵垫、不脱脂棉球、凡士林纱布、小垫枕、肛表、水桶等 • 了解用冷的目的，取舒适卧位 • 病室安静、整洁，无对流风直吹患者，酌情关闭门窗或用屏风遮挡患者
【实施步骤】 核对解释 安置患者 去枕铺巾 降温方法 观察效果 用物处理 整理记录	• 携用物至患者床旁，核对患者床号、姓名并向患者及家属解释以取得合作，注意语言柔和恰当，态度和蔼可亲 • 患者取舒适体位，配合操作 • 去枕，铺橡胶单及中单于患者头下，铺治疗巾于冰帽或冰槽内（图 13-3） 方法一：冰帽降温 头部置于冰帽内，垫海绵垫于患者的双侧耳廓、后颈部及后枕部，将小垫枕垫于患者肩下，引流管放在水桶内 方法二：冰槽降温 头部置于冰槽内，双眼覆盖凡士林纱布，双耳塞不脱脂棉球，以保护角膜，防止冰槽内冰水流入耳内 • 用冷期间注意观察患者生命体征及局部皮肤情况，询问患者感觉；应每 30 分钟测量一次生命体征，维持肛温在 33℃ 左右，并注意及时添加冰块 • 用冷 30 分钟后，取下冰帽或冰槽，冰帽按冰袋法处理，将冰槽内水倒空以备用 • 协助患者取舒适卧位，整理床单位 • 洗手，记录用冷时间、部位、效果及反应，降温后的体温记录在体温单上
【操作后嘱咐】	• 将呼叫器置于易取处，向患者说明此方法是安全的。再次告诉患者应用降温的重要性，注意事项，如有异常及时呼叫
【操作后评价】	• 患者局部循环良好，无冻伤，感觉舒适、安全 • 护士态度认真，责任心强，操作熟练、规范，能及时观察患者的全身及局部变化并有效处理

【注意事项】

1．注意观察患者皮肤变化，特别是头部皮肤变化，防止耳廓发生青紫、麻木及冻伤。

2．注意观察患者体温、心率的变化。肛温不宜低于 30℃，以免发生心房、心室纤颤或房室传导阻滞等。

知识链接

冰毯机的使用

冰毯机是利用半导体制冷原理，将水箱内蒸馏水冷却后通过主机与冰毯内的水进行循环交换，促进与毯面接触的皮肤进行散热，以达到降温的目的，临床上常用于高血压性脑出血、脑损伤、原发性脑干损伤、重型颅脑外损伤、脑缺血等。

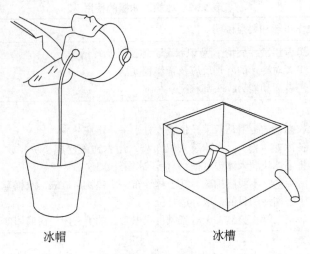

冰帽   冰槽

图 13-3 冰帽、冰槽

考点： 冰帽、冰槽的操作方法及注意事项

（三）化学冰袋的使用

化学冰袋为特制密封的聚乙烯塑料袋，用隔离夹分为两个独立的部分，分别装有不同的化学物质，它无毒、无味。这两种物质混合时发生化学反应，温度迅速下降，起到降温、镇痛、止血作用。

1. 使用方法 从冰箱内取出化学冰袋，检查冰袋内是否已冰冻成固体，有无破损漏液现象，取下袋中间的隔离夹，挤压塑料袋，使两种物质充分混匀，包好包布，放置所需位置。

2. 注意事项

（1）使用前需将化学冰袋置于冰箱内吸冷 4 小时，使其由凝胶状态变成固体状态。每次使用约维持 2 小时，长时间用冷应注意及时更换。

（2）使用过程中，应观察局部皮肤情况，应每 10 ～ 15 分钟更换一次冷敷部位，以免引起冻伤。

（3）注意化学冰袋的塑料袋有无漏液，一旦嗅到氨味，应立即更换。如药液外渗，皮肤受到刺激，及时处理，可给予食醋外敷。

知识链接   **化学制冷"冰袋"的制备**

取适当容积的聚乙烯塑料袋，按 1 : 1.8 比例，分别装入适量硝酸铵（NH_4NO_3）和碳酸钠（$Na_2CO_3 \cdot 10H_2O$）。两药之间用夹子或细绳将袋扎紧隔开并封闭袋口，即制得化学制冷"冰袋"。使用时，去掉两药中间的夹或绳，将两药混匀，约 2 分钟后即可制冷。

（四）冷湿敷法（表 13-3）

是将冷敷布置于患处，起到降温、止血、扭伤早期消肿与止痛的作用。

表 13-3 冷湿敷法

操作流程	操作步骤和要点说明
【操作前评估】	• 患者年龄、病情、意识状况、体温及治疗情况
	• 患者对冷疗的心理反应及合作程度
	• 患者活动能力及局部皮肤状况
【操作前准备】	
护士准备	• 衣帽整洁，清洁双手，仪表大方，举止端庄
用物准备	• 盆内盛冰水、备敷布 2 块、敷钳 2 把、凡士林、纱布、橡胶单、治疗巾、棉签等
患者准备	• 了解冷湿敷的目的，取舒适卧位
环境准备	• 病室安静、整洁，无对流风直吹患者，酌情关闭门窗或用屏风遮挡患者
【实施步骤】	
核对解释	• 携用物至患者床旁，核对患者床号、姓名，向患者或家属解释以取得合作，注意语言柔和恰当，态度和蔼可亲
暴露部位	• 患者取舒适体位，暴露患处，配合操作
湿敷患处	• 在湿敷部位下垫橡胶单、治疗巾，湿敷部位涂凡士林后盖一层纱布
	• 将敷布浸泡在冰水中，用敷钳将浸在冰水中的敷布拧至半干（图 13-4），抖开敷于患处，高热者敷于前额，每 3 ~ 5 分钟更换一次敷布，一般冷湿敷时间为 15 ~ 20 分钟
	要点：用于高热患者降温时，应冷湿敷 30 分钟后测量体温，体温降至 39℃ 以下时停用
观察效果	• 用冷期间观察患者生命体征并询问患者全身感觉，观察局部皮肤颜色及湿敷效果，如有不妥及时处理
撤除敷布	• 敷毕，撤掉敷布，擦去凡士林，协助患者取舒适卧位
洗手记录	• 洗手，记录冷敷部位、时间、效果、反应，降温后体温记录在体温单上
【操作后嘱咐】	• 安置患者，将呼叫器置于易取处，交代注意事项，如有异常及时呼叫
【操作后评价】	• 患者局部循环良好，感觉舒适、安全，效果好，患者满意
	• 护士态度认真，责任心强，操作熟练、规范，能及时观察患者的不良反应并有效处理

【注意事项】

1．使用过程中，注意检查湿敷情况，及时更换敷布。

2．注意观察局部皮肤变化及患者的全身反应。

3．如冷敷部位为开放性伤口，需按无菌技术操作，冷敷后按外科换药法处理伤口。

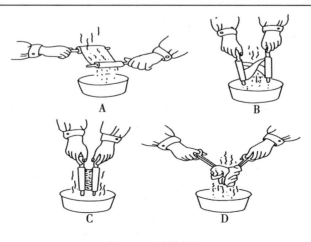

图 13-4 拧敷布法

考点：冷湿敷的操作方法及注意事项

（五）乙醇拭浴法（表13-4）

为高热患者用25%～35%乙醇进行全身拭浴，以达到降低体温的目的。

表13-4　乙醇拭浴法

操作流程	操作步骤和要点说明
【操作前评估】	• 患者年龄、病情、意识状况、体温及治疗情况 • 患者对冷疗的心理反应及合作程度 • 患者活动能力及局部皮肤状况
【操作前准备】 护士准备 用物准备 患者准备 环境准备	• 衣帽整洁，清洁双手，仪表大方，举止端庄 • 治疗盘内放小盆（内盛25%～35%乙醇200～300ml，温度27～37℃）、大毛巾、小毛巾各2块、热水袋及套、冰袋及套、清洁衣裤和便器 • 温水拭浴需备脸盆，内盛温水2/3满，温度32～34℃ • 了解乙醇拭浴的目的，取舒适卧位，排空尿液和粪便 • 病室安静、整洁，无对流风直吹患者，酌情关闭门窗或遮挡患者
【实施步骤】 核对解释 安置患者 放置冰袋 放热水袋 准备拭浴 拍拭上肢 拍拭背部 拍拭下肢 观察反应 撤热水袋 洗手记录	• 携用物至患者床旁，核对患者床号、姓名，向患者或家属解释以取得合作，注意语言柔和恰当，态度和蔼可亲 • 松开床尾盖被，患者取仰卧位，松解衣裤，按需使用便器 • 冰袋置于头部，以助降温并防止拭浴时全身皮肤血管收缩，脑血流量增多而致头痛 • 热水袋置于足底，以促进足底血管扩张利于散热，还可减轻头部充血，并使患者感到舒适 • 脱上衣，大毛巾垫于拭浴部位下，小毛巾浸入乙醇溶液中，拧至半干，缠于手上成手套状，以离心方向拍拭 • 顺序：颈外侧→上臂外侧→前臂外侧→手背；侧胸→腋窝→上臂内侧→肘窝→前臂内侧→手掌。同法拍拭另一侧上肢，先近侧后对侧 • 侧卧，从颈下拍拭整个背、臀部，为患者穿上衣 • 脱裤暴露一侧下肢，下垫大毛巾 • 顺序：髋部→下肢外侧→足背；腹股沟→下肢内侧→内踝；臀下沟→下肢后侧→腘窝→足跟，大毛巾擦干。同法拍拭另一侧下肢，先近侧后对侧 • 为患者穿裤 • 密切观察患者全身及局部反应 • 拍拭完毕，取出热水袋 　要点：每侧拍拭3分钟，拍拭毕用大毛巾擦干，拭浴全过程不超过20分钟；30分钟后测体温并记录，若体温降至39℃以下取下冰袋 • 洗手，记录拭浴的时间、效果和患者反应
【操作后嘱咐】	• 协助患者躺卧舒适，将呼叫器置于易取处，交代注意事项，如有异常及时呼叫
【操作后评价】	• 拭浴动作以拍拭进行，全过程用时未超过20分钟，患者自觉舒适，心情舒畅 • 半小时后测量体温有所下降，皮肤表面无发红、苍白、出血点等异常情况

续表

操作流程	操作步骤和要点说明

【注意事项】

1．拭浴过程中注意观察患者反应，如出现面色苍白、寒战、呼吸异常等，应立即停止拭浴并通知医生，给予相应的处理。

2．拭浴时在体表大血管分布处，如腋窝、肘窝、腹股沟、腘窝等处，应延长拍拭时间，以促进散热。

3．禁忌拍拭胸前区、腹部、后颈部、足底等部位，以免引起不良反应。

4．新生儿及血液病患者禁用乙醇拭浴。

（六）温水拭浴法

小儿、老年人以及体质虚弱的高热患者常用温水拭浴降温，水温为 32 ～ 34℃，其操作方法和注意事项同乙醇拭浴法。

考点：温水拭浴和乙醇拭浴的操作方法及注意事项

第二节 热疗法

案例

患者，男性，65 岁，平素身体健壮、行动自如，痔疮手术后三天，晚上 20 时行热水坐浴，10 分钟后跌倒。查生命体征正常，神志清楚，无外伤。根据此案例请思考：①患者发生了什么情况，其原因是什么？②如何正确应用热水坐浴法？

热可使局部血管扩张，改善血液循环，促进炎症的消散或局限。温热能降低痛觉神经的兴奋性，有解除疼痛作用。温热也可使局部血管扩张，减轻深部组织充血。对老年人、婴幼儿、体温过低、末梢循环不良者，可用热进行保暖，使患者舒适。

一、热疗的目的

1．促进炎症消散和局限　热可使局部血管扩张，促进血液循环，增强新陈代谢和白细胞的吞噬功能，有利于组织中毒素的排出。炎症早期用热，可促进炎性渗出物的吸收和消散；炎症后期用热，可促进白细胞释放蛋白溶解酶，溶解坏死组织，有助于坏死组织的清除与组织的修复，促进炎症局限。适用于睑腺炎（麦粒肿）、乳腺炎、踝关节扭伤 48 小时后等患者。

2．减轻深部组织充血　热可使体表血管扩张，体表血流量增加，平时大量呈闭锁状态的动静脉吻合支开放，全身循环血量重新分布，使深部组织血流量减少，减轻深部组织充血。

3．减轻疼痛　热可降低痛觉神经的兴奋性，改善血液循环，提高疼痛阈值；加速组胺等致痛物质排出；减轻炎性水肿，解除局部神经末梢的压力；使肌肉、肌腱和韧带松弛，增强肌肉组织的伸展性，增加关节的活动范围，减少肌肉痉挛和关节强直，从而减轻疼痛。临床常用于腰肌劳损、肾绞痛、胃肠痉挛等患者。

4．保暖　热可使局部血管扩张，促进血液循环，使患者感到温暖舒适。适用于年老体弱、早产儿、末梢循环不良、病情危重的患者。

二、热疗的影响因素

1. 方式　热疗分湿热法和干热法两大类，用热方式不同，疗效也不同。湿热由水导热，传导快，渗透力强，因此湿热效果优于干热。在临床应用中应根据患者的治疗要求和具体情况选择适当的方法，使用干热疗法时，温度应比湿热高一些，才会有好的效果，但使用时应注意防止烫伤。

2. 时间　热疗需要有一定的时间才能产生效应，在一定的时间内，热疗效应随着时间的延长逐渐增强。但持续用热 30 ～ 60 分钟后，则血管收缩，出现与生理效应相反的作用，即继发效应。一般热疗时间为 20 ～ 30 分钟，如反复使用，中间需间隔 1 小时。

3. 温度差　用热的温度与体表的温度相差越大，机体对热刺激的反应越强烈，反之则反应越小。其次，环境温度也会影响热效应，如室温越高，散热越慢，热效应越强。室温越低，散热越快，热效应越弱。

4. 面积　热效应与用热面积大小成正比。用热面积越大，对身体的血流、温度等影响越大，产生的效应越强。但用热面积越大，患者的耐受性也越差，因此，大面积用热时，应密切观察患者的局部及全身反应。用热面积越小，效应就越弱。

5. 部位　用热部位不同，产生的热效应也不同。血液循环良好的部位，热效应增强。四肢对热的耐受力强，用热效果较差；躯体对热的敏感性强，用热效果较好。

6. 个体差异　同一强度的热刺激，因个体不同会产生不同的效应，如女性的反应较男性敏感，而老年人的反应较迟钝，婴幼儿对热刺激的适应能力有限，身体虚弱、意识不清、昏迷、感觉迟钝、麻痹及血液循环受阻等患者的反应敏感性降低。

三、热疗的禁忌证

1. 急腹症未明确诊断前　用热可减轻疼痛，从而掩盖病情真相而贻误诊断和治疗。

2. 面部危险三角区感染时　面部危险三角区血管丰富，且与颅内海绵窦相通，而面部静脉无静脉瓣，用热可使该处血管扩张，血流量增多，导致细菌及毒素进入血液循环，使炎症扩散，易造成颅内感染或败血症。

3. 软组织损伤或扭伤早期　软组织损伤或扭伤 48 小时内，用热可使血管扩张，通透性增高，加重皮下出血和肿胀，从而加重疼痛。

4. 各种脏器内出血时　用热可使局部血管扩张，增加脏器的血流量和血管的通透性，从而加重出血。

5. 其他

（1）心、肝、肾功能不全者：大面积热疗使局部血管扩张，减少对内脏器官的血液供应，加重病情。

（2）皮肤湿疹：热疗可加重皮肤受损，可使患者增加痒感而不适。

（3）急性炎症：热疗可使局部温度升高，有利于细菌繁殖及分泌物增多，加重病情。如牙龈炎、中耳炎、结膜炎等。

（4）孕妇：热疗可影响胎儿的生长。

（5）金属移植物部位：金属是热的良导体，易造成烫伤。

（6）恶性肿瘤：热疗可使癌细胞加速新陈代谢而加重病情，同时使肿瘤扩散转移。

（7）麻痹、感觉异常者慎用。

四、热疗方法

常用的热疗法分干热法和湿热法两大类。干热法包括热水袋、烤灯（红外线）、化学加热袋等；湿热法包括湿热敷、温水浸泡法、热水坐浴等。

（一）热水袋的使用（表 13-5）

对患者起到保暖、解痉、镇痛作用。

表 13-5　热水袋的使用

操作流程	操作步骤和要点说明
【操作前评估】	• 患者年龄、病情、意识状况、体温及治疗情况 • 患者对热水袋的心理反应及合作程度 • 患者活动能力及局部皮肤状况
【操作前准备】 护士准备 用物准备 患者准备 环境准备	• 衣帽整洁，清洁双手，仪表大方，举止端庄 • 检查热水袋有无破损，塞子是否配套，以防漏水，调节水温至 60～70℃ • 放平热水袋，去塞，一手拎袋口边缘，边灌热水边提高袋口，灌入 1/2～2/3 满，再缓缓放平以排尽袋内空气，拧紧塞子，擦干（图 13-5） • 倒提抖动热水袋，并轻轻挤压检查是否漏水，若无漏水再将热水袋放入布套内（避免热水袋与患者皮肤直接接触），系紧带子 • 了解用热的目的，取舒适卧位 • 病室安静、整洁，无对流风直吹患者，酌情关闭门窗或用屏风遮挡患者
【实施步骤】 核对解释 放热水袋 观察效果 撤热水袋 洗手记录	• 携用物至患者床旁，核对患者床号、姓名，向患者或家属解释以取得合作，注意语言柔和恰当，态度和蔼可亲 • 患者取舒适体位，将热水袋置于患者所需位置，袋口朝向身体外侧，并告知其注意事项 • 观察患者全身及局部皮肤状况 • 用毕，取下热水袋，将水倒净，倒挂晾干后，吹气旋紧塞子存放于阴凉处，布套送洗、消毒以备用 • 洗手，记录热水袋使用时间、部位、效果及反应
【操作后嘱咐】	• 告知患者使用不当会导致烫伤，交代注意事项，如有异常及时呼叫
【操作后评价】	• 达到热疗的目的，患者感觉舒适，安全 • 患者局部皮肤未出现烫伤，无头晕、心慌等全身不适

【注意事项】

1. 使用热水袋过程中经常巡视患者，观察局部皮肤情况，如发现潮红、疼痛等反应，应立即停止使用，并在局部涂凡士林，以保护皮肤。

2. 小儿、老年人、意识不清、麻醉未清醒、末梢循环不良、感觉障碍等患者使用热水袋时，水温应调节在 50℃ 以内，热水袋布套外再包一块大毛巾，并定时检查局部皮肤情况，防止烫伤。

3. 治疗时间不宜超过 30 分钟，以防发生不良反应，如持续使用，应及时更换热水，并做好交接班。

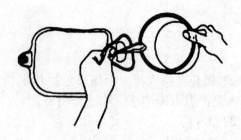

图 13-5　灌热水袋法

　知识链接

化学发热袋

是指利用化学反应产生的溶解热和氧化热作为热源达到发热目的，添加钛可提高发热剂的热效率。添加钛的发热剂，不需要特殊装置，制造简单，携带使用方便。与通常使用的热水袋相比，其不需要热水源、温度稳定，可以选择温度，持续时间长。用加钛发热剂制成的发热袋，可用于热敷、治疗关节炎、风湿、野外急救、人体取暖等也可用于食品加热及解冻。

考点： 热水袋的操作方法及注意事项

（二）烤灯的使用（表 13-6）

烤灯的种类很多，主要是利用红外线、可见光、电磁波等辐射产生的热效应，起到消炎、消肿、解痉、镇痛，促进创面干燥、结痂和肉芽组织生长等作用。

表 13-6　烤灯的使用

操作流程	操作步骤和要点说明
【操作前评估】	• 患者年龄、病情、意识状况、体温及治疗情况 • 患者对使用烤灯的心理反应及合作程度 • 患者活动能力及局部皮肤状况
【操作前准备】 护士准备 用物准备 患者准备 环境准备	• 衣帽整洁，清洁双手，仪表大方，举止端庄 • 红外线灯或鹅颈灯，必要时备湿纱布或有色眼镜，胸、腹、腰、背部选用 500～1000W；手足部选用 250W，亦可选用鹅颈灯 40～60W • 了解烤灯的目的，取舒适卧位 • 病室安静、整洁，无对流风直吹患者，酌情关闭门窗或屏风遮挡患者
【实施步骤】 核对解释 放置烤灯 观察效果 撤除烤灯 洗手记录	• 携用物至患者床旁，核对患者床号、姓名，向患者或家属解释以取得合作，注意语言柔和恰当，态度和蔼可亲。必要时用屏风遮挡患者 • 协助患者取舒适体位，暴露治疗部位，将灯头移至治疗部位的斜上方或侧方，如有保护罩的灯头可垂直照射，灯距一般为 30～50cm，以患者感觉温热为宜（图 13-6） • 每次照射时间为 20～30 分钟，观察局部皮肤状况 • 照射完毕，关闭电源开关 • 洗手，记录烤灯使用时间、部位、效果及反应

续表

操作流程	操作步骤和要点说明
【操作后嘱咐】	• 照射结束后嘱患者休息 15 分钟后离开，整理床单位，安置患者，将呼叫器置于易取处，交代注意事项，如有异常及时呼叫
【操作后评价】	• 患者舒适、安全，无心慌、头晕等不适 • 照射患者颈部、面部、胸前等部位时，患者眼睛未受伤害

【注意事项】

1. 照射中随时观察患者全身及局部反应，皮肤出现桃红色均匀红斑为宜，如皮肤出现紫红色，应立即停止照射，局部涂凡士林保护皮肤。

2. 照射中应使患者保持舒适的体位，询问有无过热、心慌、头晕等感觉。照射完毕，嘱患者休息 15 分钟后方可外出，防止感冒。

3. 照射前胸、面、颈部时，注意保护患者的眼睛，可用湿纱布遮盖或戴有色眼镜。

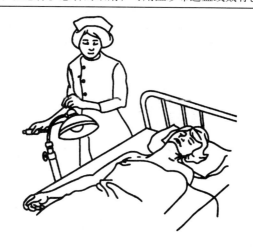

图 13-6　烤灯的使用

考点：烤灯的操作方法及注意事项

（三）热湿敷法（表 13-7）

将浸泡在一定温度热水中的敷布敷于患处，从而起到消炎、消肿、解痉、镇痛的作用。

表 13-7　热湿敷法

操作流程	操作步骤和要点说明
【操作前评估】	• 患者年龄、病情、意识状况、体温及治疗情况 • 患者对热湿敷的心理反应及合作程度 • 患者活动能力及局部皮肤状况
【操作前准备】 护士准备 用物准备	• 衣帽整洁，清洁双手，仪表大方，举止端庄 • 治疗盘内：小盆内盛热水（50～60℃）、敷布 2 块、敷钳 2 把、弯盘、纱布、凡士林、棉签、小橡胶单及治疗巾、塑料薄膜、棉垫、大毛巾、水温计，酌情备热源、热水袋
患者准备 环境准备	• 了解使用热湿敷的目的，取舒适卧位 • 病室安静、整洁，无对流风直吹患者，酌情关闭门窗或遮挡患者

续表

操作流程	操作步骤和要点说明
【实施步骤】 核对解释	• 携用物至患者床旁,核对患者床号、姓名,向患者或家属解释以取得合作,注意语言柔和恰当,态度和蔼可亲,必要时用屏风遮挡患者
安置患者	• 协助患者取舒适体位,暴露治疗部位,配合操作
热敷患处	• 在湿敷部位下垫橡胶单、治疗巾,热敷部位涂凡士林后盖一层纱布
	• 将敷布浸泡在热水中,水温一般 50 ~ 60℃,用敷钳将浸泡在热水中的敷布拧至半干,抖开,用手腕内侧皮肤试温,以不烫手为宜,敷于患处
	• 上面盖塑料薄膜及棉垫,或用大毛巾包裹,以维持温度,如患者感到烫热,可揭开敷布一角以散热。若患部不忌压,可在敷布上放置热水袋、再包裹大毛巾
	• 每 3 ~ 5 分钟更换一次敷布,一般热敷时间为 15 ~ 20 分钟
观察效果	• 观察局部皮肤变化、全身状况,防止烫伤
撤布整理	• 敷毕,撤掉敷布,擦去凡士林,协助患者躺卧舒适,整理床单位
洗手记录	• 洗手,记录热湿敷使用的时间、部位、效果及反应
【操作后嘱咐】	• 嘱患者若局部皮肤感觉异常或颜色出现异常应及时呼叫,防止烫伤
【操作后评价】	• 局部皮肤未出现异常,患者无不适感觉,无烫伤发生 • 热湿敷后,患者局部炎症和疼痛有所好转

【注意事项】

1. 注意水温的调节,水温过高容易烫伤,水温过低达不到治疗效果。
2. 热敷过程中随时观察局部皮肤颜色和全身情况,尤其对老幼和危重患者使用时须严防烫伤。
3. 面部热敷者,嘱患者热敷后 15 ~ 30 分钟方可外出,以防感冒。
4. 伤口部位做热敷时,需按无菌技术操作,热敷后按外科换药法处理伤口。

考点： 热湿敷的操作方法及注意事项

(四) 热水坐浴 (表 13-8)

热水坐浴能减轻直肠、盆腔内器官的淤血,消除肛门炎症,起到消肿、止痛、减轻充血的作用,并能使患者清洁、舒适。临床常用于会阴、肛门、外生殖器疾病和手术后。

表 13-8 热水坐浴

操作流程	操作步骤和要点说明
【操作前评估】	• 患者年龄、病情、意识状况、身体状况及治疗情况 • 患者对热水坐浴的心理反应及合作程度 • 患者活动能力及局部皮肤、伤口状况
【操作前准备】 护士准备	• 衣帽整洁,清洁双手,仪表大方,举止端庄
用物准备	• 坐浴椅上置坐浴盆,热水(水温 40 ~ 45℃)、药液(遵医嘱)、无菌纱布、毛巾、水温计
患者准备	• 了解热水坐浴的目的及配合要点,协助其排便、排尿,清洗局部皮肤
环境准备	• 病室安静、整洁,无对流风直吹患者,酌情关闭门窗或遮挡患者

续表

操作流程	操作步骤和要点说明
【实施步骤】	
核对解释	• 携用物至患者床旁，核对患者床号、姓名，向患者或家属解释以取得合作，注意语言柔和恰当，态度和蔼可亲，必要时用屏风遮挡患者
协助坐浴	• 将坐浴液（常用1：5000高锰酸钾溶液）倒入盆内至1/2满，水温调至40～45℃
	• 协助患者脱裤至膝部，先用纱布蘸拭，使臀部皮肤适应水温后再坐入盆中，腿部用大毛巾遮盖
	• 随时调节水温。添加热水时嘱患者偏离浴盆，防止烫伤
	• 坐浴时间一般为15～20分钟
观察效果	• 观察局部皮肤变化及全身状况，防止烫伤，必要时在旁守护
安置记录	• 坐浴毕，纱布擦干臀部，协助穿裤，安置患者，卧床休息
	• 洗手，记录坐浴时间、药液、效果及反应
【操作后嘱咐】	• 注意保暖，将呼叫器置于易取处，如有头晕、心悸等异常及时呼叫
【操作后评价】	• 患者无不适感觉，水温随时调节，无烫伤发生
	• 热水坐浴后，患者局部水肿、炎症及疼痛减轻

【注意事项】

1．坐浴过程中注意患者安全，随时观察患者面色、呼吸和脉搏，如诉乏力、心慌、头晕等不适，应立即停止坐浴，扶患者上床休息。

2．女患者月经期、妊娠后期、产后2周内、阴道出血和盆腔急性炎症均不宜坐浴，以免引起感染。

3．坐浴部位若有伤口，需备无菌坐浴盆及药液，坐浴后按外科换药法处理伤口。

（五）温水浸泡法

是临床最常用的热疗方法，一般用于消炎、镇痛、清洁和消毒伤口，用于手、足、前臂、小腿等部位的感染。

1．应用方法：

（1）用物准备：浸泡盆（若有伤口应备无菌浸泡盆）、热水（水温40～45℃）、药液（遵医嘱）、无菌纱布、长镊子、毛巾、水温计。

（2）操作方法：

1）配制溶液置于浸泡盆内1/2满，调节水温，一般为40～45℃。

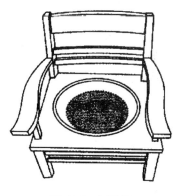

图13-7 坐浴椅

2）嘱患者将肢体浸入盆中，必要时用长镊子夹取纱布反复清擦创面，使之清洁。

3）浸泡时间一般为30分钟。

2．注意事项

（1）浸泡过程中随时观察局部皮肤情况，如有发红、疼痛等反应要及时处理。如需添加热水，应先将肢体移出盆外，以免烫伤。

（2）浸泡部位如有伤口，需备无菌浸泡盆及药液，浸泡后按外科换药法处理伤口。

考点： 热水坐浴及温水浸泡的操作方法及注意事项

小结	冷热疗法是临床最常见的物理治疗方法，是利用低于或高于人体温度的物质作用于人体表面，当机体受到不同温度刺激时，通过神经传导引起皮肤和内脏器官血管的收缩或扩张，从而改变机体各系统的体液循环和新陈代谢活动，达到治疗目的。护理人员在操作过程中，应及时、有效地观察患者的局部和全身反应，正确应用冷热疗法，防止不良反应发生，确保患者安全、舒适，满足患者身心需要。

（程雅玲）

第十四章 药物疗法

<table>
<tr>
<td rowspan="3">学习目标</td>
<td>

知识:

1. 说出药物保管原则、给药原则及注射原则。
2. 识别医嘱常用外文缩写及中文译意。
3. 叙述口服给药的操作要点及注意事项。
4. 说出雾化吸入法应用的目的、常用药物、操作要点及注意事项。
5. 归纳各种注射操作方法的异同,并能对各种注射法正确定位。

能力:

1. 能熟练、正确完成口服给药法操作,并能对患者进行正确指导。
2. 能熟练、正确完成各种雾化吸入法操作,并能对患者进行正确指导。
3. 能熟练、正确完成各种注射法,并能对患者进行正确指导。
4. 能正确实施局部给药法。

素质:

1. 着装整洁,仪表大方,举止端庄、稳重,精神饱满,微笑服务。
2. 严格遵守给药操作原则,态度认真负责,动作轻稳,体现爱心,保证给药安全有效。
3. 会运用沟通技巧与服务对象进行沟通,恰当地使用解释用语,使患者很好地配合护理工作。

</td>
</tr>
</table>

案例

　　患者,男,56岁,以"慢性支气管炎、心律失常(房颤)"入院,患者主诉:心悸、气短、咳嗽、咳痰一周。入院后测体温:39℃,心率:112次/分,脉搏:84次/分,遵医嘱给予地高辛、SMZ、止咳糖浆、阿司匹林药物口服。为加快病情好转,患者自行将口服药物加量,出现如下反应:心率44次/分,视物黄绿色,牙龈出血。请思考:①患者出现了什么情况? ②护士应采取哪些护理措施? ③护士应如何指导患者服药? ④服用上述药物的注意事项是什么?

　　药物疗法即给药法(administering medication),是临床最常用的一种治疗方法,其作用是治疗疾病、减轻症状、促进健康、预防疾病、协助诊断及维护正常的生理功能。护士是给药的直接执行者,也是药物作用的观察者和安全用药的指导者。为了合理、安全、有效地给药,护士除了了解有关药物的基本知识和掌握正确给药的方法、技术外,还要认真做好各类药物的管理工作,正确评估患者用药后的疗效与不良反应,严格执行查对制度,以确保患者用药安全。

第一节　给药的基本知识

一、药物的种类、领取和保管

（一）药物的种类

内服药：有溶液、合剂、酊剂、散剂、片剂、胶囊、丸散及纸型等。

注射药：有溶液、油剂、悬浮液、结晶和粉剂等。

外用药：有软膏、溶液、酊剂、粉剂、搽剂、洗剂、滴剂、栓剂、涂膜剂等。

新型药剂：粘贴敷片、植入慢溶药片、胰岛素泵等。

（二）药物的领取方法

药物的领取方法各医院的规定不一，大致如下：

1. 病区内设有药柜，备有一定数量的常用药物，由指定人员负责管理，定期领取。其中口服药由中心药房专人负责配药、核对，病区护士负责核对领回后，再次进行核对和分发；患者所用注射类药物、抢救药物、临时医嘱的口服药等，均由病区护士专人负责，并定期根据消耗量填写领药本，经护士长签字后到药房领取补充。

2. 患者使用的贵重药物或特殊药物，凭医生的处方领取。

3. 剧毒药、麻醉药（如吗啡、哌替啶）等，病室应有固定基数，日常需加锁专人保管，登记并交班，使用后凭医生处方和空安瓿领取补充。

4. 通过电子计算机联网，患者用药从医生开写医嘱、到医嘱处理，药物计价、记账或缴费、药品消耗结算等全部通过计算机处理。提高了工作效率，降低了领药过程中的差错率。

（三）药物的保管

1. 药柜放置　药柜应放在通风、干燥、光线明亮处，不宜阳光直射，保持整洁，由专人负责，定期检查药品的质量，以确保用药安全。

2. 分类保管　药物应按内服、外用、注射、剧毒等分类保管，保存方法符合说明书要求，根据有效期先领先用，以防失效。麻醉药、剧毒药及贵重药应有明显标记，加锁保管，使用后应登记，并列入交接内容。

3. 标签清楚　药瓶上应有明确的标签，标签上注明药名（中、英文对照）、浓度、剂量、有效期。一般内服药用蓝边标签、外用药用红边标签、剧毒药用黑边标签。

4. 定期检查药物质量　药物如有沉淀、变色、浑浊、潮解、变性、过期或标签脱落、难以辨认等现象，应停止使用。

5. 遵守特殊药物管理规定　毒麻药、精神药、放射性药应按照《毒麻药品、精神药品、放射药品管理条例》进行管理，除了加锁保管、专用处方、专人登记、每班交班外，对未用完的剩余药（量偏少）不能存放，应有 2 人在场销毁并签字。

6. 根据药品的不同性质采用不同的保存方法：

（1）易被热破坏的药物，如生物制品、抗生素、疫苗、抗病毒血清、胎盘球蛋白、胰岛素等，根据其性质和贮存条件的要求，分别置于干燥阴凉处，温度约为 20℃或冷藏于 2～10℃的冰箱内。

（2）易氧化和光解（遇光变质）的药物，如维生素 C、氨茶碱、盐酸肾上腺素等，应装入有色密闭瓶内或放在有黑色避光纸的药盒内，置于阴凉处保存。

（3）易燃、易爆的药物，如乙醚、乙醇、环氧乙烷等应单独存放，密闭保存于低温处，远离明火。

（4）易挥发、潮解和风化的药物，如乙醇、过氧乙酸、水合氯三溴片、甘草片、糖衣片、干酵母等应装瓶，盖紧。

（5）对有使用期限的药物，如各种抗生素、胰岛素等应定期检查、按有效期先后顺序使用，以免浪费。

（6）中药制剂应放于阴凉干燥处低温保存，芳香性药品应密盖保存。

（7）个人专用的特殊药物，应单独存放，并注明床号、姓名。

二、给药原则

给药原则是护士用药的总则，药物治疗与患者的健康乃至生命密切相关。护士既是药疗方案的直接执行者，又是患者安全用药的监护者。给药时必须全神贯注，不能有丝毫疏忽。高度的责任感、严谨的工作作风是护士履行给药职责的前提。为了确保在执行药物疗法时的正确与安全，必须严格遵守下列原则：

（一）按医嘱要求准确给药

1. 给药是非独立性的护理操作，必须有医嘱作为依据。医嘱必须明确清楚，必须有医生本人的签名。

2. 如果在执行过程中对医嘱或药物有任何疑问，应立即提出，询问明确后方可给药，避免盲目执行。

（二）严格执行查对制度

三查：操作前，操作中，操作后。

八对：对床号、姓名、药名、浓度、剂量，用药方法、时间、有效期。

护士在执行药疗时，切实做到"五个准确"，即准确的药物、准确的剂量、准确的方法、准确的时间、准确的患者。为此，应做好"三查八对"。

（三）安全正确用药

1. 准确掌握给药剂量、时间、方法（医院常用的外文缩写及中文译意见表14-1，时间安排见表14-2），及时分发，避免放置过久药效降低或污染。

2. 给药前做好解释，取得患者配合并给予相应的用药指导，提高患者自我合理用药的能力。

3. 两种以上药物联合应用时，一定要注意药物的配伍禁忌；对易引起过敏反应的药物使用前要了解用药史、过敏史、家族史，并做药物过敏试验。

（四）密切观察用药反应

观察用药后的疗效和药物的不良反应，对容易过敏及副作用较强的药物，加强用药前询问、用药过程中和用药后的观察，必要时做好记录。发现给药错误，及时报告给予处理。给药是一个连续的过程，在这一过程中患者的安全至关重要，护士在备药、给药、观察用药后的反应和对问题的处理中扮演着非常重要的角色。

表 14-1　医院常用的外文缩写及中文译意

外文缩写	中文译意	外文缩写	中文译意
qd	每日一次	sos	需要时（12h 内限用）
bid	每日两次	ad	加至
tid	每日三次	St	立即
qid	每日四次	Dc	停止
qh	每小时一次	hs	临睡前
q2h	每两小时一次	aa	各
q4h	每四小时一次	po	口服
q6h	每六小时一次	ID	皮内注射
biw	每周两次	H	皮下注射
qm	每晨一次	IM/im	肌内注射
qn	每晚一次	IV/iv	静脉注射
qod	隔日一次	gtt	滴
ac	饭前	Ivgtt	静脉滴注
pc	饭后	OD	右眼
am	上午	OS	左眼
pm	下午	OU	双眼
12n	中午 12 时	AD	右耳
12mn	午夜 12 时	AS	左耳
prn	需要时（长期）	AU	双耳

表 14-2　给药时间外文缩写与时间安排

给药时间	安排	给药时间	安排
qm	6：00	qid	8：00，12：00，16：00，20：00
qn	20：00	q2h	6：00，8：00，10：00，12：00…
qd	8：00	q3h	6：00，9：00，12：00，15：00…
bid	8：00，16：00	q4h	8：00，12：00，16：00，20：00…
tid	8：00，12：00，16：00	q6h	8：00，14：00，20：00，2：00

三、给药目的及途径

（一）给药目的

1．治疗疾病及减轻症状　如各种抗生素可控制感染，止痛药可减轻疼痛，缓解患者症状。

2．预防疾病、增强体质　各种疫苗、免疫增强剂、维生素、微量元素可提高机体免疫力、达到预防的作用。

3．协助诊断　可利用药物的特殊性质与排泄特点协助诊断，如造影剂可作心脏造影，协助诊断有无冠状动脉狭窄；利用酚红排泄可检测肾功能等。

4．维持机体正常生理功能　休克、失血、失液时可及时补充液体、蛋白质和电解质。

（二）途径

给药途径应根据药物的性质、剂型、病变部位、组织对药物的吸收、患者的病情变化等情况而定。常用的给药途径有口服、舌下含化、注射（皮内、皮下、肌内、静脉、动脉）、吸入、黏膜给药（直肠、阴道、尿道、咽喉、眼结膜、鼻黏膜等）、外敷等。

四、药物疗效的影响因素

药物应用后在体内产生的作用常受到多种因素的影响，如：药物的剂量、剂型、给药途径、患者的生理、病理状态等，这些因素不但影响药物作用的强度还可改变药物作用的性质。作为护理人员有必要了解影响药物作用的一些因素，以便更好地掌握药物使用的规律，充分发挥药物的治疗作用，避免引起不良反应。

（一）药物因素

1. 药物剂量　药物剂量不同机体产生的反应也不同，一般而言，在一定范围内，剂量越大，药物在体内的浓度越高，作用也就越强。临床上规定的药物治疗量或有效量，是指能对机体产生明显效应而不引起副反应的剂量，若药物超过有效量则引起中毒反应。例如小剂量的催眠药可产生镇静作用，剂量再增大可有抗惊厥作用，但当剂量超过一定限度时则会产生中毒反应。

2. 药物剂型　不同剂型的药物由丁吸收量与速度不同，从而影响药物的起效时间、作用强度和维持时间等。例如：一般情况下，在注射剂中，水溶性注射剂比悬浮液、油剂吸收快；在口服制剂中，溶液比片剂、胶囊容易吸收，因而作用发生较快，但维持时间较短。

3. 给药途径　给药途径不同，药物吸收的程度和速度就会不同，药物在体内过程也不同，因而影响了药物作用。例如，硫酸镁口服吸收甚少，只起导泻和利胆作用；肌内注射后有降压及抗惊厥作用。

常用的给药途径有消化道给药（口服、直肠给药）、注射给药（静脉注射、动脉注射、肌肉注射、皮下注射）、呼吸道吸入给药、皮肤黏膜给药。不同给药途径引起药效出现的快慢不同，动静脉注射起效最快，其他药物吸收速度由快到慢的顺序为：静脉给药＞吸入＞舌下含化＞直肠＞肌内注射＞皮下注射＞口服＞皮肤。

4. 给药时间　人体的生理变化具有生物周期性，在生物钟控制下，人体的基础代谢、体温变化、血糖含量和激素分泌等功能都具有其节律性和峰谷值。机体的昼夜节律改变了药物在体内的药动学和药效学，致使药物的生物利用度、血药浓度、代谢和排泄等方面也有昼夜节律性变化。例如：贫血患者补充铁剂时，在晚上7时服用疗效最好；补充钙剂时，临睡前服用可使钙得到充分的吸收和利用；服用降血压药物时，临睡前不宜服用；抗心绞痛药应在上午使用，因心绞痛发作高峰为上午6～12时，所以心绞痛患者如果早晨醒来服用抗心绞痛药物可明显扩张冠状动脉，改善心肌缺血。

5. 给药次数　间隔时间应根据病情需要，以药物半衰期作为参考依据。尤其是抗生素类药物更应注意维持药物在血中的有效浓度。对长期用药或肝肾功能不全的患者，为防止蓄积中毒，可减少用药量或延长给药间隔时间。另外，反复用药可使药物产生耐药性，如硝酸酯类药物的扩血管作用在连续用药数天后开始产生耐受性，2～3周耐受性达高峰，停药10天以上，又可恢复作用。因此，应根据药物的特性正确实施给药。

6. 联合用药　两种或两种以上药物同时或先后应用，有时会产生相互影响，出现药效加强（协同作用）或减弱（拮抗作用）。如阿托品和解磷定联合用药，有助于有机磷农药中毒的急救；磺胺甲基异噁唑和甲氧苄啶联合应用，抗菌效能大幅度增强。甲氧氯普胺与阿托品合用，药效作用相互抵消；氨基糖苷类抗生素和利尿剂合用，耳聋性增强。临床上联合用药的目的是发挥药物的协同作用，增强治疗效果，避免和减轻药物不良反应。

（二）机体因素

1. 生理因素

（1）年龄：机体生长发育以及衰老过程的不同阶段，其生理功能和对药物的处理能力都可能有所不同，从而影响药物的作用。尤其老年人及儿童期值得注意。根据《中华人民共和国药典》（1995 年版，二部）所列老幼剂量折算表，在对 14 岁以下的儿童及 60 岁以上的老人用药时，以成人剂量为参考，酌情减量。

（2）性别：一般女性体重较男性为轻，肌肉较男性为少，在用药量相同时，对机体作用可能有强弱之别。尤其要注意的是，女性用药时应注意四期，即月经期、妊娠期、分娩期、哺乳期。在月经期、妊娠期，子宫对泻药、收缩药及刺激性较强的药物较敏感，在妊娠期，某些药物可通过胎盘进入胎儿体内，对胎儿生长发育和活动造成影响，严重的可导致畸胎。另外育龄女性在应用口服避孕药时应注意药物的相互作用，已证明，某些口服避孕药有药酶抑制作用或诱导作用。

（3）营养状况：营养不良者体重轻，脂肪组织少，血浆蛋白含量低，会影响药物的分布和血浆蛋白的结合量。因此，对营养不良的患者用药时，除应考虑剂量适当外，还应注意补充营养，改善全身状况，以提高疗效。

（4）个体差异：对高敏性的个体在应用小剂量药物时有可能产生毒性反应；对有耐受性的个体可耐受较大剂量而不产生中毒症状。因此，可根据个体差异在用药中酌情减量或增量，并注意观察用药后的反应。

2. 病理状态 疾病时机体调节功能状态与正常人有一定差异，可影响药物的作用。例如：正常人服用利尿药后血压并不明显下降，而高血压患者服后血压则明显降低；解热药能使发热患者体温下降，而对正常体温者影响甚小。另外，疾病也可成为增强药物不良反应的因素。例如，结核病患者使用糖皮质激素时，有结核感染扩散的危险；肾功能受损时，主要经肾排出的药物半衰期延长，可致药物蓄积而中毒，如氨基糖苷类，头孢唑啉等，在应用时必须减量，肾疾病病情严重者应禁用此类药物。

3. 心理因素 心理因素在一定程度上可影响药物的应用效果，主要表现在患者的情绪、治疗态度、药物依赖程度、对药物的认识和对医护人员的信任。如：有些患者过分相信药物的作用或者把精力过分集中在自己的身上，不服药就觉得身体不适；"安慰剂"能起到镇静、镇痛作用，提示药物的疗效并非单靠其化学性质。因此，护士应充分了解患者的心理状态，对患者给予关心、帮助和支持，可增强患者对药物治疗的信心。

（三）饮食因素

食物与药物之间的相互作用十分复杂，几乎所有的药物均受食物的影响。最近的一项研究表明，在所测试的药品中，有高达 93% 的药品可受到食物不同程度的影响。饮食不当可造成药物疗效的增强和减弱，关系到患者的健康，甚至危及生命。

1. 降低药物的吸收，使疗效降低 某些甜饮料、蜂蜜、果酱、糖不宜送服药物，这些甜味物质可增加胃酸分泌，使消化液呈偏酸性，而严重抑制了某些药物的吸收。铁剂不宜与茶水同时服用，因为茶叶中鞣酸与铁形成铁盐妨碍吸收；在补钙时不宜食用菠菜，因菠菜中含大量草酸，草酸与钙结合成草酸钙影响吸收，从而使疗效降低。

2．促进药物的吸收，使疗效增强　酸性食物可增加铁剂的溶解度，促进铁吸收；高脂饮食可促进脂溶性维生素 A、D、E 和某些亲脂性药物（灰黄霉素、头孢呋辛、利福平、美托洛尔）的吸收，因而这类药物宜饭后服用以增加疗效。

3．改变尿液的 pH 值，影响疗效　鱼、肉、蛋等食物在体内代谢产生酸性物质；牛奶、蔬菜、豆制品等食物在体内代谢形成碱性物质，它们排出时会影响尿液的 pH 值，而使药效发生变化。如氨苄西林、呋喃妥因在酸性尿液中杀菌力强，因此它们治疗泌尿系统感染时宜多食荤食，使尿液变酸，增强抗菌作用；而应用氨基糖苷类、头孢菌素、磺胺类药物时，则宜多食素食，以碱化尿液，增强抗菌效力。

考点：药物的保管及给药原则

第二节　口服给药法

口服给药（表 14-3）是临床上最常用的给药方法，其特点是方便、经济、安全。由于口服给药吸收较慢，产生药物疗效的时间较长，一般不适用于急救、意识不清、呕吐频繁及禁食等患者。

表 14-3　口服给药法

操作流程	操作步骤和要点说明
【操作前评估】	• 患者年龄、病情、用药情况、有无药物过敏史、意识状态、自理能力等 • 患者口腔、食管情况，吞咽能力、有无胃管，是否恶心、呕吐等 • 患者心理状态及合作程度
【操作前准备】 护士准备 用物准备 患者准备 环境准备	• 衣帽整洁，修剪指甲，洗手、戴口罩 • 发药车或药盘，药杯、量杯、药匙、滴管、无菌包药袋、研钵、无菌湿纱布、治疗巾、服药本、小药卡、小水壶（内盛温开水）、饮水管等 • 了解服药的目的，了解药物的性状、作用及副作用，愿意配合 • 病室及治疗室温湿度适中、安静整洁、光线适中
【实施步骤】 核对检查 分别摆药	• 核对医嘱，根据医嘱及服药本准备药物，仔细核对药物的名称、剂量、浓度、有效期、检查药品质量、包装等 • 填写小药卡，按顺序插入药盘内（图 14-1），依据药物的剂型采取不同的取药方法 方法一：固体药 一手握药瓶、瓶签朝向自己，核对，另一只手用药匙取出所需药量，放入药杯时再核对，将药瓶放回药柜时第三次核对 要点：需研磨的药物，可放在研钵内碾碎，用纸包好；粉剂、含化片用纸包好，放入药杯 方法二：液体药 ①核对药液，将药液摇匀，打开瓶盖，将瓶盖内面朝上放置 ②一手持量杯，拇指置于所需刻度，举起量杯，使所需刻度和视线保持水平；另一只手将药瓶标签朝上，缓缓倒药液至量杯所需刻度处（图 14-2），再将药液倒入药杯

操作流程	操作步骤和要点说明
	③用无菌湿纱布擦净瓶口，盖紧瓶盖，标记开启日期及时间，再次核对，将药液放回药柜原处
再次核对	• 摆药者根据服药本、小药卡重新核对一遍，再与另一名护士核对一遍，无误后用治疗巾盖好药盘，准备发药 要点：先摆固体药，再摆液体药；一名患者的药摆好后，再摆第二名患者的药。药液不足1ml时，需用滴管吸取（稍倾斜，每1ml以15滴计算）；油剂药液或不足1ml药液，先在药杯内倒入少许温开水，然后加药，防止药液附着杯壁；不同药液分别倒入不同药杯内，不可混合，已取（倒）出的药物不能再放回药瓶内
洗手发药	• 洗手，携带服药本、温开水，推车至患者床前 要点：如果发药时患者不在或因故暂时不能服药，应将药物带回保管，告知医生，适时再发或交班
核对解释	• 核对床号、姓名（患者说出自己姓名）、药名、剂量、浓度、方法、时间 • 协助患者坐起，向患者或家属解释服药的目的及注意事项 要点：若患者提出疑问，应该重新核对，确认无误后给予解释再给患者服下
确认服下	• 备好温开水，将药物一次性取离药车，确认患者服下后再离开，药杯放回时再次核对 要点：不同患者的药物，不可同时取离药车，以免发生差错；为危重患者及不能自行服药的患者喂服；婴幼儿、鼻饲或上消化道出血的患者，应将药物用水充分溶解后给予，鼻饲者从胃管注入后，再以少量温开水冲洗胃管
整理记录	• 取合适体位，整理床单位，根据药物性质给予用药指导 • 发药完毕，推车至治疗室，整理药盘，清洗、消毒药杯后备用 • 巡视病房，随时观察患者用药后反应，异常情况及时告知医生，对症处理，随时做好记录
【操作后嘱咐】	• 告知患者所服药物的名称、目的、作用、不良反应，注意饮食对药物作用的影响 • 病情允许嘱患者服药后保持半卧位或坐位30分钟
【操作后评价】	• 严格执行查对制度，给药准确，无差错 • 患者获得有关用药方面的知识并积极配合，达到预期的疗效

【注意事项】

1. 口服药物的水温应在 40～60℃，服药时至少饮水 100 ml，不宜用茶水；不要干吞；服药后不要立即躺下；服药前后应禁忌饮酒、饮茶及食用刺激性强的食物。

2. 抗生素及磺胺类药物应按时服药，以保证有效的血药浓度。磺胺类药物服后宜多饮水，以免因尿少易析出结晶，导致肾小管堵塞。

3. 健胃药及促进食欲的药物，宜饭前服；助消化药、对胃肠有刺激性药物，宜饭后服。

4. 止咳糖浆对呼吸道黏膜起安抚作用，服后不宜立即饮水（一般 15 分钟后）；若同时服用多种药物，应最后服用止咳糖浆。

5. 服用强心苷类药物前应先测脉搏（心率）及节律，脉搏 < 60 次 / 分钟或节律不齐时，则不可服用。

6. 对牙齿有腐蚀作用或使牙齿染色的药物，如酸剂或铁剂，用饮水管吸服，避免与牙齿直接接触，服药后及时漱口。

考点： 口服给药法的操作要点及注意事项

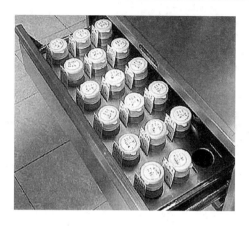

图 14-1 服药盘的准备

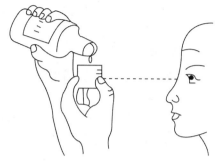

图 14-2 倒取药液法

知识链接

口服给药方法指导

1. 一般药物在饭后服，胃动力药、易于被消化酶破坏的药物及妨碍食物吸收的药物，则在两餐之间或餐前服，如多潘立酮。

2. 胶囊及糖衣片应整片吞咽，不能有任何破损，否则可刺激胃肠道或在不适当的酸碱度下被破坏，影响药效。需要减少剂量的药片可锉开（不能粉碎）按量服用。

3. 舌下含服药物要放在舌下，不要吞咽或咬破，也不要饮水，以免影响药效，如硝酸甘油。

4. 口含片放在颊黏膜与牙龈之间，让其慢慢溶化，如溶菌酶、草珊瑚含片。

5. 乳剂可用水稀释，混悬剂用药前要摇匀。

6. 有呕吐时，暂停服药，并报告医护人员。

第三节 雾化吸入法

雾化吸入法是应用雾化装置将药液变成细小的雾滴以气雾状喷出，经口或鼻由呼吸道吸入，达到治疗目的的方法。常用的雾化吸入法有超声波雾化吸入法、氧气雾化吸入法、手压式雾化吸入法、压缩雾化吸入法。

一、超声波雾化吸入法

超声波雾化吸入法（ultrasonic inhalation）是应用超声波声能，使药液变成细小的雾滴，经口或鼻由呼吸道吸入，达到治疗目的的方法（表 14-4）。

（一）目的

1. 湿化气道、祛痰　常用于呼吸道湿化不足、痰液黏稠、气管切开术后的患者。

2. 预防和控制呼吸道感染　常用于胸部手术前后、呼吸道感染患者。

3. 解除支气管痉挛　常用于支气管哮喘患者。

4. 治疗肺癌　间歇吸入抗癌药物治疗肺癌。

（二）常用药物

1. 祛痰药　稀释痰液，帮助祛痰。常用 α-糜蛋白酶、乙酰半胱氨酸（痰易净）。

2．抗生素　控制感染，消除炎症。常用庆大霉素，卡那霉素。

3．平喘药　解除支气管痉挛。常用氨茶碱，沙丁胺醇（舒喘灵）。

4．糖皮质激素　减轻呼吸道黏膜水肿。常用地塞米松。

（三）超声波雾化吸入器

1．构造（图14-3）

（1）超声波发生器：通电后输出高频电能，雾化器面板上有电源指示灯、雾量调节旋钮、定时调节旋钮。

（2）水槽与晶体换能器：水槽盛放冷蒸馏水，水槽下方有一晶体换能器，接收发生器发出的高频电能，将其转化为超声波声能。

（3）雾化罐与透声膜：雾化罐盛药液，雾化罐底部的半透明膜为透声膜，超声波声能透过此膜作用于罐内药液，产生雾滴喷出。

（4）螺纹管和口含嘴（面罩）

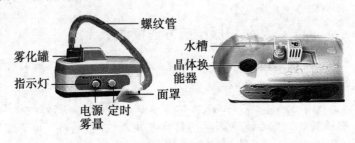

图14-3　超声波雾化吸入器

2．工作原理　当超声波发生器输出高频电能，使水槽底部晶体换能器发生超声波声能，声能震动了雾化罐底部的透声膜，作用于雾化罐内的液体，破坏了药液的表面张力和惯性，药液成为了微细的雾滴，通过导管随患者吸气而进入呼吸道。

3．作用特点　超声波雾化器产生的雾滴小而均匀，雾滴直径在5μm以下，可随深而慢的吸气达到终末支气管和肺泡，治疗效果好；雾量大小可以调节；雾化器电子部件产热，可以轻度加热雾化液，使吸入的气雾温暖、舒适。

> **考点：** 超声波雾化吸入法的定义、目的、常用药物、工作原理

表14-4　超声波雾化吸入法

操作流程	操作步骤和要点说明
【操作前评估】	• 患者病情、治疗情况、用药史 • 患者的意识状态、对治疗的认识、心理状态及合作程度 • 患者呼吸功能状况
【操作前准备】 护士准备 用物准备 患者准备 环境准备	• 衣帽整洁，清洁双手，戴口罩 • 治疗卡、超声波雾化吸入器、冷蒸馏水、遵医嘱准备的吸入药液、水温计、纸巾、弯盘、治疗车等 • 了解超声波雾化吸入法的目的、清楚配合要点，取坐位或卧位 • 环境安静、整洁、明亮、温湿度适宜

续表

操作流程	操作步骤和要点说明
【实施步骤】	
检查安装	• 在治疗室内检查超声波雾化吸入器各部件连接是否紧密，向水槽内加入冷蒸馏水约250ml，浸没雾化罐底部的透声膜。核对药物、检查药物质量，将药物用等渗盐水稀释至30～50ml，加入雾化罐内，连接雾化器各个部分及雾化管道
核对告知	• 备齐用物携至床旁，核对患者床号、姓名，告知操作目的、操作方法、所用时间、配合方法，取得患者合作
通电调节	• 接通电源，打开电源开关，设定雾化时间，每次为15～20分钟，调节雾量开关
吸入气雾	• 产生气雾后，将面罩覆于口鼻部或将口含嘴放入患者口中，嘱其紧闭口唇深吸气
换水加药	• 操作过程中如发现水槽内水温超过50℃或水量不足，应及时更换冷水或加水，加水时应关机；如发现雾化罐内药液过少，影响正常雾化时，应增加药量，不必关机，只要从盖上小孔向内注入即可
结束雾化	• 雾化结束后，取下面罩或口含嘴，先关雾量开关，再关电源开关，以免损坏电子管；擦干患者面部，协助其采取舒适卧位，整理床单位。告知注意事项，放置呼叫器于患者易取处
整理记录	• 倒掉水槽的水并擦干，口含嘴或面罩、螺纹管、雾化罐浸泡消毒1小时，再洗净擦干，放回原位，护士洗手、脱口罩，记录雾化时间、雾化效果
【操作后嘱咐】	• 为了提高疗效，吸入过程中采取深而慢的呼吸 • 治疗过程中如出现不适及时告知护士 • 雾化吸入后进行有效咳嗽、拍背，促进痰液排出
【操作后评价】	• 操作正确，机器性能良好 • 操作中体现对患者的关爱，沟通有效，患者理解治疗目的，能主动配合 • 患者感觉舒适，痰液易于排出

【注意事项】

1．严格执行查对和消毒隔离制度。

2．使用前，先检查机器各部件有无松动、脱落等异常情况。

3．水槽底部的晶体换能器和雾化罐底部的透声膜薄而质脆，易破碎，应轻按，以免破损。

4．水槽和雾化罐切忌加温水或热水。水槽内保证足够的水量，无水不可开机。

5．特殊情况连续使用，中间需间歇30分钟。

考点：超声波雾化吸入法操作要点、注意事项

二、氧气雾化吸入法

氧气雾化吸入法（oxygen inhalation）是利用一定压力的氧气产生的高速气流，使药液形成雾状，再由呼吸道吸入，达到治疗目的的方法（表14-5）。

（一）目的

1．稀释痰液，利于排痰。

2．治疗呼吸道感染。

3．解除支气管痉挛，改善通气功能。

（二）氧气雾化吸入器

氧气雾化吸入器（图14-4）又称射流式雾化器，是借助高速气流通过毛细管并在管口产

生负压，将药液由邻近的小管吸出，吸出的药液又被毛细管口高速的气流撞击成细小的雾滴形成气雾喷出。

表 14-5　氧气雾化吸入法

操作流程	操作步骤和要点说明
【操作前评估】	• 同超声波雾化吸入法
【操作前准备】 护士准备 用物准备 患者准备 环境准备	• 衣帽整洁，清洁双手，戴口罩 • 治疗卡、氧气雾化吸入器、遵医嘱准备的吸入药液、氧气装置 • 了解氧气雾化吸入法的目的，清楚配合要点，取坐位或卧位 • 环境安静、整洁、明亮、温湿度适宜，室内避免火源
【实施步骤】 检查安装 核对告知 连接调节 吸入气雾 结束雾化 整理记录	• 治疗室内核对药物、检查药物质量，将药物用蒸馏水或等渗盐水稀释至 5ml，注入氧气雾化罐 • 备齐用物携至床旁，核对患者床号、姓名，告知操作目的、操作方法、所用时间、配合方法，取得患者合作 • 将氧气雾化罐的进气口与氧气装置输出口连接，调节氧气流量为 6 ～ 8L/min • 气雾形成后，将口含嘴放入患者口中，嘱其紧闭口唇深吸气，用鼻呼气 • 雾化结束后，取下雾化器，关闭氧气；擦干患者面部，协助患者采取舒适卧位，整理床单位，告知注意事项，放置呼叫器于患者易取处 • 浸泡消毒雾化器 1 小时，擦洗干净，放回原位；护士洗手、脱口罩，记录雾化时间、雾化效果
【操作后嘱咐】	• 为了提高疗效，吸入过程中采取深而慢的呼吸，治疗过程中如出现疲劳及时告知护士 • 雾化吸入后进行有效咳嗽，促进痰液排出 • 雾化期间应远离火源，确保用氧安全
【操作后评价】	• 同超声波雾化吸入法

【注意事项】
1．严格执行查对和消毒隔离制度。
2．使用前检查雾化器，确保各部件完好、无松动。
3．注意用氧安全，操作时严禁接触明火和易燃品。
4．氧气湿化瓶内勿装水，以免液体进入雾化罐稀释药液；氧气流量不可过大，以免损坏雾化器。
5．雾化吸入后，黏稠的分泌物经湿化膨胀不易咳出，应拍背协助排痰。

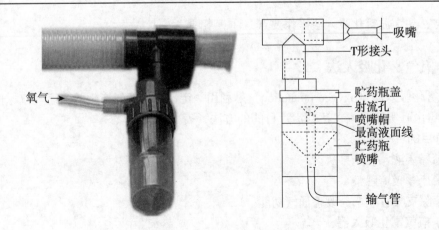

图 14-4　氧气雾化吸入器

考点：氧气雾化吸入法操作要点、注意事项

三、手压式雾化吸入法

手压式雾化吸入法（表14-6）（图14-5）是将药液置于雾化器的送雾器中，送雾器内腔为高压，将雾化装置倒置，用拇指按压其顶部时，药液便从喷嘴喷出。临床主要用于氨茶碱、沙丁胺醇、拟肾上腺素类药物等支气管解痉药，以减轻支气管痉挛，治疗哮喘。操作方法比较简单，教会患者自行使用即可。

表 14-6　手压式雾化吸入法

操作流程	操作步骤和要点说明
【操作前评估】	• 同超声波雾化吸入法
【操作前准备】 护士准备 用物准备 患者准备 环境准备	• 衣帽整洁，清洁双手，戴口罩 • 遵医嘱准备手压式雾化吸入器（内含药物） • 了解手压式雾化吸入法的目的、操作方法、注意事项，取坐位或卧位 • 环境安静、整洁、明亮、温湿度适宜
【实施步骤】 核对告知 摇匀药液 放入口中 按压喷药 吸入气雾 结束雾化 清洁保存	• 备齐用物携至床旁，核对患者床号、姓名，告知操作目的、手压式雾化吸入器的使用方法，教会患者自行使用 • 取下雾化器保护盖，充分摇匀药液 • 将雾化罐倒置，吸嘴放入双唇间，平静呼气 • 在吸气开始时，要求患者按压雾化器顶部，使药液喷出 • 随着深吸气动作，药液经口吸入，尽可能延长屏气（坚持10秒左右），然后呼气 • 吸入结束后，取出雾化器 • 雾化器使用后放置在阴凉处保存，塑料外壳定期用温水冲洗
【操作后嘱咐】	• 疗效不满意时，切勿随意增加剂量或缩短用药时间，以免加重不良反应 • 适当运动，增强体质，预防呼吸道感染
【操作后评价】	• 操作中体现对患者的关爱，沟通有效，患者理解治疗目的，能自行完成药物吸入，治疗中无不良反应发生 • 患者感觉舒适，呼吸道痉挛缓解

【注意事项】

1．严格执行查对和消毒隔离制度。

2．药物吸入时，尽可能延长屏气时间，最好坚持10秒左右再呼气。

3．每次1～2喷，两次使用间隔时间不少于3～4小时。

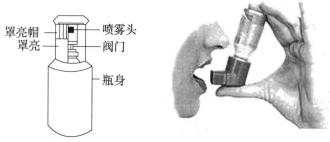

图 14-5　手压式雾化吸入器

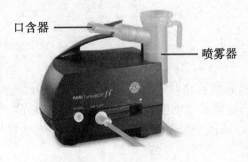

口含器

喷雾器

图 14-6 压缩雾化吸入器

四、压缩雾化吸入法

压缩雾化吸入法（compression atomizing inhalation）是利用压缩空气将药液变成直径为 3μm 以下的气雾，直接被吸入呼吸道的方法。压缩雾化吸入器（图 14-6）主要由空气压缩机、喷雾器、口含器三部分组成。空气压缩机通电后输出的电能将空气压缩，压缩空气作用于喷雾器内的药液使药液表面张力破坏形成细微雾滴，通过口含器随患者的呼吸进入呼吸道。

第四节　注射给药法

案例

患者，60 岁，3 年前被诊断为 2 型糖尿病，给予胰岛素治疗，3 个月前患者开始出现左侧前臂疼痛，左手皮肤有轻度麻木感，经检查确定患者出现周围神经病变，长期医嘱：维生素 B_{12} 50μg im qod 。根据此案例请回答：①如何做到安全给药？②说出护士给患者用药的方法？③给药过程中应注意哪些问题？

注射法是将一定量的无菌药液或生物制品用无菌注射器注入人体内，达到预防、诊断、治疗目的，是临床上常用的给药途径，是护士必须熟练掌握的一项基本操作。注射法给药吸收快，血药浓度迅速升高，吸收量也较准确，适用于需要药物迅速发挥疗效或各种原因不能经口服用药的患者；但注射法会造成一定程度的组织损伤，引起疼痛及并发症，不良反应出现得也较迅速，处理相对困难。注射法可分为：皮内注射、皮下注射、肌内注射、静脉注射及动脉注射。

一、注射原则

（一）严格遵守无菌操作原则

1. 操作环境　清洁，符合无菌技术操作要求。

2. 操作者　操作前洗手，戴口罩，衣帽整齐；注射后再次洗手。

3. 注射器　针筒内面、活塞、乳头、针梗与针尖均应保持无菌、避免污染。

4. 注射部位皮肤常规消毒，并保持无菌。常规消毒法：用棉签蘸 2% 碘酊，以注射点为中心，由内向外呈螺旋形涂擦，直径应在 5cm 以上，不留空隙，不返回涂擦，待干（约 20 秒）后用 70% 酒精以同法脱碘，酒精干后，方可注射。若用 0.5% 碘附或安尔碘消毒，用同样方法涂擦消毒 1～2 遍，无需脱碘。

（二）严格执行查对制度

1. 认真执行"三查八对"。

2. 仔细检查药品质量。严格检查药液有无变质、沉淀或混浊，安瓿或密封瓶有无裂痕等现象，有则不能应用。

3．同时注射几种药物时，应注意药物的配伍禁忌。

（三）严格执行消毒隔离制度

1．注射用物应做到一人一套，包括注射器、针头、垫枕、止血带。

2．所有物品按消毒隔离制度处理，一次性物品按规定进行分类处理，不可随意丢弃。

（四）选择合适的注射器和针头

根据药液量、药物的黏稠度、刺激性强弱、给药途径、患者的年龄和体形，选择合适的注射器和针头。选择一次性注射器应型号合适，在有效期内，包装密封好。注射器应完整无裂痕，不漏气；针头应锐利、无钩、无弯曲、无锈；注射器和针头必须衔接紧密。

（五）现配现用注射药液

注射药物应在规定时间内临时抽取，避免污染与药物效价降低。

（六）注射前排尽空气

进针前应排尽注射器内的空气，以防空气进入血管形成栓塞；排气时应注意防止浪费药液。

（七）选择合适的注射部位

1．避开神经、血管处。

2．不可在炎症、瘢痕、硬结、皮肤病患处进针。

3．长期注射的患者应经常更换注射部位。

（八）掌握合适的进针角度和深度

1．不同的注射方法进针角度、深度要求不同（图14-7、图14-8、图14-9、图14-10）。

2．不可把针梗全部刺入皮肤，以防断针。

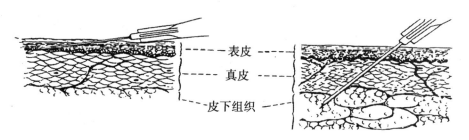

图 14-7　皮内注射　　　　　　　　　　图 14-8　皮下注射

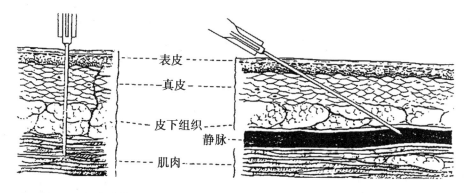

图 14-9　肌内注射　　　　　　　　　　图 14-10　静脉注射

293

（九）注药前检查有无回血

进针后注入药物前，应抽动活塞，检查有无回血。皮下注射、肌内注射如有回血，应拔出针头，更换部位后重新进针，不可将药液直接注入血管内；静脉注射必须见回血后方可注入药液。

（十）减轻患者疼痛的注射技术

1. 解除患者思想顾虑，分散注意力；协助患者取合适体位，使肌肉松弛，便于进针。

2. 注射时做到"两快一慢伴均匀"，即进针快、拔针快、推药慢且应均匀。

3. 注射刺激性强的药液，应选择细长针头，且进针要深。同时注射数种药物时，应先注射刺激性较弱的，再注射刺激性强的药物，以减轻疼痛。

> **考点：** 注射给药法定义、注射原则

二、注射用物

（一）注射本或注射卡

（二）药物

常用的有溶液、油剂、混悬剂、粉剂、结晶等。

（三）注射器及针头

1. 注射器　注射器的构造有乳头、空筒、活塞三部分组成。活塞分为活塞体、活塞轴、活塞柄（图14-11）。

2. 针头　针头由针尖、针梗、针栓三部分组成（图14-11）。

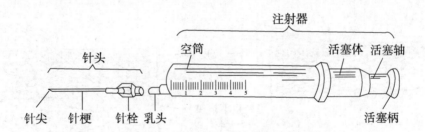

图 14-11　注射器和针头的构造

表 14-7　注射器、针头的型号及用途

注射器	针头	用途
1ml	4～5号	皮内注射
1ml、2ml	5～6号	皮下注射
2ml、5ml	6～7号	肌内注射
5、10、20、50、100ml	6～9号	静脉注射
2ml、5ml、10ml，根据采血量而定	9～16号	静脉采血

（四）注射盘

无菌持物罐、钳或镊子、无菌棉签、皮肤消毒液、弯盘、砂轮、启瓶器，静脉注射另备止血带、小垫枕、胶布。

（五）治疗车

放置洗手消毒液、锐器盒、医用垃圾桶等。

三、抽吸药液法

抽吸药液是进行注射类操作的前提和基础，抽吸药液应严格按照无菌操作原则和查对制度进行，见表14-8。

表14-8 抽吸药液法

操作流程	操作步骤和要点说明
【操作前准备】	
护士准备	• 衣帽整洁，清洁双手，戴口罩
用物准备	• 注射盘、注射本或注射卡、药物、注射器及针头
环境准备	• 环境安静、整洁、明亮、操作地方宽敞
【实施步骤】	
核对检查	• 核对医嘱、注射卡、药液（药名、浓度、剂量）；检查药液质量及有效期
操作一	自安瓿内抽吸药液
划痕消毒	• 将安瓿尖端药液弹至体部，用砂轮在安瓿颈部划一锯痕，然后用酒精棉签环形消毒安瓿颈部，拭去玻璃碎屑。安瓿颈部若有标记，不需划痕
折断安瓿	• 按住安瓿颈部折断安瓿
取注射器	• 检查注射器质量，调整、旋紧注射器针头
抽吸药液	• 右手持注射器，针头斜面向下，插入安瓿内的液面下，右手抽动活塞进行吸药（图14-12、图14-13）。药物抽吸完毕，右手持注射器，针头平稳出安瓿。 要点：抽药时，针头不可触及安瓿外口，针栓不可进入安瓿内；不得用手握住活塞体，只能持活塞柄
操作二	自密封瓶内抽吸药液
开瓶消毒	• 用启瓶器去除铝盖中心部分，用2%碘酊、70%酒精或安尔碘消毒瓶塞
取注射器	• 检查注射器质量，调整、旋紧注射器针头，抽吸与所需药液量等同的空气
抽吸药液	• 向密封瓶内注入全部空气，以增加瓶内压力，避免形成负压，倒转药瓶及注射器，使针头在液面以下，抽动活塞吸取所需药量；再以示指固定针栓，拔出针头（图14-14）
排尽空气	• 将针头垂直向上，轻拉活塞使针头中的药液流入注射器内，并使气泡聚集在乳头口，然后轻推活塞，驱出气体，注意不要浪费药液。如注射器乳头偏向一侧，应将注射器乳头向上倾斜，使气泡集中于乳头根部，再按上法驱出气泡
查对放置	• 排气完毕，给针头套上安瓿（密封瓶）或针头帽。再次核对，置于无菌盘内备用
【操作后评价】	• 严格执行无菌操作原则及查对制度，正确抽吸药液，做到不浪费、不污染

【注意事项】

1. 严格执行无菌操作原则、查对制度、消毒隔离制度。

2. 不能浪费及污染药液。

3. 吸取结晶或粉剂注射剂时，用无菌生理盐水或注射用水将药物溶化（某些药物需专用溶媒）待充分溶解后吸取。抽吸黏稠油剂时，可先加温（药液易被热破坏者除外），或将药瓶用双手对搓后再抽吸。如为混悬液，应先摇匀后再吸取，油剂及混悬剂使用时应选用稍粗长的针头。

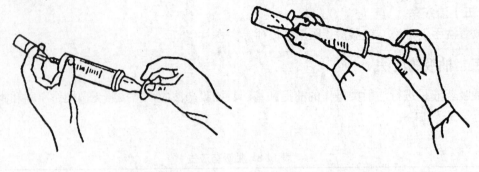

图 14-12　自小安瓿内抽吸药液　　　　图 14-13　自大安瓿内抽吸药液

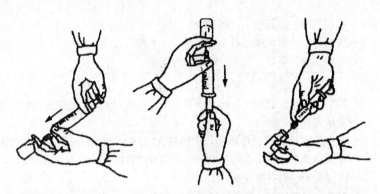

A 向瓶内注入空气　　　　B 倒转抽吸药液　　　　C 固定针栓拔出针头

图 14-14　自密封瓶内抽吸药液

考点：药液抽吸操作方法

四、常用注射技术

（一）皮内注射法（表 14-9）

皮内注射法（intradermic injection，ID）是将少量无菌药液注入表皮与真皮之间的方法。

1．目的

（1）用于各种药物过敏试验，以观察局部反应。

（2）预防接种。

（3）局部麻醉的先驱步骤。

2．部位

（1）皮肤过敏试验：选取前臂掌侧下段。因该处皮肤较薄、肤色较淡，易于注射，且易于辨认局部反应。

（2）预防接种：常选用三角肌下缘部位注射。

（3）局部麻醉：选取局麻部位。

考点：皮内注射法定义、目的、注射部位

表 14-9 皮内注射法

操作流程	操作步骤和要点说明
【操作前评估】	• 患者年龄、病情、用药情况、有无过敏史、家族史、用药史 • 患者注射部位皮肤有无红肿、硬结、瘢痕等情况；患者是否空腹 • 患者对皮内注射的认识、心理状态及合作程度
【操作前准备】 护士准备 用物准备 患者准备 环境准备	 • 衣帽整洁，清洁双手，戴口罩 • 注射盘；注射本或注射卡；根据医嘱准备的药物；1ml、5ml 注射器及针头；进行药物过敏试验，另备 0.1% 盐酸肾上腺素 1 支和 2ml 注射器；洗手消毒液；锐器盒及医用垃圾桶等 • 了解皮内注射的目的，注射的一般知识及配合要点 • 环境安静、整洁、明亮、操作地方宽敞
【实施步骤】 抽吸药液 核对告知 选位消毒 核对排气 持针绷皮 斜刺皮内 固定推药 快速拔针 再次核对 安置患者 整理记录 严密观察 判断结果 洗手记录	 • 在治疗室配药，按照药液抽吸法配置、抽吸药液 • 备齐用物携至床旁，核对患者床号、姓名，告知操作目的、操作方法、配合方法、取得患者合作 • 根据注射目的选择注射部位，用 70% 乙醇消毒皮肤 　要点：勿用力反复涂擦，待干。忌用碘剂，以免影响局部反应的观察 • 操作中核对药物、患者，再次排除注射器内气体 • 右手平执式持注射器，示指固定针栓，左手绷紧局部皮肤 • 针尖斜面向上，针头与皮肤呈 5° 角刺入皮内（图 14-15），待针头斜面完全进入皮内后，放平注射器 • 左手拇指固定针栓，右手推注药液 0.1ml 　要点：局部形成一皮丘：呈半球状、皮肤变白、毛孔显露（图 14-16） • 注药完毕，右手示指固定针头，以进针相同的角度快速拔针，勿按压针眼 • 操作后核对患者、药物 • 整理患者衣物、床单位，安置患者于舒适卧位。看表计时，呼叫器置于患者易取处，嘱患者如有不适，及时呼叫，护士于 20 分钟后观察结果 • 整理物品，分类处理；护士洗手、脱口罩、记录皮试时间 • 严密观察患者，注意局部和全身反应，倾听患者主诉，若出现异常情况迅速处理 • 20 分钟后判断皮试结果，正确判断阴性、阳性 • 洗手后记录皮试结果
【操作后嘱咐】	• 拔针后嘱咐患者不可用手拭去药液，不可按压、碰揉皮丘，以免影响结果判断 • 告知患者观察 20 分钟期间不可离开病房，不可剧烈运动 • 如出现呼吸困难、皮肤瘙痒等不适表现及时呼叫
【操作后评价】	• 严格执行无菌操作原则、查对制度及消毒隔离制度 • 举止端庄，操作规范，熟练有序，动作轻柔，注射中患者无不良反应 • 沟通有效，操作中体现对患者的人文关怀，患者满意、积极配合，操作顺利

【注意事项】

1．严格执行无菌操作原则、查对制度、消毒隔离制度。

2．用药前询问过敏史、用药史及家族史，为患者做药物过敏试验前，要备好急救药品，以防发生意外。如对所用药物有过敏史，不能做皮试，应与医生联系，并做好标记。

3．忌用碘酊消毒，以免影响局部反应的观察。

4．注意进针的角度和深度，针头斜面全部刺进皮内即可，注意不要将药液注入皮下或漏出。

5．如对结果有怀疑，应在另一前臂相同部位注入 0.1ml 的无菌生理盐水作对照试验。

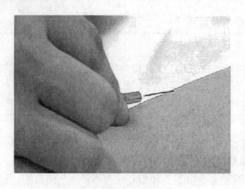

图 14-15　穿刺进针

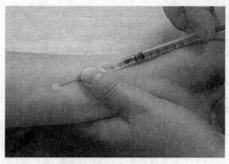

图 14-16　固定推药

考点：皮内注射法皮肤消毒方法、进针角度及深度、注意事项

（二）皮下注射法（表 14-10）

皮下注射法（hypodermic injection，H）是将少量无菌药液注入皮下组织的方法。

1．目的

（1）不宜或不能经口服给药，需要在一定时间内达到药效时采用。

（2）预防接种。

（3）局部麻醉用药。

2．部位

常用的注射部位有：上臂三角肌下缘、腹部、后背、大腿前侧及外侧。

考点：皮下注射法的定义、目的、注射部位

表 14-10　皮下注射法

操作流程	操作步骤和要点说明
【操作前评估】	• 患者年龄、治疗情况 、所用药物的疗效及不良反应 • 患者注射部位皮肤及皮下组织状况 • 患者对皮下注射的认识、心理状态及合作程度
【操作前准备】 护士准备 用物准备 患者准备 环境准备	 • 衣帽整洁，清洁双手，戴口罩 • 注射盘；注射本或注射卡；2ml 注射器及针头；根据医嘱准备的药物；洗手消毒液；锐器盒及医用垃圾桶等 • 了解皮内注射的目的、注射的一般知识及配合要点 • 环境安静、整洁、明亮、操作地方宽敞
【实施步骤】 抽吸药液 核对告知 选位消毒 核对排气 夹取棉签	 • 在治疗室配药，按照药液抽吸法抽吸药液 • 备齐用物携至床旁，核对患者床号、姓名，告知操作目的、操作方法、配合方法、取得患者合作 • 根据注射目的选择注射部位，安置注射体位。常规消毒皮肤，待干 • 操作中核对药物、患者，再次排除注射器内气体 • 取无菌干棉签，夹于左手手指间

续表

操作流程	操作步骤和要点说明
持针绷皮 斜刺皮下	• 右手侧握式持注射器，示指固定针栓，左手绷紧局部皮肤 • 针尖斜面向上，针头与皮肤呈 30°～40° 角刺入皮下，深度为针梗的 1/2～2/3（图 14-17）
回抽推药 拔针按压	• 右手固定注射器，左手回抽回血，无回血，缓慢匀速推药，观察患者反应（图 14-18） • 用无菌干棉签轻压针刺处，右手示指固定针头，以相同进针角度快速拔针，按压片刻至不出血为止
再次核对 安置患者	• 操作后核对患者、药物 • 整理患者衣物、床单位，安置舒适卧位，告知所用药物注意事项，放置呼叫器于患者易取处
整理记录	• 清理用物；分类处理；护士洗手、脱口罩、记录注射时间、患者的反应
【操作后嘱咐】	• 告知患者所用注射药物的作用与不良反应，如有不适表现，及时呼叫 • 长期注射者每次注射后，可应用热敷促进药液吸收，以免局部产生硬结、感染等并发症
【操作后评价】	• 同皮内注射法

【注意事项】
1. 严格执行无菌操作原则、查对制度、消毒隔离制度。
2. 皮下注射不宜注射刺激性强的药物。
3. 注射不足 1ml 的药液时，应用 1ml 注射器抽吸药液，以保证药物剂量的准确性。
4. 进针角度不宜超过 45° 角，以防刺入肌层；对于消瘦的患者，可捏起局部组织，穿刺角度适当减小。
5. 长期皮下注射者，应按照轮流交替注射计划，更换注射部位。

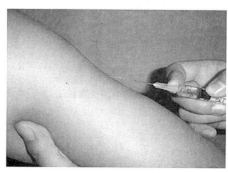

图 14-17 穿刺进针

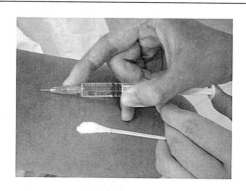

图 14-18 回抽推药

考点：皮下注射法的持针姿势、进针角度及深度、注意事项

（三）肌内注射法（表 14-11）

肌内注射法（Intramuscular injection，IM）是将一定量的无菌药液注入肌肉组织的方法。人体肌肉组织有丰富的毛细血管网，毛细血管壁是多孔的类脂质膜，药物透过的速度较透过其他生物膜快，药物生效迅速且吸收较完全。

1. 目的
（1）不宜或不能口服、皮下注射、静脉注射，且要求迅速发生疗效时采用。

（2）用于注射刺激性较强或药量相对较大的药物。

2．部位

选择肌肉丰富，且离大神经、大血管较远的部位。其中最常用的是臀大肌，其次是臀中肌和臀小肌、股外侧肌、上臂三角肌。

（1）臀大肌：臀部因其肌肉组织丰富，是临床上最常用的给药部位，但因其深部有坐骨神经穿过，给注射带来一定的危险，因此，在注射前必须准确定位。臀大肌定位法包括十字法和连线法。

1）十字法：从臀裂顶点向左侧或向右侧划一水平线，然后从髂嵴最高点作一垂线，将臀部分为四个象限，其外上象限并避开内角为注射区（图14-19）。

2）连线法：取髂前上棘和尾骨连线的外上三分之一处为注射区（图14-20）。

（2）臀中肌、臀小肌定位法：此处血管、神经较少，且脂肪组织也较薄，故被广泛使用。臀中肌、臀小肌定位法为构角法和三指法。

1）构角法：示指与中指尖分别置于髂前上棘与髂嵴下缘处，这样髂嵴、示指、中指之间构成的三角形为注射区（图14-21）。

2）三指法：髂前上棘外侧三横指处（以患者的手指宽度为准）（图14-22）。

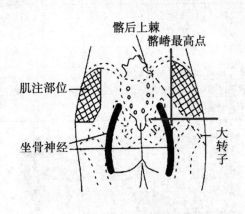

图14-19　十字法

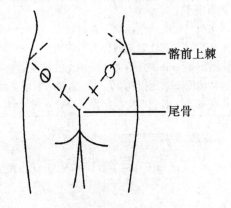

图14-20　连线法

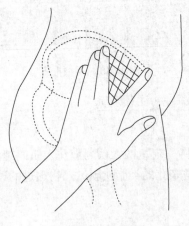

图14-21　构角法

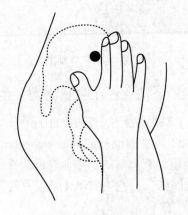

图14-22　三指法

（3）股外侧肌：位于大腿中段外侧，膝关节上 10 cm，髋关节下 10cm，宽约 7.5cm（图 14-23）。此区大血管、神经干很少通过，范围较广，适用于多次注射或 2 岁以下幼儿注射。

（4）上臂三角肌：上臂外侧，肩峰下 2 ~ 3 指（图 14-24）。此处肌肉分布较臀部肌肉薄，只能作少剂量注射。

3．体位　为使臀部肌肉松弛，减轻注射疼痛，患者可取以下各种体位。

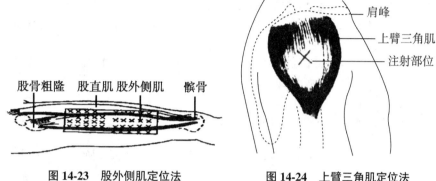

图 14-23　股外侧肌定位法　　　　图 14-24　上臂三角肌定位法

（1）侧卧位：要求上腿伸直并放松，下腿稍弯曲。

（2）俯卧位：要求足尖相对，足跟分开，并将头偏向一侧。

（3）仰卧位：臀中肌、臀小肌注射时采用，常用于危重和不能自行翻身的患者。

（4）坐位：坐椅应稍高，以便于操作，常用于门诊、急诊患者。

考点：肌内注射法的定义、部位及各部位定位方法、注射体位

表 14-11　肌内注射法

操作流程	操作步骤和要点说明
【操作前评估】	• 患者年龄、治疗情况、所用药物的疗效及不良反应 • 患者肢体活动能力，注射部位皮肤及肌肉组织状况 • 患者对肌内注射的认识、心理状态及合作程度
【操作前准备】 护士准备 用物准备 患者准备 环境准备	 • 衣帽整洁，清洁双手，戴口罩 • 注射盘；注射本或注射卡；根据医嘱准备的药物；5ml 注射器及针头；洗手消毒液；锐器盒及医用垃圾桶等 • 了解肌内注射的目的，注射的一般知识及配合要点 • 环境安静、整洁、明亮，操作地方宽敞，必要时屏风遮挡
【实施步骤】 抽吸药液 核对告知 选择部位	 • 在治疗室配药，按照药液抽吸法抽吸药液 • 备齐用物携至床旁，核对患者床号、姓名，告知操作目的、操作方法、配合方法、取得患者合作 • 根据注射目的选择注射部位，安置注射体位

续表

操作流程	操作步骤和要点说明
消毒皮肤 核对排气 夹取棉签 持针绷皮 垂直进针 回抽推药 拔针按压 再次核对 安置患者 整理记录	• 常规消毒皮肤，待干 • 操作中核对药物、患者，再次排除注射器内气体 • 取无菌干棉签，夹于左手指间 • 右手握笔式持注射器，中指固定针栓，左手绷紧局部皮肤（图 14-25） • 针头与皮肤呈 90°角，迅速刺入针梗的 2/3 • 右手固定注射器，左手抽回血，无回血，缓慢匀速推药，观察患者反应（图 14-26） • 用无菌干棉签轻压针刺处，右手中指固定针栓，以相同进针角度快速拔针，按压片刻至不出血为止 • 操作后核对患者、药物 • 整理患者衣物、床单位，安置患者于舒适卧位，告知所用药物注意事项，放置呼叫器于患者易取处 • 清理物品，分类处理；护士洗手、脱口罩，记录注射时间、患者的反应
【操作后嘱咐】	• 告知患者所用注射药物的作用与不良反应，有不适表现时，请及时呼叫 • 经常注射者应告知每次更换注射部位，如果局部出现硬结，可采用热敷处理
【操作后评价】	• 同皮内注射法

【注意事项】

1．严格执行无菌操作原则、查对制度、消毒隔离制度。

2．两种以上药液同时注射时，要注意配伍禁忌。

3．两岁以下婴幼儿不宜选用臀大肌注射，因幼儿在未能独自行走前，其臀大肌尚未发育好，注射时有损伤坐骨神经的危险；另外臀部反复注射，可能导致臀部肌肉纤维化而肌肉挛缩，应选用臀中肌、臀小肌处注射。

4．切勿把针梗全部刺入，以防针梗从根部折断。若注射过程中针头折断，应保持镇静，嘱咐患者保持原位不动，一手固定局部，下压肌肉，以防断针移位，另一手用止血钳夹住断端，迅速拔出；如断端全部埋入肌肉，立即请外科医生处理。

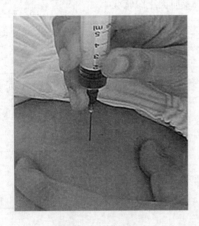

图 14-25　持针绷皮

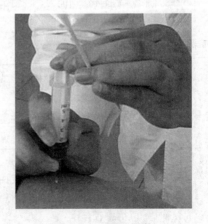

图 14-26　回抽推药

考点：肌内注射法的持针姿势、进针角度、进针深度、注意事项

知识链接

肌内注射是临床常用的注射技术，目前除了常规肌内注射法外，还有Z型肌肉注射法、留置气泡注射法。

Z型肌肉注射法

Z型肌肉注射法在注射前先用左手中指及无名指使注射局部皮肤及皮下组织侧移（皮肤侧移1cm左右），然后以左手示指和拇指朝同一方向绷紧固定该部位皮肤，维持到注射完毕、拔针后，迅速松开左手，此时侧移的皮肤和皮下组织位置还原侧移，原先垂直的针刺通道随即变成Z型，防止药（血）液回渗，有效降低了药（血）液回渗发生率。

留置气泡注射法

留置气泡注射法是用注射器抽吸适量的药液后，再吸入0.2～0.3ml的空气。注射时，气泡在上，当全部药液注入后，再注入空气。该方法可使针头部位的药液全部进入肌肉组织内，防止拔针时药液渗入皮下组织，从而减低组织受刺激的程度，减轻疼痛。另外，还可将药液限制在注射肌肉局部而利于吸收。

（四）静脉注射法（表14-12）

静脉注射法（Intravenous injection，IV）是自静脉注入无菌药液的方法。

1. 目的

（1）药物不宜口服、皮下或肌内注射，需迅速发生药效时，可采用静脉注射法。

（2）由静脉注入药物，作诊断性检查，如为肝、肾、胆囊等X线摄片。

（3）输液和输血。

（4）用于静脉营养治疗。

2. 部位　常用的有四肢浅静脉、小儿头皮静脉、股静脉。

（1）四肢浅静脉（图14-27）

1）上肢浅静脉：腕部及手背浅静脉网、贵要静脉、正中静脉、头静脉。

2）下肢静脉：足背部浅静脉网、大隐静脉、小隐静脉。

（2）头皮静脉

（3）股静脉（图14-28）：在股三角区内，髂前上棘和耻骨结节之间划一联线的中点为股动脉，股动脉内侧0.5cm为股静脉。常用于急救时加压输液或输血、采集血标本等。

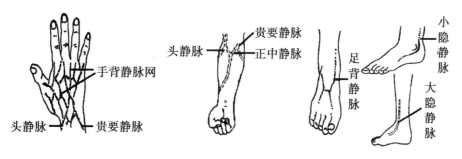

图14-27　四肢浅静脉

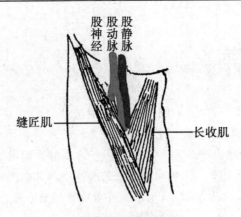

图 14-28 股静脉

考点：静脉注射法的定义、目的、部位

表 14-12 静脉注射法

操作流程	操作步骤和要点说明
【操作前评估】	• 患者年龄、病情、治疗情况、所用药物的疗效及不良反应 • 患者肢体活动能力，静脉充盈度及管壁情况 • 患者对静脉注射的认识、心理状态及合作程度
【操作前准备】 护士准备 用物准备 患者准备 环境准备	• 衣帽整洁，清洁双手，戴口罩 • 注射盘：盘内另备胶布、止血带、小垫枕；注射本或注射卡；根据药液准备的注射器及针头（或头皮针）；根据医嘱准备的药物；股静脉注射另备：无菌手套、无菌纱布、沙袋；洗手消毒液、锐器盒及医用垃圾桶等 • 了解静脉注射的目的，注射的一般知识及配合要点 • 环境安静、整洁、明亮、操作地方宽敞

【实施步骤】
抽吸药液
核对告知
 	
操作一
  选择静脉
  扎止血带
  消毒皮肤
  核对排气
  持针绷皮
 	
  穿刺进针
	• 在治疗室配药，按照药液抽吸法抽吸药液
	• 备齐用物携至床旁，核对患者床号、姓名，告知操作目的、操作方法、配合方法、取得患者合作
	四肢浅静脉注射法
	• 协助患者采取舒适的注射体位，选择合适静脉
	• 放小垫枕于穿刺部位下方，在穿刺点上方 6cm 处扎止血带
	• 常规消毒注射区皮肤，直径 5cm 以上，待干
	• 操作中核对药物、患者，并排尽注射器及针头内气体
	• 嘱患者握拳，使静脉充盈，左手夹取无菌干棉签（头皮针注射准备固定胶布），拇指绷紧静脉下端皮肤，右手平执式持注射器、示指固定针栓、针头斜面向上
	• 针头与皮肤呈 15°～30° 角，自静脉上方或侧方进针刺入皮下，再沿静脉方向潜行刺入静脉，见回血后，顺静脉方向再进针少许（图 14-29）
	要点：穿刺时，一旦出现局部血肿，应立即拔出，按压局部，更换部位，重新注射

续表

操作流程	操作步骤和要点说明
松拳松带	• 穿刺成功后，嘱患者松拳，松止血带
固定推药	• 固定针头，缓慢推药
观察试抽	• 在推药过程中，随时听取患者主诉、观察局部及病情变化，同时间歇缓慢试抽回血，以检查针头是否在静脉内。推药过程中局部出现肿胀疼痛，应拔出针头，更换部位，重新注射
拔针按压	• 注射完毕，用无菌干棉签轻压于穿刺点上方，用进针角度相同的角度快速拔针，嘱患者按压至不出血为止
操作二	股静脉注射法
安置体位	• 协助患者采取仰卧位，下肢伸直略外展外旋，必要时在穿刺侧腹股沟下垫小垫枕以充分显露注射区；如为小儿注射，需用尿布覆盖会阴，防其排尿污染穿刺部位
消毒定位	• 常规消毒注射区皮肤；消毒操作者左手示指、中指（或戴无菌手套）
核对排气	• 核对药物、患者，并排尽注射器及针头内气体
穿刺进针	• 用消毒手指扪及股动脉搏动最明显处并固定，右手持注射器，针头和皮肤呈90°或45°角，在股动脉内侧0.5cm处刺入，见抽出暗红色血液提示针头已达股静脉
固定推药	• 右手固定针头，左手推注药液
拔针按压	• 注射完毕，用无菌纱布加压止血3～5分钟，以免引起出血或血肿
再次核对	• 操作后核对患者、药物
安置患者	• 整理患者衣物、床单位，安置患者于舒适卧位，告知所用药物注意事项，放置呼叫器于患者易取处
整理记录	• 清理物品，分类处理；护士洗手、脱口罩，记录注射时间，患者的反应，药物名称、浓度、剂量
【操作后嘱咐】	• 告知患者所用静脉注射药物的作用与不良反应 • 嘱咐患者拔针后按压范围为沿皮肤进针点和静脉进针点纵向按压，按压时间至少3分钟左右，不要揉、不能马上沾水等 • 患者有不适表现时，请及时呼叫
【操作后评价】	• 严格执行无菌操作原则、查对制度及消毒隔离制度 • 举止端庄，操作规范，熟练有序，动作轻柔，注射中患者无不良反应，注射部位无血肿、感染，达到治疗目的 • 沟通有效，操作中体现对患者的人文关怀，患者满意、积极配合操作顺利

【注意事项】

1. 注射前应选择粗直、弹性好、不易滑动的静脉。如需长期静脉给药者，应由远心端到近心端进行注射。

2. 根据患者年龄、病情、药物性质掌握推药速度。

3. 对组织有强烈刺激的药物，应另备抽有0.9%氯化钠溶液的注射器和头皮针，先行静脉穿刺，当注入液体顺畅，证实针头在血管内后，再更换抽有药液的注射器推注药物，以防药液外溢于组织内而发生坏死；在推药过程中，定期试抽回血，检查针头是否在静脉内。

4. 有出血倾向者不宜采用股静脉注射；若抽出鲜红色血液，即提示刺入股动脉，应立即拔出针头，用无菌纱布加压按压穿刺处5～10分钟，直至无出血为止，再改由另一侧股静脉注射。

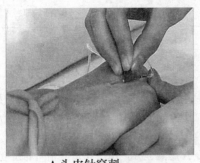
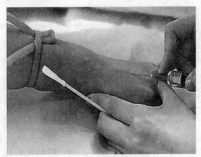

A 头皮针穿刺　　　　　　　　B 注射器穿刺

图 14-29　静脉注射穿刺

> **考点：** 静脉注射法的实施要点、注意事项

3．静脉注射失败的常见原因

（1）针头斜面未完全刺入静脉：针头刺入过浅，未刺入静脉或因松解止血带，致针头滑出静脉，抽吸未见回血，注药时溢出至皮下，皮肤隆起，患者局部疼痛。

（2）针头刺入较浅：针头斜面一半在血管内，一半在血管外，抽吸可见回血，但注药时溢出至皮下，皮肤隆起，患者局部疼痛。

（3）针头刺入较深：针头斜面一半穿破对侧血管壁，抽吸有回血，但推药不畅，部分药液溢出至深层组织，患者有痛感，推入少量药液局部可无隆起。

（4）针头刺入过深：针头穿透对侧血管壁，抽吸没有回血，药物注入深部组织，有痛感，如只推注少量药液，局部不一定隆起。

> **考点：** 静脉注射失败的常见原因分析

4．提高静脉穿刺成功率的方法

浅静脉穿刺是临床治疗、抢救和实验检查的最常用基础护理操作，如何提高外周浅静脉穿刺的成功率，一直是护理工作者研究的内容。

（1）肥胖患者：肥胖患者皮下脂肪较厚，静脉位置比较深，在皮肤表面较难辨认。可先扎上止血带，找到合适的静脉，摸清其走向后放松止血带，常规消毒皮肤后扎上止血带，再常规消毒操作者左手示指指头，用该指摸准静脉位置，右手持注射器与针头，加大进针角度，30°～40°角在静脉上方顺静脉走向刺入。

（2）水肿患者：水肿患者皮下组织积液，静脉较难辨认。注射前先沿静脉走行，用手指按压局部，将皮下组织积液暂时推开，使血管形态显露，然后尽快消毒皮肤，扎止血带后进针。

（3）休克患者：休克患者静脉充盈不良致使穿刺困难。可在扎止血带后，从穿刺部位远心端向近心端方向反复推揉，使血管充盈便于进针。

（4）老年患者：老年人皮下脂肪较少，血管容易滑动，且脆性较大，易被穿破。注射时用一手示指和拇指分别置于穿刺段静脉的上、下两端，固定静脉，再沿静脉走向穿刺，注意穿刺时用力勿过猛，以防血管破裂。

（5）天气寒冷浅表静脉收缩，可先用热毛巾或热水袋热敷局部，使血管充盈显露便于进针。

5. 静脉注射泵的应用（表 14-13）

静脉注射泵又称微量注射泵（图 14-30）是一种将药物精确、微量、均匀、持续地泵入体内的新型仪器，可以严格控制药物用量，保证药物最佳的有效浓度，合理地调节药物的注射速度，连续输注各种急需的药物，减少并发症的发生。常用于各类血管活性药物、抗心率失常药物、麻醉药、儿科药物的输注等。其操作简便，在抢救危重患者时能减轻护士工作量，提高工作效率，准确、安全、有效地配合医生抢救。

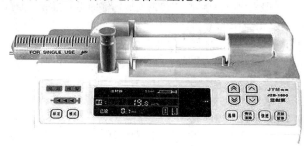

图 14-30 静脉注射泵

表 14-13 静脉注射泵应用方法

操作流程	操作步骤和要点说明
【操作前评估】	• 患者年龄、意识、病情、药物的性质、用药所需速度及时间 • 患者肢体活动能力，静脉充盈度及管壁情况 • 患者对静脉注射泵应用的认识、心理状态及合作程度
【操作前准备】 护士准备 用物准备 患者准备 环境准备	• 衣帽整洁，清洁双手，戴口罩 • 同静脉注射相同。另加静脉注射泵；输液架；电源连线；与注射泵配套的无菌静脉注射延长管 • 了解用药的目的及配合要点，排尽大小便 • 环境安静、整洁、明亮、操作地方宽敞
【实施步骤】 抽吸药液 核对告知 固定连接 设定排气 接通静脉 启动推药 再次核对 安置患者	• 在治疗室配药，按照药液抽吸法抽吸药液，注射器上注明药液的名称、浓度、输注的速度等；检查静脉注射泵性能 • 备齐用物携至床旁，核对患者床号、姓名，告知操作目的、操作方法、配合方法、取得患者合作 • 将注射泵固定在输液架上；注射器与延长管连接，延长管与头皮针连接并排气；安装注射器时将注射器针筒及活塞柄置于微量泵相应的卡口上 • 接电源，打开电源开关。按选择键根据医嘱设定好注射速度和总量等参数。双击快进键，再次排气 • 将注射泵延长管与静脉穿刺针相连接（如未建立静脉通道者，另备抽吸生理盐水的注射器与头皮针，穿刺静脉，成功固定头皮针后，分离注射器与头皮针，将注射泵延长管与头皮针连接） • 按开始键，开始注射。若中途需调节泵入剂量，应先关开关，调好用量后再打开. • 操作后核对患者床号、姓名，药物 • 整理衣物、床单位，安置患者于舒适卧位，告知用药期间注意事项，放置呼叫器于患者易取处

续表

操作流程	操作步骤和要点说明
物品处理	• 清理物品，分类处理；护士洗手、脱口罩，记录注射时间，患者的反应，药物名称、浓度、剂量
巡视观察	• 用药过程中，检查时间与输入量是否相符，填写巡视记录卡，观察药物的使用效果，密切观察局部血管情况，机器运转是否正常，及时处理故障
更换药物	• 当药液即将注射完毕时，"接近完成"键闪烁并报警。如需继续用药，按暂停键，更换含药液的注射器，重新按开始键，开始注射
结束用药	• 药液注射完毕，拔出针头，关闭电源，取出注射器
整理记录	• 整理用物，擦拭法消毒注射泵并检查其性能，妥善存放备用。记录应用药物结束时间、推注量，以及推注速度、效果
【操作后嘱咐】	• 告知患者使用注射泵的目的，推注药物的名称、注射的速度 • 告知患者输注药液的肢体不要进行剧烈的活动 • 告知患者及家属不要随意搬动或者调节注射泵，以保证用药安全 • 告知患者如有不适或者机器报警及时通知医护人员 • 需避光的药液，应用避光注射器抽取药液，并连接避光泵管，或用避光纸覆盖注射器
【操作后评价】	• 同静脉注射法

【注意事项】

1．注射泵上药物应注明用药名称及剂量，换泵或换药时应更换标签，并详细交接班。

2．使用微量泵者多为危重患者，应用期间不能随意中断药液，在注射器内药物尚未用完时提前配好备用，更换药液时动作迅速。

3．注射泵应放在稳妥处，若应用中出现故障，应及时换泵。

4．搬动患者时，微量泵也同时搬动。

（五）动脉注射法（表 14-14）

动脉注射法（arterial injection）是自动脉注入无菌药液的方法。

1．目的

（1）重度休克，经动脉加压输液输血，以增加有效血容量。

（2）注入造影剂进行某些特殊检查，如脑血管造影、下肢动脉造影。

（3）注射抗癌药物进行区域性化疗。

2．部位　一般选择动脉搏动最明显处。区域性化疗时，头面部疾患应用颈总动脉，上肢疾患应用锁骨下动脉或肱动脉，下肢疾患应用股动脉。

表 14-14　动脉注射法

操作流程	操作步骤和要点说明
【操作前评估】	• 患者年龄、病情、治疗情况、所用药的疗效及不良反应 • 患者意识、肢体活动能力，注射部位的皮肤、血管情况 • 患者对动脉注射的认识、心理状态及合作程度
【操作前准备】 护士准备 用物准备 患者准备 环境准备	• 衣帽整洁，清洁双手，戴口罩 • 注射盘；无菌手套、无菌治疗巾、无菌纱布、沙袋；注射本或注射卡；根据医嘱准备的药物；注射器及针头；其他物品同前 • 了解动脉注射的目的，注射的一般知识及配合要点 • 环境安静、整洁、明亮、操作地方宽敞，必要时屏风遮挡

续表

操作流程	操作步骤和要点说明
【实施步骤】	
抽吸药液	• 同四肢浅静脉注射法
核对告知	• 同四肢浅静脉注射法
安置体位	• 协助患者采取合适卧位以充分显露注射区：股动脉注射取仰卧位，两大腿稍分开，穿刺侧大腿外展，腹股沟下垫沙袋
消毒皮肤	• 常规消毒注射区皮肤
无菌准备	• 戴无菌手套，铺无菌治疗巾
核对排气	• 操作中核对药物、患者，再次排尽注射器及针头内气体
穿刺进针	• 左手触及穿刺动脉搏动并用两指固定动脉搏动最明显处，右手持注射器，在两指间呈 90° 或与动脉走向呈 40° 角刺入动脉，见鲜红色血液涌入注射器提示针头已达动脉
固定推药	• 右手固定注射器，左手推注药液，推药过程中注意观察患者局部情况与病情变化
拔针按压	• 注射完毕，用无菌纱布加压按压 5 ~ 10 分钟，以免引起出血或血肿
再次核对	• 同四肢浅静脉注射法
安置患者	• 同四肢浅静脉注射法
整理记录	• 同四肢浅静脉注射法
【操作后嘱咐】	• 告知患者所用注射药物的作用与不良反应，如有不适，及时呼叫 • 拔针后嘱加压按压注射部位 5 ~ 10 分钟，以免出现出血或血肿
【操作后评价】	• 同静脉注射法

【注意事项】

1. 严格执行无菌操作原则、核对制度、消毒隔离制度。

2. 血液病患者慎用此方法注射，以免引起流血不止；新生儿宜选择桡动脉穿刺，因股动脉注射垂直进针易损伤髋关节。

3. 根据患者年龄、病情、药物性质掌握推药速度；注射过程中随时听取患者主诉、观察局部及病情变化。

考点： 动脉注射法的定义、目的、部位、操作要点、注意事项

第五节　局部给药法

一、滴入给药法（instillation）

将药液滴入眼、耳、鼻等处，以达到治疗（局部或全身）或作某些诊断检查的目的。

（一）滴眼药法（图 14-31）

协助患者取仰卧位，头略后仰，用干棉球拭去眼分泌物，嘱患者眼向上视，护士左手将下睑向下方牵引，右手持滴瓶，手掌跟部轻轻至于患者前额上，在滴瓶口距离眼睑 1 ~ 2cm 处，将药液 1 ~ 2 滴滴入眼下部结膜囊内，再轻轻提上睑，使药液均匀扩散于眼球表面，以干棉球拭干流出的药液，用棉球紧压泪囊部 2 ~ 3 分钟，以免药液经泪道流入泪囊和鼻腔后经黏膜吸收引起全身不良反应。注意角膜感觉敏感，药滴不宜直接滴落在角膜面上，滴管末端不可触及睫毛或眼睑缘，以防污染。若涂眼药膏，则将眼药膏挤入下穹窿部约 1cm 左右长度，最后以旋转方式将药膏体折断。

（二）滴耳药法（图 14-32）

协助患者取侧卧位，患耳向上，或采取坐位，头偏向一侧肩部。用棉签清洁耳道。护士用一手将耳廓向后上方轻轻牵拉，使耳道变直，另一手持滴瓶，掌根轻置于耳廓旁，将药液 3～5 滴滴入耳道，并轻压耳屏，用小棉球塞入外耳道口，嘱患者保持原体位 3～5 分钟，使药液保留于耳道内。

（三）滴鼻药法

嘱患者先排出鼻腔内的分泌物，清洁鼻腔，协助患者取合适体位。仰头位：在患者肩下垫枕使头向后仰或使头悬垂于床缘，鼻孔向上（图 14-33）；侧头位：嘱患者卧向患侧，肩下垫枕，使头偏向患侧并下垂。护士手持一干棉球，以手指轻推鼻尖，使鼻孔扩张，一手持滴瓶距鼻孔约 2cm 处向鼻孔内滴入药液 3～5 滴，轻捏鼻翼，使药液均布鼻腔黏膜，将棉球轻轻塞于前鼻孔，并嘱患者头部略向两侧轻轻摇动后保持原位 3～5 分钟，然后捏鼻坐起。注意滴管不可触及鼻孔，以免污染。

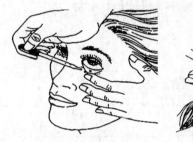 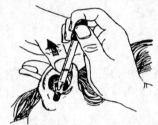 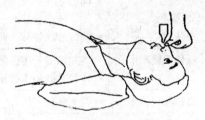

图 14-31　滴眼药法　　　　图 14-32　滴耳药法　　　　图 14-33　滴鼻药法

二、栓剂给药法

（一）直肠栓剂插入法（图 14-34）

协助患者取侧卧位，膝部弯曲，暴露肛门，操作者戴上指套或手套，将栓剂插入肛门，并用示指将栓剂沿直肠壁朝脐部方向送入 6～7cm，插入时让患者张口深呼吸，尽量放松。置入栓剂后，嘱患者保持侧卧位 15 分钟后可变换体位，若栓剂滑脱出肛门外，应予重新插入。

（二）阴道栓剂插入法（图 14-35）

协助患者取屈膝仰卧位，双腿外展暴露会阴部，铺橡胶单及治疗巾于会阴下，一手戴上指套或手套取出栓剂，利用示指或置入器将栓剂沿阴道下后方轻轻送入 5cm 达阴道穹窿，以防滑出。置入栓剂后，取出治疗巾及橡胶单，嘱患者至少平卧 15 分钟，以利于药物扩散至整个阴道组织，利于药物吸收。注意必须确定阴道口后才能置药，避免误入尿道。

三、皮肤给药法

使用时根据不同药物剂型，采用不同给药方法。涂擦药物前一般先用温水与中性肥皂清洁皮肤，而皮炎则只用清水清洁即可。

1. 溶液剂　一般为非挥发性药物的水溶液，如 3% 硼酸溶液，利凡诺（依沙吖啶）溶液。用法：将治疗巾及橡胶单垫于患处，用钳子夹取蘸湿药液的棉球洗抹患部，至清洁后，用干棉球抹干即可；溶液也可用于湿敷。

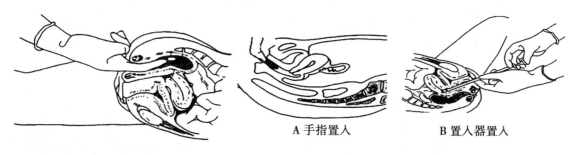

A 手指置入   B 置入器置入

图 14-34　直肠栓剂插入法　　　　　　　　图 14-35　阴道栓剂插入法

2．糊剂　含有多量粉末的半固体制剂，如氧化锌糊、甲紫糊。用法：用棉签将药糊直接涂于患处。

3．软膏　如硼酸软膏，硫黄软膏。用法：用擦药棒或棉签将软膏涂于患处。

4．乳膏剂　如樟脑霜。用法：用棉签将乳膏涂于患处。

5．酊剂和醑剂　药物用规定浓度的乙醇浸出或溶解而制成的澄清液体制剂为酊剂，如碘酊；挥发性有机药物的乙醇溶剂为醑剂，如樟脑醑剂。用法：用棉签蘸药涂于患处。

6．粉剂　一种或数种药物的极细粉均匀混合制成的干燥粉末制剂，如滑石粉、痱子粉等。用法：将药粉均匀地扑撒在患处。

四、舌下给药法

舌下给药法是将药物置于舌下自然溶解，通过舌下黏膜吸收进而分布于全身的一种给药方法。药物不经过胃肠而直接进入全身循环，避免了口服途径的肝首过效应，达到吸收迅速，副作用少，应用剂量比口服小的目的。最常用的是急救药硝酸甘油片，将药片置于舌的下方，任其自然溶解，不可嚼碎不要咽下，一般 2～5 分钟即可发挥作用。

小结

药物疗法是临床各科重要的治疗方法，也是护理人员配合医师完成治疗与预防疾病任务的重要手段。常用的给药途径有口服给药法、雾化吸入法、注射法、局部给药法。为了确保给药安全、有效，在给药过程中护理人员要有很强的责任感与慎独精神，严格遵守安全给药的原则，参与病区药物管理、掌握正确的给药方法与技术、促进药物疗效及减轻不良反应、及时与患者沟通、指导患者正确用药。

注射给药法会造成一定程度的组织损伤，护士要爱护患者，严格执行无菌操作原则、查对制度、消毒隔离制度。注射前选用合适的注射器和针头，临时配置抽取药液，并排尽空气；注射时选择合适的注射部位、掌握合适的进针角度与深度，推药前检查回血，除此之外还要应用无痛注射技术减轻患者疼痛。

（王俊华　张　艳）

第十五章　药物过敏试验

知识：

1. 说出青霉素、链霉素、破伤风抗毒素、头孢菌素（先锋霉素）、细胞色素C、普鲁卡因过敏试验液的标准浓度和注入剂量。
2. 描述青霉素过敏反应发生的原因和预防措施。
3. 叙述青霉素过敏性休克的临床表现和急救措施。
4. 说出破伤风抗毒素过敏试验阳性者脱敏注射方法及观察的要点。

能力：

1. 能运用护理程序的方法熟练完成青霉素过敏试验操作。
2. 能准确配制链霉素、破伤风抗毒素、头孢菌素（先锋霉素）、细胞色素C和普鲁卡因过敏试验药液，并正确判断过敏试验结果。
3. 能配合医生进行青霉素过敏性休克的抢救。
4. 能够正确完成破伤风抗毒素过敏试验阳性者脱敏注射操作。

素质：

1. 着装整洁，仪表大方，举止端庄、稳重。
2. 尊重关爱患者，具有良好的服务态度。
3. 工作认真负责，严格遵守操作规程。

案例

患者，李玲，女，45岁，因咽喉胀肿、疼痛、发热来门诊就诊。诊断为"急性扁桃腺炎"，门诊医嘱：青霉素80万U，肌内注射，Bid。护士在肌内注射青霉素前，给患者做青霉素过敏试验，试验后2min患者感到胸闷，气促、呼吸困难、面色苍白，出冷汗，脉细弱、血压75/40mmHg。根据此案例请思考：①该患者发生了什么情况？②如何抢救该患者？③在临床工作中如何预防此种情况的发生？

临床上使用某些药物时，可因患者的过敏体质而引起不同程度的过敏反应，甚至发生过敏性休克，如抢救不及时，可危及生命。为防止发生过敏反应，在使用易致敏的药物前，应详细询问患者的用药史、过敏史、家族过敏史，并做药物过敏试验。试验过程中，要求护士做好急救的准备工作，准确配制药液，正确实施药物过敏试验，认真观察患者反应，正确判断试验结果，熟练掌握过敏性休克的急救技术。

第一节　青霉素药物过敏试验

青霉素是从青霉菌培养液中提取的一种抗生素，它通过抑制细菌细胞壁合成而发挥杀菌作用，具有毒性低、疗效高、抗菌谱广的特点，临床上广泛应用。但青霉素易致过敏反应，是各种抗生素中过敏反应率最高的药物，人群中有5%～6%对青霉素过敏，而且任何年龄、任何给药途径、任何剂型和剂量均可发生过敏反应。因此，在使用各种剂型青霉素前都应先做过敏试验，试验结果阴性者方可用药。

一、过敏反应发生的原因

青霉素过敏反应是抗原与抗体在致敏细胞上相互作用而引起的。青霉素是一种半抗原物质，进入机体后其降解产物青霉噻唑酸和青霉烯酸与组织蛋白结合形成全抗原，刺激机体产生特异性抗体IgE，IgE黏附在某些组织，如皮肤、鼻、咽喉、声带、支气管黏膜下微血管周围的肥大细胞和血液中的嗜碱性粒细胞表面，使机体呈致敏状态。当机体再次接受类似的抗原刺激后，即与特异性抗体IgE结合，发生抗原抗体反应，导致细胞破裂，释放组胺、缓激肽、5-羟色胺、慢反应物质等血管活性物质。这些物质分别作用于效应器官，引起平滑肌痉挛、微血管扩张、毛细血管通透性增高、腺体分泌增多，从而产生一系列过敏反应（图15-1）。由于血管活性物质作用的部位不同和个体差异，因此临床表现也是多种多样的。

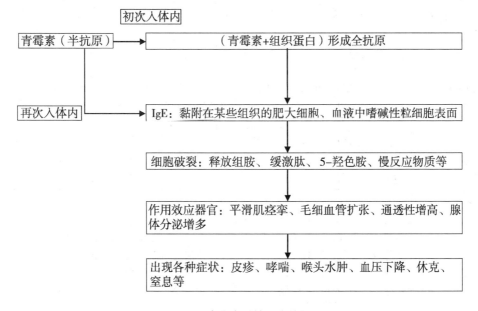

图 15-1　青霉素过敏反应的机制

二、过敏反应的预防

青霉素过敏反应，特别是过敏性休克，直接威胁到患者的生命，因此，做好预防工作，采取各项措施是预防过敏反应发生的关键。

1. 使用青霉素前必须做过敏试验，试验前应详细询问患者的用药史、过敏史和家族过敏史，患者如有青霉素过敏史，应禁止做过敏试验；患者已进行青霉素治疗，如停药三天后再用，或用药途中更换药物批号，均须重新做过敏试验，结果阴性方可用药。

2．皮试液要现用现配，不宜放置过久。因青霉素皮试液极不稳定，在常温下放置可增加降解产物，使其致敏性升高，还可降低药物效价。

3．皮试液配制的浓度与注射剂量要准确；观察的结果要准确。

4．青霉素过敏试验和注射前均应做好急救的准备工作，备好急救盒（内置0.1%盐酸肾上腺素、砂轮、注射器、皮肤消毒液、棉签、鼻导管或鼻塞管）及其他急救药物和器械，皮试后将急救盒放床旁桌上，能随时应用。

5．严密观察患者局部和全身反应，并注意倾听患者主诉，交代患者皮试后20分钟内不能离开病房或注射室。注射后继续观察30分钟，以免发生迟缓性过敏反应。

6．护士应严格执行"三查八对"制度，实行2人同时核对患者姓名、药物和判断皮试结果。

7．试验结果阳性者禁止使用青霉素，同时报告医生，在体温单、医嘱单、床头卡、注射卡、一览表和门诊病历上醒目注明青霉素过敏试验阳性反应，并将结果告知患者及其家属。

8．患者在饥饿、剧烈运动或麻醉情况下，不宜作过敏试验。

9．患者不宜在同一时间内做两种药物的过敏试验。

> 考点：青霉素过敏反应的预防

三、过敏试验法

表15-1　青霉素过敏试验法

操作流程	操作步骤和要点说明
【操作前评估】	• 患者的病情、年龄、意识、情绪状态、进食情况（空腹时不宜做过敏试验）、治疗目的、用药史、过敏史和家族过敏史，如有过敏史则不能做过敏试验 • 注射部位皮肤颜色，有无皮疹、硬结、瘢痕、感染等 • 患者对药物了解程度及心理反应 • 告知注射原因、药物副作用，配合方法，注射后注意事项 • 签写或查看知情同意书
【操作前准备】 护士准备 用物准备 患者准备 环境准备	• 洗手，戴口罩，着装整洁，举止端庄，态度和蔼可亲 • 基础注射盘、青霉素、10ml生理盐水、一次性1ml、5ml注射器、医嘱及注射治疗卡、急救盒及其他急救药物和器械、快速手消毒剂、污物回收器 • 确认无青霉素过敏史，无空腹，理解注射目的，愿意配合，体位舒适 • 环境整洁，符合无菌操作及方便抢救
【实施步骤】 取药核对 启瓶消毒 溶解药物 第一次稀释	• 铺无菌盘，根据医嘱准备青霉素1瓶（含80万U）及1支10ml生理盐水，认真核对药液的名称、浓度、剂量、有效期，检查药液质量 • 撬开青霉素铝盖中心部分并消毒、待干，消毒安瓿、锯痕、去屑、打开 • 取5ml注射器，检查包装、打开，取出注射器抽取生理盐水4ml，注入并溶解青霉素，则每1ml的原液含青霉素20万U，药液要充分溶解 • 再次消毒青霉素瓶塞中心部分，待干 • 取1ml注射器，检查包装、打开，取出注射器抽取上液0.1ml，加生理盐水稀释至1ml，摇匀，则每1ml含青霉素2万U

操作流程	操作步骤和要点说明
第二次稀释	• 弃去上液 0.9 ml，剩 0.1 ml，加生理盐水稀释至 1 ml，摇匀，则每 1ml 含青霉素 2 000U
第三次稀释	• 弃去上液 0.75 或 0.9 ml，剩 0.25 或 0.1 ml，加生理盐水稀释至 1 ml，摇匀，则每 1 ml 含青霉素 500U 或 200U 为皮试液备用 要点：取 0.1ml 原液时量要准确，抽生理盐水时勿抽有空气，如有空气排气后，再抽吸药液足够 1ml，确保稀释药液浓度准确
皮内试验	• 按皮内注射法在前臂掌侧下段注射青霉素皮试液 0.1 ml（含青霉素 50 U 或 20 U）。 • 将急救盒放床旁桌上，以备随时使用
告知事项	• 皮试后不可用手按压注射部位，以免影响观察结果，20 分钟内禁止离开病房或注射室，如有不适应立即报告医护人员，皮试后 20 分钟观察结果
结果判断	• 阴性：皮丘大小无改变，周围不红肿，无红晕，全身无不适表现 • 阳性：局部皮丘隆起，出现红晕、硬块，直径大于 1cm，或红晕周围有伪足、痒感，全身可有头晕、心慌、恶心等不适，严重时可出现过敏性休克 要点：若需作对照试验，则用另一注射器及针头，在另一侧前臂相应部位注入 0.1ml 生理盐水
核对记录	• 按要求正确记录皮试结果和青霉素的批号
【操作后嘱咐】	• 试验结果阴性方可用药，注射后不能立即离开，继续观察 30 分钟，以免发生迟缓性过敏反应 • 试验结果阳性者告知患者及其家属以后禁止使用青霉素
【操作后评价】	• 患者明确试验的目的及注意事项，能主动配合 • 护理人员严格遵守操作规程，皮试液的配制、试验方法和结果判断正确

【注意事项】

1. 配制青霉素试验液须用 0.9% 的氯化钠溶液进行稀释，每次配制皮试液时均应准确抽吸药液、并充分摇匀，以确保试验液浓度准确。

2. 青霉素皮试后须严密观察患者反应。如出现青霉素过敏性休克，应立即组织抢救。

3. 青霉素皮试属侵入性操作，且可能出现过敏反应，操作前应签写或查看患者知情同意书。

考点：皮试液的浓度和配制方法、试验结果的判断

四、过敏反应的表现及处理

（一）过敏反应的表现

1. 过敏性休克　过敏性休克（anaphylactic shock）是青霉素过敏反应中最严重的反应，可危及患者的生命。过敏性休克可发生在青霉素皮试过程中或注射药物后，一般呈闪电式在数秒或数分钟内发生，也可在半小时后发生，极少数患者发生在连续用药过程中。主要表现为：

（1）呼吸道阻塞症状：由于喉头水肿、肺水肿所致，患者感觉胸闷，表现为气促、发绀、呼吸困难、喉头堵塞伴濒死感。

（2）循环衰竭症状：由于周围血管扩张和通透性增加，导致循环血容量不足，患者感觉心慌，表现为面色苍白，出冷汗，脉细弱、血压急剧下降。

（3）中枢神经系统症状：由于缺氧和血压下降，导致脑部供血、供氧不足，患者感觉头

晕、眼花，表现为面部及四肢麻木、躁动不安、抽搐、意识丧失、排尿排便失禁等。

（4）皮肤过敏症状：患者感觉皮肤瘙痒，表现为荨麻疹及其他皮疹。

以上症状常以呼吸道症状或皮肤瘙痒最早出现，故必须注意倾听患者的主诉。

2．血清病型反应　一般于用药后 7 ～ 12 天内发生，临床表现和血清病相似，患者有发热、皮肤发痒、荨麻疹、关节肿痛、全身淋巴结肿大、腹痛等症状。

3．各器官或组织的过敏反应。

（1）皮肤过敏反应：表现为瘙痒、荨麻疹、皮炎，严重者可发生剥脱性皮炎。

（2）呼吸道过敏反应：可引起哮喘或诱发原有的哮喘发作。

（3）消化系统过敏反应：可引起过敏性紫癜，以腹痛和便血为主要症状。

（二）青霉素过敏性休克的急救措施

1．立即停药，就地抢救，使患者平卧，注意保暖，同时报告医生。

2．立即皮下注射 0.1% 盐酸肾上腺素 0.5 ～ 1ml，病儿酌减，如症状不缓解，可每隔半小时皮下或静脉注射 0.5ml，直至脱离危险期。盐酸肾上腺素是抢救过敏性休克的首选药物，它具有收缩血管、增加外周阻力、兴奋心肌、增加心输出量及松弛支气管平滑肌的作用。

3．立即给予氧气吸入，改善缺氧症状；当呼吸受抑制时，应立即进行人工呼吸，按医嘱肌肉注射尼可刹米或洛贝林等呼吸兴奋剂；如出现喉头水肿影响呼吸，应立即配合医生准备气管插管或施行气管切开术。

4．如患者出现心跳呼吸骤停，应立即进行心肺复苏，抢救患者。

5．迅速建立两组静脉输液通道，一组用于急救药物的输入，一组用于常规液体的输入。

6．根据医嘱给药

（1）改善微循环：静脉滴注葡萄糖溶液或平衡液扩充血容量，并根据病情给予升压药物，如多巴胺、间羟胺等，以改善微循环，提升血压。

（2）抗过敏：给予地塞米松 5 ～ 10mg 静脉注射，或用氢化可的松 200mg 加 5% 或 10% 葡萄糖液 500ml 静脉滴注，此药有抗过敏作用，能迅速缓解症状。

（3）纠正酸中毒：按医嘱给予 5% 碳酸氢钠等碱性药物。

7．密切观察患者体温、脉搏、呼吸、血压、尿量及其他临床表现，并做好详细的病情动态记录。患者未脱离危险期，不宜搬动。

考点：青霉素过敏反应的表现、青霉素过敏性休克的急救措施

知识链接

正确的药液配制

临床不合理的药液配制可造成药效降低，毒性反应增加等，如青霉素与庆大霉素混合后分解代谢加速，可使青霉素的效价明显降低。如果选择的溶媒 pH 值不符合药物稳定范围，就会降低药物的疗效。如乳糖酸红霉素适宜的溶媒为注射用水或 5% 葡萄糖。由于目前新的药品层出不穷，药品繁多，剂量不同。这就要求护士在严格执行医嘱的同时，应详细阅读药品说明书，严格配伍禁忌及溶媒的选择。

第二节　其他药物过敏试验

一、链霉素过敏试验

链霉素本身的毒性作用与所含杂质（链霉素胍和二链霉胺）具有释放组胺的作用，从而引起过敏反应和毒性反应。链霉素过敏性休克的发生率仅次于青霉素，但死亡率较青霉素高，因此，用药前必须做过敏试验，试验结果阴性者方可用药，用药过程中和用药后应加强观察，以防不良反应的发生。

1. 过敏试验法

（1）试验液的配制：以每 ml 试验液含链霉素 2500U 为标准，皮内试验的剂量 0.1ml（含链霉素 250U），具体配制见表 15-2。

表 15-2　链霉素皮内试验液的配制方法

步骤	链霉素	加 0.9% 氯化钠溶液（ml）	药物浓度（U/ml）	要求
溶解药液	100 万 U/ 支	3.5（溶液为 4 ml）	25 万	充分溶解
稀释 1	取上液 0.1 ml	0.9	2.5 万	摇匀
稀释 2	取上液 0.1 ml	0.9	2500	摇匀

（2）试验方法：在患者前臂掌侧下段皮内注射链霉素皮试液 0.1ml（含链霉素 250U），计时，观察 20 分钟后，判断皮试结果。

（3）结果判断：同青霉素过敏试验法。

（4）记录皮试结果。

2. 过敏反应的临床表现及处理

链霉素过敏反应的临床表现同青霉素过敏反应，但较少见。常伴有毒性反应，表现为全身无力、肌肉麻木、抽搐、眩晕、耳鸣、耳聋等症状。

链霉素过敏反应的处理与青霉素过敏反应大致相同，同时，还可静脉注射 10% 葡萄糖酸钙或氯化钙，因链霉素可与钙离子络合，而使其毒性症状减轻或消失。

考点：皮试液的浓度、过敏反应的处理。

二、破伤风抗毒素（TAT）过敏试验

破伤风抗毒素（TAT）是马的免疫血清，能中和患者体内的破伤风毒素，常用于有破伤风潜在危险的外伤患者，作为被动免疫预防注射。破伤风抗毒素对人体是一种异种蛋白，具有抗原性，注射后容易出现过敏反应。因此，在用药前必须作过敏试验；曾用过破伤风抗毒素间隔超过 1 周者，如再使用，须重新做过敏试验。

1. 过敏试验法

（1）试验液的配制：以每 ml 含破伤风抗毒素 150IU 为标准。具体配制方法：取每 ml 含 1500IU 的破伤风抗毒素原液 0.1ml 加生理盐水稀释到 1ml，摇匀后即得每 ml 含破伤风抗毒素 150IU。

（2）试验方法：取破伤风抗毒素试验液 0.1ml（含 15IU）作皮内注射，观察 20 分钟后，判断试验结果并记录。

（3）试验结果判断：①阴性：局部无红肿，全身无反应；②阳性：局部反应为皮丘红肿、硬结，直径大于 1.5cm，红晕直径超过 4cm，有时出现伪足、痒感。全身过敏反应、血清病型反应与青霉素过敏反应相同。

当试验结果不能肯定时，应用生理盐水在对侧手臂做对照试验，如试验结果确定为阴性者，将余液 0.9ml 作肌内注射。试验结果为阳性者，但病情需要时，应采用脱敏注射法。

2．阳性患者脱敏注射法　脱敏注射法是给过敏试验阳性者分多次少剂量注射药液，以达到脱敏目的的方法。

（1）机理：少量抗原进入机体后，同吸附于肥大细胞或嗜碱性粒细胞上的 IgE 结合，使其逐步释放出少量的活性物质，不至于引起临床症状。经过多次少量的反复注射后，可使细胞表面的 IgE 抗体大部分甚至全部被结合而消耗掉，以致最后大量注射 TAT 时也不会发生过敏反应。但这种脱敏只是暂时的，经一段时间后可再产生 IgE 而重建致敏状态，因此，日后需再用 TAT 时，还需重做过敏试验。

（2）方法：分 4 次，小剂量并逐渐增加，每隔 20 分钟肌内注射一次，每次注射后均严密观察患者反应（表 15-3）。在脱敏注射过程中，如发现患者出现全身反应，如面色苍白、气促、发绀、荨麻疹或过敏性休克时，应立即停止注射，并通知医生，迅速处理（方法同青霉素过敏反应的抢救法）。如过敏反应轻微，待症状消退后，酌情将每次注射的剂量减少，增加注射次数，在严密观察病情的情况下顺利注入所需的药量。

表 15-3　破伤风抗毒素脱敏注射法

次数	TAT（ml）	加 0.9% 氯化钠溶液（ml）	注射方法	间隔时间（min）
1	0.1	0.9	IM	20
2	0.2	0.8	IM	20
3	0.3	0.7	IM	20
4	余量	稀释至 1 ml	IM	20

考点： 皮试液的浓度、TAT 试验结果判断、阳性患者脱敏注射法

三、头孢菌素类过敏试验

头孢菌素类药物是临床上广泛使用的抗生素，具有抗菌谱广，抗菌作用强，临床疗效高，毒性低，过敏反应较青霉素类少见等优点。青霉素和头孢菌素类药物有交叉过敏现象，使用前应详细询问患者是否对头孢菌素类、青霉素类或其他药物过敏。

1．试验液的配制　以先锋霉素 VI 为例，以每 ml 含先锋霉素 VI 500μg 为标准，具体配制法见表 15-4。

表 15-4　先锋霉素 VI 皮试液的配制方法

步骤	先锋霉素 VI	加 0.9% 氯化钠溶液（ml）	药物浓度（ml）	要求
溶解药液	0.5g/ 支	2	250mg	充分溶解
稀释 1	取上液 0.2 ml	0.8	50mg	摇匀
稀释 2	取上液 0.1 ml	0.9	5mg	摇匀
稀释 3	取上液 0.1ml	0.9	500μg	摇匀

2．试验方法 取先锋霉素Ⅵ试验液 0.1ml（含先锋霉素Ⅵ 50μg）作皮内注射，20 分钟后根据患者皮丘及全身情况来判断试验结果。判断方法和过敏反应的处理同青霉素过敏试验。

3．注意事项

（1）在应用头孢菌素时，不能用青霉素皮肤过敏试验代替，而应用头孢菌素皮试液做皮肤过敏试验。

（2）头孢菌素类药物初次用药、停药 3 天后再用，或用药途中更换药物批号，均须按常规做过敏试验，结果阴性方可用药。

（3）头孢菌素类药物皮肤过敏试验前应详细询问患者的用药史、过敏史和家族过敏史，患者如有过敏史，应禁止做过敏试验。

（4）皮试液必须现配现用，浓度与剂量必须准确。

（5）严密观察患者的反应，首次注射后必须观察 30 分钟，倾听患者主诉，注意局部和全身反应，做好急救的准备工作。

（6）试验结果阳性者禁止使用头孢菌素类药物，应及时报告医生，同时在体温单、医嘱单、床头卡、注射卡、一览表和门诊病历上醒目注明，并将结果告知患者及其家属。

四、细胞色素 C 过敏试验

细胞色素 C 是一种细胞呼吸激活酶，常作为组织缺氧治疗的辅助用药，使用该药偶见过敏反应，用药前需做过敏试验。过敏试验常用方法有两种：

1．皮内试验法

（1）试验液的配制：以每 ml 含细胞色素 C 0.75mg 为标准。具体配制方法：细胞色素 C 每支 2ml 含 15mg，取 0.1ml 加 0.9% 氯化钠溶液稀释至 1ml，摇匀后即得每 ml 含细胞色素 C 0.75mg。

（2）试验方法：取细胞色素 C 试验液 0.1ml（含 0.075mg）做皮内注射，20 分钟后观察结果。

（3）试验结果判断：局部发红，直径大于 1cm，有丘疹者为阳性。

2．划痕试验法

在前臂掌侧下段用 75% 乙醇消毒局部皮肤，待干后，取细胞色素 C 原液（每 ml 含 7.5mg）1 滴滴于局部，左手绷紧皮肤，右手持无菌针头透过药液在表皮上划痕两道，长约 0.5cm，深度以微量渗血为宜，然后将划痕局部的皮肤反复放松、绷紧 1～2 次，使药液充分渗入皮内。20 分钟后观察结果，结果判断同皮内试验法。

考点：皮试液的浓度

五、普鲁卡因过敏试验

普鲁卡因属于局部麻醉药，少数患者用药后可发生过敏反应，故使用普鲁卡因前先做皮肤过敏试验，结果阴性者方可用药。

1．试验液的配制 以 0.25% 普鲁卡因为标准，即每 ml 含普鲁卡因 2.5mg。具体配制方法：如为 1% 的普鲁卡因溶液，取 0.25ml 药液加生理盐水稀释至 1ml 即可；如为 2.5% 的普鲁卡因溶液，取 0.1ml 药液加生理盐水稀释至 1ml 即可。

2．试验方法 取 0.25% 普鲁卡因液 0.1ml 作皮内注射，观察 20 分钟后，判断试验结果。

3．结果判断和过敏反应的处理　同青霉素过敏试验及过敏反应的处理。

考点：皮试液的浓度

六、碘过敏试验

临床上常用碘化物造影剂作肾、胆囊、膀胱、支气管、脑血管、心血管造影。此类药物可发生过敏反应，应在造影前 1 ～ 2 天做过敏试验，阴性者方可作碘造影检查。

1．试验方法

（1）口服法：口服 5% ～ 10% 碘化钾 5ml，每天 3 次，共 3 天，观察结果。

（2）皮内注射法：取碘造影剂 0.1ml 作皮内注射，观察 20 分钟后，判断试验结果。

（3）静脉注射法：静脉缓慢注射碘造影剂（30% 泛影葡胺）1ml，观察 5 ～ 10 分钟后判断试验结果。

2．试验结果判断

试验结果阴性，局部或全身均无任何反应。若试验结果阳性，局部或全身出现如下表现：

（1）口服法：出现口麻、头晕、心慌、恶心、呕吐、流泪、流涕、荨麻疹等症状。

（2）皮内注射：局部有红肿、硬块，直径超过 1cm。

（3）静脉注射：出现血压、脉搏、呼吸和面色等改变。

3．注意事项

（1）在静脉注射造影剂前，必须先做皮内试验，结果阴性，再做静脉注射试验，结果也为阴性，方可进行碘剂造影。

（2）少数患者虽然过敏试验阴性，但在注射碘造影剂时仍会发生过敏反应，故在造影时必须备好急救药品，过敏反应的处理同青霉素过敏反应的处理。

考点：碘过敏试验的方法、结果判断及注意事项

小结	临床上使用某些药物时，可引起不同程度的过敏反应，甚至发生过敏性休克，如抢救不及时可危及生命。因此，在使用易致敏的药物前，应先询问患者三史，如无过敏史则做药物过敏试验，试验结果阴性方可用药。为了安全用药，护士必须熟练掌握青霉素过敏反应的原因、过敏反应的预防、过敏试验方法、结果判断、过敏反应的临床表现及过敏性休克的急救措施；链霉素、破伤风抗毒素、头孢菌素类、碘、普鲁卡因和细胞色素 C 的皮试液配制和结果判断、过敏反应的表现及处理；破伤风抗毒素脱敏注射法，以保证患者的安全给药。

（马锦萍）

第十六章　静脉输液

案例

　　患者，70岁，因"肺心病、肺部感染"入院，入院后，李护士遵医嘱给患者输入800ml液体，当输液40分钟后，患者突然出现心慌、气促、咳嗽、咳粉红色泡沫痰等病症，当李护士赶到时，液体已输完600ml。根据此案例请思考：①患者发生了什么情况？②解释引发病症的原因？③护士对此问题应采取哪些措施？④说说此患者的液体在多长时间内输完比较合适？⑤如何预防此种情况的发生？

第一节　静脉输液的目的及常用溶液

　　静脉输液(intravenous infusion)是利用大气压和液体静压叠加的原理，将一定量的无菌溶液或药物由静脉输入体内的方法，是临床常用的基本护理操作技术。

一、静脉输液的目的

　　1. 补充水分及电解质，纠正水、电解质失衡，维持机体酸碱平衡，常用于脱水、酸碱平衡紊乱的患者，如大手术后、烧伤、剧烈呕吐、腹泻等患者。

　　2. 补充营养，供给热量。常用于慢性消耗性疾病、不能经口进食及胃肠道吸收障碍的患者。

3．补充血容量，维持血压，改善微循环。常用于抢救大出血、严重烧伤、休克等患者。

4．输入药物，治疗疾病、控制感染。常用于中毒、各种感染等患者。

5．输入脱水剂，降低颅内压，达到利尿消肿的目的。

二、常用溶液及作用

（一）晶体溶液

晶体溶液（crystalloid solution）的特点是分子量小、在血管内存留时间短。能维持细胞内、外水分的相对平衡，纠正体内水、电解质失衡。

1．葡萄糖溶液　补充水分和热量，通常用于静脉给药的稀释剂，常用溶液有 5% 葡萄糖溶液和 10% 葡萄糖溶液。

2．等渗电解质溶液　用于补充水和电解质，维持体液和渗透压的平衡。常用有 0.9% 氯化钠溶液、5% 葡萄糖氯化钠溶液和复方氯化钠溶液（林格液）等。

3．高渗溶液　用于利尿脱水，消除水肿，同时降低颅内压。常用的有 20% 甘露醇、25% 山梨醇和 25% ～ 50% 葡萄糖溶液。

4．碱性溶液　用于纠正酸中毒，维持酸碱平衡。常用的溶液有 5% 碳酸氢钠溶液和11.2% 乳酸钠溶液等。

（二）胶体溶液

胶体溶液（colloidal solution）特点是分子量大，在血管中存留时间长。能维持血浆胶体渗透压，增加血容量，提高血压，改善微循环。

1．右旋糖酐　常用溶液为低分子右旋糖酐和中分子右旋糖酐，低分子右旋糖酐能降低血液黏稠度，改善微循环，防止血栓形成。中分子右旋糖酐能提高血浆胶体渗透压，补充血容量。

2．代血浆　提高血浆胶体渗透压，有良好的扩容效果，急性大出血时可与全血共用。常用的有羟乙基淀粉（706 代血浆）、氧化聚明胶和聚维酮等。

3．浓缩白蛋白　维持血浆胶体渗透压，补充蛋白质，减轻组织水肿。

4．水解蛋白　补充蛋白质，纠正低蛋白血症，促进组织修复。

（三）静脉营养溶液

主要成分有氨基酸、脂肪酸、高浓度葡萄糖、水、维生素、矿物质。能供给热量，维持正氮平衡，补充丰富的维生素和矿物质。常用溶液为复方氨基酸、脂肪乳剂等。

考点： 静脉输液目的，常用溶液和作用

第二节　静脉输液法

常用的静脉输液法为周围静脉输液法、头皮静脉输液法、中心静脉置管输液法。

一、周围静脉输液法

（一）静脉输液法（表 16-1）　将无菌输液器插入密闭输液瓶进行输液的方法。其特点是污染少，操作简单，是目前临床最常用的输液方法。

（二）静脉留置针输液法（表 16-1）　保护静脉，防止因反复穿刺给患者造成的痛苦和血

管损伤，适用于长期输液、静脉穿刺困难、年老体弱、化疗等患者。其特点是外套管柔软，对血管刺激性小，可完成间断给药、补充液体，以利于抢救和治疗。

表 16-1 周围静脉输液法

操作流程	操作步骤和要点说明
【操作前评估】	• 患者年龄、病情、用药情况、有无过敏史、心肺情况、意识状态、自理能力等 • 患者对静脉输液的认识、心理状态及合作程度 • 患者肢体活动度、穿刺部位皮肤及血管状况等
【操作前准备】 护士准备 用物准备	• 衣帽整洁，清洁双手，戴口罩 • 静脉输液用物：注射盘 1 套，另加止血带、治疗巾、小垫枕、输液贴或胶布、输液标签、瓶套、启瓶器、砂轮、弯盘；输液卡、药液、输液器、输液架；需要时备夹板及绷带 • 静脉留置针输液用物：同静脉输液用物外另备：静脉留置针（图 16-1）和透明敷贴
患者准备 环境准备	• 了解输液的目的，排空尿液粪便，取舒适卧位 • 环境安静、整洁、明亮、操作地方宽敞
【实施步骤】 核对检查 准备药液	• 核对药液标签（药名、浓度、剂量）；检查药液质量 　要点：检查药液是否澄清、有无变色、变质、浑浊、沉淀、絮状物 • 根据医嘱及输液卡准备药液，仔细核对药液的名称、浓度、剂量、有效期，检查药液质量，填写输液标签，两人核对后将标签倒贴（勿将瓶签覆盖）在输液瓶（袋）上 • 将瓶套套在输液瓶上，打开瓶盖的中心部分，棉签蘸消毒液消毒瓶塞（消毒范围至瓶盖下端瓶颈部），检查输液器包装、有效期与质量，打开输液器包装，关闭调节器，将输液管和通气管针头插入瓶塞至针头根部
操作一 　核对告知 　初步排气 　定位消毒 　核对排气 　静脉穿刺 　固定调节	静脉输液法 • 备齐用物携至床旁，两人核对患者床号、姓名 • 告知输液目的、操作方法、所输的药物、所用时间、配合方法，以取得患者合作 • 输液瓶挂于输液架上，茂菲滴管倒置（图 16-2A），打开调节器，当液体达到滴管内 1/2 ～ 2/3 满时，滴管迅速转正（图 16-2B），液体缓缓流入头皮针管内，关闭调节器，检查输液管内无空气，备好输液贴 • 选择适宜的静脉，小枕垫于肢体下，在静脉穿刺点上方 6cm 处扎止血带，常规消毒皮肤两次，直径大于 5cm • 再次核对，排气出针头，药液不浪费，无空气，固定调节器，取下护针套 • 嘱患者握拳，左手拇指固定皮肤，右手持针，穿刺角度为针头与皮肤呈 15°～ 30°（图 16-3），见回血后，降低进针角度，使针头沿血管方向潜行送入少许 • 三松：松止血带、嘱患者松拳、松调节器，观察液体输入顺畅后，用输液贴固定针柄、保护穿刺点、固定导管（图 16-4），根据病情、年龄及药物性质调节输液速度（一般成人 40 ～ 60 滴 / 分钟，小儿 20 ～ 40 滴 / 分钟） 　要点：对年老、体弱、婴幼儿、心、肺、肾功能不良者输液速度宜慢；输注刺激性较强的药物，高渗、含钾或升压药时输液速度宜慢；对严重脱水，心肺功能良好者输液速度可适当加快

操作流程	操作步骤和要点说明
置位核对	• 取出止血带和小垫枕，协助患者取舒适卧位，将床边呼叫器置于患者易取处，再次核对，将输入的药物、输液的时间、输液的滴速及输液的情况记录于输液巡视卡上，签名后挂于输液架上
巡视观察	• 加强巡视，密切观察输液情况，有不良反应及故障要及时处理，以保障输液顺利通畅
及时换液	• 核对要换的液体，消毒瓶塞或撕去消毒瓶塞贴后，从前瓶中拔出输液管及通气管针头插入要换瓶中，观察输液通畅，确保滴管液面至针头无空气 要点：及时更换输液瓶，以防空气进入导致空气栓塞
查对拔针	• 查看输液巡视卡，对床号、姓名，确认输液完毕后拔针。拔针前将调节器移至过滤器上缘处夹管，拔出针头后，迅速用干棉签纵向按压穿刺点及以上的部位，按压至不出血为止 要点：当输液器内液面高度为 12 ~ 14cm 时拔针较为合适
操作二	静脉留置针输液法
核对告知	• 备齐用物携至床旁，两人核对患者床号、姓名，告知应用留置针输液目的及费用情况，征询患者的意见，以取得患者合作
排气连接	• 按静脉输液法初步排气后，取出静脉留置针，将输液器针头插入留置针的肝素帽内（图 16-5A），排尽留置针内气体（图 16-5B），关闭调节器，妥善放置，备好透明敷贴并写日期和时间
定位消毒	• 选择粗直、弹性好的静脉，穿刺点上 10 cm 扎止血带，消毒穿刺部位的皮肤，消毒直径 8cm 以上，必要时戴无菌手套（减少医院内感染，保护护士自身安全）
核对排气	• 核对患者床号、姓名、药物，取下针套，转动针芯（图 16-5C）（避免外套管与针芯粘连），再次排气
静脉穿刺	• 一手绷紧皮肤，一手持留置针针翼，针头与皮肤呈 15°~ 30° 刺入皮下血管（图 16-6A），见回血后降低角度 5°~ 15° 沿静脉推入少许后，边退针芯边入外套管（图 16-6B）
固定核对	• 松止血带，松调节器，嘱患者松拳，待液体滴入通畅后拔出针芯。用无菌透明敷贴固定留置针（固定时，皮肤处于无张力状态，日期和时间露于明显处），再用胶布固定头皮针管及针柄（图 16-7），脱去手套。再次查对姓名、床号、药物
调速置位	• 调节滴速，安置卧位同静脉输液法
核对巡视	• 再次核对，加强巡视观察同静脉输液法
拔针封管	• 输液完毕，再次核对，关闭调节器，拔出输液器针头，常规消毒肝素帽胶塞，将抽有封管液的注射器，刺入肝素帽内，边推注封管液边退针，确保正压封管，夹闭延长管，注射器针头全部退出 要点：常用的封管液①无菌生理盐水，每次用 5 ~ 10ml，每隔 6 ~ 8 小时重复冲管一次。②稀释的肝素溶液，每毫升生理盐水含肝素 10 ~ 100U，每次用量为 2 ~ 5ml
再次输液	• 常规消毒肝素帽，推注 5 ~ 10ml 无菌生理盐水后，再将排气后的输液器针头插入肝素帽内，进行输液
拔针按压	• 输液完毕，去除胶布和敷贴，关闭调节器，迅速拔出留置针，按压穿刺点至不出血为止
整理记录	• 协助患者取舒适卧位，整理床单位、整理用物后洗手并记录

续表

操作流程	操作步骤和要点说明
【操作后嘱咐】	• 输液过程中不要自行调节滴速，肢体活动度不可过大，注意保护穿刺部位。使用留置针期间，尽量避免肢体下垂 • 输液过程中如出现注射局部疼痛、肿胀、心慌、持续性咳嗽、浑身发冷等不适表现时及时呼叫 • 拔针后嘱患者沿皮肤进针点向上纵向按压、勿揉，按压时间3分钟左右，不能马上沾水
【操作后评价】	• 严格执行无菌操作原则及核对制度，静脉选择适当，能根据药物、病情、年龄调节滴速 • 操作中体现对患者的关爱，沟通有效，患者理解输液目的，有安全感，能主动配合 • 操作认真、规范，穿刺局部无肿胀，输液顺畅，患者无全身和局部不良反应

【注意事项】

1．严格执行无菌操作原则及查对制度。

2．对需要长期输液的患者，要有计划地从远心端小静脉开始穿刺，交替选用，合理使用和保护静脉。

3．选择粗、直、弹性好的血管，避开静脉瓣和关节活动处的血管。

4．注意药物的配伍禁忌，根据患者病情、用药原则和药物性质，合理安排输液顺序。

5．加强输液过程中的巡视，密切观察输液情况和患者的反应，如：注射部位有无肿胀、针头有无脱出，衔接部位是否紧密，输液管内有无空气，滴注是否通畅，瓶内剩余液体量等，询问有无局部疼痛和全身不适。

6．24小时连续输液者应每天更换输液管一次。

7．留置针输液时，每次输液完毕后均应注入一定量的封管液，做到正压封管，防止发生血液凝固，堵塞输液管。留置针保留时间为3～5天，最长不超过7天。

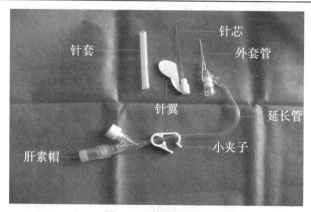

图 16-1 静脉留置针

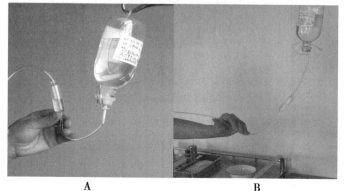

A   B

图 16-2 静脉输液排气法

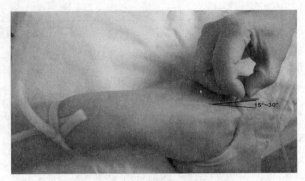

图 16-3　静脉穿刺

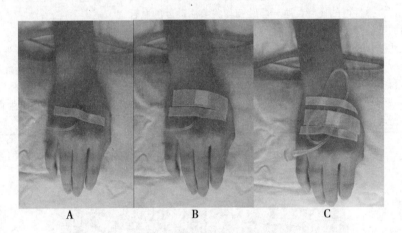

图 16-4　脉输液贴的固定方法

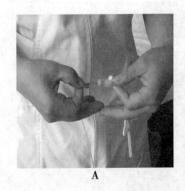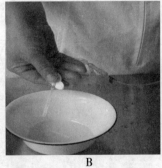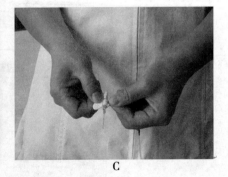

图 16-5　静脉留置针穿刺前的准备

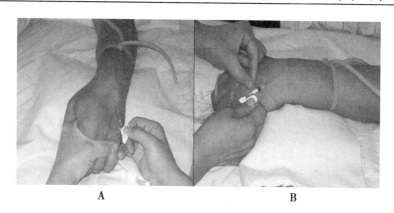

图 16-6 静脉留置针穿刺法

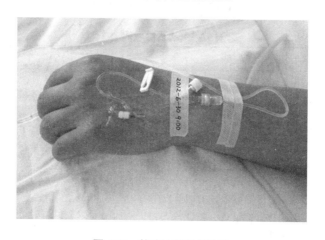

图 16-7 静脉留置针固定法

考点： 周围静脉输液法及注意事项

知识链接

开放式静脉输液法

开放式静脉输液法是将溶液倒入开放式输液瓶内进行输液的方法。此法可随时添加药物，能灵活变换液体种类与数量，适合小儿、急救患者。现多用分液袋输液器取代。应用时从无菌包内取出开放式输液瓶，一手持输液瓶并折叠瓶下的输液管，夹于指缝中，另一手按取无菌溶液法倒入 30 ～ 50ml 溶液。冲洗输液瓶和输液管，输液过程中如需添加溶液，溶液瓶勿触及输液瓶口，如需加药，将药液吸入注射器，取下针头，在距离输液瓶口1cm 处注入，并轻轻摇动，使药液混匀。

二、头皮静脉输液法

小儿头皮静脉表浅易见，不易滑动，便于固定且不影响肢体活动，常用的有颞浅静脉、额静脉、耳后静脉及枕静脉（图 16-8）。小儿头皮静脉输液法见表 16-2。

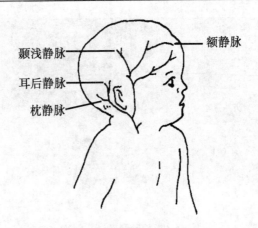

颞浅静脉

耳后静脉

枕静脉

额静脉

图 16-8　小儿头皮静脉分布

表 16-2　头皮静脉输液法

操作流程	操作步骤和要点说明
【操作前评估】	• 患儿年龄、病情、用药情况、有无过敏史、心肺情况、意识状态、自理能力等 • 患儿及家人对静脉输液的认识、心理状态及合作程度 • 穿刺部位及静脉情况，注意静脉与动脉相鉴别，静脉外观呈微蓝色，无波动，管壁薄，易被压瘪，易固定，血液呈向心性流动
【操作前准备】 　护士准备 　用物准备 　患儿准备 　环境准备	• 同周围静脉输液外，由助手护士固定患儿肢体及头部，操作者立于患儿头侧 • 同周围静脉输液外，增加备皮用物，注射器、无菌等渗盐水和头皮针 • 同周围静脉输液外，患儿已备皮，取仰卧或侧卧，头下垫小枕，助手固定患儿肢体和头部 • 同周围静脉输液
【实施步骤】 　准备告知 　皮肤消毒 　核对排气 　静脉穿刺 　固定观察 　调节滴速 　置位整理 　核对记录	• 前同周围静脉输液法，穿刺前，除了使输液瓶挂于输液架上排气备用外，还要准备吸有无菌等渗盐水的注射器接上头皮针备用 • 告知患儿家长静脉输液的目的和治疗方法、时间、所输药物的作用 • 70% 乙醇消毒局部皮肤，待干 • 再次核对患儿，将头皮针和注射器内气体完全排空 • 以左手拇指、示指固定静脉两端，右手持针在距离静脉最清晰点向后移 0.3cm 处将针头向心方向近似平行刺入头皮，然后沿血管走向慢慢进针 • 当针头刺入静脉时阻力减小，有落空感，见回血（暗红色血）后再将针头推进少许，用胶布固定针头，观察患儿的面色和一般情况（如果误入动脉回血呈冲出状，推注药液阻力大，局部立即出现树枝分布状苍白，清醒患儿可出现痛苦貌或尖叫） 要点：血管细小或充盈不足时，常无回血，可用注射器轻轻抽吸，也可推入少量液体，如无局部隆起，推之畅通，即证明穿刺成功，可缓慢推注液体 • 分离头皮针和注射器，头皮针连接输液器，根据病情、年龄和药物性质调节滴速，一般不超过每分钟 20 滴 • 安置患儿于舒适卧位，必要时约束患儿双上肢，整理床单位、整理用物，加强巡视 • 再次核对，洗手，做好记录

续表

操作流程	操作步骤和要点说明
【操作后嘱咐】	• 嘱咐患儿家长不要自行调节滴速，不要让患儿拉扯输液管，注意保护穿刺部位 • 输液过程中如出现注射局部疼痛、肿胀、脸色青紫、呼吸急促，寒战等不适表现时，请患儿家长及时呼叫
【操作后评价】	• 严格执行无菌操作原则及核对制度，认真选择静脉，能根据药物、病情、年龄调节滴速 • 操作中体现对患儿家长的理解及关心，沟通有效，能主动配合操作 • 操作认真、规范，穿刺局部无肿胀，输液顺畅，患儿无全身和局部不良反应

【注意事项】

1. 小儿头皮静脉输液时，应注意仔细分辨头皮静脉和头皮动脉。
2. 输液过程中要特别注意危重患儿的面色和一般情况，及时发现病情变化。
3. 输液速度应根据患儿病情、年龄、药物性质等进行调节。
4. 长期输液的患儿应经常更换体位，以免发生坠积性肺炎和压疮。
5. 其余同静脉输液法。

知识链接

老年患者输液小技巧

由于老年患者皮肤松弛，血管易滑、弹性降低、硬化，管腔狭窄、弯曲等原因，安全及顺利的输液已成为患者最关心的问题，为减轻老年患者的痛苦，在输液中应注意以下技巧：1. 血管充盈方法：可轻击、热敷、指压揉捏穿刺局部皮肤及肢体下垂等方法。2. 进针的方法：对老年浅小静脉主张35°角进针；对指（趾）背侧静脉穿刺主张10°~15°角进针；对血管壁厚、硬、易滚动者主张超过40°角进针；对体形消瘦者，可嘱患者五指自然伸直，操作者手心与患者手心十字相向，用四指和掌根部握紧患者的手。3. 拔针的方法：拔针时，护士左手拇指将进针部位的皮肤向下紧绷，示指不加压地置于皮肤穿刺点胶布上，右手缓慢将针头拔出，左手示指、中指、无名指依次按压穿刺点及其针眼上方的皮肤10分钟，当日避免用热水洗手。

三、中心静脉置管输液法

对于长期持续输液、输入高浓度或有刺激性强的药物、静脉高营养、抢救危重患者及周围静脉穿刺困难的患者，可采用中心静脉置管输液法。临床上常采用的中心静脉置管输液法为颈外静脉输液法、经外周中心静脉置管输液法和锁骨下静脉输液法。虽然中心静脉置管输液法在临床上应用广泛，但由于穿刺置管技术要求较高，一般由麻醉师或有经验的医生、护师在严格无菌的条件下完成。

（一）颈外静脉输液法（表16-3）

颈外静脉是颈部最大的浅静脉，其行径表浅且位置恒定，易于穿刺、固定（图16-9）。适用于长期持续输液，周围静脉穿刺困难的患者；静脉内长期输入高浓度或刺激性强的药物，或行静脉内高营养治疗的患者；周围循环衰竭，需要监测中心静脉压的危重患者。

表 16-3　颈外静脉输液法

操作流程	操作步骤和要点说明
【操作前评估】	• 患者年龄、病情、用药情况、有无过敏史、心肺情况、意识状态、自理能力等 • 患者对颈外静脉输液的认识、心理状态及合作程度 • 评估局部皮肤及血管情况
【操作前准备】 护士准备 用物准备 患者准备 环境准备	• 衣帽整洁，修剪指甲，清洁双手，戴口罩 • 同静脉输液法用物 • 无菌穿刺包 1 个内有：带内芯穿刺针、孔巾、纱布数块、硅胶管、平针头、弯盘、尖头刀片、注射器等 • 无菌等渗盐水、利多卡因注射液、无菌手套、无菌透明敷贴、肝素、静脉输液装置及备用液体 • 了解输液的目的、方法、注意事项，排空大、小便，取去枕仰卧位，肩下垫小枕 • 同周围静脉输液法
【实施步骤】 准备药液 核对告知 摆放卧位 寻穿刺点 消毒铺巾 局麻破皮 进针插管 调节滴速 输毕封管 再次输液 拔管按压	• 同静脉输液法 • 核对患者床号、姓名，告知应用颈外静脉输液目的、所输药物的作用、操作方法及操作中出现不适及时告知护士等注意事项，以便患者做好相关准备和配合 • 协助患者去枕仰卧位，头转向对侧，肩下垫小枕，头尽量后仰，使颈部平直，充分暴露穿刺部位 • 操作者站立于患者头侧或对侧选择穿刺点，取下颌角和锁骨上缘中点连线之上 1/3 处，颈外静脉外缘处进针（图 16-9） • 常规消毒局部皮肤。打开无菌穿刺包，戴无菌手套，铺洞巾 • 操作者在助手协助下抽吸利多卡因 4～5ml，在预定穿刺点旁 2mm 处局部麻醉，然后用刀尖刺破穿刺点处皮肤，以减小进针时的皮肤阻力 • 助手用手指按压颈静脉三角处，使静脉充盈，术者左手绷紧皮肤，右手持穿刺针呈 45° 向心方向穿刺，入皮后改为 25° 沿颈外静脉方向穿刺（图 16-10），见回血后即用一手指按住针栓孔，另一手持硅胶管快速从针孔插入 10cm，见硅胶管有回血再进入少许，即退出穿刺针。（如果是相应的套管针，则回血后右手固定针芯柄，左手推送外套管直至针栓处，退出针芯）。接上肝素帽及输液器，用无菌透明敷贴覆盖穿刺点并固定针栓 • 同静脉输液法 • 输液结束，关闭调节器，拔出头皮针，用注射器向肝素帽内注入稀释的肝素溶液 2～5ml 封管 • 常规消毒肝素帽，将已备好的输液器针头刺入肝素帽内，调节滴速即可 • 长期置管患者拔管时，应在硅胶管末端连接注射器边吸边拔，防止空气及残留血块进入静脉，拔管后在穿刺点处加压数分钟，消毒穿刺点皮肤，覆盖无菌纱布
【操作后嘱咐】	• 床上活动时，注意保护穿刺部位，以免导管滑脱 • 输液过程中如出现不适，如：穿刺点发痒、疼痛应及时告知护士 • 导管放置期间局部要避免浸湿，防止水渗入穿刺部位引起感染 • 嘱咐患者不可随意调节输液速度

续表

操作流程	操作步骤和要点说明
【操作后评价】	• 患者明确输液目的，配合好 • 严格按无菌操作进行，穿刺局部无肿胀、疼痛 • 药物及时应用，输液顺利，无不良反应

【注意事项】

1．穿刺点的位置不能过高或过低，过高因近下颌角而妨碍操作，过低则易损伤锁骨下胸膜及肺尖而导致气胸。

2．硅胶管内有回血时，及时用稀释的肝素溶液冲注，以免血液凝块阻塞硅胶管。

3．严格无菌操作，每天用安尔碘擦拭硅胶管，消毒穿刺点周围皮肤，并更换敷料。

4．输液过程中应加强巡视，如发现患者输液不畅，应检查硅胶管是否弯曲或滑出血管外。

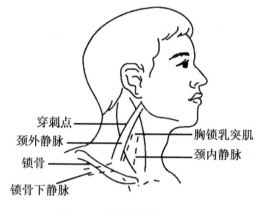

图 16-9 颈外静脉输液定位图

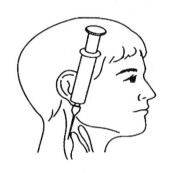

图 16-10 颈外静脉穿刺进针图

（二）经外周中心静脉置管输液法

经外周中心静脉置管（Peripherally Inserted Central Venous Catheters，PICC）输液法是从周围静脉导入且导管末端位于中心静脉（上腔静脉）的深静脉置管技术，此法具有创伤小、操作简单、保留时间长、并发症少等特点，导管一般可保留于血管 7 天至 1 年。

1．目的及适用范围

（1）为患者提供中长期的静脉输液治疗。适用于不同年龄及不同患者。

（2）监测中心静脉压。适用于周围循环衰竭的危重患者。

（3）保护血管免受损伤。适用于静脉输注高渗性、刺激性强的药物，如完全胃肠外营养（TPN）及化疗药物等。

2．穿刺的静脉

常穿刺的静脉有：贵要静脉、肘正中静脉、头静脉。

3．操作方法

（1）患者卧位：取平卧位，上臂外展与躯体呈 90° 角，可充分暴露注射部位。

（2）测量长度：从预穿刺点沿静脉走向到右胸锁关节再向下测量至第 3 肋间隙。

（3）消毒皮肤：在助手协助下，用安尔碘以穿刺点为中心消毒，消毒直径为 20cm，共消毒 3 遍，第一遍顺时针，第二遍逆时针，第三遍顺时针，待干 2 分钟。

（4）穿刺要点：左手固定皮肤，右手以 15°～30° 进针行静脉穿刺，见回血后，降低穿刺角度，推进 1 ～ 2mm，右手固定穿刺针针芯位置，左手推进插管鞘。

（5）退出针芯：左手拇指固定插管鞘，示指或中指按压插管鞘末端处静脉，防止出血，右手从插管鞘中拔出针芯。

（6）插入 PICC 导管：右手自插管鞘处缓慢匀速地置入 PICC 管，至腋静脉时，嘱患者向静脉穿刺侧转头并将下颌尽量贴近肩部。以防导管误入颈静脉。

（7）连接导管：送管至所需长度，拔出插管鞘，撤出内导管导丝。修正外导管，留出至少 5cm 长度，安装连接器。用注射器抽回血和脉冲式冲管，防止导管堵塞。

（8）固定导管：首先用一条无菌胶布固定连接器，然后用无菌纱布覆盖穿刺点再用透明贴膜加压粘贴，最后用另一条胶布交叉固定连接器和肝素帽。

4．导管维护方法

（1）去除贴膜：从下往上轻轻撕揭固定导管的贴膜，不可从上往下撕，观察穿刺点有无红肿。

（2）开包消毒：打开 PICC 维护包，戴无菌手套，以穿刺点为中心，用 75% 乙醇消毒三遍，再用安尔碘消毒三遍，直径 20cm，先顺时针，然后逆时针再顺时针方向，并彻底消毒外导管。去除原肝素帽，消毒导管接口。

（3）接管冲洗：用无菌 0.9% 氯化钠溶液冲洗新换的肝素帽，再将肝素帽连接 PICC 导管进行脉冲式冲管。

（4）固定记录：将无菌透明敷贴无张力粘贴住穿刺点和固定翼，外露导管呈“S”型弯曲固定，胶布交叉固定于导管接头处，在另一胶布上记录维护时间和维护者姓名并贴于接头处。

5．注意事项

（1）穿刺前应了解患者静脉情况，正确测量置管长度，避开肘关节横纹处。

（2）PICC 置管或维护过程中，要严格遵守无菌操作，以免出现导管污染而并发静脉炎。

（3）送管过程中，如遇送管不畅，表明静脉有阻塞或导管位置有误，勿强行置入，可向后撤导丝导管少许再继续送管。

（4）保护穿刺侧肢体，穿刺侧肢体要避免剧烈运动及用力过度，睡眠时注意不可压迫穿刺的血管。不输液时，也尽量避免肢体下垂姿势以免由于重力作用造成回血堵塞导管。

（5）每周进行 PICC 置管维护一次。

（6）避免在置管侧肢体测量血压。

（三）锁骨下静脉输液法

锁骨下静脉是腋静脉的延续，在锁骨与第一肋骨之间，向内走行于胸锁关节后方与颈内静脉汇合为无名静脉，再向内与对侧无名静脉汇合成上腔静脉，成人长 3 ～ 4cm。锁骨下静脉位置较固定，管腔较大，再加上右侧无名静脉与上腔静脉几乎在同一直线，并且右侧胸膜顶较左侧低，穿刺时不易损伤胸膜，故首选右侧穿刺。

1．目的及适用范围

（1）减轻药物对血管壁的刺激。用于长期输入高浓度或刺激性较强的药物（如化疗）。

（2）补充大量高热量、高营养液及电解质溶液。适用于长期不能进食或丢失大量液体的患者。如全胃肠外营养治疗者（TPN）。

（3）纠正血容量不足，提高血压。用于各种原因所致大出血而迅速输入大量液体的患者。

2．穿刺部位

取锁骨与胸锁乳突肌外缘交界为顶点，在角的平分线上，距顶点 0.5 ～ 1cm 处为进针点（图 16-11），穿刺方向为针头指向同侧的胸锁关节或胸骨上窝。

3．操作方法

（1）患者卧位：协助患者去枕平卧，头偏向一侧，肩下垫一薄枕，可充分暴露穿刺部位。

（2）穿刺角度：与皮肤呈 30°～ 40°角进针，边进针边抽回血。

（3）置管长度：留置导管长度左侧为 16 ～ 19cm，右侧为 13 ～ 15cm，用装有生理盐水的注射器抽吸导管，证明在血管后固定，接肝素帽。

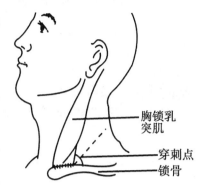

图 16-11　锁骨下静脉穿刺点定位

（标注：胸锁乳突肌、穿刺点、锁骨）

4．注意事项

（1）准确选择穿刺点、准确掌握适应证，严格执行查对制度和无菌操作。由于左侧肺尖与胸膜顶较右侧高，应尽量选取右侧进行穿刺。

（2）由于锁骨下静脉压力较低，吸气时可为负压，输液中切勿使液体滴空。

（3）输液前，应先抽回血证明导管在血管内方可开始输液，出现导管堵塞，切勿挤压，以免血栓进入血管，可用注射器回抽血凝块或更换导管重新穿刺。静脉导管一般可留置 2 ～ 4 周。

知识链接

植入式静脉输液港

植入式静脉输液港是一种可植入皮下长期留置体内的静脉输液装置，主要是由供穿刺的注射座和静脉导管组成，利用手术的方法将导管经皮下穿刺置于人体上腔静脉中，剩余导管及输液港座埋藏在皮下组织，只在患者体表可触摸到一圆形凸起，治疗时从此处定位，将无损伤针经皮垂直穿刺到注射座的储液槽，可用于各种高浓度化疗药物、完全胃肠外营养液的输注及输血、血样的采集，其优点减少反复静脉穿刺的痛苦和难度，防止刺激性药物对外周静脉的损伤，并且患者日常生活不受限制，不需要换药、可以沐浴，保留较长时间（8 ～ 10 年），注射区大约可穿刺 2000 次，大大提高了其生活质量。

考点： 中心静脉置管的定位及操作要点

第三节　输液速度调控方法

静脉输液是护士在临床工作中最常用的一项基础护理操作，速度调控是整个输液过程的重要部分，输液速度过快或过慢，会直接影响临床治疗的目的和疗效，为使输液达到最佳的治疗效果，护士除了掌握药物应用方面的知识、输液的适应证及安排合理的输液顺序外还要掌握输液速度的调控方法。

一、输液速度调节的原则

1．输液速度一般成人 40～60 滴 / 分，小儿 20～40 滴 / 分。滴速应根据患者年龄、病情、药物性质进行调节。

2．年老、体弱、婴幼儿、心、肺、肾疾患者输液速度宜慢，脱水严重、心肺功能良好者输液速度可适当加快。

3．一般溶液输入速度可稍快，输注刺激性较强的药物、高渗、含钾、或升压药时输液速度宜慢。

二、输液速度计算方法

目前，临床上常用静脉输液器的点滴系数有 10、15、20 等型号。为保证药物的疗效，需要计算输液的速度和所需时间。

1．计算输液速度 已知输入液体的总量和预计输入的时间。

$$每分钟滴速 = \frac{液体总量（ml）\times 点滴系数}{输液时间（分钟）}$$

例如：患者需输入液体 900ml，计划 6 小时输完，所用输液器滴系数为 20，求每分钟滴数。

$$每分钟滴速 = \frac{900ml \times 20}{6 小时 \times 60} = 50（滴）$$

2．计算输液所需的时间 已知输入液体的总量和每分钟输入的滴速。

$$输液所需时间（小时）= \frac{液体总量（ml）\times 点滴系数}{每分钟滴速 \times 60（分钟）}$$

例如：患者输入的液体总量为 800ml，每分钟滴速为 40 滴，所用点滴系数为 15，请问要用多长时间输完？

$$输液所需时间（小时）= \frac{800（ml）\times 15}{40 滴 \times 60（分钟）} = 5 小时$$

三、输液泵应用法（表 16-4）

输液泵（infusion pump）由于能准确控制输液的滴速或输液的流速（每小时输入的流速可控制在 0.1～999.9ml/h），速度均匀，药量准确，能对气泡、漏液和输液管道阻塞等异常情况进行报警并切断输液通路等优点，现常用于需要在一定时间内严格控制输入量和准确药量的输液。如：应用于输注升压药、抗心律失常药、胰岛素类等药；婴幼儿静脉输液或静脉麻醉时；也可用于抢救休克需快速补充血容量等。

表 16-4 输液泵应用方法

操作流程	操作步骤和要点说明
【操作前准备】	
护士准备	• 同静脉输液
用物准备	• 同静脉输液外，需准备输液泵并检测其性能
患者准备	• 同静脉输液
环境准备	• 同静脉输液
【实施步骤】	
准备药液	• 同静脉输液
固定液泵	• 将输液泵固定在输液架上，接通电源
管嵌槽内	• 同静脉输液法排尽管内的空气后，打开泵门，将滴管以下的输液管嵌放进输液泵的管道槽内（图 16-12），关闭泵门
设定参数	• 打开输液泵开关，根据医嘱设定输液速度、输液量、时间
排气穿刺	• 消毒皮肤后，按下输液泵的"排气快捷键"再次进行排气，按常规穿刺静脉
启动液泵	• 静脉穿刺成功后，按下输液泵"开始/停止键"进行输液
关闭液泵	• 当输液接近完毕时，"输液量显示键"闪烁，提示输液结束，再次按下"开始/停止"键，停止输液。打开泵门，取出输液管
【操作后嘱咐】	• 输液泵不要随意搬动，肢体不可剧烈活动，防止线路和输液管道牵拉脱落
	• 不可自行调节参数，如果输液泵出现报警，及时呼叫护士，进行正确、及时地处理
	• 如果需要离床，可以呼叫护士帮忙暂时拔出电源线，利用泵内的蓄电池继续输液

【注意事项】

1. 应了解输液泵的工作原理，熟练掌握输液泵的使用方法。
2. 输液过程中加强巡视，观察显示面板上各个参数，如有报警声，检查报警原因，及时处理。
3. 定期对输液泵进行清洁、检查及维护。

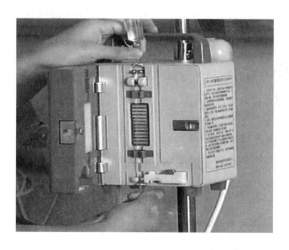

图 16-12 输液管嵌入输液泵的方法

考点：输液速度调节原则及输液速度计算的方法

电脑输液泵输液速度调节速算法

输液泵流速单位为"ml/h（毫升/小时）"，与临床要求的输液速度"滴/分钟"不一致，需进一步换算。已知指定输液器的点滴系数为20（茂非滴管每20滴液体=1ml），假设需要调节的滴速为d（滴/分钟）。则ml/h=d/20×60（分钟）=3d，也就是输液泵上显示的流速是每分钟输液滴速的3倍。例如：按要求患者输液的速度是40滴/分钟，输液泵流速就要显示为120 ml/h。优点：利用上述换算公式调整输液速度既简便，又准确，既节省了调速时间，同时也保证了用药的安全。

第四节　输液故障排除法

一、溶液不滴

1. 针头滑出血管外　液体滴入皮下组织，局部肿胀、疼痛，挤压输液管无回血。处理：更换针头，另选静脉重新穿刺。

2. 针尖斜面紧贴血管壁　液体滴入不畅，局部无肿胀、疼痛，挤压输液管有回血。处理：调整针头位置或适当变换肢体位置，直到滴入通畅为止。

3. 针头阻塞　穿刺局部无反应，轻轻挤压输液管，感觉有阻力，松手后无回血。处理：更换针头和穿刺部位，重新穿刺。

4. 压力过低　由于周围循环不良、输液瓶位置过低或通气管不畅所致，表现为穿刺局部无疼痛、无肿胀，挤压输液管有回血。处理：适当抬高输液瓶位置或降低肢体位置。

5. 静脉痉挛　由于输入液体温度过低或输液环境温度过低所致，表现为局部无隆起，滴入不畅。处理：可在穿刺部位上方局部热敷以缓解静脉痉挛。

二、滴管内液面过高

1. 侧面有调节孔的滴管　夹住滴管上端的输液管，打开调节孔，待露出滴管内液面，见到点滴时，再关闭调节孔，松开输液管。

2. 侧面无调节孔的滴管　在输液管保持通畅的前提下，取下输液瓶倾斜，使针头露出瓶内液面（图16-13），待液体缓慢流下露出滴管内液面时，再将输液瓶挂回到输液架上。

三、滴管内液面过低

1. 侧面有调节孔的滴管　先夹住滴管下端的输液管，打开调节孔，待液面升高到滴管1/2~2/3时，再关闭调节孔，松开滴管下端的输液管。

2. 侧面无调节孔的滴管　折叠滴管下端的输液管，用手挤压滴管（图16-14），待滴管液面升至适当水平高度时，松开滴管下端输液管即可。

四、滴管内液面自行下降

在输液过程中，如果滴管内液面自行下降，则应检查输液器上端是否有漏气或裂隙，必要时更换输液管。

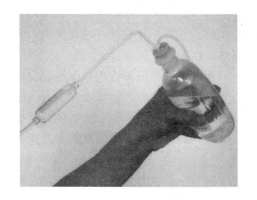 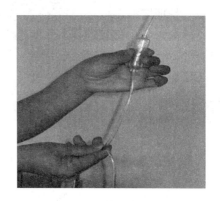

图 16-13　液面过高的调节方法　　　　图 16-14　液面过低的调节方法

考点：常见输液故障和处理

第五节　输液反应与护理

一、发热反应

（一）原因

发热反应（fever reaction）因输入致热物质所引起。多由于输入的溶液或药物制剂不纯、灭菌不彻底、消毒保存不良；输液器和注射器质量不合格；输液过程中未能严格执行无菌技术操作等因素所致。

（二）临床表现

多发生于输液后数分钟至 1 小时，患者表现为发冷、寒战继而高热。轻者体温在 38℃ 左右，重者体温可达 40℃ 以上，伴有头痛、恶心、呕吐、脉速等全身症状。

（三）护理措施

1．轻者减慢输液速度，重者立即停止输液，及时通知医生，观察生命体征的变化。

2．患者寒战时给予保暖，高热时采用物理降温。必要时遵医嘱给予抗过敏药物或激素治疗。

3．保留剩余药液和输液器进行检测，查找发热反应的原因。

（四）预防

输液前应认真检查药液的质量、输液器具的包装与灭菌日期，严格执行无菌技术操作。

二、急性肺水肿（循环负荷过重）

（一）原因

由于输液速度过快，或患者原有心肺功能不良，短时间内输入过多液体，使循环血容量急剧增加，循环负荷过重（circulatory overload reaction），心脏负荷过重而引起心力衰竭、肺水肿。

（二）临床表现

患者突感胸闷、气促、呼吸困难、咳嗽、面色苍白、出冷汗、咯粉红色泡沫样痰，严重时泡沫样血性痰自口鼻涌出。两肺听诊布满湿啰音，心率快，心律不齐。

（三）护理措施

1. 输液过程中加强巡视，注意观察，出现症状时，立即停止输液，通知医生，安慰患者。若病情允许，立即安置患者取端坐位，双腿下垂，以减少下肢静脉血回流。

2. 给予高流量氧气吸入，一般氧流量为 6～8L/min，以提高肺泡内氧分压，改善低氧血症。湿化瓶内置 20%～30% 乙醇湿化氧气，乙醇可以降低肺泡内泡沫表面张力，使泡沫破裂消散，从而改善肺泡内的气体交换，缓解缺氧症状。

3. 遵医嘱给予镇静、平喘、强心、利尿和扩血管药物，以扩张周围血管，加速体内液体的排出，减少回心血量，减轻心脏负担。

4. 必要时用止血带或血压计袖带轮流适当加压四肢，以阻断静脉血流，但动脉血仍能通过，以减少回心血量，减轻心脏负担，每隔 5～10 分钟轮流放松一侧肢体上的止血带，症状缓解后，逐渐解除止血带，注意观察肢体的情况。

（四）预防

严格控制输液速度和输液量，对心肺功能不良、老年人、小儿输液时更应慎重。

三、静脉炎

（一）原因

长期输入浓度较高，刺激性较强的药物；静脉内放置刺激性较强的输液导管时间过长，引起局部静脉壁化学性或机械性的损伤；输液中未严格执行无菌技术操作，导致局部静脉感染等。

（二）临床表现

沿静脉走行出现条索状红线，局部组织发红、肿胀、灼热、疼痛，有时伴有畏寒、发热等全身表现。

（三）护理措施

1. 停止在静脉炎（phlebitis）的部位继续输液，抬高患肢并制动。

2. 局部用 50% 硫酸镁溶液或 95% 乙醇溶液热湿敷，每日 2 次。或用中药如意金黄散加醋调成糊状，局部外敷，每日 2 次。

3. 超短波理疗，每日 1 次。

4. 合并感染者，根据医嘱给予抗生素治疗。

（四）预防

严格执行无菌操作；对血管壁刺激性强、浓度高的药物应充分稀释后再输入；静脉内置管时间不宜过长。由于下肢静脉血流缓慢，易发生血栓和炎症，最好选用上肢静脉（尤其下肢或腹部有创面的情况下更应选用上肢静脉）。对于需要长期输液的患者要有计划地更换输液部位，以保护静脉。

四、空气栓塞

（一）原因

空气栓塞（air embolism）是由于输液时导管内空气未排尽；输液管连接不紧密，有漏气；加压输液无人守护；液体输完未及时更换药液、拔针，造成大量空气进入血液循环。进入静脉的气体，随血液循环经右心房到右心室。如空气量少，则被右心室压入肺动脉，并分散到肺小动脉内，最后经毛细血管吸收，因而损害较小；如果空气量大，则在右心室内阻塞肺动脉的入口（图 16-15），使血液不能进入肺内，引起机体严重缺氧而危及生命。

（二）临床表现

患者感到胸部异常不适或胸骨后疼痛，随即发生呼吸困难，严重发绀，有濒死感，心前区听诊可闻及响亮的、持续的"水泡音"。

（三）护理措施

1. 立即安置患者取左侧卧位并头低足高位，使肺动脉口的位置低于右心室，以便气体能浮向右心室尖部，避开肺动脉入口，随心脏舒缩气泡被混成泡沫，分次小量地进入肺动脉内，弥散至肺泡逐渐被吸收（图 16-16）。

2. 给予高流量氧气吸入，可提高患者血氧浓度，改善患者缺氧状态，条件允许的情况下可以通过中心静脉导管抽出空气。

3. 严密观察患者病情变化，做好病情的动态记录，如果有异常情况及时对症处理。

（四）预防

输液前认真检查输液器的质量；排尽输液导管内的空气；输液中加强巡视，及时更换输液瓶并及时添加药液；输液完毕及时拔针；加压输液时要有专人守护。

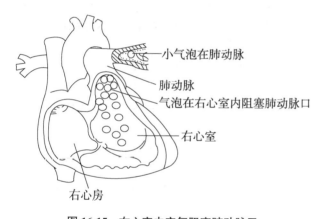

图 16-15　右心室内空气阻塞肺动脉口

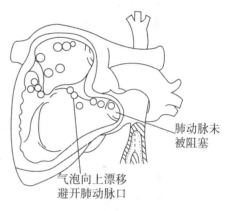

图 16-16　气泡向上漂移避开肺动脉口

考点：常见输液反应发生的原因、临床表现及护理

知识链接

药液渗出与外渗的观察

不同的药液渗漏其临床表现也有差别。高渗性药液，多为急性损害；碱性药液即使渗漏范围不大，也可累及深部组织；细胞毒性药物外渗后，局部皮肤出现红斑，也可出现小水疱，形成硬结，4～5 天后损伤边缘逐渐变硬，形成焦痂和溃疡。药液渗漏的轻重程度分为五级，0 级：没有症状；1 级：皮肤苍白，水肿范围的直径小于 2cm，皮肤发凉，伴有或不伴有疼痛；2 级：除了水肿范围的直径在 2～15cm 外，其余同 1 级表现；3 级：皮肤苍白，半透明状，水肿范围直径大于 15cm，皮肤发凉，伴有轻度或中度的疼痛；4 级：皮肤苍白，半透明状，可出现凹陷性水肿，水肿范围直径大于 15cm，皮肤紧绷致循环障碍，皮肤颜色出现青紫、肿胀并伴有中度或重度疼痛。

第六节　输液微粒污染及防护措施

输液微粒（infusion particles）是指输入液体中的非代谢性颗粒杂质，其直径一般为1～15μm，有的可达50～300μm，微粒的数量决定着液体的透明度，可判断液体的质量。一旦输液微粒进入人体，会对人体造成严重危害。

一、输液微粒的来源

1. 药物制作环节　制作过程中混入异物与微粒。如水、空气、原辅料及工艺过程中的污染。

2. 药液存放环节　①盛装药液的容器不洁净；②玻璃瓶内壁或橡胶塞受药液浸泡过长而侵蚀剥脱形成输液微粒。

3. 输液操作环节　①配药过程中的污染。如切割安瓿的玻璃碎屑、反复穿刺溶液瓶胶塞的橡胶屑脱落于溶液中；②输液环境空气中的微粒污染等。

4. 输液器具污染　输液器与注射器不洁净或老化脱屑等，都可使药液微粒污染。

二、输液微粒对人体的影响

输液微粒污染对机体的危害主要取决于微粒的大小、形状、化学性质以及微粒堵塞血管的部位、血流阻断的程度及人体对微粒的反应等。肺、脑、肝及肾等是最容易被微粒损害的部位。微粒进入人体，其危害程度严重而持久，具体表现为：

1. 阻塞血管　较大的微粒可直接阻塞局部血管，引起局部组织缺血、缺氧而致炎症、水肿甚至坏死。

2. 形成血栓和静脉炎　微粒进入人体后，可随血液循环刺激血管内壁引起损伤，不光滑的血管壁引起血小板的黏着，形成血栓和静脉炎。

3. 形成肉芽肿　微粒进入肺、脑、肾等器官的毛细血管时，可引起巨噬细胞增殖，包围微粒形成肉芽肿，影响这些脏器的功能。

4. 引起热原样及变态反应　有些微粒可使机体出现发热反应，而有些微粒可起到抗原作用而致过敏反应或血小板减少。

三、防止输液微粒污染的措施

1. 药物生产环节的预防　药物生产车间要改善环境卫生条件、安装空气净化装置，防止空气中悬浮尘粒与细菌污染；工作人员要穿工作服，工作鞋，戴口罩，必要时戴手套；选用优质溶剂与注射用水；采用先进技术，提高检验技术，确保药液质量。

2. 输液操作环节的控制

（1）认真检查输入液体质量、透明度、溶液瓶有无裂痕、瓶盖有无松动，瓶签字迹是否清晰及有效期等。

（2）空气洁净，净化操作时空气，可在超净工作台进行输液前准备；对监护病房、手术室、产房、婴儿室应定期进行空气消毒，或安装空气净化装置，有条件的医院在一般病室也应安装空气净化装置，减少病原微生物和尘埃的数量。

（3）严格执行无菌技术操作原则，遵守操作规程；药液现用现配，避免污染；正确切割安瓿并对折断部位进行消毒，减少玻璃碎屑的污染。

（4）加药时避免使用粗针头及多次穿刺瓶塞。方法为：当液体中加入多种药物时，要避免使用粗针头抽吸，可用一枚针头插入瓶塞，另一枚针头抽吸药液，以减少瓶塞同一部位反复穿刺次数，减少瓶塞微粒污染，液体中如发现有橡胶塞屑应禁止输入。

（5）利用静脉输液过滤系统。认真检查密闭式一次性输液（血）器和一次性注射器的质量、有效期及在通气针头和输液管末端放置的滤膜，滤膜可对注入人体的药液进行净化处理，极大地减少药液的微粒污染。

考点：输液微粒对人的影响及预防措施

 知识链接

静脉输液的潜在风险

据统计：门诊患者中有30%要行静脉输液进行药物治疗，住院患者平均有95%要行静脉输液进行药物治疗。静脉输液对多种疾病的康复和危重患者的抢救起到了重要作用，但静脉输液也存在潜在的风险。如：发生输液反应、不溶性微粒污染、血管破坏、药液外渗、交叉感染及产生耐药性等潜在风险。世界卫生组织倡导的合理用药原则是：能口服的不肌肉注射，能肌肉注射的绝不静脉注射。即使必须注射的也应该尽量减少注射的次数，同时减少注射剂联合使用的种类，避免不良反应和配伍禁忌的出现。

小结
　　静脉输液是临床最常见的护理操作之一，通过静脉输入晶体、胶体及高营养液可快速补充体内丢失的水分、电解质及营养物质，从而达到增加循环血量，改善微循环，维持血压，补充营养的目的，还可通过输入药物，治疗疾病。然而，静脉输液技术应用不当会出现局部和全身的不良反应，如液体外渗所致的皮肤肿痛甚至坏死、静脉炎、发热反应、循环负荷过重、空气栓塞等。因此护士操作中要严格执行无菌操作原则和查对制度，严格执行操作规程，为提高穿刺成功率，应选择合适的血管，采用合适的进针角度和合适的皮肤绷紧方法，除此之外要加强与患者的沟通，尊重患者的感受。另外，要根据病情、年龄和药物的性质严格控制输液的速度。加强病房巡视，对出现的输液故障及不良输液反应能及时发现并采取有效的处理措施，以确保患者输液过程的安全、有效。

（陈焕芬　王俊华）

第十七章　静脉输血

案例

患者，男，47岁，因车祸导致股动脉破裂大出血急诊入院。入院后，患者表情淡漠，面色苍白，脉搏细弱，出冷汗。查体：血压70/45mmHg，心率125次/分。为纠正失血性休克，遵医嘱输血1000ml。为尽快将血输入患者体内，值班护士将血液置于70℃热水中提温，5分钟后输入患者体内。当输入15分钟左右时，患者自感头部及腰背部剧痛，出现胸闷气促、恶心、呕吐等症状。根据此案例请思考：①患者输血后发生了什么情况？②引起这种情况的原因是什么？③应如何处理？④护士在输血前应做好哪些准备工作？

第一节　静脉输血的目的及原则

静脉输血（blood transfusion）是将全血或成分血（如红细胞、白细胞、血小板、血浆等）通过静脉输入人体内的方法。静脉输血是急救和治疗疾病的重要措施之一，临床应用广泛。近年来，输血理论和技术得到飞跃发展，无论是输血器材的更新、献血员的筛选，还是血液的分离、保存和管理等都取得了很大的成效，为临床安全、有效的输血治疗以及血源节约提供了有力的保障。由于血液制品对患者来说是一种异体组织，在输血过程中具有一定的风险，所以要求护士必须掌握输血的相关知识，以保证输血治疗顺利进行，并减少不良反应的发生。

342

一、静脉输血的目的

1. 补充血容量　增加有效循环血量，提高心输出量，提升血压，维持正常的血液循环。常用于各种原因引起的血容量不足或休克的患者。

2. 补充血浆蛋白　维持血浆胶体渗透压，减轻组织液渗出和组织水肿，保持有效循环血量。常用于低蛋白血症以及大出血、大手术的患者。

3. 补充血红蛋白　增强红细胞携氧能力，纠正贫血。用于血液系统疾病引起的严重贫血及某些慢性消耗性疾病的患者。

4. 补充血小板和各种凝血因子　改善凝血功能，有助于止血。常用于凝血功能障碍的患者。

5. 补充补体、抗体　增强机体免疫力，提高机体抗感染的能力。常用于严重感染、烧伤等患者。

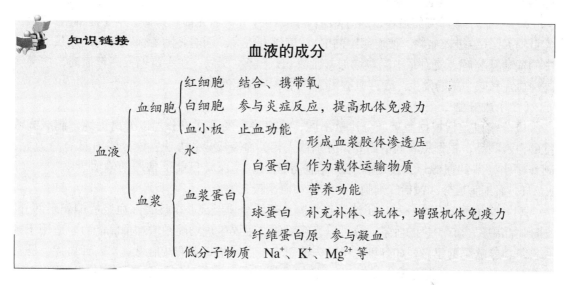

知识链接　**血液的成分**

血液
- 血细胞
  - 红细胞　结合、携带氧
  - 白细胞　参与炎症反应，提高机体免疫力
  - 血小板　止血功能
- 血浆
  - 水
  - 血浆蛋白
    - 白蛋白
      - 形成血浆胶体渗透压
      - 作为载体运输物质
      - 营养功能
    - 球蛋白　补充补体、抗体，增强机体免疫力
    - 纤维蛋白原　参与凝血
  - 低分子物质　Na^+、K^+、Mg^{2+} 等

二、静脉输血的原则

1. 输血前必须做血型鉴定及交叉配血试验。

2. 患者如需再次输血，则必须重新做交叉配血试验，以检测机体是否已经产生抗体，避免再次输血发生不良反应。

3. 无论输全血还是成分血，均需输同型血。但在紧急情况下，如无同型血，可输异型血。O型血可输给其他血型的患者，AB型血患者可接受其他血型的血液。但要求直接交叉配血试验结果是阴性，间接交叉配血试验结果为阴性或阳性；一次少量输入，最多不要超过400ml，且输入速度要缓慢。因为输异型血时，输入的血液量比较少，供血者血清中的抗体可被受血者大量的血浆稀释，不足以引起受血者的红细胞凝集而发生输血反应（图17-1）。

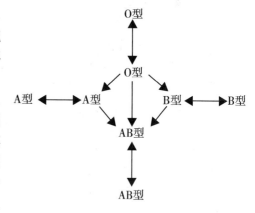

图 17-1　输血关系图

考点：静脉输血的目的及原则

第二节　血液制品的种类及交叉配血试验

一、血液制品的种类及适应证

血液由血细胞和血浆两部分组成。随着输血技术的不断发展，血液制品的种类也日益增多。

（一）全血

全血指采集后未经过任何加工而全部保存备用的血液，包括新鲜血和库存血两种。

1. 新鲜血　指在 4℃ 环境中保存 1 周以内的血液。由于存放时间短，新鲜血基本保留了血液原有的各种成分，可以补充各种血细胞、凝血因子和血小板，对血液病患者尤其适用。

2. 库存血　指在 4℃ 环境中保存 2 ～ 3 周的血液。库存血中的有效成分会随着时间的推移而发生变化。正常红细胞的平均寿命为 120 天，每天衰亡率为 1% 左右。白细胞仅能存活 3 ～ 5 天。血小板易凝集破坏，24 小时后逐渐减少，3 天后无治疗价值。由于血细胞的破裂，大量的 K^+ 外溢进入血浆，使血浆中的 K^+ 浓度逐渐升高。同时，随着保存时间的延长，血液中的葡萄糖分解，使血浆中乳酸增加，血液 pH 下降。所以，在大量输入库存血时，应警惕高钾血症和酸中毒的发生。库存血适用于各种原因引起的大出血。

（二）成分血

成分输血是指根据血液成分比重不同，将血液中的不同成分加以分离提纯，制成高浓度的血液制品，根据患者病情需要，分别输入相关血液成分的方法。成分输血具有疗效好、副作用小、节约血源以及便于保存和运输等优点，是医院目前最常用的输血方法。

1. 血细胞成分　包括红细胞、白细胞和血小板三类。

（1）红细胞：分为三种：①浓缩红细胞：新鲜全血经离心沉淀去除血浆后的剩余部分。血液制品中仍含有少量的血浆，故可以直接输用。主要生理功能是增加携氧能力，适用于各种携氧功能缺陷的患者，如各种急慢性失血患者、血容量正常的贫血患者、高钾血症、肝肾功能障碍者；②红细胞悬液：经新鲜全血离心沉淀去除血浆后的红细胞加等量的红细胞保养液制成的血液制品。适用于战地急救及中小手术者；③洗涤红细胞：新鲜全血经离心去除血浆和白细胞后，用无菌生理盐水洗涤数次，最后加适量生理盐水悬浮。因为抗体含量较少，适用于免疫性溶血性贫血患者、对血浆蛋白过敏的贫血患者、脏器移植术后以及反复输血患者等。

（2）白细胞浓缩悬液：新鲜全血离心后所取的白膜层即为白细胞浓缩悬液。保存条件为 4℃ 环境，48 小时内有效。主要生理功能是提高机体抗感染能力，适用于粒细胞缺乏伴严重感染者。

（3）血小板浓缩悬液：新鲜全血离心后所得，22℃ 保存，24 小时内有效。主要生理功能是参与止血，适用于血小板减少或血小板功能障碍所致的出血患者。

2. 血浆成分　新鲜全血离心后所得到的液体部分。主要成分为血浆蛋白，不含血细胞，无凝集原，故输入时无需做血型鉴定和交叉配血试验。可分为以下几种：

（1）新鲜液体血浆：4℃ 保存，24 小时内有效。含所有凝血因子，适用于凝血因子缺乏的患者。

（2）冰冻血浆：①新鲜冰冻血浆：在 –30℃ 以下冰冻成块的血液制品。有效期为 1 年，使用时，置于 37℃ 温水中融化，于 6 小时内输完。因含有全部的凝血因子，适用于凝血因子缺乏的患者；②普通冰冻血浆：在 –30℃ 以下的环境中冰冻成块，可低温保存 5 年。保存时间超过 1 年的新鲜冰冻血浆也可称为普通冰冻血浆。使用时，需置于 37℃ 温水中融化，于 6 小时内输完。因保存时间较长，不稳定的凝血因子 V 和 Ⅷ 被破坏，但含其他所有稳定的凝血因子，适用于除凝血因子Ⅴ和Ⅷ以外的凝血因子缺乏患者。

（3）保存血浆：适用于低血容量、低血浆蛋白的患者。

（4）干燥血浆：是将冰冻血浆于真空中干燥而成的血液制品。有效期5年。使用时，用适量无菌生理盐水或0.1%枸橼酸钠溶液溶解。

3．血浆蛋白成分

（1）白蛋白制剂：从血浆中提取制成的血液制品，临床常用的是5%的白蛋白制剂。可增加血浆蛋白的含量，提高血浆胶体渗透压，减少组织液渗出，减轻水肿，同时补充血容量。适用于低蛋白血症患者，如营养性水肿、肝硬化腹水、烧伤、肾病等。

（2）纤维蛋白原：适用于纤维蛋白缺乏症、弥散性血管内凝血（DIC）患者。

（3）抗血友病球蛋白浓缩剂：适用于血友病患者。

考点： 血液制品种类及适应证

二、血型及交叉配血试验

（一）血型

根据红细胞表面的凝集原不同，将人类的血液分为若干类型。临床中主要应用的有ABO血型系统和Rh血型系统。

1．ABO血型系统　正常红细胞表面含有A、B两种凝集原，根据所含凝集原的不同，将人类血液分成A、B、O、AB四种类型。血清中含有的与凝集原相对抗的物质，称为凝集素，分别为抗A凝集素和抗B凝集素（表17-1）。

表17-1　ABO血型系统

血型	凝集原	凝集素	血型	凝集原	凝集素
A	A	抗B	O	无	抗A、抗B
B	B	抗A	AB	A、B	无

知识链接

ABO血型系统

卡尔·兰德斯坦纳是奥地利著名医学家，1900年发现A、B、O三种血型。1902年，兰德斯坦纳的两名学生把实验范围扩大至155人，又发现了较为稀少的AB血型。1927年，国际上正式确定血型有A、B、O、AB四种类型。至此，现代血型系统正式确立。卡尔·兰德斯坦纳于1930年因发现了A、B、O血型而获得诺贝尔医学及生理学奖。

2．Rh血型系统　人类红细胞表面除了含有A、B抗原外，还有C、c、D、E、e5种抗原。从理论上推断，有3对等位基因Cc、Dd、Ee控制着6种抗原，但实际上未发现单一的抗d血清，因而认为d是"静止基因"，红细胞表面不表达d抗原。在5种抗原中，D抗原的抗原性最强。因此通常将红细胞表面含有D抗原的，称为Rh阳性；而红细胞表面缺乏D抗原的，称为Rh阴性。在我国汉族和大部分少数民族的人中，Rh阳性者约占99%，Rh阴性者仅占1%左右。但是在另外一些少数民族中，Rh阴性的人较多，如苗族为12.3%，塔塔尔族为15.8%。在国外的一些民族中，Rh阳性者大约占85%。

知识链接

Rh 血型系统

Rh 是恒河猴（Rhesus Macacus）外文名称的头两个字母。兰德斯坦纳等科学家在 1940 年做动物实验时，发现恒河猴和多数人体内的红细胞表面共同存在 Rh 血型的抗原物质，因而得名。随着对 Rh 血型系统的深入研究，认为 Rh 血型系统可能是红细胞血型中最为复杂的一种血型系统。Rh 血型系统的发现，对更加科学地指导输血工作和进一步提高新生儿溶血病的实验诊断及维护母婴健康，都有非常重要的意义。

（二）交叉配血试验

由于血清中含有不同的凝集素，为了保证输血安全，输血前不仅要检测受血者和献血者的血型是否相同，还要做交叉配血试验，检测两者之间是否有不相容的抗体（表 17-2）。

1. 直接交叉配血试验　供血者红细胞和受血者血清之间进行配合实验。目的检测受血者血清中是否含有破坏供血者红细胞的抗体。

2. 间接交叉配血试验　受血者红细胞和供血者血清之间进行配合实验。目的是检测供血者血清中是否含有破坏受血者红细胞的抗体。

表 17-2　交叉配血试验

	直接交叉配血试验	间接交叉配血试验
供血者	红细胞	血清
受血者	血清	红细胞

第三节　输血前的准备

一、备血

（一）输血申请及知情同意

1. 主治医师根据患者情况，提出输血申请，并逐项填写《临床输血申请单》，核准签字。

2. 主治医师向患者及其家属说明输同型异体血的不良反应和经血传播疾病的可能性，征取患者及家属的同意，并让其在《输血知情同意书》（附表 17-1）上签字，放入病历。

（二）采集血标本

根据医嘱，护士持《临床输血申请单》和贴好标签的试管到患者床旁，核对患者，抽取血标本 2ml。与已填好的《临床输血申请单》一并送交血库，做血型鉴定和交叉配血试验。

二、血库取血

根据医嘱，凭取血单到血库取血，并与血库工作人员做好三查八对。三查：血液的有效期、血液质量、输血装置是否完好；八对：患者床号、姓名、住院号、血袋（瓶）号、血型、交叉配血试验结果、血液制品种类及剂量。核对无误后，方可在交叉配血单上签全名，取回使用。

三、质量保证

1. 从血库中取出的血制品不能剧烈震荡，以免红细胞大量破坏而引起溶血反应。

2. 如为库存血，可在室温下放置 15～20 分钟后再输入，以防输入血液温度过低，引起不良反应；但切勿加热，以免血浆蛋白凝固变性而引发输血反应。

3. 血制品中绝对不允许加入其他任何药物，以防血液变质。

四、再次核对

由两名护士核对交叉配血报告单及血袋标签各项内容，检查血袋有无破损渗漏，血液颜色是否正常；核对患者床号、姓名、性别、年龄、病案号、门急诊／病室、血型等，确认与配血报告相符，方可输入。

考点： 输血前准备工作

第四节 静脉输血法

静脉输血法包括间接静脉输血法、直接静脉输血法及自体静脉输血法，目前以间接静脉输血法最为常用。

一、间接静脉输血法

将抽出的供血者血液，按静脉输液法输给患者的方法称为间接输血法（表 17-3）。

表 17-3 间接静脉输血法

操作流程	操作步骤和要点说明
【操作前评估】	• 患者年龄、病情、血型、输血史、过敏史、心肺情况、意识状态、自理能力等 • 患者对静脉输血的认识、心理状态及合作程度 • 穿刺部位皮肤和血管状况（一般选择四肢浅静脉；急需输血时，多采用肘部粗静脉；周围循环衰竭时，可采用锁骨下静脉、颈外静脉）
【操作前准备】 护士准备 用物准备	• 衣帽整洁，洗手，戴口罩 • 一次性输血器（滴管内有滤网，可滤过较大的细胞碎屑和纤维蛋白等微粒，但可使血细胞、血小板、凝血因子等顺利通过；输血器穿刺针头为 9 号针头，避免血细胞通过时，受挤压变形破坏）（图 17-2）、血液制品、无菌生理盐水，其他同静脉输液（图 17-3）
患者准备 环境准备	• 了解输血的目的、注意事项及相关知识，排空大小便，取舒适卧位 • 环境宽敞、明亮、安静、整洁
【实施步骤】 核对告知 建立通路 三查八对	• 备齐用物携至床旁，两名护士做好"三查八对"，告知患者输血目的、输血量、存在的风险及配合要点，嘱患者排空尿液和粪便，协助其取舒适卧位 • 按静脉输液法建立静脉通路，输入适量无菌生理盐水，确保针头在静脉内 • 两名护士再次"三查八对"，确认无误

操作流程	操作步骤和要点说明
摇匀血液	• 以手腕旋转动作轻轻摇匀贮血袋内的血液，避免剧烈震荡，防止红细胞破坏
静脉输血	• 戴手套，打开贮血袋封口，常规消毒开口处橡胶管，将输血器针头刺入橡胶管内，将贮血袋缓慢挂在输液架上 要点：戴手套是为了保护操作者自身的安全
调节滴速	• 开始缓慢输注，滴速应少于 20 滴 / 分钟，观察 10 ~ 15 分钟后，如无不良反应，根据患者的年龄、病情调节滴速 要点：输血反应常发生于输血后的 10 ~ 15 分钟内，所以开始输注速度要慢，并观察 10 ~ 15 分钟；一般成人 40 ~ 60 滴 / 分钟，儿童酌减，年老体弱、严重贫血、心肺功能不良者应谨慎，速度宜慢
安置卧位	• 撤去治疗巾、小垫枕及止血带，整理床铺，协助患者取舒适卧位，将呼叫器放在患者易取处。脱手套，洗手
核对记录	• 再次核对患者床号、姓名、血型等，在输血治疗单上记录签字，并告知输血注意事项
巡视观察	• 输血过程中，严密巡视，倾听患者主诉，观察有无不良反应发生
续血处理	• 如需输入 2 袋以上的血液，应在两袋血之间加输无菌生理盐水，避免两袋血之间发生不良反应
冲管拔针	• 在血液即将输完时，更换无菌生理盐水继续输入，保证血液全部输入体内，确保输血量精确，避免资源浪费 • 拔针、按压穿刺点 要点：输血器针头较粗，按压时间应适当延长，直至穿刺点不出血为止
用物整理	• 安置患者于舒适体位，整理病床单位，清理用物 要点：将输血器针头剪入锐器盒内，输血器放入医用垃圾袋集中处理；空贮血袋置 4℃ 的冰箱内至少保存 24 小时，患者无不良反应，方可放入医用垃圾袋处理
洗手记录	• 洗手，记录输血时间、种类、血型、输血量、血袋号、有无输血反应及相关处理
【操作后嘱咐】	• 嘱患者输血过程中不能擅自调节滴速，以免引起不良反应；避免输血器导管受压、扭曲，保证输血顺利进行 • 嘱患者穿刺肢体活动度不可过大，只能平行移动，不可上下弯动，避免针头脱出血管外，输血终止 • 嘱患者输血过程中如出现穿刺局部肿胀疼痛、胸闷气促、浑身发冷、四肢麻木等不适时，及时按呼叫器，护士会及时进行相关处理
【操作后评价】	• 操作认真、规范，静脉选择合适，穿刺部位无肿胀，能根据病情、年龄调节滴速，输血顺利，患者无局部和全身不良反应 • 操作中体现对患者的关爱，沟通有效，患者理解输血目的，有安全感，能主动配合

【注意事项】

1. 采集血液标本时，必须做到"一人一次一管"，逐次采集，禁止同时采集两个人的血液，以免发生混淆。

2. 自血库取出的血液应在 30 分钟内输入，并在规定的时间内（一般 4 小时内）输完，若不能立即输入，应及时送血库代为保存。

3. 严格执行无菌操作原则及查对制度，输血前两名护士认真核对，准确无误后方可输入。正常库存血（图 17-4）分上下两层，界限清晰，上层是淡黄色的半透明状血浆，下层是色泽均匀的暗红色血细胞，

操作流程	操作步骤和要点说明

无血凝块。如果血袋标签模糊不清，血袋破损漏血；血液上下分层不清晰，血浆呈暗灰色或乳糜状，且有明显的气泡、絮状物或粗大颗粒，血细胞呈现暗紫色，且有明显血凝块，或者血制品已超过有效期等，均不能再用。

4．如果全血和成分血同时输入，根据保存时间的长短，应先输成分血（尤其是血小板浓缩悬液），其次是新鲜血，最后是库存血，以保证成分血新鲜输入；如果一次输入多个供血者的成分血，在输血前根据医嘱给予抗过敏药物，以减少过敏反应的发生。

5．输血时，不可随意往血液中加入其他药物，如钙剂、酸性或碱性药物、低渗或高渗药物等，以防发生凝血或溶血。

6．输血过程中加强巡视，耐心听取患者主诉，密切观察有无不良反应。若发生输血反应，应立即给予相应处理（见本章第五节）。

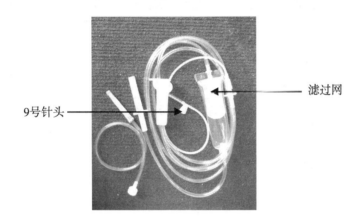

图 17-2 输血器

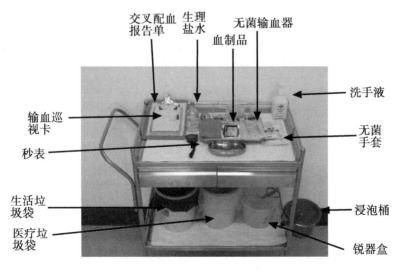

图 17-3 输血用物

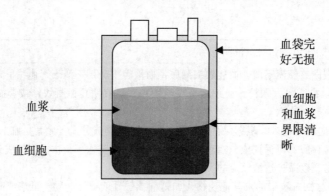

图 17-4　正常的库存血

二、直接静脉输血法

将供血者的血液抽出，直接输给受血者的方法。常用于婴幼儿的少量输血或无库存血而患者又急需输血时（表 17-4）。

表 17-4　直接静脉输血法

操作流程	操作步骤和要点说明
【操作前评估】	• 受血者的姓名、年龄、病情、用药情况、心肺情况、意识状态、自理能力等 • 受血者的血型、输血史及过敏史、对静脉输血的认识、心理状态及合作程度 • 供血者的姓名、年龄、血型、对静脉输血的认识、心理状态及合作程度 • 交叉配血试验结果 • 受血者及供血者肘部皮肤及静脉状况
【操作前准备】 护士准备 用物准备 受血者准备 供血者准备 环境准备	• 衣帽整洁，洗手，戴口罩 • 3.8% 的枸橼酸钠溶液、50ml 注射器及针头数个（根据输血量决定）、血压计，其他同静脉输液 • 了解输血的目的、注意事项及相关知识，排空尿液和粪便，取舒适卧位 • 同上 • 环境宽敞、明亮、安静、整洁
【实施步骤】 核对解释 安置卧位 抽抗凝剂 抽、输血液	• 备齐用物携至床旁，核对供血者和受血者床号、姓名、血型、交叉配血试验结果 • 请供血者和受血者分别卧于相邻的两张床上，露出一侧肘部，暴露穿刺部位 • 用 50ml 无菌注射器抽取 3.8% 的枸橼酸钠溶液 5ml 备用 　要点：3.8% 的枸橼酸钠溶液具有抗凝作用，可避免血液凝固 • 将血压计袖带缠于供血者上臂并充气，使静脉充盈，易于操作 　要点：血压计压力维持在 100mmHg 左右 • 选择穿刺静脉，常规消毒皮肤，待干 • 用备好的注射器抽取供血者的血液，然后立即将抽出的血液注入受血者静脉内 　要点：抽血、输血需要三人配合：一人抽血，一人传递，另外一人输血，如此连续进行；抽血时不可过急，注意观察供血者面色、血压等变化，并询问有无不适；输血时速度不可过快，注意观察受血者反应；连续抽血、输血时，不必拔出针头，只需更换注射器，在抽血间歇放松袖带，并用手指按压穿刺上方的血管，避免出血

操作流程	操作步骤和要点说明
拔针按压 用物整理 洗手记录	• 输血完毕，及时拔出针头，用无菌纱布按压穿刺点，直至不再出血 • 同间接静脉输血 • 同间接静脉输血
【操作后嘱咐】	• 嘱供血者、受血者均需卧床休息一会，无不良反应后方可离床活动 • 拔针后两者均需沿着静脉走行的方向在针眼稍上方纵向按压，直至不再出血为止，穿刺肢体不能马上剧烈活动、沾水等
【操作后评价】	• 操作认真、规范，静脉选择合适，输血顺利 • 受血者、供血者均无局部和全身不良反应

【注意事项】

1．严格执行无菌操作原则及查对制度。

2．从供血者血管抽血时不可过急过快，注意观察供血者面色与血压变化，及时询问有无不适。

3．余同间接静脉输血法。

三、自体输血法

自体输血法是指术前采集患者自身的血液或术中收集患者丢失的血液，经过抗凝、洗涤等处理，再回输给患者的方法（表 17-5）。

表 17-5　自体输血法

项目	内容
优点	1．节约血源 2．无需做血型鉴定和交叉配血试验，节省输血成本 3．可避免因抗原抗体反应引起的输血反应 4．减少因输血带来的疾病传播
适应证	1．估计出血量较大的择期手术者，如肝叶切除术者 2．大血管、心内直视手术者或门脉高压手术者 3．胸腔或腹腔内出血未被污染者，如脾破裂、异位妊娠破裂出血者 4．术后 6 小时内引流血液回输 5．血型特殊，难以找到相应血源者
禁忌证	1．肝、肾功能不全者 2．严重贫血者、凝血因子缺乏者、脓毒血症或菌血症者 3．血液已受胃肠道内容物、消化液、尿液等污染者 4．血液可能被癌细胞沾污者 5．胸腹腔开放性损伤超过 4 小时或血液在体腔内存留时间过长者
形式	1．预存式自体输血 术前抽取患者的血液，按照要求低温保存，手术时再回输给患者。适用于出血量估计较大的择期手术者，且患者一般状况好，血红蛋白＞110g/L 或红细胞压积＞30% （1）从择期手术前 3～5 周开始采血，两次采血时间间隔不少于 3 天，每次采血量 300～400ml，直至术前 3 日停止

项目	内容
形式	（2）在采血前后可给患者铁剂、维生素 C 及叶酸（有条件的可应用重组人红细胞生成素）等治疗 （3）按血液储存要求保存，手术时输入 2．稀释式自体输血 （1）在患者麻醉前，从患者一侧肢体静脉采血保存，以备术中回输；同时从另外一侧肢体静脉输入采血量 3～4 倍的电解质溶液或适量血浆替代品补充血容量 （2）采血量取决于患者状况和术中可能失血量，每次可采 800～1000ml，一般以血红蛋白 100g/L 左右、白蛋白最低 30g/L、血细胞比容不低于 25% 为宜，采血速度 40ml/min （3）术中失血量大于 300ml 可开始回输自体血，应先输最后采集的血液，因最先采集的血液中红细胞和凝血因子含量较多，保存时间可适当长些 3．回收式自体输血 血液回收是指用血液回收装置，将患者体腔积血、手术失血及术后引流血液进行回收、抗凝、滤过、洗涤等处理，然后回输给患者。血液回收必须采用合格的设备，回收处理的血液必须达到一定的质量标准。

考点： 间接及直接静脉输血法的操作要点及注意事项

第五节　输血反应及护理

输血是一项操作精细、难度较大、危险性高的护理技术。在整个输血过程中，护士不仅要严格执行无菌操作和查对制度，认真按照程序完成输血操作，还要严密巡视患者，及时发现输血反应，并给予准确的处理。常见的输血反应如下：

一、发热反应

发热反应是输血反应中最常见的反应。

（一）原因

1．输入致热物质　是最主要原因，如血液制品、保养液或输血器等被致热物质污染，导致致热物质随着血液制品输入患者体内而引起发热反应。

2．细菌污染　未严格执行无菌操作原则，造成输血污染。

3．抗原抗体反应　多次输血后，患者血液中会产生白细胞和血小板抗体，当再次输血时，发生的抗原抗体反应就会引起发热。

（二）临床表现

多发生在输血过程中或输血后 1～2 小时内。患者开始有畏寒或寒战，继而体温升高，可达 38～41℃以上，持续时间由半小时至数小时不等。可伴有皮肤潮红、头痛、恶心、呕吐等症状，严重者可出现呼吸困难、血压下降、抽搐，甚至昏迷。

（三）护理措施

1．反应轻者减慢输血速度或暂停输血，症状一般可自行缓解；反应重者，立即停止输血，用无菌生理盐水维持静脉通路，及时通知医生给予处理，并将保留的余血及输血器一并送检找原因。

2．给予对症处理。寒战者添加衣被注意保暖；高热者物理降温。

3. 密切观察病情，检测生命体征的变化。

4. 遵医嘱给予抗过敏药物、退热药或肾上腺皮质激素。

（四）预防

1. 严格管理血液制品及输血器，避免致热物质污染。

2. 严格执行无菌操作原则，避免细菌污染。

二、过敏反应

（一）原因

1. 患者　自身为过敏体质，输入血液中的异体蛋白与其体内的蛋白质结合形成全抗原，引起过敏反应；多次输血后，患者体内产生过敏性抗体，再次输血时，抗原抗体发生作用致过敏反应发生。

2. 供血者　自身为过敏体质，血液中的变态反应性抗体通过输血传给患者，在患者体内与相应抗原结合而发生过敏反应；供血者在献血前进食了可致敏的食物或药物，使被采集的血液中含有致敏物质，输给患者，引起过敏反应的发生。

（二）临床表现

过敏反应一般发生在输血后期或输血即将结束时，表现轻重不一，症状出现越早，反应越严重。

1. 轻度反应　局部或全身出现皮肤瘙痒或荨麻疹。也可见血管神经性水肿，多见于颜面部，表现为眼睑、口唇水肿，可在数小时后消退。

2. 中度反应　可因喉头水肿、支气管痉挛而致呼吸困难，两肺可闻及哮鸣音。

3. 重度反应　过敏性休克。

（三）护理措施

1. 反应轻者减慢滴速，密切观察病情变化；反应重者立即停止输血，用无菌生理盐水维持静脉通路，迅速通知医生给予及时处理，并将余血和输血器送检。

2. 遵医嘱给予抗过敏药物，如盐酸肾上腺素、异丙嗪、苯海拉明、地塞米松等。

3. 呼吸困难者，给予氧气吸入；喉头水肿并伴严重呼吸困难者，进行气管插管或气管切开；循环衰竭者，立即进行抗休克治疗。

4. 严密观察病情变化，检测生命体征。

（四）预防

1. 有过敏史的患者，输血前预防性地使用抗过敏药物。

2. 加强对供血者的筛选和管理，禁止采集有过敏史供血者的血液；供血者在献血前4小时内不宜进食高蛋白质、高脂肪的食物，不宜服用易致敏的药物，避免血中含有致敏物质。

三、溶血反应

溶血反应是最严重的一种输血反应，是受血者或供血者的红细胞发生异常破坏、溶解引起的一系列的临床症状。可分为血管内溶血和血管外溶血。

（一）血管内溶血

1. 原因

（1）输入异型血：为最主要原因，溶血反应发生快，一般输入 10～15ml 即可出现症状。

（2）输入变质血：如血液过期、血袋破裂，血液被污染、血液剧烈震荡、血液不合理加热等；血液中加入高渗、低渗或能影响血液 pH 值的药物等，致使红细胞被大量破坏。

2．临床表现

第一阶段：患者头部胀痛、四肢麻木、胸闷、腰背部剧烈疼痛。原因是患者血中的凝集素与输入血中的凝集原发生凝集反应，导致红细胞凝集成团，堵塞部分小血管，造成组织缺血缺氧。

第二阶段：患者出现黄疸、血红蛋白尿（酱油色），并伴畏寒、高热、呼吸困难、血压下降等。原因是凝集的红细胞溶解，使大量血红蛋白入血所致。

第三阶段：患者出现肾衰竭，表现为少尿、无尿，甚至死亡。原因是大量的血红蛋白随着血液循环进入肾小管，遇酸性物质结晶析出，阻塞肾小管。同时，由于抗原抗体反应，导致肾小管上皮细胞缺血、缺氧，坏死脱落，进一步阻塞肾小管。

3．护理措施

（1）立即停止输血，用无菌生理盐水维持静脉通路，通知医生给予处理；将保留的余血和输血器，连同从另外一侧肢体重新抽取的血标本一并送检，做血型鉴定和交叉配血试验。

（2）氧气吸入，遵医嘱给予升压药或其他药物治疗。

（3）保护肾：双侧腰部封闭，并用热水袋敷双侧肾区，解除肾小管痉挛；遵医嘱静脉滴入碳酸氢钠溶液，以碱化尿液，增加血红蛋白的溶解度，减少结晶体，避免对肾小管的阻塞。

（4）密切观察生命体征及尿量，对尿少、无尿者立即按急性肾衰竭处理。

（5）若出现休克症状，则立即抗休克治疗。

（6）心理护理：安慰患者，减轻其紧张、恐惧的心理。

4．预防

（1）提高责任心，认真做好血型鉴定和交叉配血试验。

（2）严格按照要求采集和保存血液，避免血液变质。

（3）需要输血时，严格执行查对制度，严格按操作规程实施输血技术。

（二）血管外溶血

由于 D 抗原的抗原性最强，在临床中，血管外溶血大部分由 D 抗原与其相应抗体作用所致。当 Rh 阴性（无 D 抗原）的个体第一次输入 Rh 阳性（含 D 抗原）的血液时，患者不会发生溶血反应，但在体内会产生相应抗体。当再次输入 Rh 阳性的血液后，就会发生溶血反应。由于 Rh 阳性者占多数，Rh 血型不符发生的溶血反应比较少见；且发生时间较晚，一般为输血后数小时甚至数天后；症状也比较轻，一般为轻度的体温升高伴乏力、血胆红素升高等。此类患者应查明原因，确诊后避免再次输血。

知识链接

Rh 血型的特点及临床意义

人的血清中不含抗 -Rh 的天然抗体，第一次输异型血时，不会发生溶血反应，但会产生抗 -Rh 的免疫性抗体。比如当 Rh 阴性孕妇怀有 Rh 阳性胎儿后，在妊娠末期或分娩时，大量胎儿红细胞进入母体，使母体血液中的抗体增多，但很少发生新生儿溶血。但第二次怀有 Rh 阳性胎儿时，母体内的抗体（主要是 IgG，分子比较小）就会通过胎盘进入胎儿体内发生新生儿溶血。所以当 Rh 阴性孕妇第一次分娩出 Rh 阳性胎儿时，必须在分娩后 72 小时内注射抗 -Rh 的 γ 蛋白，中和进入母体的 D 抗原，避免相应抗体的生成，预防第二次妊娠时发生新生儿溶血。

四、与大量输血有关的反应

大量输血是指 24 小时内紧急输血量等于或大于患者总循环血量。常见的反应如下：

（一）急性肺水肿（循环负荷过重）：同静脉输液。

（二）出血倾向

1．原因　库存血中血小板和凝血因子有不同程度的破坏，大量输血时，导致患者血小板和凝血因子含量相对减少而引起出血。

2．临床表现　患者可表现为黏膜、皮肤有瘀点、瘀斑，牙龈容易出血，穿刺部位、手术刀口有渗血，严重者可出现血尿。

3．护理措施　短时间内需要输入大量库存血时，密切观察有无黏膜、皮肤瘀点、瘀斑。穿刺部位、手术刀口有无渗血，并注意检测患者血压。

4．预防　遵医嘱间隔输入新鲜血，每输 3 ～ 5 个单位的库存血，补充 1 个单位的新鲜血，或者根据凝血因子的缺乏情况补充相应的成分。

（三）枸橼酸钠中毒

1．原因　3.8% 的枸橼酸钠是库存血的抗凝剂。大量输血时，也同时输入了大量的枸橼酸钠。如果患者肝功受损，枸橼酸钠不能被完全代谢，就会与血中的游离钙结合，生成枸橼酸钙沉淀，使血钙浓度降低。

2．临床表现　患者表现为出血倾向，低钙性抽搐，血压下降，心电图 Q-T 间期延长，心率缓慢甚至心搏骤停。

3．护理措施　严密观察患者反应，出现异常及时通知医生，并遵医嘱准确给药。

4．预防　每输 1000ml 的库存血，遵医嘱静脉注射 10% 的葡萄糖酸钙或氯化钙 10ml，补充钙离子，防止发生低钙性抽搐。

五、其他反应

1．空气栓塞　同静脉输液。

2．体温过低。

3．传播疾病　如病毒性肝炎、疟疾、梅毒、艾滋病等。

考点：输血反应及护理

小结	静脉输血是临床急救和治疗疾病的重要措施之一，临床应用广泛。通过静脉输血可以补充血容量、增加血红蛋白、提高血小板及各种凝血因子含量等，从而达到提高血压、增强携氧能力以及参与凝血等目的。随着输血技术的发展，血液制品种类日益增多，可根据患者病情需要，选择新鲜、库存血以及成分血。由于静脉输血具有一定的风险性，不仅要求护士认真做好输血前准备工作，还要严格按照输血原则，执行查对制度和无菌技术，以确保输血安全顺利进行。血液制品对患者来说是一种异体组织，输注过程中容易引起不良反应，如发热反应、过敏反应、溶血反应等，尤其是溶血反应，如果处理不及时，可危及患者生命。故在输血过程中，护士应严密巡视患者，倾听其主诉，以便及时发现异常情况，给予恰当处理。

附表 17-1

×× 医院
输血 / 血液制品治疗知情同意书

患者姓名		性别		年龄		病历号	

疾病介绍和治疗建议

医生已告知我患有＿＿＿＿＿＿＿＿ ，根据病情，需要输注血液（全血或成分血）/ 血液制品治疗。输血治疗是保证临床有效治疗得以顺利进行的重要措施之一，亦是抢救急、危、重症患者生命的必要手段。

1．患者基本情况：

（1）诊断：＿＿＿＿＿＿＿＿＿＿＿＿＿＿＿＿＿＿＿＿＿＿＿＿＿＿＿＿＿

（2）血型：＿＿＿＿＿＿＿＿＿＿＿＿＿＿＿＿＿＿＿＿＿＿＿＿＿＿＿＿＿

（3）输血史：＿＿＿＿＿＿＿＿＿＿＿＿＿ 妊娠史：＿＿＿＿＿＿＿＿＿＿＿＿

（4）输血前检查：

　　□ ALT＿＿＿U/L　　□ 抗 -HCV　　□ HIV

　　□ HBsAg　　　　　□ HBsAb　　　□ HBeAg

　　□ HBeAb　　　　　□ HBcAb　　　□ 梅毒

2．拟实施的输血方案：

□ 输异体血　　　□ 输自体血

□ 输异体 + 自体血　　□ 其他：＿＿＿＿＿＿＿＿＿＿＿

治疗潜在风险和对策：

在患者接受输血 / 血液制品治疗前，医护人员将有义务和责任向患者明确说明有关输血 / 血液制品治疗中可能存在的风险。我院为患者提供的血液 / 血液制品虽经过采供血机构按国家标准进行严格检测，但受到当前科技水平的限制，现有的检验手段不能够完全解决病毒感染的窗口期和潜伏期问题（窗口期是指机体被病毒感染后，到足以被检测出抗体的这段时期。潜伏期是指病原体侵入身体到最初出现症状和体征的这段时期）。因此输入经过检测正常的血液 / 血液制品，仍有可能发生经血 / 血液制品传播传染性疾病；同时，也可能发生输血不良反应。

医生告知我输血治疗可能发生的风险（有些不常见的风险可能没有在此列出），具体的治疗方案根据不同患者的情况有所不同。另外我可与我的医生讨论有关我治疗的具体内容和特殊问题。

1．我理解任何所用药物都可能产生副作用，包括发热、皮疹等症状、严重的过敏性休克，甚至危及生命。

2．我理解此治疗可能发生的风险：

1）过敏反应；严重时可引起休克。

2）发热反应。

3）感染肝炎（乙肝、丙肝等）。

4）感染艾滋病、梅毒。

5）感染疟疾。

6）巨细胞病毒或 EB 病毒感染。

7）其他输血不良反应及潜在血源感染。

　　除上述情况外，本医疗措施尚有可能发生的其他并发症或者需要提请我及家属特别注意的其他事项，如＿＿＿＿＿＿＿＿＿＿＿＿＿＿＿＿＿＿＿＿＿＿＿

3．我理解治疗后如果我不遵医嘱，可能影响治疗效果。

特殊风险或主要高危因素

我理解根据我个人的病情，我可能出现以下并发症或风险：＿＿＿＿＿＿＿＿＿＿＿

一旦发生上述风险和意外，医生会采取积极应对措施。

患者、患者家属或患者的法定监护人、授权委托人意见：

□ 有关输血／血液制品治疗的原因、必要性以及输血／血液制品治疗可能存在的风险性和不良反应，医护人员已经向我们详细告知。受医学科学技术条件局限，在输血／血液制品过程中上述风险是难以完全避免的，我们表示理解。

□ 我＿＿＿＿（"同意"或"不同意"）实施必要的输血／血液制品治疗并自主自愿承担可能出现的风险。若在输血／血液制品治疗期间发生意外紧急情况，＿＿＿＿＿＿＿＿（"同意"或"不同意"）接受贵院的必要处置。

患者签名＿＿＿＿＿＿　　　　　　　签名日期＿＿＿年＿＿＿月＿＿＿日

如果患者无法签署知情同意书，请其授权的亲属在此签名：

患者授权亲属签名＿＿＿＿与患者关系＿＿＿＿ 签名日期＿＿＿＿年＿＿＿＿月＿＿＿日

医护人员陈述：

我已经告知患者、患者家属或患者的法定监护人、授权委托人有关输血／血液制品治疗的原因、必要性以及输血／血液制品治疗可能存在的风险性和不良反应，并解答了关于输血／血液制品治疗相关的问题。

医生签名＿＿＿＿＿＿＿　　　　　　　　　　　　签名日期＿＿＿＿年＿＿＿＿月＿＿＿日

（郭　娟）

第十八章　标本采集

<table>
<tr><td rowspan="1">学习目标</td><td>

知识：

1. 说出标本采集的意义和原则。
2. 说出各种标本采集的目的、方法及注意事项。
3. 归纳采集 12 小时、24 小时尿标本常用防腐剂的名称及作用。

能力：

1. 能够运用所学知识，识别案例中的问题并提出解决问题的方法。
2. 能够独立指导患者留取标本。
3. 能够熟练、规范地完成各种标本的采集工作。

素质：

1. 着装整洁大方，举止端庄，精神饱满，微笑服务。
2. 能体会他人的情绪和想法，对任何患者均一视同仁，理解并尊重患者。
3. 会运用沟通技巧与患者及家属沟通，恰当地使用礼貌用语，将人文关怀在护理工作中恰当地体现出来。

</td></tr>
</table>

案例

　　患者，女，60 岁，入院待查。医嘱：血糖、肝功能、血培养、粪便隐血、尿糖的定性及定量检查。根据医嘱请思考：①护士应如何准备标本容器？②采集的方法是什么？③采集标本时护士应如何向患者解释？④在采集过程中护士应注意什么？

第一节　标本采集的意义和原则

　　在临床医疗护理工作中，通过对患者血液、体液、排泄物、分泌物及组织细胞等标本的检查，其结果可以反映机体的功能状态，对协助医生的诊断、治疗和制定护理方案、判断疾病预后等提供重要的依据。

一、标本采集的意义

　　标本（specimen）是指患者的血液、排泄物（尿、粪）、分泌物（痰、鼻分泌物）、呕吐物、体液（胸水、腹水）和脱落细胞（食管、阴道脱落细胞）等样本，经物理、化学和生物学的实验室技术和方法对其进行检验，其检验结果结合其他临床检查，对协助疾病诊断、推测病程的进展，为疾病的合理治疗提供依据。标本的采集是临床护理人员需要掌握的一项重要护理操作技能。

二、标本采集的原则

（一）按照医嘱采集标本

医生填写检验申请单，填写时字迹清楚、目的明确、无涂改。医生签写全名。根据医嘱采集各种标本，护士对检验申请单有疑问时，应及时核实无误后再执行。

（二）采集前做好充分准备

1. 患者准备　采集前要认真评估患者的病情、饮食、运动、情绪等情况。向患者做好解释工作，以取得患者信任，消除患者顾虑。

2. 用物准备　根据采集标本的种类准备标本容器，在容器外面贴好标签，标注患者姓名、科室、住院号、病室号、床号、检查项目及送检日期等。

3. 护士准备　在操作前，护士要掌握各种标本采集的具体方法，并且做好自身准备，如衣帽整齐、双手清洁、口罩遮住口鼻、修剪指甲、根据检查项目戴好手套。

（三）严格执行查对制度

采集标本过程中应严格执行查对制度，确保采集标本准确无误。采集前、中、后及送检前必须认真核对。核对的内容包括：申请项目，患者姓名、床号、住院号、采集容器、方法等。

（四）正确采集标本

为了保证标本的采集质量，在采集标本时要注意采集的方法、采集的时间和采集量，如采集培养标本时要严格执行无菌操作技术，在使用抗生素前采集，标本应放入无菌容器中。如已经使用抗生素，要在血药浓度最低时采集，并在检验单上注明。如作妊娠试验要留取晨尿，因晨尿内绒毛膜促性腺激素的含量高，容易得到阳性的检验结果。

（五）及时送检

1. 标本采集后不可放置过久，要及时送往化验室进行检查。避免标本变质或污染，影响化验结果。

2. 特殊标本要注明采集时间。

> **考点：** 标本采集的意义及采集原则

第二节　各种标本采集的方法

一、血标本的采集

血液有血浆和血细胞两部分组成。是人体重要的组成部分。病理状态下，组织器官的病变可以直接或间接地引起血液成分的改变。所以，血液检查是判断人体病情进展、协助疾病诊断的重要检验项目。

血标本采集包括：静脉血标本采集、毛细血管采集和动脉血标本采集。

（一）静脉血标本采集

1. 目的

（1）全血标本：用于血常规检查、血沉、测定血液中的物质含量，如肌酐、尿素氮、尿酸、肌酸、血氨、血糖等。

（2）血清标本：用于测定血清酶、脂类、肝功能、电解质等。

（3）培养标本：用于检查血液中病原菌。

2．采集方法（表18-1）

静脉血标本采集，可通过注射器采血也可通过真空采血器采血。目前真空采血器包括软接式双向采血针系统和硬接式双向采血针系统。真空采血法是国际血液学标准化委员会（ICSH）推荐的方法，具有定量准确、封闭无菌、刻度清晰、传送方便、标识醒目、容易保存等优点。

表18-1　静脉血标本采集方法

操作流程	操作步骤和要点说明
【操作前评估】	• 评估患者年龄、病情、饮食、用药情况、治疗情况、意识状态 • 采集部位的血管情况，通常采用肘正中静脉（图18-1） • 患者对采集血标本的认知程度、心理反应及合作程度
【操作前准备】 护士准备 用物准备 患者准备 环境准备	• 衣帽整洁，清洁双手，戴口罩 • 血清标本选干燥试管、全血标本选抗凝管、血培养瓶、按需要备酒精灯、火柴 • 检验单、注射盘内放棉签、止血带、小垫枕、5ml或10ml一次性注射器、真空采血针、真空采血管数个 • 了解静脉采血的目的、取得患者配合。作生化检验时患者应空腹，因此时血液中的各种化学成分较为稳定，未受饮食的影响 • 环境安静、整洁、明亮、通风
【实施步骤】 核对解释 选择静脉 标本采集	• 备齐用物至床旁，核对医嘱、检验单、患者姓名、床号，选择适当容器并贴上标签。向家属说明静脉采血的目的、方法及注意事项，以取得合作 • 选择合适的静脉，穿刺点上6cm处扎止血带、常规消毒皮肤、嘱患者握拳、充盈静脉 方法一：注射器采血法 ①按静脉注射法穿刺采血（图18-2），见回血抽取需要血量，松止血带，拔针，用干棉签按压穿刺点及以上部位至无出血，防止出现皮下瘀斑 ②采集血标本应按顺序注入试管中。血液沿试管壁缓缓注入容器，勿将泡沫注入，以免引起溶血 先血培养标本：如注入无菌的密封瓶中，应消毒瓶盖，更换无菌针头，将血液缓慢注入瓶内，轻摇匀；如注入三角烧瓶中，应先将三角烧瓶口的纱布松开，取出塞子，迅速在酒精灯火焰上消毒瓶口，再将血液注入瓶内，轻轻摇匀，将塞子和瓶口经火焰消毒后塞好，扎紧封瓶纱布。 再全血标本：取下针头后，将血液沿试管壁缓慢注入盛有抗凝剂的试管中，勿将泡沫注入，轻轻摇动，使血液与抗凝剂混匀 后血清标本：取下针头，将血液注入干燥试管内，勿注入泡沫，不可摇动，防止血细胞破裂造成溶血。 要点：一般血培养标本采血为5ml；亚急性细菌性心内膜炎患者为提高细菌培养阳性率采血10～15ml

操作流程	操作步骤和要点说明
	方法二：真空采血法 ①手持真空采血针（图18-3），按静脉注射方法进行静脉穿刺，见回血后，另一手取真空采血管（图18-4），并将真空采血针包有橡皮的针头刺入真空采血管，血液迅速流入真空采血管内，留取所需量，如需要继续采血，换置另一真空采血管 ②采血完毕后，松开止血带，嘱患者松拳，用干棉签按压穿刺点及以上部位，至无出血 要点：真空采血时，不可先将真空采血管和采血针相连，避免负压消失，影响采血
整理记录 送检标本 预防感染	• 协助患者取舒适卧位，整理用物及床单位 • 及时送检，避免影响检验结果 • 按隔离原则处理，消毒双手，预防院内感染
【操作后嘱咐】	• 在留取血液生化标本检查时，嘱患者空腹，勿进食，按时留取 • 留取标本后穿刺部位要按压到无出血，针眼处注意卫生，防止出现感染
【操作后评价】	• 患者及家属理解留取血标本的目的，患者配合，所采集的血标本符合检验要求

【注意事项】

1．采集血培养标本时，培养基应足量、无混浊、无变质，严格执行无菌操作，防止标本污染。

2．作血生化检查时，宜清晨空腹采血，要提前通知患者禁食。

3．血清标本要用干燥试管、干燥针头和干燥注射器。

4．全血标本试管内要加抗凝剂，血液注入容器后轻轻旋转试管，混匀抗凝剂，避免血液凝固，影响结果。

5．患者手臂如有输液、输血，应在另一侧手臂进行采血。

6．根据不同检验目的决定采血量。同时留取多种血标本时首先注入培养管、再注入抗凝管、最后注入干燥管。

7．对某些特殊检查，如血小板功能试验，为了防止血小板被激活，要用塑料注射器或经硅化处理后的玻璃试管或塑料试管。

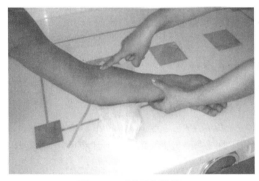

图18-1　肘正中静脉

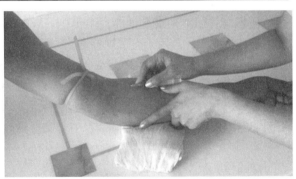

图18-2　静脉采血

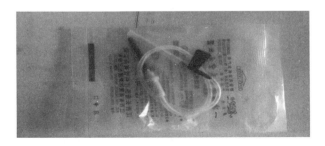

图18-3　静脉采血针

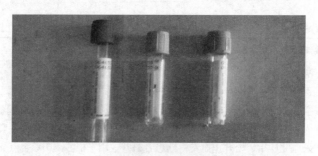

图 18-4 真空采血管

真空采血管的选择及采集要求

管盖颜色	检验项目	采血量	添加抗凝剂
黄色	血清生化、免疫检测、分子生物	4	聚多茴香脑磺酸钠（SPS）
浅蓝	凝血试验	2.7	枸橼酸钠
黑色	血沉试验	2.4	枸橼酸钠
绿色	血黏度、血氨	5	肝素钠、肝素锂
灰色	血糖、血酮、乳酸	2	氟化钠、草酸钾
紫色	电解质、肾功能、肝功能、血糖	2	EDTA
红色	常规血清生化、血库、血清学检验	2～7	无
橘红色	急诊血清生化	2	凝血酶

（二）毛细血管标本采集

毛细血管标本采集是世界卫生组织（WHO）推荐的采血方法。临床工作中此项操作多由检验人员完成，常用于血常规检查。

1. 采血部位 以左手中指或无名指指端内侧采血为宜，婴幼儿可选择拇趾和足底内侧或外侧缘部分采血。

2. 采血方法 采取毛细血管血液，采血时使用的采血器材为带刃的三棱针或一次性使用的"专用采血针"，防止采血过程中交叉感染。

3. 刺入深度 穿刺深度为 2.0～2.5mm，不可用力挤压，以免混入组织液引起血液凝固，影响检验效果。

4. 采血顺序 进行多项检查时，毛细血管采血的顺序依次是血小板计数→红细胞计数→血红蛋白测定→白细胞计数→血型鉴定等。

（三）动脉血标本采集

1. 目的

动脉血标本采集常用于血液气体分析。

2. 采集方法（表 18-2）

表18-2　动脉血标本采集方法

操作流程	操作步骤和要点说明
【操作前评估】	• 评估患者一般情况包括：年龄、病情、用药情况、治疗情况、意识状态 • 采集部位的血管情况 • 患者对采集血标本的认知程度、心理反应及合作程度
【操作前准备】 护士准备 用物准备 患者准备 环境准备	• 衣帽整洁，清洁双手，戴口罩 • 2ml或5ml一次性注射器一支，动脉血气针一支（图18-5） • 检验单、注射盘内放棉签、小沙袋一个、无菌纱布一包、无菌软木塞或橡胶塞一个、无菌手套一副 • 了解动脉采血的目的、取得患者配合 • 环境安静、整洁、明亮、通风
【实施步骤】 核对解释 选择动脉 准备容器 消毒皮肤 标本采集 按压止血 隔绝空气 整理记录 送检标本	• 备齐用物至床旁，核对医嘱、化验单、检验项目、患者姓名、床号、做好解释工作，向家属说明动脉采血的目的、方法及注意事项，以取得合作 • 选择合适的动脉，常选用桡动脉或股动脉，穿刺点为动脉搏动最明显的部位（桡动脉定位：前臂掌侧腕关节上2cm处为穿刺点；股动脉定位：髂前上棘与耻骨联合连线中点） • 一次性注射器或动脉采血针外贴好标签，注射器用肝素0.5ml湿润内壁，防止血液凝固 • 常规消毒皮肤，范围大于5cm，常规消毒术者左手示指和中指或戴无菌手套 方法一：注射器采血 术者左手示指、中指触摸到动脉搏动，在动脉搏动最明显处分开手指，固定于两指间，右手持注射器，在两指间垂直或呈40°刺入动脉，见回血后，另一手抽取所需血量 方法二：动脉血气针采血 取动脉血气针并检查，将血气针活塞拉至所需刻度，针筒内可自动形成负压，可吸取等量血液。同注射器采血方法。刺入动脉，见回血后，血气针自动抽血 • 拔针后立即用无菌纱布加压止血5～10分钟，也可用沙袋压迫止血 • 立即隔绝空气，可将针头刺入无菌软木塞或橡胶塞隔绝空气，用手搓动注射器，使血液与抗凝剂混匀，防止凝血 • 整理床单位，取舒适卧位，洗手，记录 • 及时送检，以免影响检验效果
【操作后嘱咐】	• 留取标本后穿刺部位要延长按压时间至无出血，针眼处注意卫生，防止出现感染
【操作后评价】	• 患者及家属理解留取动脉血标本的目的，患者配合，所采集的血标本符合检验要求

【注意事项】

1. 严格执行无菌操作，以防穿刺部位、血液标本污染。

2. 动脉血气分析一般取血量为0.5～1ml，为防止空气进入标本内，影响检验结果，要求注射器与针头连接紧密，注射器内不可留有空气。

3. 有凝血功能障碍或出血倾向的患者要谨慎采血。

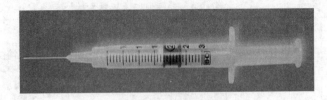

图 18-5　动脉血气针

考点：血标本采集的目的，动、静脉血标本采集方法及注意事项

二、尿标本的采集

尿液是由肾产生，通过输尿管、膀胱及尿道排出体外，通过尿液检查，可反映泌尿系统的某些疾病，也可用于其他系统疾病的辅助诊断与观察。尿标本分为三种：尿常规标本、尿培养标本、12 小时尿标本或 24 小时尿标本。

（一）目的

1. 尿常规标本　用于检查尿液的颜色、透明度、有无细胞和管型、测定比重、尿蛋白及尿糖定性检测。

2. 尿培养标本　取未被污染的尿液作细菌学检查，用于细菌培养或药物敏感试验。

3. 12 小时尿标本或 24 小时尿标本　用于各种尿生化检查、定量检查，如钠、钾、氯、肌酐、肌酸、17- 酮类固醇、17- 羟类固醇、尿蛋白定量、尿糖定量、尿浓缩查结核分枝杆菌等。

（二）采集方法（表 18-3）

表 18-3　尿标本采集方法

操作流程	操作步骤和要点说明
【操作前评估】	• 评估患者一般情况包括：年龄、病情、用药情况、治疗情况、检查的项目及目的 • 情绪、意识状态、患者的理解能力及配合情况
【操作前准备】 护士准备 用物准备	• 衣帽整洁、洗手、戴口罩，熟悉标本采集的原则和方法 • 检验单，不同的标本容器。①尿常规标本：一次性尿常规标本容器，清洁尿壶或便盆；②尿培养标本：无菌试管、长柄试管夹、外阴消毒用物、导尿用物；③ 12 小时尿标本或 24 小时尿标本：清洁广口容器（容量 3000 ～ 5000ml）一个、适宜的防腐剂 • 根据检验的项目，选择合适的容器，贴好标签
患者准备	• 了解采集尿标本的目的、方法、注意事项及配合的方法。如：空腹、限制饮食及水的摄入、控制身体活动量、留尿的时间、尿量的多少等
环境准备	• 环境安静、整洁、宽敞、隐蔽、安全，酌情关闭门窗或遮挡患者

续表

操作流程	操作步骤和要点说明
【实施步骤】 核对解释 标本采集	• 备齐用物至床旁，核对患者姓名、床号、做好解释工作。向家属说明留取尿标本的目的、方法及注意事项，以取得合作 方法一：常规尿标本采集法 ①可下床的患者自行留取标本，嘱其将晨起第一次尿液留取到容器中（晨尿浓度较高，检验结果较准确），留取尿液 30～50ml 即可，如果测尿比重需要留取尿液 100ml ②不能自行下床排尿患者可协助在床上使用便器或尿壶收集尿液，卫生纸勿丢入便盆内 ③留置导尿的患者，可在集尿袋下方引流孔处打开橡胶塞收集尿液 ④昏迷和尿潴留患者可通过导尿术留取尿标本 要点：空腹晨尿多用于住院患者，特别适用于糖尿病的筛查、泌尿系统疾病诊断及观察。 方法二：尿培养标本采集法 ①导尿术留取培养标本：通过导尿的方法将尿液 5～10ml 收入无菌试管内 ②中段尿留取培养标本：在隐蔽环境下协助患者摆好体位，放好便器，按导尿术消毒外阴（不铺洞巾），嘱患者排尿，弃去前段尿液，用长柄试管夹夹住无菌试管，试管口在酒精灯上消毒后，接取中段尿 5～10ml，再次消毒试管口和盖子，立即盖上盖子，清洁外阴，撤去便器，穿好裤子（留取尿液时勿触及容器口） 方法三：12 小时尿标本或 24 小时尿标本采集法 ①集尿容器上贴好标签，注明留取尿标本的时间（12 小时尿标本是晚 7pm 至次日晨 7am，24 小时尿标本是晨起 7am 至次日晨 7am） ②留取 12 小时尿标本方法：自傍晚 7 时排空膀胱后开始留取尿标本，至次日晨 7 时排最后一次尿液于容器中 ③留取 24 小时尿标本方法：指导患者晨 7 时排空膀胱后开始留取尿液，至次日晨 7 时起排最后一次尿液于容器中，将 24 小时全部的尿液集于一个容器中 要点：留取的尿液内放入防腐剂，要在患者留取尿液后加入，集尿容器放于阴凉处
整理记录 送检标本	• 整理好患者床单位及用物，取舒适体位，洗手，记录 • 标本立即送检（超过 2 小时的标本为拒收标本）
【操作后嘱咐】	• 留取 12 小时及 24 小时尿标本者，嘱其在规定的时间内留取，不可多于或少于 12 小时或 24 小时，留取标本时不可将粪便、阴道分泌物混于尿液中 • 嘱安心养病，结果出来后及时告知
【操作后评价】	• 患者及家属理解留取尿标本的目的，患者配合，所采集的尿标本符合检验要求

【注意事项】

1. 采集培养标本时严格无菌操作；采集中段尿时，应在患者膀胱充盈时进行。

2. 在留取 12 小时尿标本和 24 小时尿标本时要正确选用防腐剂，注意做好交接班，以保证患者正确留取尿标本，尿标本要放于阴凉处。

3. 女患者会阴部分泌物较多时，要先清洁后再收集尿标本，避免分泌物混入，影响尿液检查结果。月经期不宜留取尿标本，做早孕检查时应留取晨尿。

（三）常用防腐剂的作用及方法

1. 甲醛

作用：固定尿液中的有机成分，有防腐的作用，用于爱迪计数检查。

用法：24 小时尿液中加 40% 甲醛 1 ~ 2ml。

2. 浓盐酸

作用：防止尿液中的激素被氧化，保持尿液处于酸性环境下，有防腐的作用，用于 17-酮类固醇、17- 羟类固醇检测。

用法：24 小时尿液中加 5 ~ 10ml。

3. 甲苯

作用：保持尿液中的化学成分不变，用于测量尿液中的钠、钾、肌酐、肌酸尿蛋白定量、尿糖的定量检查。

用法：在第一次尿液倒入后再加入甲苯防腐剂，每 100ml 尿液加入 0.5% ~ 1% 甲苯 2ml。在尿液表面会形成一层薄膜，防止细菌污染尿液。

考点： 尿标本采集的目的、方法、注意事项。24 小时尿标本采集时防腐剂的应用

三、粪便标本的采集

粪便是由消化道内未消化和已经消化的食物残渣、肠道的分泌物，细菌和水分组成。粪便标本的检查可辅助医生做临床诊断、判断病情及治疗疾病。根据不同的检查目的，粪便标本分为四种：常规标本、培养标本、隐血标本、寄生虫或虫卵标本。

（一）目的

1. 常规标本　用于检查粪便的性状、颜色、混合物、寄生虫、细胞含量等。

2. 培养标本　用于检查粪便中所含致病菌。

3. 隐血标本　用于检查粪便中肉眼不能看到的微量血液。

4. 寄生虫或虫卵标本　用于检查粪便中的寄生虫、虫卵及幼虫。

（二）采集方法（表 18-4 ）

表 18-4　粪标本采集法

操作流程	操作步骤和要点说明
【操作前评估】	• 患者年龄、病情、用药情况、临床诊断、治疗情况 • 确定收集粪便标本的目的、种类及注意事项 • 患者的意识状态、排便状态、判断患者是否能自行排便、能否合作
【操作前准备】 护士准备 用物准备	• 衣帽整洁，洗手，戴口罩，熟悉粪便标本采集的方法和原则 • 检验单，依据检验目的准备不同的采集物品。①常规标本：手套、便盒、长竹签或便匙、清洁便盆；②培养标本：手套、无菌培养瓶、消毒便盆、无菌长竹签及长棉签；③隐血标本：手套、便盒、长竹签或便匙、清洁便盆；④寄生虫或虫卵标本：手套、便盒、长竹签或便匙、透明胶带、载玻片、清洁便盆 • 根据医嘱在检便盒或培养瓶上贴检验单附联，标明科别、病室、床号、姓名、项目
患者准备	• 排空膀胱，了解粪便采集的目的及配合方法，告知患者停用所有能影响检查结果的药物和食物
环境准备	• 病室安静、整洁、遮挡患者，为患者提供隐蔽环境

操作流程	操作步骤和要点说明
【实施步骤】 核对解释 标本采集	• 备齐用物至床旁，核对患者姓名、床号、做好解释工作，向家属说明粪便采集的目的、方法及注意事项，以取得合作 方法一：常规标本采集法 患者排粪便于清洁便器内，用长竹签分别取中央部分或带有黏液脓血部分的粪便，约5g（约蚕豆大小）放于检便盒内送检 方法二：培养标本采集法 ①嘱患者将粪便排于消毒便盆内，用无菌长竹签取黏液脓血部分粪便约2～5g放于无菌培养管内，塞紧瓶盖送检 ②患者无便意，可用无菌长棉签蘸取生理盐水，插入肛门6～7cm，旋转后取出，放入无菌培养管中塞紧 方法三：隐血标本采集法 ①便潜血实验前三天禁食动物血类、肉类食品，禁食含有铁剂药物及大量绿色蔬菜等 ②按常规标本留取 方法四：寄生虫及虫卵标本 ①用于寄生虫虫卵检查时，患者排便于清洁便盆内，在不同部位取粪便或在有黏液脓血处取粪便5～10g，放于便盒内送检 ②服驱虫药或做血吸虫孵化检查时应留取全部粪便 ③检查阿米巴原虫时，用热水将便器加温至接近人体的温度，因为阿米巴原虫在低温环境下失去活力很难找到。排便后连同便器及时送检，防止阿米巴原虫死亡 ④蛲虫检查时应在晚间睡觉前或清晨起床前用透明胶带贴在肛门周围，因为蛲虫的特点是常在午夜或清晨时爬到肛门处产卵，有需要时连续数天采集，取下粘附有虫卵的透明胶带，将胶带贴在载玻片上或将透明胶带对合，立即送检验室做显微镜检查
整理记录	• 撤掉便器，安置患者舒适卧位，整理患者床单位及用物、洗手、记录
【操作后嘱咐】	• 留取粪标本后要立刻送检 • 注意饮食卫生，介绍有关肠道传播疾病的卫生常识
【操作后评价】	• 患者及家属理解留取粪标本的目的，患者配合，所采集的粪标本符合检验要求

【注意事项】

1．患者如有水样便，应连同容器一同送检，采集粪便标本时用长竹签取含有血、黏液、脓性分泌物等异常粪便，外观无异常的粪便须从表面、深部多处取材，约5g。

2．查阿米巴原虫时，实验前不可给患者服用钡剂、油剂或含金属的泻剂，防止影响阿米巴虫卵或囊泡的显露。

3．采集标本时应避免尿液、粪便混合，影响检验的结果。

4．粪便标本采集后易干结，要及时送检，标本采集后应于1小时内检查完毕，防止有形成分分解破坏及病原菌死亡。

考点：粪标本采集目的、方法及注意事项

四、痰标本的采集

痰液是呼吸道的分泌物，在正常情况下分泌物很少，但当呼吸道黏膜受到刺激时，分泌物增多，产生痰液，痰液主要由黏液和炎性渗出物组成，在咳痰时，虽然唾液和鼻咽分泌物可混入痰液，但是并不属于痰液成分。痰标本采集及检查结果的正确性，有助于医生对支气管哮喘、支气管扩张、慢性支气管炎、肺肿瘤等疾病做出正确的诊断及治疗。痰标本包括三种：常规痰标本、痰培养标本和 24 小时痰标本。

（一）目的

1．常规痰标本　用于检查痰液性状、检查痰液内的细菌、癌细胞、虫卵等。协助医生诊断呼吸系统疾病。

2．痰培养标本　用于检查痰液中的致病菌，确定病菌的类型或作药敏试验。

3．24 小时痰标本　观察痰液的量和痰液的性状，协助诊断。

（二）采集方法（表 18-5）

表 18-5　痰标本采集法

操作流程	操作步骤和要点说明
【操作前评估】	• 评估患者年龄、病情、用药情况、临床诊断、治疗情况 • 确定收集痰标本的目的、种类 • 患者的意识状况、是否合作、痰液能否自行咳出
【操作前准备】 护士准备 用物准备 患者准备 环境准备	• 衣帽整洁，洗手，戴口罩，熟悉痰标本采集的方法和原则 • 检验单，依据检验目的准备不同的采集物品：①常规痰标本：痰盒；②痰培养标本：漱口液（如：复方硼砂溶液）、无菌集痰器，不能自行咳痰者应另备电动吸引器、无菌吸痰管、无菌手套、特殊集痰器（图18-6）；③24 小时痰标本：需要准备清洁广口集痰器（容积 500ml） • 根据医嘱在标本容器上贴检验单附联，标明科别、病室、床号、姓名、检查项目 • 患者了解收集痰液标本的目的、配合方法及注意事项 • 病室安静、整洁、通风
【实施步骤】 核对解释 标本采集	• 备齐用物至床旁，核对患者姓名、床号、做好解释工作，向家属说明痰液标本采集的目的、方法及注意事项，以取得合作。 方法一：常规痰标本采集法 ①能自行留取痰液标本的患者，可在清晨起床未进食前，清水漱口，去除口腔中的杂质，深呼吸数次后咳出气管深部的痰液，收于清洁痰盒中，盖好盒盖 ②无法咳痰或不合作的患者，可将患者置于舒适体位，进行背部叩击，震动肺部，协助患者咳出痰液。或将特殊集痰器连接吸痰管和电动吸引器，按吸痰法将痰液 2～5ml 吸入特殊集痰器内，集痰器开口高的一端接吸引器，低的一端接吸痰管，盖好盖子 方法二：痰培养标本采集法 ①患者晨起未进食前，先用漱口溶液漱口，再用清水漱口，深呼吸数次后用力咳出气管深部痰液于无菌集痰器内，勿将唾液混入痰标本中 ②昏迷患者可用无菌吸痰法将痰液吸入无菌特殊集痰器内

续表

操作流程	操作步骤和要点说明
整理记录 送检标本	方法三：24 小时痰标本采集法 清洁集痰容器中加入少量温水，嘱患者晨起 7am 未进食前漱口后，从留取第一口痰液开始，到次日晨 7am 未进食前漱口后，留取最后一口痰液结束，24 小时的痰液全部留取到集痰器内，注明收集时间 • 按需要协助患者漱口，口腔护理，整理患者床单位及用物，洗手，记录 • 及时送检，避免影响检验结果
【操作后嘱咐】	• 嘱患者运用深呼吸有效咳嗽的方式进行咳痰
【操作后评价】	• 患者及家属理解留痰标本的目的，患者配合，所采集的痰标本符合检验要求

【注意事项】

1．留取痰标本时，不可将唾液、鼻涕、漱口液等混入痰液内。

2．在收集痰标本检测癌细胞时，需要及时送检或用 95% 乙醇、10% 甲醛固定后送检。

3．如患者腹部有伤口，为减轻患者咳嗽时的疼痛，可以抱一软枕或用手撑住腹壁两侧，咳嗽时可减少疼痛。

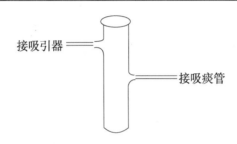

图 18-6 特殊集痰器示意图

考点：痰标本采集目的、方法及注意事项。

五、咽拭子标本的采集

咽拭子标本检查是通过采集扁桃体和咽部分泌物做细菌培养或病毒分离，达到观察病情、协助医生诊断的目的。

（一）采集方法

1．用物准备

（1）检验单、无菌咽拭子培养管、无菌等渗盐水、消毒压舌板、手电筒、酒精灯、火柴、无菌手套。

（2）根据医嘱在标本容器上贴检验单附联，标明科别、病室、床号、姓名、检查项目。

2．操作方法

（1）取得患者合作后，点燃酒精灯，让患者张口，发"啊"的声音，或用压舌板将舌压下，暴露咽喉部。

（2）用无菌培养管内的无菌长棉签在扁桃体、两侧腭弓、咽部取分泌物，动作要敏捷而轻柔，注意棉签不要触及其他部位。

（3）试管口在酒精灯火焰上消毒后，再将棉签插入试管内，盖紧棉塞，及时送检，避免影响检验结果。

（二）注意事项

1．采集标本时，严格执行无菌操作，长棉签不可触及其他部位，标本采集后要及时送检，防止咽拭子标本被污染，以免影响检验结果。

2．动作要轻柔，患者进食2小时内不可进行咽拭子标本采集，以免引起患者呕吐。

3．做真菌培养时，咽拭子标本要在咽喉部溃疡面上取分泌物。

考点： 咽拭子标本采集的目的、方法及注意事项

六、呕吐物标本的采集

对患者呕吐物标本检验，可以判断呕吐物的颜色、性质、量及呕吐物的气味。对于服毒患者呕吐物标本的检验可以明确中毒物的性质和种类。有助于疾病诊断、治疗及对患者的抢救。

采集标本时可在患者呕吐时留取，中毒患者可在患者洗胃时留取。留取的标本在贴好标签后，及时送检。

小结	标本采集是临床护理工作者需要掌握的一项重要护理操作，正确的标本采集、准确的检验结果可以为医生诊断、病情观察、协助医生判断预后提供重要的依据。 标本采集的种类包括血标本采集（静脉血标本采集、动脉血标本采集、毛细血管血标本采集）、尿标本采集、痰标本采集、粪便标本采集、咽拭子标本采集、呕吐物标本采集。对于常规标本、培养标本、12或24小时标本有不同的采集方法，留取常规标本时要注意保护标本的成分完好，及时送检，避免影响检查效果。留取培养标本时要严格无菌操作，防止污染。留取12或24小时标本时，注意留取标本的时间，及时送检。在指导患者自行留取标本时语言要清晰，描述要准确，让患者真正地学会采集标本的方法。

（赵金平）

第十九章 病情观察及危重患者的抢救

学习目标

知识：
1. 说出病情评估的内容及不同征象代表的意义。
2. 叙述危重患者的支持性护理。
3. 说出心搏骤停的判断标准、心肺复苏术的步骤、操作要点及注意事项。
4. 说出吸氧、吸痰、洗胃及人工呼吸器应用的目的、禁忌证、操作要点及操作中的注意事项。
5. 归纳不同药物中毒时选择洗胃液的方法及注意事项。

能力：
1. 能够运用所学知识，正确评估案例中的问题并提出解决问题的方法。
2. 能正确熟练地进行心肺复苏术、吸氧法、吸痰法及洗胃法操作。

素质：
1. 培养高度的职业敏感性，做到细致准确，理性冷静，表现良好的临床应变能力。
2. 具有同理心，理解患者，在护理活动中体现对患者的人文关怀。
3. 运用所学知识做到有效的沟通，态度认真，动作轻柔，操作规范。

案例

患者，男，70岁，以"脑出血"急诊入院，入院后测 T 38℃，P104 次 / 分，R26 次 / 分，BP180/100mmHg。查体：神志模糊、谵妄，右侧肢体感觉、运动障碍，呼吸不畅、可闻及痰鸣音，骶尾部潮红，排尿、排便失禁。请思考：①该患者出现了什么护理问题？②应如何护理？

第一节 危重患者的病情评估及支持性护理

病情评估，即病情观察，是护理工作的一项重要内容，也是护理危重患者的前提，及时、准确地观察病情可为临床诊断、治疗、护理和预防并发症提供依据。病情评估是一种有意识的、审慎的、连续化的过程，护士应熟悉病情观察的内容和各类患者病情观察的重点，要具有高度的责任心、敏锐的观察能力。通过及时、准确地掌握或预见病情变化，为危重患者的抢救及身心的整体护理赢得时间和保证。

一、危重患者病情评估的内容

病情评估是通过视、听、触、嗅等感觉器官及辅助工具来获得患者资料的过程。通过视觉观察患者的面部状况，如呼吸、面色、瞳孔等，观察患者现存的或潜在的不安全因素，如未设床栏等，观察患者周围环境状况，如病房的温度、湿度、光线等；通过听觉听取患者的主诉，辨别患者的心率、呼吸、咳嗽等异常变化；通过触觉测知患者身体某部的结构功能是否正常，如脉搏过速或过缓、皮肤湿冷或干热；通过嗅觉，辨别患者呼吸气味、排泄物的特殊气味及周围环境的气味等；通过医疗仪器设备等辅助工具的应用，获取患者临床监测指标。

（一）一般情况观察

1. **发育与体形** 通常以年龄、智力、身高、体重及第二性征之间的关系来判断发育是否正常。正常成人判断标准为：胸围等于身高的一半，头长等于身高的1/7，双上肢展开的长度约等于身高，坐高等于下肢的长度。如垂体前叶功能亢进发生在发育成熟前，体格可异常高大称为巨人症，若发生在发育成熟后，则为肢端肥大症；若垂体功能减退，则体格可异常矮小，称为侏儒症；甲状腺功能减退可引起体格矮小、智力低下，称为呆小症。

2. **饮食与营养** 饮食在疾病治疗中占有重要地位，对疾病的诊断、治疗发挥一定作用，应重点观察患者的食欲、食量、进食后的反应、饮食习惯、有无特殊嗜好或偏食情况。营养状态是根据皮肤、毛发、皮下脂肪、肌肉的发育情况综合判断的，也可通过测量一定时间内体重的变化来观察营养情况。

3. **表情和面容** 健康人表情自然、面色红润。疾病可使患者的表情与面容出现痛苦、忧虑、疲惫等变化。疾病发展到一定程度，可出现特征性的面容和表情。

（1）急性病容：面色潮红，兴奋不安，口唇干燥，呼吸急促，表情痛苦，有时鼻翼翕动，口唇疱疹等。常见于急性感染性疾病，如肺炎链球菌肺炎、疟疾、流行性脑脊髓膜炎等。

（2）慢性病容：面容憔悴，面色晦暗或苍白无华，双目无神，表情淡漠等。多见于慢性消耗性疾病，如肝硬化、严重肺结核、恶性肿瘤等。

（3）甲状腺功能亢进面容：简称甲亢面容。眼裂增大，眼球突出，目光闪烁，呈惊恐貌，兴奋不安，烦躁易怒。见于甲状腺功能亢进症。

（4）黏液性水肿面容：面色苍白，睑厚面宽，颜面水肿，目光呆滞，反应迟钝，眉毛、头发稀疏，舌色淡、胖大。见于甲状腺功能减退症。

（5）二尖瓣面容：面色晦暗，双颊紫红，口唇轻度发绀。见于风湿性心脏瓣膜病二尖瓣狭窄。

（6）伤寒面容：表情淡漠，反应迟钝，呈无欲状态。见于伤寒。

（7）苦笑面容：发作时牙关紧闭，面肌痉挛，呈苦笑状。见于破伤风。

（8）满月面容：面圆如满月，皮肤发红，常伴痤疮和小须。见于库欣综合征及长期应用肾上腺皮质激素的患者。

（9）肢端肥大症面容：头颅增大，脸面变长，下颌增大、向前突出，眉弓及两颧隆起，唇舌肥厚，耳鼻增大。见于肢端肥大症。

4. **体位与姿势** 体位是指患者身体所处的状态，分为主动卧位、被动卧位和被迫卧位，如极度衰竭或意识丧失的患者常呈被动卧位；心力衰竭患者常采取被迫半坐卧位，以减轻心脏负担并改善呼吸困难；支气管哮喘发作时患者采取端坐位以缓解呼吸困难。

姿势是指举止的状态，依靠骨骼、肌肉的紧张度来保持，并受健康状态和精神状态的影响。健康成人躯干端正，肢体动作灵活适度。患者的姿势与疾病有密切关系，如胃、十二指肠溃疡或胃肠痉挛性疼痛的患者常捧腹而行。

5．步态　步态是指一个人走动时所表现的姿态，年龄、是否受过训练等因素会影响一个人的步态。常见的异常步态有：蹒跚步态（鸭步）、醉酒步态、共济失调步态、慌张步态、剪刀步态、间歇性跛行、保护性跛行等。

6．皮肤、黏膜　皮肤黏膜的颜色、温度、湿度、弹性、出血、水肿等情况常是全身性疾病的一种表现，如贫血患者皮肤苍白；休克患者皮肤苍白湿冷；肝胆疾病患者常有巩膜黄染；缺氧患者口唇、耳廓、面颊、指端皮肤发绀；出血性疾病、重症感染患者皮肤黏膜可出现瘀点、紫癜、瘀斑、血肿；肾性水肿患者多于晨起眼睑、颜面水肿；心性水肿患者则表现为下肢水肿。

7．呕吐物与排泄物　呕吐是胃内容物经口吐出体外的一种反射动作，应注意呕吐方式及呕吐物的性状、色、量、味，如：一般的呕吐物均为消化液和食物；颅内压增高时呕吐为喷射状；急性大出血呕吐物呈鲜红色，陈旧性出血呕吐物呈咖啡色，胆汁反流呕吐物呈黄绿色，滞留在胃内时间较长的呕吐物呈暗灰色；正常成人胃内容量约为 300 毫升，如呕吐量超过胃内容量，应考虑有无幽门梗阻或其他异常情况；普通呕吐物呈酸味，胃内出血可呈碱味，食物在胃内停留时间较长呈腐臭味，含有大量胆汁呈苦味，肠梗阻时呈粪臭味。排泄物包括粪、尿等，注意观察其量、色、味、性状等（详见第十二章排泄护理）。

（二）生命体征的观察

生命体征的观察贯穿于对患者护理的全过程，在患者病情评估中占据重要地位。体温、脉搏、呼吸和血压均受大脑皮质的控制和神经、体液的调节，保持其相对恒定。当机体患病时，生命体征的变化最为敏感，若体温不升多见于大出血休克患者；体温过高见于感染或中暑；脉搏节律的改变多为严重心脏病、药物中毒、电解质紊乱等；呼吸困难多见于心肺疾病；收缩压和舒张压持续升高，应警惕是否会发生高血压危象等（详见第十章生命体征的观察与护理）。

（三）意识状况的观察

意识是大脑高级神经中枢功能活动的综合表现，正常人意识清楚，反应敏锐而精确，思维合理，定向力正常。凡影响大脑功能活动的疾病均会引起不同程度的意识改变，这种状态称为意识障碍，意识障碍的程度一般分为：

1．嗜睡　最轻的意识障碍，患者持续地处于睡眠状态，能被唤醒，醒后能正确回答问题和做出各种反应，但反应迟钝，刺激去除后很快又入睡。

2．意识模糊　患者对周围环境不关心，答话简短迟钝，表情淡漠，对时间、地点、人物的定向力完全或部分障碍，可有错觉、幻觉、躁动不安、谵妄或精神错乱。

3．昏睡　接近于不省人事的意识状态，患者处于熟睡状态，不易唤醒，醒后不能正确回答问题或答非所问，刺激停止后即进入熟睡。

4．昏迷　最严重的一种意识障碍，也是病情危重的信号，按其程度可分为：

（1）轻度昏迷：意识大部分丧失，无自主运动，对周围事物及声、光刺激无反应，对强烈刺激（如压迫眶上缘）可有痛苦表情及躲避反应。角膜反射、瞳孔对光反射、吞咽反射、眼球运动等可存在。生命体征一般无改变，可有尿液粪便潴留或失禁。

（2）中度昏迷：对周围事物及各种刺激全无反应，对强烈刺激可出现防御反射，角膜反射减弱，瞳孔对光反射迟钝，眼球无转动。

（3）深度昏迷：意识完全丧失，对各种刺激全无反应，全身肌肉松弛，深、浅反射均消失。呼吸不规则，血压可下降、大小便失禁或潴留。

临床上可以使用格拉斯哥昏迷评分量表（Glasgow Coma Scale，GCS），对患者的意识障碍及其严重程度进行观察与测定。GCS包括睁眼反应、语言反应和运动反应三个子项目，使用时分别测量三个子项目并计分，然后再将各个项目的分值相加求其总和，即可得到患者意识障碍程度的客观评分（见表19-1）。GCS量表总分范围为3～15分，15分表示正常，总分低于7分者为浅昏迷，低于3分者为深昏迷。

表 19-1　格拉斯哥昏迷评分量表

子项目	状态	分数
睁眼反应	自发性的睁眼反应	4
	声音刺激有睁眼反应	3
	疼痛刺激有睁眼反应	2
	任何刺激均无睁眼反应	1
语言反应	对人物、时间、地点等定向问题清楚	5
	对话混淆不清，不能准确回答有关人物、时间、地点等定向问题	4
	言语不流利，但可分辨字意	3
	言语模糊不清，对字意难以分辨	2
	任何刺激均无语言反应	1
运动反应	可按指令动作	6
	能确定疼痛部位	5
	对疼痛刺激有肢体退缩反应	4
	疼痛刺激时肢体过屈（去皮质强直）	3
	疼痛刺激时肢体过伸（去大脑强直）	2
	疼痛刺激时无反应	1

（四）瞳孔的观察

1. 瞳孔的形状与大小　瞳孔变化是许多疾病病情变化的一个重要指征。观察瞳孔要注意两侧瞳孔的形状、位置、边缘、大小、反应等。正常瞳孔为圆形，位置居中，边缘整齐，两侧等大，在自然光线下直径为2～5mm。病理情况下，瞳孔直径小于2mm称瞳孔缩小，见于有机磷农药、吗啡、巴比妥类、氯丙嗪药物中毒，单侧瞳孔缩小常提示同侧小脑幕裂孔疝早期。瞳孔直径大于5mm称瞳孔扩大，单侧瞳孔扩大、固定，常提示同侧小脑幕裂孔疝已发生；双侧瞳孔扩大见于颅内压增高、颠茄类药物中毒、枕骨大孔疝及濒死状态等。重症患者突然瞳孔扩大，是病情急剧变化的标志。瞳孔双侧不等或忽大忽小，常是脑疝早期征象。

2. 瞳孔对光反应　正常瞳孔对光反射和调节反射灵敏且两侧相等，光亮时瞳孔缩小，昏暗时瞳孔扩大。当瞳孔大小不随光线刺激而变化时，称瞳孔对光反应消失，常见于危重或深昏迷患者。

（五）心理状态

心理状态的观察应从患者对健康的理解、对疾病的认识、人际关系的处理、解决问题的能力、情绪状态等方面进行观察，以确定是否处于正常，是否出现记忆力减退，思维混乱，反应迟钝等状况，重点观察语言、行为有无异常情况，有无焦虑、恐惧、绝望、抑郁等情绪反应。

（六）自理能力

观察患者的活动能力及耐力，是否借助轮椅或拐杖等辅助器具，自理程度又分为完全依赖、协助、自理三个等级。自理能力可以通过量表来测定患者的自理能力，如用日常生活活动（ADL）能力量表可评定患者生活自理能力，包括生活料理、生活工具使用等，用总的生活能力状态评定患者的病残程度。

（七）常见症状的观察

1．疼痛　疼痛是临床常见症状之一，被列为第五生命体征，疼痛是患者的主观感受，对患者而言，痛觉可作为机体受到伤害的一种警告，引起机体一系列防御性保护反应。但另一方面，疼痛作为报警也有其局限性（如癌症等出现疼痛时，已为时太晚）。而某些长期的剧烈疼痛，对机体已成为一种难以忍受的折磨。一旦出现疼痛，要引起重视，仔细地评估疼痛的部位、发生的急缓、疼痛的性质和程度、持续时间和伴随症状、疼痛与体位及按压的关系、既往有无类似发作、有无牵涉痛等。

2．咳嗽　咳嗽是人体清除呼吸道内分泌物或异物的保护性防御反射。观察时应注意咳嗽发生的急缓、有无时间规律、与气候的关系、有无职业和环境的影响、有无伴随症状等。如急性咳嗽常见于呼吸器官的急性炎症或异物吸入；寒冷季节及晨间加剧者见于慢性支气管炎；阵发性咳嗽伴有哮喘见于支气管哮喘、心源性哮喘等；刺激性干咳常见于肺癌等。

3．咳痰与咯血　咳痰与咯血是支气管、肺部疾病的常见症状之一。观察痰液应注意痰量，痰液的性质、颜色、气味，咳痰的时间、伴随症状等。观察咯血应分清是痰中带血还是大口咯血，量有多少，颜色鲜红还是暗红，有无口腔、鼻腔、齿龈等处出血，大量咯血的时候应注意与呕血的区别。

4．恶心与呕吐　恶心常为呕吐的前期表现，引发恶心和呕吐的常见原因有：

（1）反射性：常见于幽门梗阻、药物刺激、视觉和内耳前庭器官受刺激等。此类呕吐常有恶心等前驱症状，呕吐后患者感觉轻松。

（2）中枢性：常见于颅内压增高、尿毒症、糖尿病酮症酸中毒、应用吗啡、洋地黄等药物。此类呕吐常无前驱症状，呕吐后患者并不感觉轻松。

（3）条件反射性：当看到不洁食物、嗅到厌恶气味时引发的恶心、呕吐。

（八）其他方面的观察

如睡眠的观察、药疗后或特殊治疗后反应的观察等。

考点：病情评估的内容

二、危重患者的支持性护理

危重患者是指病情严重，随时可能发生生命危险的患者，通常伴有多脏器功能不全，身体极度虚弱，抵抗力差。护士应认真、全面、缜密地观察病情，加强各方面的护理，预防并发症，减轻患者痛苦，促进早日康复。

（一）密切观察病情变化

密切观察危重患者的生命体征，准确记录各项监测指标，包括中枢神经系统监测、循环系统监测、呼吸系统监测、肾功能监测、体温检测等，及时发现异常情况，如出现呼吸停止、心跳停止等紧急情况，要立即通知医生，积极配合抢救，以免贻误抢救时机。

（二）保持呼吸道通畅

清醒患者应鼓励其定时做深呼吸或轻拍背部，以助分泌物咳出；昏迷患者头应偏向一侧，及时清除呼吸道分泌物，防止窒息。人工气道患者，每日反复多次翻身、及时吸痰、拍背，以改善通气状态，防止继发感染。

（三）做好眼、口鼻及皮肤护理

危重患者眼、口鼻经常有分泌物，应经常用湿棉球或纱布擦拭，保持清洁。眼睑不能自行闭合的患者，易发生角膜溃疡、结膜炎，可涂金霉素眼膏或盖凡士林纱布，以保护角膜。注意患者的清洁卫生，做好口腔护理及皮肤护理，防止口腔和皮肤发生感染。

（四）补充营养及水分

危重患者消化功能减退而分解代谢增强，为保证有足够的营养和水分，应鼓励患者或帮助自理缺陷的患者进食，对经口进食困难者，可给予鼻饲或静脉高营养支持；对体液不足的患者（如大量引流液或额外体液丧失），应按医嘱补充足够的液体。

（五）做好排泄护理

如发生尿潴留，可采取诱导排尿的方法，必要时导尿。如留置导尿者，要保持引流通畅，做好外阴清洁消毒工作，防止泌尿系统感染。便秘者可给予缓泻药物或灌肠，排尿排便失禁者应注意清洗局部皮肤黏膜，尤其是肛周黏膜，保持清洁干燥，预防发生破损，注意观察骶尾部皮肤变化，预防压疮的发生。

（六）加强引流管护理

危重患者身上常置有多种引流管，护士应将各管妥善固定，安全放置，防止堵塞、扭曲、脱落，并保持通畅，严格无菌操作，定期更换和消毒引流管、引流袋（瓶），防止逆行感染。

（七）保持肢体功能

经常为患者翻身，做四肢的主动或被动运动。患者病情平稳时，应尽早协助其进行被动肢体运动，每天2次或3次，同时做按摩，以促进血液循环、防止压疮，增加肌肉张力，预防肌腱及韧带退化、肌肉萎缩、关节僵直、静脉血栓形成和足下垂的发生。

（八）注重心理护理

危重患者常会表现出各种各样的心理问题，护士应密切观察患者的心理变化，安装人工气道或使用呼吸机者因无法交谈，要注意观察患者的视线和表情，或准备笔、纸，让患者写出要表达的意思。

（九）确保安全

使用床档或其他保护用具约束患者，防止坠床或自行拔管等；对意识丧失、谵妄或昏迷的患者要保证其安全，必要时合理使用保护具。牙关紧闭抽搐的患者，可用牙垫或压舌板裹上数层纱布，放于上下磨牙之间，以免咬伤舌；室内光线宜暗，工作人员动作轻柔，以免因外界刺激而引起抽搐。

考点：危重患者支持性护理措施

第二节 危重患者的抢救

一、抢救工作管理

抢救急、危、重患者是医疗护理工作中一项紧急任务，护士必须从思想上、组织上、物质上、技术上做好充分准备，要争分夺秒、全力以赴地进行抢救。

（一）抢救组织管理

1．立即指定抢救负责人，组成抢救小组 科室性抢救一般由科主任、护士长负责组织指挥，科室领导不在时，由在场工作人员中职务最高者负责指挥，各级人员听从指挥，态度严肃认真，动作迅速正确，既要分工明确，又要密切协作。

2．即刻制订抢救方案 护士应参与制订抢救方案，并负责抢救方案的有效实施。

3．制订抢救护理计划 及时准确地找出主要护理问题，并采取正确、有效的护理措施，解决患者现存的或潜在的健康问题。

4．配合医生进行抢救，一切抢救物品应合理放置（图 19-1），护士态度严肃认真，动作迅速准确，做好抢救记录及查对工作（见第五章急诊护理工作）。

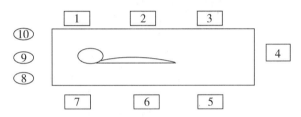

1．心电监护仪 2．3辅助抢救医生 4．抢救车 5．主抢救护士
6．主抢救医生 7．呼吸机 8．氧气 9．插灯 10．吸引器

图 19-1 抢救方位图

5．安排护士随医生参加每次查房、会诊、病例讨论 熟悉危重患者的病情、重点监测项目及抢救过程，做到心中有数、配合恰当。

6．做好抢救后病情观察和交接班工作。

7．严格执行抢救物品的管理和日常维护 抢救物品要做到"五定"，室内物品一律不许外借，值班护士班班交接，做好记录。抢救物品使用后，要及时清理，归还原处和补充，并保持清洁、整齐。如抢救为传染患者，应按传染要求进行消毒、处理，严格控制交叉感染。

 知识链接

首诊负责制度

首诊负责是指第一位接诊医师（首诊医师）对所接诊患者，特别是对急、危重病员的检查、诊断、治疗、转科和转院等工作负责到底。首诊医师除按要求进行病史、身体检查、化验的详细记录外，对诊断已明确的患者应积极治疗或收住院治疗；对诊断尚未明确的患者应边对症治疗，边及时请上级医师会诊或邀请有关科室医师会诊，如遇危重病员需抢救时，首诊医师首先抢救并及时报请上级医师，不得以任何理由拖延或拒绝抢救。对于急诊患者特别是危重患者，首诊医生应亲自或指定护士护送并做好交接手续。涉及两科以上疾病的患者收治，由首诊科室（必要时医教部）组织会诊，协调解决，有关科室均应服从。

（二）抢救设备管理

1．抢救室　急诊科和病区要有单独抢救室并专人负责。病区抢救室宜设置在靠近护士办公室的单独房间内。抢救室要宽敞、明亮、安静、整洁，并应有严密的科学管理制度。

2．抢救床　最好选用能升降的活动床，另备木板一块，以备胸外心脏按压时使用。

3．抢救车　需配备下列物品。

（1）急救药品（表19-2）。

表19-2　常用急救药品

类别	药物
呼吸兴奋药	尼可刹米（可拉明）、山梗菜碱（洛贝林）等
升压药	去甲肾上腺素、盐酸肾上腺素、异丙肾上腺素、间羟胺、多巴胺等
降压药	利血平、肼屈嗪、硫酸镁注射液等
强心剂	去乙酰毛花苷C（西地兰）、毒毛花苷K等
抗心律失常药	利多卡因、维拉帕米、普鲁卡因胺等
血管扩张药	甲磺酸酚妥拉明、硝酸甘油、硝普钠等
止血药	肾上腺色腙（安络血）、酚磺乙胺（止血敏）、氨甲苯酸（止血芳酸）、维生素K_1、鱼精蛋白、垂体后叶素等
平喘药	氨茶碱等
止痛镇静药	哌替啶（度冷丁）、苯巴比妥（鲁米那）、氯丙嗪（冬眠灵）、吗啡等
解毒药	阿托品、解磷定、氯磷定、亚甲蓝（美蓝）、二巯丙醇、硫代硫酸钠等
抗过敏药	异丙嗪、苯海拉明、扑尔敏、阿司咪唑等
抗惊厥药	地西泮（安定）、阿米妥钠、苯巴比妥钠、硫喷妥钠、苯妥英钠、硫酸镁等
脱水利尿药	20%甘露醇、25%山梨醇、呋塞米（速尿）、利尿酸钠等
碱性药	5%碳酸氢钠、11.2%乳酸钠
其他	氢化可的松、地塞米松、生理盐水、各种浓度的葡萄糖溶液、右旋糖酐40葡萄糖液、右旋糖酐70葡萄糖液、平衡液、10%葡萄糖酸钙、氯化钾、氯化钙、代血浆

（2）各种无菌急救包：静脉切开包、气管插管包、气管切开包、开胸包、导尿包、穿刺包等。

（3）一般用物：治疗盘、血压计、听诊器、开口器、压舌板、舌钳、手电筒、止血带、输液器及输液针头、输血器、各种注射器及针头、各种型号及用途的橡胶或硅胶导管、玻璃接头、绷带、夹板、宽胶布、无菌敷料、无菌治疗巾、无菌手套、火柴、酒精灯、多头电源插座、皮肤消毒用物等。

4．急救器械　应保证器械完好，包括氧气筒或中心供氧装置、吸引器或中心负压吸引装置、心电监护仪、电除颤器、心脏起搏器、简易呼吸器、人工呼吸机、电动洗胃机等。

二、常用的抢救技术

（一）基础生命支持

基础生命支持技术（Basic Life Support，BLS）又称为现场急救，是心肺复苏（CPR）的初始急救技术，是抢救心脏、呼吸骤停等急、危重症患者的基本措施。现代心肺复苏技术包括基础生命支持（BLS）、高级生命支持（ALS）、持续生命支持（PLS）。在常温情况下，心跳停搏 3 秒时患者就感觉到头晕；10 秒即出现昏厥；30 ～ 40 秒后瞳孔散大；60 秒后呼吸停止、排尿、排便失禁；4 ～ 6 分钟后大脑发生不可逆的损伤。因此，对心脏停搏、呼吸骤停患者的抢救应当在 4 分钟内进行基础生命支持，并在 8 分钟内给予 ALS，开始的时间越早，成活率越高。

1．适应证

（1）呼吸骤停：包括溺水、脑卒中、气道异物阻塞、吸入烟雾、会厌炎、药物过量、电击伤、窒息、创伤，以及各种原因引起的呼吸停止。

（2）心脏骤停：除了上述能引起呼吸骤停而继发心脏骤停的原因外，还包括急性心肌梗死、严重心率失常如室颤、重型颅脑损伤、心脏或大血管破裂引起的大出血、药物或毒物中毒、严重的电解质紊乱如高血钾或低血钾等原因引起的心跳停止。

2．呼吸、心搏骤停的临床表现

（1）突然面色死灰、意识丧失：轻摇或轻拍并大声呼叫，无反应，再按人中，如仍无反应，说明患者意识丧失。

（2）大动脉搏动消失：因颈动脉表浅，且颈部易暴露，一般作为判断的首选部位。

（3）呼吸停止。

（4）瞳孔散大：多在循环完全停止超过 1 分钟后才会出现。

（5）皮肤苍白或发绀：以口唇和指甲等末梢处最明显。

（6）心尖搏动及心音消失：听诊无心音，心电图表现为心室颤动或心室停顿，偶尔可见缓慢而无效的心室自主节律（心电 - 机械分离）。

（7）伤口不出血

由于 BLS 技术的实施必须分秒必争，因此，仅凭意识突然丧失和大动脉搏动消失这两项即可做出心搏骤停的判断，并立即开始实施 BLS 技术。

考点：心搏、呼吸骤停的判断标准

3．基础生命支持技术（表 19-3）

根据 2010 年美国心脏协会 (AHA) 及国际复苏联盟 (ILCOR) 联合发表的《2010 年国际心肺复苏和心血管急救指南及治疗建议》标准，急救成人生存链包括 5 个环节：①识别心搏骤停并尽早启动急救系统；②尽早进行心肺复苏；③快速除颤；④有效的高级生命支持；⑤综合的复苏后治疗。基础生命支持技术是一系列操作技术，包括判断技能和支持 / 干预技术：判断患者反应、启动急救医疗服务（Emergency Medical Services，EMS）系统，实施 BLS 包括 CAB 三个步骤，即循环支持（circulation，C）、开放气道（airway，A）、人工呼吸（breath，B）。

表 19-3 基础生命支持技术

操作流程	操作步骤和要点说明
【操作前评估】	• 患者病情、意识状态、脉搏、呼吸等
【操作前准备】	
护士准备	• 衣帽整洁，清洁双手
用物准备	• 治疗盘内放血压计、听诊器、手电筒、记录单。必要时备一块木板、脚踏凳
患者准备	• 患者可能已经昏迷，护士对患者的体位进行调整，以便于进行抢救
环境准备	• 环境安静、整洁、明亮、操作地方宽敞

操作流程	操作步骤和要点说明
【实施步骤】	
判断环境	• 发现有人倒地，评估操作环境是否安全
判断意识	• 凑近患者耳旁（双侧）大声呼唤并轻拍双肩；观察患者无意识、无呼吸或仅为喘息
呼救 EMS	• 呼救，招呼最近的响应者；如在院外，呼叫他人打"120"电话并嘱咐回来帮忙 要点：电话中应讲清事故地点、回电号码、患者病情和治疗简况
看表记录	• 看表，记录抢救开始时间
摆放体位	• 将患者以仰卧位放置于硬板床或地上，使肩、颈、躯干无扭曲，其肩下垫心脏按压板 • 去枕、头后仰，双上肢放于身体两侧（如患者面朝下，抢救者应一手托起患者的颈部，另一手扶其肩部，使患者平稳地整体翻转为仰卧位）
解开衣服	• 解开衣领、领带及腰带
判断循环	• 以一手中指与示指从颈部前正中线向外滑行，置于气管与胸锁乳突肌之间触摸颈动脉搏动 5～10 秒；观察面色、有无咳嗽反射及顺时针巡视四肢有无抽动
胸外按压	• 定位：两乳头连线中点或胸骨中、下 1/3 交界处（图 19-2） 要点：以一手中指沿患者一侧胸廓下部肋缘向上摸到剑突肋，示指并拢中指，另一手掌根沿胸骨下滑到示指，该手掌中心部分就是按压部位 • 方法：抢救者站于或跪在患者的一侧，以一手掌根（与患者胸骨长轴一致）置于按压处，手指翘起不接触胸壁，另一手掌根部置于此手手背上，手指并拢或相互握持。两臂位于患者胸骨正上方，双肘关节伸直，双肩正对双手，利用上身重量垂直下压成人至少 5cm（图 19-3）；为儿童行胸外心脏按压，用一手掌根部按压即可，按压深度至少为 5cm；婴儿则用拇指或 2～3 个手指向下按压 4cm 即可。放松时要让患者胸廓完全复原，但手不能离开胸壁，按压与放松时间比 1：2 • 频率：按压频率每分钟至少 100 次以上
开放气道	• 将患者头部偏向一侧，清理呼吸道：用指套或手缠纱布清除口中异物和呕吐物；有活动义齿者应取下 方法一：仰头抬颏法（图 19-4） 抢救者一手放在患者的前额，用手掌压住前额头，使头后仰，另一手的手指放在患者的下颏处，将颏部向前上抬起（此法解除舌后坠效果最佳） 方法二：仰头抬颈法（图 19-5） 抢救者一手抬起患者颈部，另一手以小鱼际肌侧下按患者前额，使患者头后仰，颈部抬起（头、颈部损伤患者禁用） 方法三：托颌法（图 19-6） 抢救者将两手放置在患者头部两侧，肘部支撑在患者躺的平面上，握紧下颌角，用力向上托下颌（适用于有颈部损伤的患者）
人工呼吸	方法一：口对口人工呼吸 保持打开气道位置，抢救者用按于前额一手的拇指与示指捏住患者鼻孔，深吸一口气后，将嘴唇紧贴着患者嘴唇吹气直至胸廓上升，吹气后松开口鼻，观察胸部情况，吹气 2 次，每次吹气时间不超过 2 秒；频率 8～10 次/分 方法二：口对鼻人工呼吸 抢救者一手将患者口唇闭紧，深吸气后，双唇包住患者鼻部吹气，吹气时间应长，用劲要大 方法三：口对口鼻人工呼吸（适用于婴幼儿） 抢救者双唇包住患者口鼻吹气，吹气时间要短，用劲要小

续表

操作流程	操作步骤和要点说明
电击除颤 有效指征	要点：胸外心脏按压与人工呼吸比为 30：2，换人操作时应在按压、吹气间隙进行，抢救中断时间不超过 5 ~ 7 秒。完成 5 个循环后评估 • 判断患者发生心搏骤停时，如果有条件，要快速实施电除颤（因 80% 的心脏骤停由室颤引起），从室颤到进行除颤，要在 3 分钟内完成。在准备除颤的时候，要先进行 BLS，直至进行除颤。除颤剂量双相选择 120 ~ 200J；除颤剂量单相用 360J • 能扪及大动脉的搏动（判断时间为 10 秒），肱动脉收缩压大于 60mmHg；颜面、口唇、甲床颜色转为红润，有小便出现；自主呼吸恢复；昏迷变浅，压眶反射有反应；瞳孔缩小，对光反射恢复
【操作后评价】	• 判断准确、动作规范、手法正确、争分夺秒，在规定时间内完成操作 • 操作中体现对患者的关爱

【注意事项】

1．在确保自身和患者安全前提下，遵循就地抢救复苏的原则。

2．判断患者意识时应拍击患者的双肩并大声在患者双耳侧呼叫。

3．对怀疑脊椎受伤者在翻转患者体位或开放气道时注意保护脊椎。

4．人工呼吸时应见胸廓起伏，还应避免吹气过速，吹气量过大。

5．胸外按压力量要适当并快速有力，让胸廓充分回弹，尽量减少按压中断。

6．按压部位要准确，过低可伤及腹部脏器或引起胃内容物反流，过高可伤及大血管，偏离胸骨则可引起肋骨骨折。

7．基础生命支持技术的步骤为 C → A → B，即胸外心脏按压→开放气道→人工呼吸。

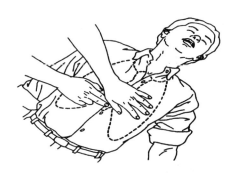

图 19-2　胸外心脏按压的部位

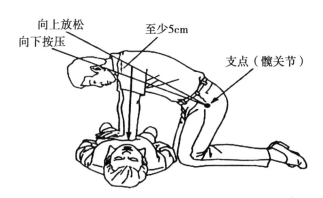

图 19-3　胸外心脏按压的手法

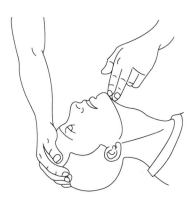

图 19-4　仰头抬颏法

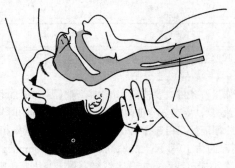
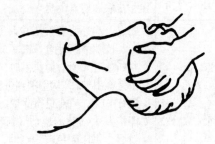

图 19-5　仰头抬颈法　　　　　　　　　　图 19-6　托颌法

考点：基础生命支持技术的操作要点及注意事项、心肺复苏的有效指征

（二）人工呼吸器的使用方法（表 19-4）

人工呼吸器是进行人工呼吸最有效的方法之一，可通过人工或机械装置产生通气，对无呼吸患者进行强迫通气，对通气障碍的患者进行辅助呼吸，达到增加通气量，改善换气功能，减少呼吸肌做功的目的。常用于各种原因所致的呼吸停止或呼吸衰竭的抢救及麻醉期间的呼吸管理，以维持和增加机体通气量，纠正威胁生命的低氧血症。常用的有简易呼吸器和人工呼吸机。

表 19-4　人工呼吸器的使用方法

操作流程	操作步骤和要点说明
【操作前评估】	• 患者年龄、病情、体重、体位、意识状态等
	• 患者呼吸状况（频率、节律、深浅度）、有无自主呼吸、呼吸道是否通畅、血气分析、有无活动义齿等
	• 患者心理状态及合作程度
【操作前准备】	
护士准备	• 衣帽整洁，修剪指甲，清洁双手，戴口罩
用物准备	• 简易呼吸器（图 19-7）由呼吸囊、呼吸活瓣、面罩及衔接管组成
	• 人工呼吸机（图 19-8）分定压型、定容型、混合型等。必要时准备氧气装置
患者准备	• 了解人工呼吸器使用的目的、方法、注意事项及配合要点
环境准备	• 环境安静、整洁、明亮、操作地方宽敞
【实施步骤】	
操作一	简易呼吸器使用方法
检查连接	• 检查简易呼吸器的性能，正确连接简易呼吸器
核对告知	• 备齐用物携至床旁，核对患者床号、姓名，确认患者，告知简易呼吸器的目的、操作方法、所用时间、配合方法、取得患者合作
安置体位	• 清理呼吸道，抢救者站于患者头顶处，患者头后仰，托起下颌
扣紧面罩	• 面罩紧扣口、鼻部，避免漏气
挤呼吸囊	• 有节律挤压呼吸囊，一次挤压可有 500 ~ 1000 ml 空气进入肺内
	• 频率保持 16 ~ 20 次 / 分
	要点：患者若有自主呼吸，应注意与自主呼吸同步，即患者吸气初顺势挤压呼吸囊，达一定潮气量后完全松开气囊，让患者自行完成呼气动作

操作流程	操作步骤和要点说明
观察病情	• 注意脉搏、呼吸、血压、神志等变化，观察通气量是否合适，胸廓起伏是否对称。
整理记录	• 记录时间、效果、患者反应
操作二	人工呼吸机使用方法
检查连接	• 连接电源及氧气，湿化器内加无菌蒸馏水，根据病情需要选择通气方式，检查机器运转及有无漏气
调节参数	• 打开开关，调节呼吸机各个预置参数（表 19-5）
机患连接	• 呼吸机与患者气道紧密连接。连接方式可采用面罩法、气管插管法、气管切开法
	• 面罩法：面罩盖住患者口、鼻后与呼吸机连接，适用于神志清楚，能合作并间断使用呼吸机的患者
	• 气管插管法：气管插管后与呼吸机连接，适用于神志不清的患者
	• 气管切开法：气管切开放置套管后与呼吸机连接，适用于长期使用呼吸机的患者
观察记录	• 观察患者及呼吸机运行情况，记录呼吸机使用参数、时间
撤机准备	• 根据医嘱准备停用呼吸机前，适当减少呼吸机的机械通气量，使自主呼吸发挥作用，减少患者对呼吸机的依赖，循序渐进地撤机
撤呼吸机	• 撤机时避免使用镇静剂，严密观察。呼吸机和急救物品应暂留床边，以备急用。分离面罩或拔出气管内插管
整理记录	• 记录撤机时间、患者反应及特殊处理。做好呼吸机保养、用物消毒 要点：撤机指征：患者神志清楚，呼吸困难的症状消失，缺氧完全纠正。血气分析基本正常；心功能良好，生命体征稳定，无严重心律紊乱，无威胁生命的并发症
【操作后嘱咐】	• 指导清醒患者如何与呼吸机同步进行呼吸的方法 • 嘱咐患者如有不适可用抬腿方法向医护人员示意，以解除焦虑和恐惧心理
【操作后评价】	• 严格执行无菌操作原则及核对制度，选择合适的呼吸模式 • 操作中体现对患者的关爱，沟通有效，患者理解人工呼吸器目的，有安全感，能主动配合 • 操作认真、规范，患者无全身和局部不良反应

【注意事项】

1. 密切观察病情变化　注意生命体征，意识状态的变化；定期进行血气分析和电解质的测定；观察患者有无自主呼吸及呼吸机的工作情况，如有无漏气，管道连接处有无脱落，各参数是否符合患者情况等。

2. 观察通气是否合适　若通气量合适，吸气时能看到胸廓起伏，肺部呼吸音清楚，生命体征恢复并稳定；通气量不足时患者出现烦躁不安、多汗、皮肤潮红、血压升高、脉搏加速等；若通气量过度，患者出现昏迷、抽搐等碱中毒症状。

3. 保持呼吸道通畅　鼓励咳嗽，深呼吸，协助危重患者定期翻身，拍背，以促进痰液排出，同时湿化吸入气体。

4. 预防和控制感染　呼吸器的湿化器应每日清洁、消毒，并更换液体；螺纹管接口等用后，应浸泡消毒；病室空气每天消毒 1 ~ 2 次；地面及家具物品每天用消毒液擦拭 2 次。

表 19-5 呼吸机主要参数选择

项目	数值
呼吸频率（R）	10 ~ 16 次 / 分
潮气量（Vr）	10 ~ 15ml/kg（通常在 600 ~ 800ml）
每分钟通气量（VE）	8 ~ 10L/ 分
吸呼比值（I/E）	1∶1.5 ~ 2.0
呼气压力（EPAP）	0.147 ~ 1.96kPa（一般应 < 2.94 kPa）
呼气末正压（PEEP）	0.49 ~ 0.98 kPa
吸入氧浓度	30% ~ 40%(一般应 < 60%)

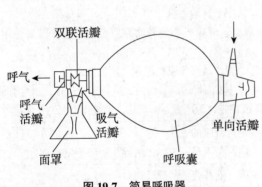

图 19-7　简易呼吸器

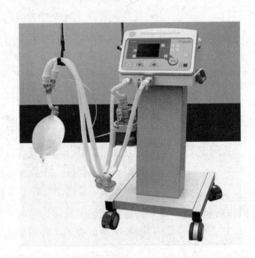

图 19-8　人工呼吸机

考点：人工呼吸器的使用方法及注意事项

（三）洗胃法

洗胃法是通过饮入大量溶液或将洗胃导管由口腔或鼻腔插入胃内，利用重力、虹吸或负压吸引作用的原理，以冲洗并清除胃内容物的方法。

1．目的

（1）解毒：清除胃内毒物或刺激物，减少毒物的吸收，还可利用不同灌洗液进行中和解毒，洗胃应尽早进行，一般在服毒物 6 小时内洗胃均有效，超过 6 小时也不应放弃洗胃。

（2）减轻胃黏膜水肿：幽门梗阻者通过洗出胃内潴留食物，减轻潴留物对胃黏膜的刺激，减轻胃黏膜水肿和炎症。

（3）手术或某些检查前的准备：主要是胃部手术或检查，通过洗胃，既可利于检查，又可防止或减少术后感染。

2．常用洗胃溶液（表 19-6）

表 19-6　常用洗胃溶液和禁忌药物

毒物种类	常用洗胃溶液	禁忌药物
酸性物	乳类、蛋清水①、米汤	
碱性物	5% 醋酸、白醋、蛋清水、牛奶	
氰化物	3% 过氧化氢溶液②引吐，1∶15000 ～ 1∶20000 高锰酸钾洗胃	
敌敌畏	2% ～ 4% 碳酸氢钠、1% 盐水、1∶15000 ～ 1∶20000 高锰酸钾洗胃	
1605、1059、4049（乐果）	2% ～ 4% 碳酸氢钠洗胃	高锰酸钾③
敌百虫（美曲膦酯）	1% 盐水或清水洗胃，1∶15000 ～ 1∶20000 高锰酸钾洗胃	碱性药物④
DDT、666	温开水或生理盐水洗胃，50% 硫酸镁导泻	油性泻药
酚类	50% 硫酸镁导泻、温开水或植物油洗胃至无酚味为止，洗胃后多次服用牛奶、蛋清保护胃黏膜	液体石蜡
巴比妥类（安眠药）	1∶15000 ～ 1∶20000 高锰酸钾洗胃，硫酸钠导泻⑤	硫酸镁
异烟肼（雷米封）	1∶15000 ～ 1∶20000 高锰酸钾洗胃，硫酸钠导泻	
灭鼠药		
1. 抗凝血素类（敌鼠钠等）	催吐、温水洗胃、硫酸钠导泻	碳酸氢钠溶液
2. 有机氟类（氟乙酰胺等）	0.2% ～ 0.5% 氯化钙或淡石灰水洗胃，硫酸钠导泻，饮用豆浆、蛋白水、牛奶等	
3. 磷化锌	1∶15000 ～ 1∶20000 高锰酸钾洗胃，0.5% 硫酸铜洗胃，0.5% ～ 1% 硫酸铜溶液⑥每次 10ml，每 5 ～ 10 分钟口服一次，配合压舌板等刺激舌根引吐	鸡蛋、牛奶脂肪及其他油类食物⑦
毒蕈、河豚、生物碱	1% ～ 3% 鞣酸	
发芽马铃薯	1% 药用炭悬浮液	

注：①蛋清可粘附在黏膜或创面上，从而起保护作用，并可使患者减轻疼痛。
②氧化剂能将化学性毒品氧化、改变其性能，从而减轻或去除其毒性。
③ 1605、1059、4049（乐果）等禁用高锰酸钾洗胃，否则可氧化成毒性更强的物质。
④敌百虫遇碱性药物可分解出毒性更强的敌敌畏，其分解过程随碱性的增强和温度的升高而加速。
⑤巴比妥类药物采用硫酸钠导泻，是利用其在肠道内形成的高渗透压，阻止肠道水分和残存的巴比妥类药物吸收，促其尽早排出体外。硫酸钠对心血管和神经系统没有抑制作用，不会加重巴比妥类药物的中毒。
⑥磷化锌中毒时，口服硫酸铜可使其成为无毒的磷化铜沉淀、阻止吸收，并促使其排出体外。
⑦磷化锌易溶于油类物质，忌用脂肪性食物，以免促进磷的溶解吸收。

考点： 常用的洗胃溶液、禁忌药物

3. 常用的洗胃法（表 19-7）有口服洗胃法、漏斗胃管洗胃法、电动吸引器洗胃法、全自动洗胃机洗胃法及注洗器洗胃法。

表 19-7 洗胃法

操作流程	操作步骤和要点说明
【操作前评估】	• 患者年龄、病情、中毒药物、意识状态、生命体征等 • 患者口腔黏膜有无损伤，有无活动义齿 • 患者心理状态以及洗胃的耐受能力、合作程度、知识水平、既往经验等
【操作前准备】 护士准备 用物准备 患者准备 环境准备	• 衣帽整洁，清洁双手，戴口罩 • 口服催吐法用物：治疗盘内置量杯、压舌板、水温计、弯盘、塑料围裙或橡胶单，水桶2只（1只盛洗胃液，1只盛污水），洗胃溶液按医嘱根据毒物性质准备，一般用量为 10000 ~ 20000ml，溶液温度 25 ~ 38℃ • 胃管洗胃法用物：同口服催吐法，另备无菌洗胃包（胃管、镊子、纱布）、治疗巾、检验标本容器、注洗器、听诊器、手电筒、液状石蜡、胶布，必要时备张口器、牙垫、舌钳等 • 洗胃设备：漏斗胃管、电动吸引器、全自动洗胃机 • 了解洗胃的目的、方法、注意事项及配合要点 • 环境安静、整洁、明亮、操作地方宽敞
【实施步骤】 配制溶液 核对告知 操作一 　安置卧位 　摆放用物 　自饮催吐 操作二 　安置卧位 　插洗胃管 　检测固定 　反复灌洗 操作三 　通电连接 　安置卧位 　电动抽吸	• 了解病情，配制所需洗胃溶液 • 备齐用物携至床旁，核对患者床号、姓名，告知洗胃目的、操作方法、所用时间、配合方法、取得患者合作 口服催吐法 • 协助患者取坐位 • 围好围裙、取下义齿、置污物桶于患者坐位前或床旁 • 嘱患者自饮大量灌洗液，一次饮入量约为 300 ~ 500ml，可用压舌板压其舌根引起呕吐，反复进行，直至吐出的灌洗液澄清无味 漏斗胃管洗胃法（图 19-9） • 中毒较轻者可取坐位或半坐位，头转向一侧；中毒较重者取左侧卧位（因左侧卧位减慢胃排空，延缓毒物向十二指肠排空）；昏迷患者取平卧位头偏向一侧，并用开口器撑开口腔，置牙垫于上、下磨牙之间，如有舌后坠，可用舌钳拉出 • 用液状石蜡润滑胃管前端，润滑插入长度的 1/3，经口插入胃管 55 ~ 60cm，插入长度为前额发际至剑突的距离 • 通过三种检测方法确定胃管确实在胃内，用胶布固定 • 将漏斗放置低于胃部水平的位置，挤压橡胶球，抽尽胃内容物，举漏斗高过头部 30 ~ 50cm，将灌洗液缓慢倒入漏斗 300 ~ 500ml，当漏斗内尚余少量溶液时，迅速将漏斗降至低于胃的位置，倒置于盛水桶内，利用虹吸原理引出胃内灌洗液，反复灌洗直至洗出液澄清无味 电动吸引器洗胃法（图 19-10） • 接通电源，检查吸引器的功能，将输液管与 Y 形管主干连接，吸引器贮液瓶的引流管、洗胃管的末端分别与 Y 形管两分支相连接，将灌洗液倒入输液瓶内，夹闭输液管，挂于输液架上 • 同漏斗胃管洗胃法 • 插洗胃管，确定在胃内后固定，调节吸引器的负压应保持在 13.3kPa，开动吸引器，将胃内容物吸出，关闭吸引器，夹闭贮液瓶的引流管，开放输液管，使灌洗液流入胃内 300 ~ 500ml，夹闭输液管，开放贮液瓶的引流管，启动吸引器，吸出灌入的液体，反复灌洗至洗出液澄清无味

操作流程	操作步骤和要点说明
操作四 　　检查机器 　　安置卧位 　　插洗胃管 　　连接各管 　　通电冲洗 	全自动洗胃机洗胃法（图19-11） • 接通电源，检查机器功能 • 同漏斗胃管洗胃法 • 同漏斗胃管洗胃法，证实洗胃管在胃内后给予固定 • 将配制好的灌洗液放入水桶内，将3根橡胶管分别与机器的药管、胃管、污水管口连接；将药管的另一端放入灌洗液桶内，污水管的另一端放入空水桶内，胃管的一端和已插好的患者的洗胃管相连接；调节药量流速 • 接通电源，按"手吸"键，吸出胃内容物（不可直接按"自动"键，否则自动洗胃机再灌洗时灌入量过多，造成胃扩张），再按"自动"键，机器即开始对胃进行自动冲洗，在洗胃过程中，药管管口必须始终浸没在灌洗液液面下，冲洗时"冲液"灯亮，吸引时"吸液"灯亮，如发现食物堵塞管道，水流减慢、不流或发生故障，可交替按"手冲"和"手吸"键，重复冲吸数次，直到管路通畅，再按"手吸"键将胃内残留液体吸出，按"自动"键，自动洗胃机即继续工作，直至洗出液澄清无味 • 洗胃完毕需冲洗各管，按"停机"键关机
操作五 　插管固定 　抽注交替 　病情观察 　拔洗胃管 　舒适整理 　洗手记录 　送检标本	注洗器洗胃法 • 插胃管证实在胃内后，用胶布固定 • 先用注洗器抽尽胃内容物，再注入洗胃液约200ml，后抽出胃内液体弃去，如此反复冲洗，直至洗净为止 　要点：适用于胃手术前和幽门梗阻患者的洗胃 • 随时注意洗出液的性质、颜色、气味及量；观察患者的面色、生命体征、是否腹痛、意识状态等 • 洗毕，反折胃管，拔出 • 协助患者漱口、擦脸，必要时更衣，嘱患者卧床休息，整理床单位，清理用物 • 记录灌洗液名称及量、呕吐物颜色和气味、患者主诉 • 必要时留取标本送检
【操作后嘱咐】	• 对自服毒药者，耐心劝导，做针对性心理护理，减轻其心理负担
【操作后评价】	• 能根据毒物性质选择合适的洗胃溶液，胃内毒物得到及时有效清除 • 操作中体现对患者的关爱，沟通有效，患者理解洗胃目的，能主动配合 • 操作认真、规范，中毒症状得以缓解或控制，患者康复、信心增强

【注意事项】

1. 急性中毒患者应迅速采取口服催吐法，必要时进行洗胃，以减少毒物的吸收。

2. 强腐蚀性毒物（强酸、强碱）中毒，食管阻塞、食管狭窄、食管胃底静脉曲张、上消化道溃疡、癌症等患者禁忌洗胃。

3. 根据毒物性质选择对抗剂，当毒物性质不明时，先抽出胃内容物送检，以明确毒物性质，并先选用温开水或生理盐水洗胃。

4. 洗胃过程中严密观察病情变化，如有血性液体流出或出现虚脱现象，应立即停止洗胃。

5. 为幽门梗阻患者洗胃时宜在饭后4～6小时或空腹进行，应记录胃内潴留量，以了解梗阻情况，供临床输液参考。胃内潴留量＝抽出量－注入量。

6. 每次灌入量不超过500ml，过多增加胃内压，引起急性胃扩张，加速毒物的吸收，同时灌入量过多也可引起液体反流，导致呛咳、误吸或窒息。小儿洗胃灌入量不宜过多，婴幼儿每次灌入量以100～200ml为宜。小儿胃呈水平位，插管不宜过深，动作轻柔，对患儿应稍加约束或酌情给予镇静剂。

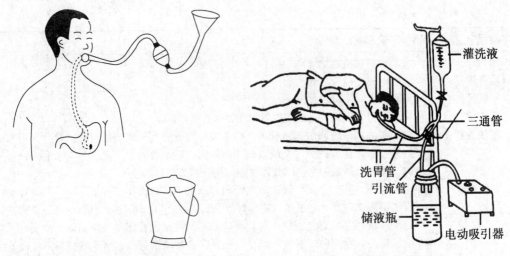

图 19-9　漏斗洗胃管　　　　　　　　　图 19-10　电动吸引器洗胃法

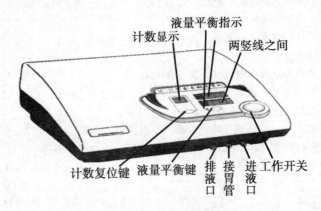

图 19-11　全自动洗胃机

考点： 洗胃法的操作要点及注意事项

知识链接

新生儿洗胃法

　　新生儿洗胃时，一般采用头高位，用 10ml 或 20ml 的注射器，将胃管缓缓送至胃底部，然后取左侧卧位，洗胃溶液一般采取生理盐水，温度为 37～39℃，每次 10～15ml，然后等量回抽，直至洗出液清晰为止。

（四）吸痰法（表 19-8）

　　吸痰是指利用负压作用，用导管经口、鼻腔、人工气道将呼吸道分泌物吸出，以清除呼吸道分泌物，保持呼吸道通畅，改善肺通气，预防肺不张、坠积性肺炎、窒息等并发症的一种方法。适用于年老体弱、新生儿、危重、麻醉未醒、气管切开等不能有效进行咳嗽及排痰的患者。

　　临床上常用的吸痰装置有中心负压吸引装置和电动吸引器两种，一般大医院设有中心负压吸引装置，吸引器管道连接到各病室床单位，使用时只需要接上贮液瓶和吸痰管，非常方便。电动吸引器由马达、偏心轮、气体滤过器、压力表、安全瓶、贮液瓶、连接管组成；安全瓶和贮液瓶是两个容量为1000ml的容器，瓶塞上有两个玻璃管，并有橡胶管相互连接（图19-13），接通电源后马达带动偏心轮，从吸气孔吸出瓶内空气，使瓶内形成负压，将痰液吸出。

在紧急情况下，可用注射器吸痰及口对口吸痰。前者用50～100ml注射器连接导管进行抽吸；后者可由操作者托起患者下颌，使其头后仰并捏住患者鼻孔，口对口吸出呼吸道分泌物，解除呼吸道梗阻症状。

表19-8　吸痰法

操作流程	操作步骤和要点说明
【操作前评估】	• 患者年龄、病情、治疗情况、意识状态、有无将呼吸道分泌物排出的能力等 • 患者对吸痰的认识、心理状态及合作程度
【操作前准备】 护士准备 用物准备 患者准备 环境准备	• 衣帽整洁，清洁双手，戴口罩 • 中心负压吸引装置（图19-12）或电动吸引器（图19-13） • 治疗盘内置有盖罐2只（分别盛无菌生理盐水和消毒吸痰管数根）、无菌纱布、无菌碗、无菌手套、弯盘、玻璃接管、开口器、压舌板、舌钳、盛消毒液的试管 • 了解吸痰的目的、方法、注意事项及配合要点；取合适体位，情绪稳定 • 环境安静、整洁、明亮、操作地方宽敞
【实施步骤】 核对告知 检查连接 口腔准备 试吸检畅 抽吸痰液	• 备齐用物携至床旁，核对患者床号、姓名，告知吸痰目的、操作方法、所用时间、配合方法、取得患者合作 • 接电源，打开开关，检查机器性能是否良好，调节负压，成人40.0～53.3kPa，小儿＜40.0kPa • 将患者头转向操作者，检查口腔情况，昏迷患者可用压舌板或张口器帮助张口，取下活动义齿，治疗巾围于患者胸前 • 备好无菌碗，倒入100ml无菌生理盐水，连接吸痰管，试吸少量生理盐水，检查是否通畅 方法一：口咽吸引法 ①嘱患者舌向前，必要时用纱布包裹协助。一手返折吸痰管末端，另一手戴无菌手套后持吸痰管前端，从口腔的一侧将导管插入10～15cm进入咽部，同时鼓励患者咳嗽，放松导管末端，左右旋转，自深部向上提拉吸净口咽部痰液，每次吸引时间少于15秒 ②先吸口咽部分泌物，换根吸痰管后再吸气管内分泌物，吸痰后用无菌生理盐水冲洗吸痰管 要点：插管时不可使用负压，插入位置后使用负压吸引；若鼻腔、口腔和气管切开同时吸痰时，先吸气管切开处，再吸鼻腔或口腔，每根吸痰管只用一次，不可反复上下提插 方法二：经鼻咽和鼻气管吸引 用拇指和示指将导管轻而快地插入鼻腔，并在患者吸气时沿着鼻腔壁向深处插入。鼻咽吸引插入导管的长度为患者鼻尖至耳垂的距离，成人约16cm，儿童8～12cm，婴幼儿4～8cm；经鼻气管吸引时，插入长度成人约为20cm，儿童为14～20cm，婴幼儿8～14cm。其他操作方法同口咽吸引法

操作流程	操作步骤和要点说明
	方法三：经气管内插管或气管切开套管吸引 ①根据病情，可在吸引前给患者过度通气或提高氧浓度数分钟，再调至原来水平，以减轻吸引导致的低氧血症和肺不张 ②移开给氧或湿化装置，不带负压将吸痰管插入人工气道，遇到阻力或患者咳嗽时，往外提出 1cm（可刺激患者咳嗽并使吸痰管口离开气管壁）。间歇使用负压吸引，鼓励患者咳嗽，吸痰结束，给患者用上吸氧装置
观察呼吸	• 观察患者面色、呼吸频率、吸出物的性状及有无呼吸窘迫等情况，听诊患者呼吸音
消毒整理	• 吸痰毕，关闭吸引器，取下吸痰管，将吸痰玻璃接管插入盛有消毒液的试管中浸泡，擦净患者脸上的分泌物，协助患者取舒适体位，整理床单位
洗手记录	• 洗手，记录患者吸引前后的呼吸情况，记录吸出分泌物的量、颜色和性状
【操作后嘱咐】	• 告知家属不可自行吸痰，避免因操作不当而造成黏膜受损 • 指导患者有效咳痰的方法，嘱咐患者如呼吸道有分泌物应及时清除，确保气道顺畅
【操作后评价】	• 严格执行无菌操作原则及核对制度，选择正确的吸引方法，能正确评估呼吸道情况 • 操作中体现对患者的关爱，沟通有效，患者理解吸痰目的，有安全感，能主动配合 • 操作认真、规范，患者无全身和局部不良反应

【注意事项】

1．严格无菌操作，治疗盘内吸痰用物每天更换 1 ～ 2 次。吸痰导管每次更换，口腔分泌物吸完后要更换吸痰管再吸气管内分泌物，勤做口腔护理。

2．密切观察病情，当喉头有痰鸣音或排痰不畅时，应立即抽吸。动作轻柔、迅速，每次吸痰时间不超过 15 秒，如需要再次吸引，应间隔 3 ～ 5 分钟。

3．如痰液黏稠，可配合叩背或交替使用超声雾化吸入，还可缓慢滴入少量生理盐水或化痰药物，使痰液稀释，便于吸出。

4．为婴儿吸痰时，吸痰管要细，动作轻柔，负压不可过大，以免损伤黏膜。

5．贮液瓶液体达 2/3 满时，应及时倾倒，做好清洁消毒处理，以免液体过多，被吸入马达内损坏机器。

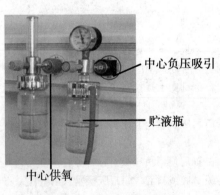

图 19-12　中心负压吸引装置

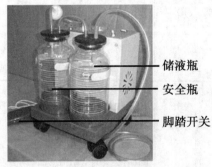

图 19-13　电动吸引器

考点：吸痰法及注意事项

（五）氧气吸入法

氧气吸入法是常用的改善呼吸的技术之一。通过给氧，以提高动脉血氧分压和动脉血氧饱和度，增加动脉血氧含量，从而预防和纠正各种原因所造成的组织缺氧。

1．缺氧的类型（表 19-9）和程度（表 19-10）

表 19-9　缺氧的类型及其特点

类型	动脉血氧分压（PaO_2）	动脉血氧饱和度（SaO_2）	动 - 静脉氧压差（$Pa-vO_2$）	常见原因
低张性缺氧	↓	↓	↓ 或 N	高山病、慢性阻塞性肺病、先心病等
血液性缺氧	N	N	↓	贫血、CO 中毒、高铁血红蛋白血症、输入大量库存血
循环性缺氧	N	N	↑	休克、心功能不全、脑血管意外
组织性缺氧	N	N	↑ 或 ↓	氰化物中毒、大量放射线照射、维生素的严重缺乏

注：N 为正常

表 19-10　缺氧的程度和症状

程度	发绀	呼吸困难	神志	血气分析	
				动脉血氧分压（PaO_2）/mmHg	动脉血氧饱和度（SaO_2）%
轻度	不明显	不明显	清楚	> 50	> 80
中度	明显	明显	正常或烦躁不安	30 ~ 50	60 ~ 80
重度	显著	严重、三凹征明显	昏迷或半昏迷	< 30	< 60

2．氧气吸入的适应证

（1）呼吸系统疾患而影响肺活量者：如哮喘、支气管肺炎或气胸等。

（2）心功能不全使肺部充血而致呼吸困难者：如心力衰竭时出现的呼吸困难等。

（3）各种中毒致氧不能由毛细血管渗入组织而产生的缺氧：如巴比妥类药物中毒、麻醉剂中毒或 CO 中毒等。

（4）昏迷患者：如脑血管意外或颅脑损伤患者。

（5）其他：某些外科手术前后的患者、大出血休克患者、分娩时产程过长或胎儿心音不良等患者。

3．供氧装置

（1）中心供氧装置：氧气是通过中心供氧站提供，中心供氧站通过管道将氧气输送至各病区床单位、门诊、急诊科。中心供氧站通过总开关进行管理，各用氧单位在墙壁的管道出口处连接特制的流量表，以调节氧流量。

（2）氧气筒供氧装置（图 19-14）

1）氧气筒：为圆柱形无缝钢筒，筒内氧气压力可达 150kg/cm^2，容纳氧气 6000L。①总开关：在筒的顶部，可控制氧气的放出。使用时将总开关向逆时针方向旋转 1/4 周，即可放出足够的氧气；②气门：位于氧气筒颈部的侧面，与氧气表连接，是氧气自筒中输出途径。

2）氧气表：由以下几部分组成：①压力表：能测知筒内压力，以 MPa 或 kg/cm^2 表示，

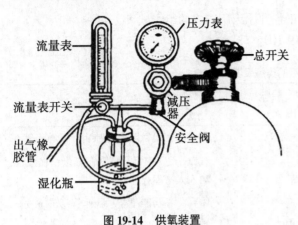

图 19-14　供氧装置

压力越大说明氧气贮存量越多；②减压器：是一种弹簧自动减压装置，可将氧气筒内压力减至 $2 \sim 3$ kg/cm^2，使流量平稳，保证安全；③流量表：用来测定每分钟氧气的流出量，流量表内有浮标，当氧气通过流量表时，浮标吹起，从浮标上端平面所指刻度，可以测知每分钟氧气的流出量；④湿化瓶：瓶内装入 1/3 至 1/2 蒸馏水或灭菌水以湿化氧气，急性肺水肿患者可选用 $20\% \sim 30\%$ 乙醇作为湿化液。湿化瓶应每天换水一次；⑤安全阀：当氧气流量过大，压力过高时，安全阀内部活塞即自行上推，将过多氧气由四周的小孔排出，以保证安全。

3）氧气筒架：用于搬运和固定氧气筒，以防止氧气筒倾倒。

（3）装表与卸表法

1）装表法：①吹尘：将氧气筒置于架上，打开总开关，使小量气体从气门处流出，随即迅速关好总开关，避免灰尘进入氧气表；②接流量表：将表接于氧气筒的气门上，用手初步旋紧，然后将表后倾，用扳手旋紧；③接湿化瓶；④检查：确认流量表处于关闭状态，打开总开关，再打开流量表的调节阀，检查氧气流出量是否通畅，有无漏气。关紧氧气表开关，备用。

2）卸表法　①放余气：旋紧总开关，打开流量表的调节阀，放出余气，再关好流量表的调节阀，卸下湿化瓶；②一手持表，一手用扳手旋松氧气表的螺帽，然后再用手旋开，将表卸下。

4．氧气成分、氧浓度、氧流量及用氧时间的换算法

（1）氧气成分：根据条件和患者的需要，一般选用 99% 氧气或 5% 的二氧化碳和纯氧的混合气体。

（2）吸氧浓度：氧浓度即氧在空气中的百分比。氧气在空气中浓度为 20.93%。根据给氧浓度的高低，可分为：①低浓度给氧：吸入氧浓度低于 35%；②中浓度给氧：吸入氧浓度为 35% ～ 60%；③高浓度给氧：吸入氧浓度高于 60%。

（3）氧浓度和氧流量的换算公式：

$$吸氧浓度（\%）=21+4\times 氧流量（L/min）$$

（4）氧气筒内氧气供应时间的计算公式：

$$氧气供应时间 = \frac{氧气筒容积（L）\times[压力表所指压力（kg/cm^2）- 应保留压力 5（kg/cm^2）]}{氧流量（L/min）\times 60（min）\times 1 个大气压（kg/cm^2）}$$

例如：已知氧气筒容积为 40L，压力表所指压力为 50kg/cm^2，应保留氧气压力为 5 kg/cm^2，若患者用氧量为 3L/min，请问氧气筒内氧气可用多长时间？

$$\frac{40\times(50-5)}{3\times 60\times 1} = \frac{40\times 45}{180} = 10（小时）$$

考点：缺氧的类型、程度、氧气吸入浓度的计算

5．吸氧法

（1）鼻导管法（表19-11）：此类方法的特点是简单、经济、方便、易行。

1）单侧鼻导管法：将鼻导管从一侧鼻腔插入至咽部，此法节省氧气，但可刺激鼻腔黏膜。长时间用，患者感觉不舒适。

2）双侧鼻导管法：鼻导管有两根短管，可分别插入两个鼻腔，方法简单，患者相对比较舒适，适合小儿和长期使用者。

表 19-11　鼻导管吸氧法

操作流程	操作步骤和要点说明
【操作前评估】	• 患者年龄、病情、治疗情况、意识状态等 • 患者鼻腔情况 • 患者对吸氧的认识、心理状态及合作程度
【操作前准备】 护士准备 用物准备 患者准备 环境准备	• 衣帽整洁，清洁双手，戴口罩 • 供氧装置一套，湿化瓶内盛 1/2 蒸馏水或灭菌水，治疗盘内备单侧或双侧鼻导管，小药杯（内盛冷开水）、纱布、棉签、胶布、橡胶管、玻璃接管、弯盘、安全别针、扳手、氧气记录单、笔等 • 了解吸氧的目的、方法、注意事项及配合要点；取合适体位，情绪稳定 • 环境安静、整洁、明亮，操作地方宽敞，注意安全，严防明火，高温
【实施步骤】 核对告知 检查连接 清洁鼻腔 插管固定 记录观察 停止用氧 舒适整理 洗手记录	• 备齐用物携至床旁，核对患者床号、姓名，告知吸氧目的、操作方法、所用时间、配合方法、取得患者合作 • 供氧装置中湿化瓶的出口与橡胶管或双侧鼻导管相连，打开氧气开关，耳听、手触检查各衔接管道有无漏气 • 检查鼻腔黏膜及通气情况，用湿棉签清洁一侧或双侧鼻腔 方法一：单侧鼻导管吸氧法 ①鼻导管与橡胶管连接，打开流量表，根据需要调节好流量，蘸水湿润并检查鼻导管是否通畅 ②测量鼻导管插入长度，一般为自鼻尖至耳垂的 2/3（图 19-15），轻轻插入鼻咽部，无呛咳，用胶布将鼻导管固定于鼻翼及面颊，再用安全别针固定橡胶管 方法二：双侧鼻导管吸氧法 ①打开流量表，根据需要调节好流量，蘸水湿润并检查鼻导管是否通畅 ②将鼻导管轻轻插入双侧鼻孔约 1cm，再将导管绕过耳后（图 19-16），固定于下颌处，松紧适宜，用安全别针固定于枕旁 • 记录给氧时间、氧流量、患者反应；密切观察缺氧症状、实验室指标、氧装置是否漏气及通畅、湿化瓶水量、有无出现氧疗副作用 • 停用氧气时，先拔出鼻导管，关闭总开关，放出余气，然后再关闭流量调节阀后卸表 • 擦尽面部胶布痕迹，协助患者取舒适体位。整理用物，一次性用物消毒后集中处理，湿化瓶等定期消毒更换，防止交叉感染 • 洗手，记录停止用氧时间，用氧后呼吸改善情况

续表

操作流程	操作步骤和要点说明
【操作后嘱咐】	• 向家属和患者讲解氧疗的重要性，指导用氧安全及用氧的注意事项 • 嘱咐患者不可自行调节氧流量，以防调节不当引起肺组织的损伤
【操作后评价】	• 患者缺氧状况得到改善，做到安全用氧，未发生呼吸道损伤及其他意外 • 操作中体现对患者的关爱，沟通有效，患者理解吸氧目的，能主动配合

【注意事项】

1. 严格遵守操作规程，注意用氧安全，切实做好"四防"，即防火、防震、防热、防油。氧气筒应安置在阴凉处，周围严禁烟火和易燃品，至少离火炉 5m、暖气 1m，氧气表及螺旋口上勿抹油，搬运时避免倾倒和震动。

2. 使用氧气时，应先调节流量而后应用；停用时先拔出导管，再关闭氧气开关；中途改变流量时，先将氧气管和鼻导管分离，调节好流量后再接上。以免一旦关错开关，大量氧气突然冲入呼吸道而损伤肺组织。

3. 在用氧过程中可根据患者脉搏、血压、精神状态、皮肤颜色及湿度、呼吸方式、血气分析等来衡量氧疗的效果。

4. 持续鼻导管用氧者，每日更换鼻导管 2 次以上，双侧鼻孔交替插管，使用鼻塞、头罩者每天更换一次，面罩者每 4 ~ 8 小时更换一次。

5. 氧气筒内氧气不可用尽，压力表上指针降至 5 kg/cm² 时，即不可再用，以防灰尘落入筒内，于再次充氧时引起爆炸。

6. 对未用或已用空的氧气筒，应分别悬挂"满"或"空"的标志，以便及时调换。

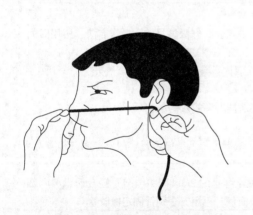

图 19-15 单侧鼻导管插入长度

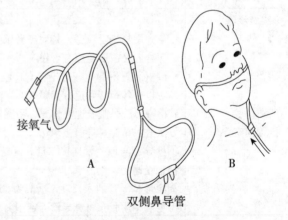

接氧气

A

B

双侧鼻导管

图 19-16 双侧鼻导管给氧

（2）鼻塞法：鼻塞分为单侧和双侧，使用时将鼻塞塞入鼻前庭内即可。此法对鼻黏膜刺激小，患者感觉舒适，使用方便，临床广泛应用。

（3）漏斗法：以漏斗代替鼻塞，连接通气管，将漏斗置于患者口鼻处 1 ~ 3cm，用绷带设法固定。此法简单，但较浪费氧气，多用于婴幼儿或气管切开的患者。

（4）面罩法：将面罩（图 19-17）置于患者口鼻处，氧气自下端输入，呼出的气体从面罩的侧孔排出。给氧时要有足够的氧流量，成人一般为 6 ~ 8L/min，小儿为 1 ~ 3L/min，适用于病情较重、张口呼吸的患者。

（5）头罩法：将患儿头部置于氧气头罩里（图 19-18），罩上有多个小孔，可以保持罩内一定的氧气浓度、温度和湿度。头罩与颈部之间要保持适当的空隙，防止二氧化碳潴留及重复吸入，此法安全、简单、有效、舒适，透明的头罩易于观察病情变化，能根据病情需要调节罩内氧浓度，适用于新生儿、婴幼儿。

（6）氧气枕法：氧气枕是一长方形橡胶枕，枕角有一橡胶管，上有调节器可调节氧气流量（图19-19），在家庭氧疗、危重患者的抢救和转运中，可用氧气枕临时代替氧气装置供氧。新的氧气枕因枕内含有粉尘，充气前应用自来水灌满氧气枕，在枕外用手揉捏放水，反复进行，直至放水洁净为止。

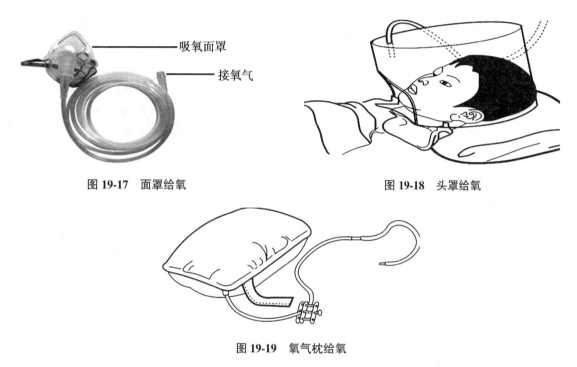

图 19-17 面罩给氧

图 19-18 头罩给氧

图 19-19 氧气枕给氧

考点： 氧气吸入方法及特点、吸氧法操作要点及注意事项

6. 氧疗的副作用及预防

当氧浓度高于60%、持续时间超过24小时，可能出现氧疗副作用。常见的副作用有：

（1）氧中毒：其特点是肺实质的改变，表现为胸骨不适、疼痛、灼热感，继而出现呼吸增快、恶心、呕吐、烦躁、断续地干咳。预防措施是控制氧气吸入的浓度和时间。在常压下，吸入60%以下的氧是安全的，60%～80%的氧吸入时间不能超过24小时，100%的氧吸入时间不能超过4～12小时。给氧期间应经常监测动脉血氧分压和氧饱和度。

（2）肺不张：吸入高浓度的氧气后，肺泡内的氮气被大量置换，一旦支气管阻塞时，其所属的肺泡内的氧气被肺循环血液迅速吸收，引起吸入性肺不张。表现为烦躁，呼吸、心率增快，血压上升，继而出现呼吸困难、发绀、昏迷。预防措施是鼓励患者深呼吸、咳嗽和经常改变卧位、姿势，防止分泌物阻塞。

（3）呼吸道分泌物干燥：氧气是一种干燥气体，吸入后可导致呼吸道黏膜干燥，分泌物黏稠，不易咳出，且有损纤毛运动。应加强湿化和雾化吸入，以此减轻刺激作用。

（4）晶状体后纤维组织增生：仅见于新生儿，以早产儿多见。由于视网膜血管收缩、视网膜纤维化，最后出现不可逆的失明，因此要控制氧浓度和吸氧时间。

（5）呼吸抑制：Ⅱ型呼吸衰竭的患者，由于$PaCO_2$长期处于高水平的状态，使呼吸中枢对二氧化碳的敏感性下降，呼吸的调节主要依靠缺氧对外周化学感受器的刺激来维持。当吸入高浓度氧气后，PaO_2的升高可使这一反射性刺激消除，抑制患者的自主呼吸，甚至出现呼吸停止。因此对Ⅱ型呼吸衰竭的患者需进行低流量、低浓度持续给氧，氧流量以1～2L/min为宜，并监测PaO_2的变化，维持患者的PaO_2在60mmHg即可。

考点： 氧疗的副作用及预防措施

知识链接

长期家庭氧疗

长期家庭氧疗（LTOT）是患者在日常生活中需要长期/终生低流量（1~2 L/min）吸氧，常用于慢性阻塞肺病（COPD），睡眠性低氧血症和运动性低氧血症的患者，一般采用制氧器、小型氧气瓶及氧气枕等方法，COPD患者每天连续使用氧气不得少于15小时，家庭氧疗对改善患者的健康状况，提高他们的生活质量和运动耐力有显著的疗效。

小结	病情观察是护理工作的一项重要内容，也是护理危重患者的先决条件，对危重患者的支持性护理是满足患者的基本生理、生活需要，预防并发症发生的一项重要工作内容。因此，护理人员应熟悉病情观察的内容和对各类患者病情观察的重点。同时危重患者的抢救护理技术，如：基础生命支持技术、人工呼吸器的使用、洗胃法、吸痰法、吸氧法都是护理人员必须掌握的急救知识与技能，通过熟练应用这些知识和技能，达到挽救生命的目的。

（陈 翠）

第五单元　减轻痛苦

第二十章　临终患者的护理

学习目标

知识：
1. 说出临终、临终关怀、濒死的概念。
2. 说出临终患者的生理及心理变化并能判断其心理反应所属的阶段。
3. 说出临终患者的护理措施。
4. 说出脑死亡的判断依据及死亡过程的分期。
5. 说出尸体护理操作的要点及注意事项。

能力：
1. 能够运用所学知识，识别临终患者及家属出现的心理变化并提供护理措施。
2. 能正确完成尸体护理操作，体现态度严肃、认真、对死者的尊重。

素质：
1. 着装整洁，仪表大方，举止端庄、稳重。
2. 能体会患者的情绪和想法，理解并尊重临终患者及家属。
3. 会运用沟通技巧与服务对象及家属进行沟通，在操作过程中始终表现对临终患者及家属的关爱，使患者家属很好地配合护理工作。

案例

患者，男，60岁，肝癌晚期，感到不久于人世，十分悲哀，向亲友交代后事。请思考：①患者的表现属于临终患者心理变化的哪个阶段？②护士在护理这位患者时要注意什么？③谈谈临终患者都经历哪些心理变化阶段？如何护理？

第一节　临终关怀

各国学者对临终的时限有不同的见解。在美国，无治疗意义，估计只能存活6个月以内被认为是"临终"，而日本则以2～6个月的存活时期认为是"临终阶段"。我国对"临终"没有具体时限规定，一般认为，患者在经过积极治疗后仍无生存希望，直至生命结束之前的这段时期称为临终阶段。临终关怀是提高人生临终生存质量的一种重要方式，有助于密切人们之间的情感和凝聚力，也是医学人道主义的具体体现。临终关怀作为一种社会文化现象，正在被越来越多人认可和重视。

一、临终关怀的概念

临终关怀（hospice care），又称善终服务、安宁照顾、终末护理、安息护理等。临终关怀是指由社会各层次人员组成的团队向临终患者及其家属提供的包括生理、心理和社会等方面在内的一种全面性支持和照料。其目的是：通过制订一套有组织的医疗和护理方案，实施综合性服务，使临终患者的生命质量得以提高，症状得到控制，能够无痛苦、安宁、舒适地走完人生的最后旅程，并使家属的身心健康得到维护和增强。

临终关怀不仅是一种服务，而且也是一门以临终患者的生理和心理发展、以为临终患者及家属提供全面照料减轻患者家属精神压力为研究对象的新兴学科。根据研究的范围和内容，临终关怀可分为临终医学、临终护理学、临终心理学、临终关怀伦理学、临终关怀社会学、临终关怀管理学等分支学科。

二、临终关怀的内容

1. 临终患者的需求　包括生理、心理及社会方面的需求。

2. 临终患者家属的需求　包括家属对临终患者的治疗、护理及心理需求和为其提供殡丧服务的需求等。

3. 临终患者的全面照护　包括患者的医疗护理、生活护理、心理护理，尤其是对临终患者疼痛的控制。临终关怀的核心是控制疼痛及其他主要的不舒适，如恶心、呕吐、便秘、食欲减退、口腔炎症、吞咽困难、焦虑、抑郁、意识障碍、惊厥及呼吸困难等，因这些不舒适时刻困扰着患者，并使他们产生焦虑甚至恐慌。

4. 临终患者家属的照护　主要是为其提供情感支持。

5. 死亡教育　死亡教育是探讨生与死的教学过程，是运用与死亡有关的医学、护理学、心理学、精神、经济、法律、伦理学等知识对人们进行教育，帮助人们树立正确的生死观、生命价值观、生命伦理观，使受教育者更加珍爱生命、欣赏生命、减少盲目的轻生和不必要的死亡，并正确对待和接受死亡。死亡教育内容包括一切涉及濒死与死亡问题的知识及领域，分为三大类，即死亡的本质、对待濒死和死亡的态度与情绪，以及对残废与濒死的调适处理。死亡教育的对象包括临终患者及其家属。对临终患者进行死亡教育的目的是帮助临终患者消除对死亡的恐惧，学习"准备死亡、面对死亡、接受死亡"。对临终患者家属进行死亡教育的目的是帮助他们适应患者病情的变化和死亡，缩短悲伤过程，认识自身继续生存的社会意义和价值。

6. 临终关怀的模式　探讨适合我国国情的模式和特点，从社会学角度寻求因地制宜、因时制宜开展临终关怀工作的途径。

7. 临终关怀的组织管理　包括临终关怀机构的管理体制、临终关怀工作人员的培训以及与其他学科的关系等。

8. 临终关怀病房的特点　探讨建立家庭化病房，制订适合临终关怀的陪伴制度以及建立重危病室等。

三、临终关怀的原则

1. 注重心理护理　临终患者的心理问题十分突出和复杂，护理人员应给予他们充分的爱心、关心、理解和尊重。当生命历程即将到达终点时，患者担心最多的是死亡前瞬间的痛苦。这时语言关怀极为重要，要求医务人员根据患者的年龄、文化程度、个性及宗教信仰等特点，以可信而巧妙的方式帮助临终患者逐步接受死亡的事实，坦然地带着尊严死亡。

2．控制疼痛　疼痛是临终患者尤其是癌症患者临终前较常见的症状，从临终关怀的角度出发，临终者必须是无痛的。目前临床普遍按照 WHO 所建议的三阶梯止痛疗法，为临终患者提供有效的止痛措施。同时，配合采用其他方式如按摩、松弛技术、音乐等以减轻疼痛。总之对临终患者要尽量控制疼痛，避免患者在疼痛中死去。

3．尽量满足患者的需要，提高生活质量　给予患者精心的照料，就要保持环境的安静、优美和整洁，保证营养的摄入，保持病床单位及皮肤的清洁等，尽可能让患者感到舒适。在患者精神、体力允许的情况下，安排患者进行适当的娱乐活动，如看电视、下棋等。

4．适时终止临终的抢救　当临终患者意识到保存生命的愿望已无法满足时，往往转而要求解除痛苦，且无痛苦死去。现实是虽然花费大量的人、财、物进行抢救，但最终改变不了死亡的结局，而时间的延长只能增加患者的痛苦。在这种情况下，适时终止抢救是理智和合理的。但从国情和传统习俗出发，完全放弃治疗常不为家属和社会接受。目前普遍的做法是，以解除痛苦、姑息治疗和全面的护理为主，既不完全放弃治疗，也不赞成无原则地延长生命，而是在适当的时候终止抢救。

5．对临终患者家属的心理支持　在患者的临终阶段，其家属也经历着痛苦的感情折磨。因此，对临终患者家属给予心理支持，帮助他们战胜心理危机，同样是临终关怀的重要组成部分。在患者弥留之际，护士要向其家属说明病情，适当为家属提供与患者单独相处的环境和时间；让他们为患者做适当的护理，使家属和患者双方从中都得到慰藉；鼓励家属说出内心的感受。耐心解释临终患者的种种生理、心理变化及有关的治疗、护理措施，减少他们的疑虑，鼓励家属与医务人员共同合作，使临终患者尽可能平和、安详地离开人世。

考点： 临终关怀的概念

知识链接

临终关怀发展史

临终关怀运动始于英国的 St. Christophers 医院。20 世纪 50 年代，英国护士桑德斯在她长期从事的晚期肿瘤医院中，目睹垂危患者的痛苦，决心改变这一状况。1976 年她创办了世界著名的临终关怀机构，使垂危患者在人生旅途的最后阶段得到生理和心理的满足和舒适的照顾，从而"点燃了临终关怀运动的灯塔"。70 年代后期，临终关怀传入美国，80 年代后期被引入中国。

"临终关怀"一词的正式应用，始于 1988 年天津医学院临终关怀研究中心的建立。1988 年 7 月 15 日，美籍华人黄天中博士与天津医学院院长吴咸中教授、崔以泰副院长合作，共同创建了中国第一个临终关怀研究机构——天津医学院临终关怀研究中心。此后，上海、北京、安徽、西安、宁夏、成都、浙江、广州等城市也相继建立了临终关怀医院、病区或护理院。中国临终关怀事业的发展历程虽短，但已取得了令人瞩目的进展。

第二节　临终患者的护理

一、临终患者的生理变化与护理

（一）临终患者的生理变化

1．肌肉张力丧失　表现为排尿排便失禁，吞咽困难，无法维持良好舒适的功能体位，肢体软弱无力，不能进行自主躯体活动，脸部外观改变呈希氏面容（facies Hippocratica），表现为：面肌消瘦、面部呈铅灰色、眼眶凹陷、双眼半睁半滞、下颌下垂、嘴微张。

2．循环功能减退　患者因心肌收缩无力，循环衰竭，表现皮肤苍白、湿冷、大量出汗，四肢发绀、斑点，脉搏快而弱、不规则，血压降低或测不出，心尖搏动常为最后消失。

3．呼吸功能减退　表现为呼吸频率由快变慢，呼吸深度由深变浅，出现鼻翼呼吸、潮式呼吸、张口呼吸等，最终呼吸停止。由于分泌物在支气管内潴留，出现痰鸣音及鼾声呼吸。

4．胃肠道功能减弱　表现为恶心、呕吐、食欲不振、腹胀、便秘、脱水、口干等。

5．感知觉、意识改变　表现为视觉逐渐减退，由视觉模糊发展到只有光感，最后视力消失。眼睑干燥，分泌物增多。听觉常是人体最后消失的一个感觉。意识改变可表现为嗜睡、意识模糊、昏睡、昏迷等。

6．疼痛　表现为烦躁不安，血压及心率改变，呼吸变快或减慢，瞳孔散大，不寻常的姿势，疼痛面容（五官扭曲、眉头紧锁、眼睛睁大或紧闭、双眼无神、咬牙）。

（二）临终患者的生理护理

1．改善呼吸功能

（1）保持室内空气新鲜，定时通风换气。

（2）神志清醒者，采用半卧位，扩大胸腔容量，减少回心血量，改善呼吸困难。昏迷者，采用仰卧位头偏向一侧或侧卧位，防止呼吸道分泌物误入气管引起窒息或肺部并发症。

（3）保持呼吸道通畅：叩背协助排痰，应用雾化吸入，必要时使用吸引器吸痰。

（4）根据呼吸困难程度给予吸氧，纠正缺氧状态，改善呼吸功能。

2．促进患者舒适

（1）经常更换体位：定时翻身，维持良好、舒适的体位，避免某一部位长期受压。

（2）保持皮肤的清洁干燥：排尿排便失禁者，要保持会阴、肛门周围皮肤的清洁、干燥，必要时留置导尿；大量出汗时，应及时擦洗干净，勤换衣裤。床单位保持清洁、干燥、平整、无碎屑，以防压疮产生

（3）保持口腔清洁卫生：晨起、餐后、睡前协助患者漱口；对不能由口进食者，给予口腔护理每日2次；口唇干裂者可涂石蜡油，有溃疡者或真菌感染者酌情涂药；口唇干燥者可适量喂水，也可用湿棉签湿润口唇或用湿纱布覆盖口唇。

（4）注意保暖：患者四肢冰冷不适时，应提高室温，加强保暖，必要时可给予热水袋。

3．减轻疼痛

（1）观察患者疼痛的性质、部位、程度及持续时间。

（2）选择药物止痛，可采用WHO推荐的三阶梯疗法控制疼痛。注意观察用药后的反应，把握好用药的阶段，选择恰当的剂量和给药方式，达到控制疼痛的目的。

（3）选择非药物止痛时，要与患者建立良好的信任关系并给予耐心指导：如松弛术、音

乐疗法、催眠意象疗法、外周神经阻断术、针灸疗法、生物反馈法等。

4．加强营养，增进食欲

（1）主动向患者及家属解释恶心、呕吐的原因，以减少焦虑，取得心理支持。

（2）给予流质或半流质饮食，注意食物的色、香、味，少量多餐，增进食欲。必要时采用鼻饲法或完全胃肠外营养（TPN），保证患者营养供给。

（3）加强监测，观察患者电解质指标及营养状况。

5．减轻感、知觉改变的影响

（1）提供合适的休养环境。环境安静、空气新鲜、通风良好、温湿度适宜，有适当的照明设施，避免临终患者视觉模糊产生害怕、恐惧心理，增加安全感。

（2）及时用湿纱布拭去眼部分泌物，如患者眼睑不能闭合，可涂金霉素、红霉素眼膏或覆盖凡士林纱布，以保护角膜，防止角膜干燥发生溃疡或结膜炎。

（3）听觉是临终患者最后消失的感觉，应避免在患者周围窃窃私语，以免增加患者的焦虑。可采用触摸患者的非语言交流方式，结合温和的语调、清晰的语言交谈，使临终患者感到即使在生命的最后时刻，也并不孤独。

6．观察病情变化　观察体温、脉搏、呼吸、血压、皮肤色泽和温度。

二、临终患者的心理变化及护理

（一）临终患者的心理分期

临终患者接近死亡时会产生十分复杂的心理和行为反应。心理学家库 Dr. Elisa-beth Kubler Ross 通过观察 400 位临终患者，提出临终患者通常经历五个心理反应阶段，即否认期、愤怒期、协议期、忧郁期、接受期。

1．否认期（denial）　当患者得知自己病重即将面临死亡时，其心理反应是："不，这不会是我，那不是真的！"。以此极力否认、拒绝接受事实，他们怀着侥幸的心情四处求医，希望是误诊。此反应是一种防卫机制，它可减少不良信息对患者的刺激，以使患者躲开现实的压迫感，有较多的时间来调整自己，面对死亡。这段时间的长短因人而异，大部分患者能很快停止否认，而有的患者直到接近死亡仍处于否认期。

2．愤怒期（anger）　当临终患者对其病情的否认无法再持续下去时，患者常表现为生气与愤怒，产生"为什么是我，这不公平"的心理，往往将愤怒的情绪向医护人员、朋友、家属等接近他的人发泄，还有的对医院的制度、治疗等方面表示不满，以弥补内心的不平。

3．协议期（bargaining）　患者愤怒的心理消失后，开始接受临终的事实。为了尽量延长生命，做出许多承诺作为交换条件，出现"请让我好起来，我一定……"的心理。此期患者变得和善，对自己的病情抱有希望，能配合治疗。这是一种自然的心理发展过程。

4．忧郁期（depression）　经历了前三个阶段之后，患者发现身体状况日益恶化，协商无法阻止死亡来临，就会产生很强烈的失落感。"好吧，那就是我"，出现悲伤、退缩、情绪低落、沉默、哭泣等反应，希望与亲朋好友见面，希望亲人、家属每时每刻陪伴在身旁。

5．接受期（acceptance）　这是临终的最后阶段。在一切的努力、挣扎之后，患者变得平静，产生"好吧，既然是我，那就去面对吧"的心理，接受即将面临死亡的事实，患者喜欢独处，睡眠时间增加，情感减退，静等死亡的到来。

上述临终患者心理反应的五个阶段是因人而异的，其发生顺序和时间并没有绝对的规律。可能重合、提前或拖后，也可能停留在某个阶段。护理人员通过细心的观察，可判断心理反应的阶段，有助于提供适当的心理护理。

（二）临终患者的心理护理

1. 否认期

（1）护理人员应具有真诚、忠实的态度，不要揭穿患者的防卫机制，也不要欺骗患者，要坦诚温和地回答患者对病情的询问，并注意保持与其他医护人员及家属对患者病情说法的一致性。

（2）经常陪伴在患者身旁，注意非语言交流，协助患者满足心理方面的需要，让患者感到他并没有被抛弃，时刻受到护理人员的关心。

（3）在与患者沟通中，护理人员要注意自己的言行，可主动地表示愿意和患者一起讨论死亡，在交谈中因势利导，循循善诱，使患者逐步面对现实。

2. 愤怒期

（1）护理人员此期一定要有爱心、耐心，认真倾听患者的心理感受，并将患者的发怒看成是一种有益健康的正常行为，允许患者以发怒、抱怨、不合作行为来宣泄内心的不快，但应注意预防意外事件的发生。

（2）给患者提供表达或发泄内心情感的适宜环境。

（3）做好患者家属和朋友的工作，对患者给予宽容、关爱和理解。

3. 协议期

（1）处于这一时期的患者对治疗是积极的，因其抱有希望，试图通过自己的合作，友善的态度改变命运，延长生命。护理人员应积极主动地指导和关心患者，加强护理，尽量满足患者的要求，使其更好地配合治疗，以减轻痛苦，控制症状。

（2）患者的协议行为可能是私下进行的，护理人员不一定能观察到，在交谈中，应鼓励患者说出内心的感受，尊重患者的信仰，积极引导，减轻压力。

4. 忧郁期

（1）护理人员应多给予同情和照顾，经常陪伴患者，允许其用不同方式宣泄情感，如忧伤、哭泣等。给予精神支持尽量满足患者的合理要求，安排亲朋好友见面、相聚，并尽量让家属陪伴在身旁。

（2）密切观察患者，注意心理疏导和合理的死亡教育，注意安全，预防患者的自杀倾向。若患者因心情忧郁忽视个人清洁卫生，护理人员应协助和鼓励患者保持身体的清洁与舒适。

5. 接受期

（1）尊重患者，不要强迫与其交谈，给予临终患者一个安静、明亮、单独的环境，减少外界干扰。

（2）护士应积极主动地帮助患者了却未完成的心愿，继续保持对患者的关心、支持。加强基础护理，让其安详、平静有尊严地离开人间。

三、临终患者家属的安抚与护理

临终患者家属，主要指失去父母、配偶、子女者（直系亲属）。失去亲人，是一个重大的生活事件，在 Holmes 和 Rahe 编制的社会再适应评定量表（Social Readjustment Rating Scale, SRRS）中，按照生活改变单位（Life Change Units, LCU）排列出重大的生活事件，其中丧偶高达 100LCU，是最强的应激事件，直接影响临终患者家属的身心健康，因此对临终患者家属做好护理工作是十分重要的。

（一）临终患者家属的心理反应

患者的临终过程也是其家属心理应激的过程。临终患者常给家庭带来生理、心理、社会压力。他们在感情上难以接受即将失去亲人的现实，在行动上四处求医以求得奇迹出现，延长亲人的生命。当看到亲人死亡不可避免时，他们的心情十分沉重、苦恼、烦躁不安。临终患者家属常出现以下心理及行为方面的改变：

1. 个人需求的推迟或放弃　一人生病，牵动全家，尤其是面对临终患者的治疗支出，更会造成家庭经济条件的改变、平静生活的失衡，精神支柱的倒塌等。家庭成员在考虑整个家庭的状况后，会对自我角色与承担的责任进行调整，如面临的升学、就业、婚姻等。

2. 家庭中角色的调整与再适应　家庭重新调整有关成员的角色，如慈母兼严父、长姐如母、长兄如父以保持家庭的稳定。

3. 压力增加，社会性互动减少　家属在照料临终患者期间，因精神的悲伤、体力、财力的消耗，而感到心力交瘁，可能对患者产生欲其生，又欲其死，以免连累全家的矛盾心理，这也常引起家属的内疚与罪恶感。长期照料患者减少了与亲友、同学间的互动，再加上传统文化的影响，大多数人倾向于对患者隐瞒病情，避免其知晓后产生不良后果而加速病情的发展，因此既要压抑自我悲伤，又要努力地隐瞒病情，更加重了家属的身心压力。

（二）临终患者家属的支持护理

1. 满足家属照顾患者的需要　1986 年，Ferszt 和 Houck 提出临终患者家属有七大方面的需要：

（1）了解患者病情、照顾等相关问题的发展。

（2）了解临终关怀医疗小组中哪些人会照顾患者。

（3）参与患者的日常照顾。

（4）知道患者受到临终关怀医疗小组良好照顾。

（5）被关怀与支持。

（6）了解患者死亡后的相关事宜（处理后事）。

（7）了解有关资源：经济补助、社会资源、义工团体等。

2. 鼓励家属表达情感　护理人员要注意与家属沟通，建立良好的关系，取得家属的信任。与家属会谈时，提供安静、隐私的环境，耐心倾听，鼓励家属说出内心的感受、遇到的困难，积极解释临终患者的生理、心理变化产生的原因，减少家属疑虑。

3. 指导家属对患者的生活照顾　指导、解释、示范有关的护理技术，使其在照顾亲人的过程中获得心理安慰。

4. 协助维持家庭的完整性　协助家属在医院环境中，安排日常的家庭活动，以增进患者的心理调适，保持家庭完整性。如共进晚餐、看电视等。

5. 满足家属本身的生理、心理和社会方面需求　对家属关心体贴，帮助安排陪伴期间的生活，尽量解决实际困难。

考点： 临终患者的生理、心理变化及护理要点

第三节　死亡后的护理

一、濒死和死亡的概念

濒死（dying）又称临终。指患者已接受治疗性和姑息性的治疗后，虽然意识清楚，但患者病情迅速恶化，各种迹象显示生命即将终结。因此，濒死是生命活动的最后阶段。

传统的死亡（death）概念是指心肺功能的停止。美国《布莱克法律词典》（Black's LawDictionary）布拉克法律辞典将死亡定义为"血液循环全部停止及由此而导致的呼吸及心搏等身体重要生命活动的终止。"即死亡是生命活动不可逆的终止。

二、死亡的标准

将心搏、呼吸永久性停止作为判断死亡的标准已沿袭了数千年，但是随着医学科学的发展，使传统的死亡标准受到了冲击。现代医学表明：首先人体是一个多层次的生命物质系统，心脏停搏时，人的大脑、肾、肝并没有死亡，因此死亡是分层次进行的。其次20世纪50年代以来，人体脏器移植技术广泛开展，1967年人类历史上第一例心脏移植手术在南非获得成功，一个衰亡的心脏可被另一个强壮健康的心脏替换，这就意味着心脏死亡不等于人的死亡。再则心肺功能停止者，可借助药物和机器来维持生命，只要大脑功能保持着完整性，一切生命活动都有恢复的可能。因此，传统的死亡标准已不再构成对人整体死亡的威胁，医学界人士提出新的比较客观的标准，这就是脑死亡标准。

脑死亡（brain death）即全脑死亡，包括大脑、中脑、小脑及脑干的不可逆死亡。不可逆的死亡是生命活动结束的象征。1968年美国哈佛大学在世界第22次医学会上提出的脑死亡标准为：

1. 不可逆的深度昏迷；
2. 自发呼吸停止；
3. 脑干反射消失；
4. 脑电波消失（平坦）；

凡符合以上标准，并在24小时或72小时内反复测试，多次检查，结果无变化，排除体温过低（＜32℃）或刚服过巴比妥类及其他中枢神经系统抑制剂两种情况，即可作出脑死亡的诊断。

中华医学会于20世纪90年代组织召开了我国脑死亡标准（草案）专家研讨会，提出了脑死亡的判断标准。一般以枕骨大孔以上全脑死亡作为脑死亡的标准，脑死亡应该符合以下6个标准：①自主呼吸停止，需要不停地进行人工呼吸；②不可逆性深昏迷；③脑干神经反射消失；④脑电图平直线；⑤脑血液循环完全停止；⑥脑死亡的诊断标准必须持续12h以上。

三、死亡过程的分期

死亡不是骤然发生的，而是一个逐渐进展的过程，一般可分为三期：

（一）濒死期（agonal stage）

濒死期又称临终状态，是死亡过程的开始阶段。此期机体各系统的功能发生严重障碍，中枢神经系统脑干以上部位的功能处于深度抑制状态，表现为意识模糊或丧失，各种反射减弱或迟钝，肌张力减弱或消失，心跳减弱，血压下降，呼吸减弱或出现潮式及间断呼吸。濒死期的持续时间可随患者机体状况及死亡原因而异，年轻强壮者及慢性病患者较年老体弱者及急性病患者濒死期长；猝死、严重的颅脑损伤等患者可直接进入临床死亡期。

（二）临床死亡期（clinical death stage）

临床死亡又称躯体死亡或个体死亡。此期中枢神经系统的抑制过程已由大脑皮层扩散到皮层下部，延髓处于极度抑制状态。表现为心跳、呼吸完全停止，瞳孔散大，各种反射消失，但各种组织细胞仍有微弱而短暂的代谢活动。此期一般持续 5～6 分钟，超过这个时间，大脑将发生不可逆的变化。但在低温条件下，尤其是头部降温脑耗氧降低时，临床死亡期可延长达 1 小时或更久。临床上对触电、溺水、大出血等致死患者，因此期重要器官的代谢过程尚未停止，及时采取积极有效的急救措施仍有复苏的可能。

（三）生物学死亡期（biological death stage）

生物学死亡期又称全脑死亡，是死亡过程的最后阶段。此期整个中枢神经系统及各器官的新陈代谢相继停止，并出现不可逆的变化，整个机体已不可能复活。随着此期的进展，相继出现尸冷、尸斑、尸僵、尸体腐败等现象。

1. 尸冷（algor mortis）　是最先发生的尸体现象，死亡后因体内产热停止，散热继续，尸体温度逐渐降低称尸冷。死亡后尸体温度的下降有一定的规律，一般死亡后 10 小时内尸温下降速度约为每小时 1℃，10 小时后每小时下降为 0.5℃，大约 24 小时，尸温与环境温度相同。测量尸温常以直肠温度为标准。

2. 尸斑（livor mortis）　死亡后血液循环停止，由于地心引力的缘故，血液向身体的最低部位坠积，该处皮肤呈现暗红色斑块或条纹称尸斑。尸斑的出现时间是死亡后 2～4 小时。若患者死亡时为侧卧位，则应将其转为仰卧，头下垫枕，以防脸部颜色改变。

3. 尸僵（rigor mortis）　尸体肌肉僵硬，并使关节固定称尸僵。形成机制主要是死亡后肌肉中的三磷酸腺苷（ATP）不断分解而不能再合成，致使肌肉收缩，尸体变硬。尸僵多从小块肌肉首先开始，表现为先由咬肌、颈肌开始，向下至躯干、上肢和下肢。尸僵一般在死后 1～3 小时开始出现，4～6 小时扩展到全身，12～16 小时发展至高峰，24 小时尸僵开始减弱，肌肉逐渐变软，称为尸僵缓解。

4. 尸体腐败（postmortem decomposition）　死亡后机体组织的蛋白质、脂肪和碳水化合物因腐败细菌的作用而分解的过程称为尸体腐败。一般在死亡后 24 小时出现。患者生前存在于口腔、呼吸道、消化道的各种细菌，可在死亡后侵入血管和淋巴管，并在尸体内大量生长繁殖，体外细菌也可侵入人体繁殖，尸体成为腐败细菌生长繁殖的场所。尸体腐败常见的表现有尸臭、尸绿等。

> **考点：**脑死亡的概念、判断标准，死亡过程分期及特点

四、尸体护理

尸体护理（postmortem care）（表 20-1）是对临终患者实施整体护理的最后步骤，也是临终关怀的重要内容之一。做好尸体护理不仅是对死者人格的尊重，而且是对死者亲属心灵上的安慰，体现了人道主义精神和崇高的护理职业道德。尸体护理应在确认患者死亡，医生开具死亡诊断书后尽快进行，既可防止尸体僵硬，也可避免对其他患者的不良影响。护理人员应以唯物主义死亡观和严肃认真的态度尽心尽职做好尸体护理工作，尊重患者的遗愿，满足家属的合理要求。

表 20-1　尸体护理

操作流程	操作步骤和要点说明
【操作前评估】	• 患者的诊断、治疗、抢救过程、死亡原因及时间 • 尸体清洁程度、有无伤口、引流管等 • 死者家属对死亡的态度
【操作前准备】 护士准备 用物准备 环境准备	• 洗净双手，戴口罩，着装整齐 • 治疗盘内备衣裤、尸单、血管钳、不脱脂棉、剪刀、尸体识别卡 3 张（表 20-2）、梳子、松节油、绷带；擦洗用具、屏风；有伤口者，备换药用敷料，必要时备隔离衣和手套 • 环境安静、整洁、明亮、操作地方宽敞，屏风遮挡
【实施步骤】 劝慰家属 撤去用品 摆好体位 清洁仪容 填塞孔道 清洁全身 包裹尸体 运送尸体 整理记录	• 请家属暂离病房，若家属不在，应尽快通知家属来院探视遗体 • 输液管、氧气管、导尿管等一切治疗用品撤去，便于尸体护理，防止尸体受压，引起皮肤损伤 • 将床放平，使尸体仰卧，头下置一枕头，脱去衣裤，留一大单遮盖 • 仰卧、垫枕可防止面部瘀血变色 • 洗脸，有义齿者代为装上，闭合口、眼。若眼睑不能闭合，可用毛巾湿敷（图 20-1）或于上眼睑下垫少许棉花，使上眼睑下垂闭合。嘴不能闭紧者，轻揉下颌或用四头带托起下颌 　要点：装上义齿可避免脸型改变，使脸部稍显丰满。口、眼闭合维持尸体外观，符合习俗 • 用血管钳将棉花垫塞于口、鼻、耳、肛门、阴道等孔道（图 20-2），防止体液外溢，但棉花勿外露 • 擦净全身（图 20-3），更衣梳发。用松节油擦净胶布痕迹，有伤口者更换敷料，有引流管者应拔出后缝合伤口或用蝶形胶布封闭并包扎 • 穿上尸衣裤，将一张尸体识别卡系在尸体右手腕部，用尸单包裹尸体，用绷带在胸部、腰部、踝部固定牢固，将第二张尸体识别卡缚在尸体腰前的尸单上（图 20-4） • 移尸体于平车上，盖上大单，送往太平间，置于停尸屉内，将第三张尸体识别卡放尸屉外面 • 处理床单位与出院患者的处理相同 • 整理病历，完成各项记录，按出院手续办理结账 • 整理死者遗物交给家属 　要点：①非传染病患者按一般出院患者方法处理，传染病患者按传染病患者终末消毒方法处理。②体温单上记录死亡时间，注销各种执行单（治疗、药物、饮食卡等）。③若家属不在，应由两人清点后，列出清单交护士长保管
【操作后评价】	• 尸体整洁、表情安详、位置良好、易于辨认 • 对死者家属使用真诚、恰当、有效的劝慰语

【注意事项】

1．必须由医生开出死亡通知，并得到家属许可后，护士方可进行尸体护理。

2．患者死亡后应及时进行尸体护理，以防尸体僵硬，也可避免对其他患者造成不良影响。

3．传染病患者的尸体应使用消毒液擦洗，并用消毒液浸泡的棉球填塞各孔道，尸体用尸单包裹并作出传染标识。

4．护士应以高尚的职业道德和情感，严肃认真，尊重死者，满足家属合理要求。

表20-2　尸体识别卡

姓名 _____	住院号 _____	年龄 _____	性别 _____
病室 _____	床号 _____	籍贯 _____	诊断 _____
住址 _____			
死亡时间 _____ 年 _____ 月 _____ 日 _____ 时 _____ 分			
护士签名 _____			
_____ 医院			

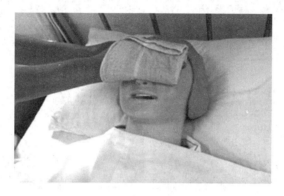

图20-1　闭合双眼

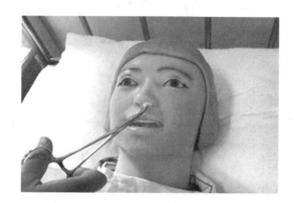

图20-2　填塞孔道

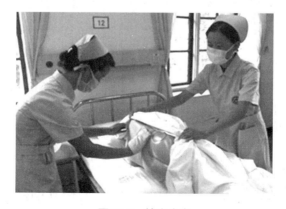

图20-3　擦净全身

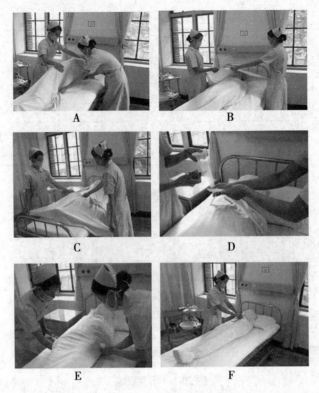

图 20-4 尸单包裹法

考点：尸体护理的目的，尸体护理操作要点

五、丧亲者的护理

丧亲者即死者家属，主要指失去父母、配偶、子女者。丧亲者在居丧期的痛苦是巨大的，他们承受痛苦的时间比患者还长，这种悲伤对其身心健康、生活、工作均有很大影响，因此做好居丧期的护理是护士的重要工作之一。

（一）丧亲者的心理反应

根据安格乐理论，可分为六个阶段：

1. 冲击与怀疑期　本阶段的特点是拒绝接受丧亲，感觉麻木，否认，暂时拒绝接受死亡事件，让自己有充分的时间加以调整，此期在意外死亡事件中表现得最为明显。

2. 逐渐承认期　意识到亲人确已死亡，于是出现空虚、发怒、自责和哭泣等痛苦表现，此期典型特征是哭泣。

3. 恢复常态期　家属带着悲痛的心情着手处理死者后事，准备丧礼。

4. 克服失落感期　此期是设法克服痛苦的空虚感，但仍不能以新人代替失去的、可依赖支持的人，常回忆过去的事情。

5. 理想化期　此期死者家属产生想象，认为失去的人是完美的，在过去对已故者不好的行为感到自责。

6. 恢复期　此阶段机体的大部分功能恢复，但悲哀的感觉不会简单消失，常记忆逝者，并永远怀念逝者。恢复的速度受所失去人的重要性、对自己的支持程度、原有的悲哀体验等因素的影响。

（二）影响丧亲者居丧期悲伤心理的因素

1. 对死者的依赖程度及亲密度 家属对死亡者经济上、生活上、情感上的依赖性越强，原有的关系越亲密，家属的悲伤程度越重，亲人死亡之后的调适也越困难。

2. 患者病程的长短 如果死亡适时到来，家属已有预期的思想准备，悲伤程度相对较轻；如果死者是因意外突然死亡，家属心理毫无准备，受到的打击会很大，易产生自责、内疚等心理。

3. 死者的年龄与家人的年龄 死者的年龄越轻，家人越易产生惋惜和不舍之情。家属的年龄反映其人格的成熟度，影响其解决、处理后事的能力。

4. 家属的文化水平与性格 文化水平较高的家属能正确理解死亡，一般能够面对死亡现象。外向性格的家属，因其悲伤能够及时宣泄出来，居丧悲伤期会较短，而性格内向的家属悲伤持续时间则较长。

5. 其他支持系统 家属的亲朋好友、各种社会活动、宗教信仰等能提供支持，满足其需要，对调整哀伤期有一定的作用。

6. 失去亲人后的生活改变 失去亲人后生活改变越大，越难适应新的生活，如中年丧偶、老年丧子等。

（三）丧亲者居丧期的护理

1. 做好死者的尸体护理 做好尸体护理能够体现护士对死者的尊重，也是对丧亲者心理的极大安慰。

2. 心理疏导 安慰丧亲者面对现实，鼓励其宣泄感情，陪伴他们并认真聆听他们的倾诉。获知亲人死亡信息后，丧亲者最初的反应是麻木和不知所措，此时护理人员应陪伴、抚慰他们，同时认真地聆听。在聆听时，护士可以握紧他们的手，劝导他们毫不保留地宣泄内心的痛苦。哭泣是死者家属最常见的情感表达方式，是一种很好的缓解内心忧伤情绪的途径，应该给予丧亲者一定的时间，并创造适当的环境，让他们能够自由痛快地哭出来。

3. 尽量满足丧亲者的需求 丧亲是人生中最痛苦的经历，护理人员应尽量满足丧亲者的需求，无法做到的需善言相劝，耐心解释，以取得谅解及合作。

4. 鼓励丧亲者之间相互安慰 需通过观察发现死者家属中的重要人物和坚强者，鼓励他们相互安慰，相互给予支持和帮助。应协助丧亲者面对失去亲人的痛苦，引导他们发挥独立生活的潜能。

5. 协助解决实际困难 患者去世后，丧亲者会面临许多需要解决的实际家庭问题，临终关怀中医护人员应了解家属的实际困难，并积极提供支持和帮助，如经济问题、子女问题、家庭组合、社会支持系统等，使家属感受到人世间的温暖。

6. 协助建立新的人际关系 劝导和协助死者家属对死者作出感情撤离，逐步与他人建立新的人际关系，例如再婚或重组家庭等。这样可以弥补其内心的空虚，并使家属在新的人际关系中得到慰藉，但要把握好时间的尺度。

7. 协助培养新的兴趣，鼓励丧亲者参加各种社会活动 协助丧亲者重新建立起新的生活方式，寻求新的经历与感受。鼓励丧亲者积极参加各种社会活动，因为活动本身就是复原，也是一种治疗。通过活动可以抒发家属内心的郁闷，获得心理的安慰，尽快从悲伤中解脱出来。在疏导悲伤中应该注意家属的文化、信仰、性格、兴趣爱好和悲伤程度、悲伤时间及社会风俗等方面的差异。

8. 对丧亲者的访视　对死者家属要进行追踪式服务和照护，一般临终关怀机构可以通过信件、电话、访视等方式对死者家属进行追踪随访，以保证死者家属能够获得来自医务人员的持续性的关爱和支持。

小 结	人生都要经历从生到死的过程，临终是人生发展的必然阶段。临终关怀是通过向临终患者及其家属提供全面的照护和支持，可使患者的生命质量得到提高，使患者家属身心健康得到维护。临终患者的心理变化主要经历否认期、愤怒期、协议期、抑郁期和接受期五个阶段。对临终患者要做好生理和心理方面的护理，同时也要对患者家属做好关怀照顾工作。死亡是一个渐进的过程，分为濒死期、临床死亡期和生物学死亡期。尸体护理是临终关怀的继续，做好尸体护理，不仅是对死者人格的尊重，也是对家属心灵上的安慰。

（朱春风）

附录 《基础护理学》教学大纲

一、课程性质和任务

《基础护理学》是护理、助产专业的一门重要专业核心课程，是学生学习各专科护理课程和从事临床护理工作的通用课程，是护士执业资格考试和学生就业考试必考课程。通过本课程的学习，强化学生的护理服务理念，培养学生良好的职业素养，学会用护理程序的思想和工作方法进行护理实践，用熟练的基础护理技术帮助护理对象，以满足生理、心理的需要。

二、课程目标

培养学生具有以下能力：

1. 具有良好的职业素养和行为习惯，具有高度的责任感、同情心和团结协作精神。

2. 具有人文关怀的理念，能与服务对象进行有效沟通，操作中始终体现对患者的关爱。

3. 能运用护理程序评估患者的健康状况，准确判断患者存在的健康问题，正确选择护理措施并付诸实施。

4. 能规范、熟练地运用基础护理操作技能为不同服务对象提供优质护理服务，满足其舒适的需要，并能对操作结果正确评价。

5. 具有应对护理操作问题的能力，具有初步的分析、解决问题能力和进行健康教育的能力。

三、学时分配建议（170 学时）

单元	教学内容	学时 理论	学时 实践	合计
第一单元: 护理工作要求与护理安全防范	第一章: 护士的素质和行为规范	2	2	4
	第二章: 护理安全	2	2	4
第二单元: 护理工作原则与规范	第三章: 医院内感染的预防和控制	6	8	14
	第四章: 病案管理及护理文件书写	2	4	6
第三单元: 促进健康	第五章: 医疗和护理环境	4	4	8
	第六章: 入院和出院患者的护理	4	2	6
	第七章: 休息与活动	4	2	6
	第八章: 舒适与卧位护理	4	2	6
	第九章: 患者的清洁护理	4	8	12
	第十章: 生命体征的观察与护理	6	4	10

单元	教学内容	学时 理论	学时 实践	合计
第三单元: 促进健康	第十一章: 饮食与营养护理	4	6	10
	第十二章: 排泄护理	4	8	12
	第十三章: 冷、热疗法	2	2	4
	第十四章: 药物疗法	6	12	18
第四单元: 恢复健康	第十五章: 药物过敏试验	2	2	4
	第十六章: 静脉输液	4	8	12
	第十七章: 静脉输血	2	2	4
	第十八章: 标本采集	2	2	4
	第十九章: 病情观察及危重患者的抢救	6	12	18
第五单元: 减轻痛苦	第二十章: 临终患者的护理	2	2	4
机动				4
总计		74	96	170

四、教学内容和要求

单元	章名	教学内容	教学要求	教学活动参考	理论	实践
第一单元：护理工作要求与护理安全防范	一、护士的素质和行为规范	（一）护士的素质 1．护士素质的含义 2．护士素质的内容 （二）护士的行为规范 1．护士的语言行为 2．护士的非语言行为 3．常见的沟通技巧 4．护士的仪表与举止 技能训练1：护士仪表与举止规范训练	了解 熟悉 掌握 掌握 掌握 掌握 熟练运用	讲授、案例分析、小组讨论、观看录像、演示、考核等	2	2
	二、护理安全	（一）患者安全的护理 1．医院常见的不安全因素及防范措施 2．保护患者安全的护理措施 （二）护理职业防护 1．职业防护的相关概念 2．职业防护的意义 3．职业暴露的危险因素 4．常见职业损伤的防护 技能训练2：保护用具的应用 技能训练3：辅助器具的应用 技能训练4：职业防护技能训练	掌握 掌握 了解 了解 了解 熟悉 学会运用 学会运用 学会运用	多媒体展示、讲授、案例分析、角色扮演、小组讨论等	2	2
第二单元：护理工作原则与规范	三、医院感染的预防与控制	（一）医院感染 1．医院感染的形成 2．医院感染的主要因素 3．医院感染的预防和控制 （二）清洁、消毒、灭菌 1．清洁的方法 2．物理消毒灭菌的方法 3．化学消毒灭菌的方法 4．控制医院感染的方法在工作中的应用 （三）无菌技术 1．概念 2．无菌技术操作原则 3．各项无菌技术操作 （四）隔离技术 1．隔离的基本要求 2．隔离原则 3．隔离的类别与措施 4．常用隔离技术	熟悉 熟悉 熟悉 掌握 掌握 掌握 了解 熟悉 掌握 掌握 熟悉 掌握 熟悉 熟悉	多媒体展示、讲授、案例分析、仿真模拟实训、见习、练习、考核等	6	8

续表

单元	章名	教学内容	教学要求	教学活动参考	学时参考	
					理论	实践
第二单元：护理工作原则与规范	三、医院感染的预防与控制	（五）供应室			6	8
		1. 供应室的设置与布局	了解			
		2. 供应室的工作内容与要求	了解			
		3. 常用物品的保养方法	了解			
		技能训练5：物理消毒灭菌法	学会运用			
		技能训练6：化学消毒灭菌法	学会运用			
		技能训练7：各项无菌技术操作法	熟练运用			
		技能训练8：常用隔离技术操作法	熟练运用			
	四、病案管理及护理文件书写	（一）病案管理		多媒体展示、讲授、范例分析、练习、见习等	2	4
		1. 病案记录的意义	了解			
		2. 病案记录的原则	熟悉			
		3. 病案管理的要求	熟悉			
		4. 病案排列顺序	熟悉			
		（二）护理文件书写				
		1. 体温单	掌握			
		2. 医嘱单	熟悉			
		3. 一般护理记录单	熟悉			
		4. 危重患者护理记录单	熟悉			
		5. 手术护理记录单	了解			
		6. 病室报告	熟悉			
		7. 护理病案	了解			
		技能训练9：护理文件的书写方法	学会运用			
第三单元：促进健康	五、医疗护理环境	（一）医院		多媒体展示、讲授、角色扮演、情景模拟、实训、见习、考核等	4	4
		1. 医院的性质和任务	了解			
		2. 医院的种类	了解			
		（二）医院护理环境				
		1. 门诊	掌握			
		2. 急诊	掌握			
		3. 病区	掌握			
		技能训练10：铺备用床	熟练运用			
		技能训练11：铺暂空床	熟练运用			
		技能训练12：铺麻醉床	熟练运用			
	六、入院和出院患者的护理	（一）入院患者的护理		多媒体展示、演示、回示、仿真模拟实训、角色扮演、参观、视频、考核等	4	2
		1. 住院处的护理工作	了解			
		2. 入病区后的初步护理工作	掌握			
		3. 分级护理	掌握			
		（二）出院患者的护理				
		1. 出院前护理	了解			
		2. 出院后护理	了解			
		（三）患者运送技术				

单元	章名	教学内容	教学要求	教学活动参考	学时参考 理论	实践
第三单元：促进健康	六、入院和出院患者的护理	1．人体力学在护理学中的运用 2．运送患者的护理技术 技能训练13：轮椅运送法 技能训练14：平车运送法	了解 掌握 熟练运用 熟练运用			
	七、休息与活动	（一）休息 1．休息 2．睡眠 （二）活动 1．活动的意义 2．活动受限的原因 3．活动受限对机体的影响 4．患者活动能力的评估 5．对患者活动的指导 技能训练15：被动性关节活动范围练习	 了解 了解 了解 了解 熟悉 了解 熟悉 学会运用	多媒体展示、案例分析、小组讨论、情境模拟、演示等	4	2
	八、舒适与卧位护理	（一）舒适 1．舒适的概念 2．影响舒适的相关因素 3．促进患者舒适的护理措施 （二）疼痛 1．疼痛的概述 2．疼痛的评估 3．疼痛的护理措施 （三）卧位 1．卧位的基本要求及分类 2．常用卧位及应用 3．协助患者更换卧位 技能训练16：各种卧位的安置方法 技能训练17：协助患者翻身侧卧法 技能训练18：协助患者移向床头法	 了解 了解 熟悉 了解 熟悉 熟悉 熟悉 掌握 掌握 熟练运用 熟练运用 熟练运用	多媒体展示、案例分析、小组讨论、情境模拟、角色扮演、演示等	4	2
	九、患者的清洁卫生	（一）口腔护理 1．口腔的评估 2．一般口腔的清洁保健 3．特殊口腔护理 （二）头发护理 1．床上梳发 2．床上洗发 3．灭头虱、虮法 （三）皮肤护理 1．皮肤的评估 2．皮肤的清洁护理	 熟悉 熟悉 掌握 掌握 掌握 了解 熟悉 熟悉	多媒体展示、讲授、小组讨论、案例分析、演示、角色扮演、视频、见习、考核等	4	8

单元	章名	教学内容	教学要求	教学活动参考	学时参考	
					理论	实践
第三单元：促进健康	九、患者的清洁卫生	3.压疮的预防和护理	掌握	多媒体展示、讲授、小组讨论、案例分析、演示、角色扮演、视频、见习、考核等	4	8
		（四）会阴护理				
		1.会阴部的评估	熟悉			
		2.会阴部的清洁护理	熟悉			
		（五）晨晚间护				
		1.晨间护理	掌握			
		2.晚间护理	掌握			
		3.有人床整理及更换床单法	掌握			
		技能训练19：口腔护理方法	熟练运用			
		技能训练20：床上洗发法	学会运用			
		技能训练21：床上擦浴法	学会运用			
		技能训练22：背部按摩法	学会运用			
		技能训练23：床上使用便盆法	学会运用			
		技能训练24：会阴部清洁护理	学会运用			
		技能训练25：有人床整理法	熟练运用			
		技能训练26：有人床更换床单法	熟练运用			
	十、生命体征的观察及护理	（一）体温的观察及护理		多媒体展示、讲授、小组讨论、案例分析、角色扮演、演示、回示、见习、考核等	6	4
		1.正常体温及生理变化	熟悉			
		2.异常体温的观察及护理	熟悉			
		3.体温的测量	掌握			
		（二）脉搏的观察及护理				
		1.正常脉搏及生理变化	熟悉			
		2.异常脉搏的观察及护理	熟悉			
		3.脉搏的测量	掌握			
		（三）呼吸的观察及护理				
		1.正常呼吸及生理变化	熟悉			
		2.异常呼吸的观察及护理	熟悉			
		3.呼吸测量的方法	掌握			
		（四）血压的观察与护理				
		1.正常血压及生理变化	熟悉			
		2.异常血压的观察及护理	熟悉			
		3.血压的测量	掌握			
		技能训练27：生命体征的测量方法	熟练运用			
	十一、饮食与营养护理	（一）医院常用饮食		多媒体展示、讲授、案例分析、小组讨论、演示、回示、仿真模拟实训、角色扮演、视频、见习、考核等	4	6
		1.基本饮食	熟悉			
		2.治疗饮食	熟悉			
		3.试验饮食	熟悉			
		（二）协助一般患者进食的护理				
		1.饮食与营养状况的评估	了解			
		2.影响饮食与营养的因素	了解			
		3.一般患者进食的护理	熟悉			

续表

单元	章名	教学内容	教学要求	教学活动参考	学时参考	
					理论	实践
第三单元：促进健康	十一、饮食与营养护理	（三）协助特殊患者进食的护理		多媒体展示、讲授、案例分析、小组讨论、演示、回示、仿真模拟实训、角色扮演、视频、见习、考核等	4	6
		1. 管饲饮食	掌握			
		2. 要素饮食	熟悉			
		3. 胃肠外营养	了解			
		（四）出入液量记录				
		1. 记录的内容与要求	熟悉			
		2. 记录方法	掌握			
		技能训练28：鼻饲法	熟练运用			
		技能训练29：出入液量的记录方法	熟练运用			
	十二、排泄护理	（一）排便的护理		多媒体展示、讲授、案例分析、演示、回示、仿真模拟实训、视频、见习、考核等	4	8
		1. 排便活动的评估	熟悉			
		2. 排便异常的护理	掌握			
		3. 与排便有关的护理方法	掌握			
		（二）排尿的护理				
		1. 排尿活动的评估	熟悉			
		2. 排尿异常的护理	掌握			
		3. 与排尿有关的护理方法	掌握			
		（三）膀胱冲洗法				
		技能训练30：女患者导尿法	熟练运用			
		技能训练31：男患者导尿法	熟练运用			
		技能训练32：留置导尿法	熟练运用			
		技能训练33：简易通便法	学会运用			
		技能训练34：大量不保留灌肠法	熟练运用			
		技能训练35：小量不保留灌肠法	熟练运用			
		技能训练36：保留灌肠法	熟练运用			
		技能训练37：肛管排气法	学会运用			
		技能训练38：膀胱冲洗法	学会运用			
第四单元：恢复健康	十三、冷、热疗法	（一）冷疗法		多媒体展示、讲授、演示、回示、仿真模拟实训、考核等	2	2
		1. 冷疗的目的	掌握			
		2. 冷疗的影响因素	了解			
		3. 冷疗的禁忌证	熟练			
		4. 冷疗方法	掌握			
		（二）热疗法				
		1. 热疗的目的	掌握			
		2. 热疗的影响因素	了解			
		3. 热疗的禁忌证	熟练			
		4. 热疗方法	掌握			
		技能训练39：冷疗法	学会运用			
		技能训练40：热疗法	学会运用			

续表

单元	章名	教学内容	教学要求	教学活动参考	学时参考 理论	学时参考 实践
第四单元：恢复健康	十四、药物疗法	（一）给药的基本知识		多媒体展示、讲授、视频、演示、回示、情景模拟实训、角色扮演、见习、考核等	6	12
		1．药物的种类、领取和保管	熟悉			
		2．给药原则	掌握			
		3．给药目的及途径	熟悉			
		4．药物疗效的影响因素	了解			
		（二）口服给药法	掌握			
		（三）雾化吸入法				
		1．超声波雾化吸入法	掌握			
		2．氧气雾化吸入法	掌握			
		3．手压式雾化吸入法	熟悉			
		4．压缩雾化吸入法	了解			
		（四）注射给药法				
		1．注射原则	掌握			
		2．注射用物	熟悉			
		3．抽吸药液法	掌握			
		4．常用注射技术	掌握			
		（五）局部给药法				
		1．滴入给药法	了解			
		2．栓剂给药法	了解			
		3．皮肤给药法	了解			
		4．舌下给药法	了解			
		技能训练41：口服给药法	熟练运用			
		技能训练42：雾化吸入给药法	熟练运用			
		技能训练43：药液抽吸法	熟练运用			
		技能训练44：皮内注射法	熟练运用			
		技能训练45：皮下注射法	熟练运用			
		技能训练46：肌内注射法	熟练运用			
		技能训练47：静脉注射法	熟练运用			
		技能训练48：动脉注射法	学会运用			
	十五、药物过敏试验	（一）青霉素药物过敏试验		多媒体展示、讲授、案例分析、演示、回示、情景模拟实训、见习、考核等	2	2
		1．过敏反应发生的原因	了解			
		2．过敏反应的预防	掌握			
		3．过敏试验法	掌握			
		4．过敏反应的表现及处理	掌握			
		（二）其他药物过敏试验				
		1．链霉素过敏试验	掌握			
		2．破伤风抗毒素（TAT）过敏试验	掌握			
		3．头孢菌素类过敏试验	掌握			
		4．细胞色素C过敏试验	熟悉			
		5．普鲁卡因过敏试验	熟悉			
		6．碘过敏试验	熟悉			
		技能训练49：各种试验药液的配制法	熟练运用			

单元	章名	教学内容	教学要求	教学活动参考	学时参考	
					理论	实践
第四单元：恢复健康	十六、静脉输液	（一）静脉输液的目的及常用溶液		多媒体展示、讲授、演示、回示、临床情景模拟、角色扮演、见习、考核等	4	8
		1．静脉输液目的	熟悉			
		2．常用溶液及作用	熟悉			
		（二）静脉输液法				
		1．周围静脉输液法	掌握			
		2．头皮静脉输液法	熟悉			
		3．中心静脉置管输液法	熟悉			
		（三）输液速度调控方法				
		1．输液速度调节的原则	掌握			
		2．输液速度计算方法	掌握			
		3．输液泵应用法	熟悉			
		（四）输液故障排除法				
		1．溶液不滴	掌握			
		2．滴管内液面过高	掌握			
		3．滴管内液面过低	掌握			
		4．滴管内液面自行下降	掌握			
		（五）输液反应与护理				
		1．发热反应	掌握			
		2．急性肺水肿（循环负荷过重）	掌握			
		3．静脉炎	掌握			
		4．空气栓塞	掌握			
		（六）输液微粒污染及防护措施				
		1．输液微粒的来源	了解			
		2．输液微粒对人体的影响	熟悉			
		3．防止输液微粒污染的措施	掌握			
		技能训练50：静脉输液法	熟练运用			
		技能训练51：静脉留置针输液法	熟练运用			
		技能训练52：头皮静脉输液法	学会运用			
		技能训练53：输液泵的应用方法	学会运用			
	十七、静脉输血	（一）静脉输血的目的及原则		多媒体展示、讲授、案例分析、小组讨论、演示、仿真模拟实训、见习、考核等	2	2
		1．静脉输血的目的	熟悉			
		2．静脉输血的原则	熟悉			
		（二）血液制品的种类及交叉配血试验				
		1．血液制品的种类及适应证	熟悉			
		2．血型及交叉配血试验	了解			
		（三）输血前的准备				
		1．备血	熟悉			
		2．血库取血	熟悉			
		3．质量保证	熟悉			

续表

单元	章名	教学内容	教学要求	教学活动参考	学时参考 理论	学时参考 实践
第四单元：恢复健康	十七、静脉输血	4. 再次核对	熟悉	多媒体展示、讲授、案例分析、小组讨论、演示、仿真模拟实训、见习、考核等	2	2
		（四）静脉输血法				
		1. 间接静脉输血法	熟悉			
		2. 直接静脉输血法	熟悉			
		3. 自体输血法	了解			
		（五）输血反应及护理				
		1. 发热反应	掌握			
		2. 过敏反应	掌握			
		3. 溶血反应	掌握			
		4. 与大量输血有关的反应	熟悉			
		5. 其他反应	熟悉			
		技能训练54：静脉输血法	学会运用			
	十八、标本采集	（一）标本采集的意义和原则		多媒体展示、讲授、演示、回示、仿真模拟实训、角色扮演等	2	2
		1. 标本采集的意义	了解			
		2. 标本采集的原则	熟悉			
		（二）各种标本采集的方法				
		1. 血标本的采集	掌握			
		2. 尿标本的采集	掌握			
		3. 粪便标本的采集	掌握			
		4. 痰标本的采集	熟悉			
		5. 咽拭子标本的采集	熟悉			
		6. 呕吐物标本的采集	熟悉			
		技能训练55：各种标本采集法	学会运用			
	十九、病情观察及危重患者的抢救	（一）危重患者的病情评估及支持性护理		多媒体展示、讲授、案例分析、演示、回示、仿真模拟实训、角色扮演、见习、考核等	6	12
		1. 危重患者病情评估的内容	熟悉			
		2. 危重患者的支持性护理	熟悉			
		（二）危重患者的抢救				
		1. 抢救工作管理	了解			
		2. 常用的抢救技术	掌握			
		技能训练56：基础生命支持技术	熟练运用			
		技能训练57：人工呼吸器的使用方法	学会运用			
		技能训练58：洗胃法	学会运用			
		技能训练59：吸痰法	熟练运用			
		技能训练60：氧气吸入法	熟练运用			

单元	章名	教学内容	教学要求	教学活动参考	学时参考	
					理论	实践
第五单元：减轻痛苦	二十、临终患者的护理	（一）临终关怀 1. 临终关怀的概念 2. 临终关怀的内容 3. 临终关怀的原则 （二）临终患者的护理 1. 临终患者的生理变化与护理 2. 临终患者的心理变化及护理 3. 临终患者家属的安抚与护理 （三）死亡后的护理 1. 濒死和死亡的概念 2. 死亡的标准 3. 死亡过程的分期 4. 尸体护理 5. 丧亲者的护理 技能训练61：尸体护理方法	 了解 了解 熟悉 熟悉 熟悉 熟悉 熟悉 熟悉 掌握 掌握 了解 学会运用	多媒体展示、讲授、案例分析、小组讨论、视频、演示等	2	2

五、教学大纲说明

（一）适用对象与参考学时

本教学大纲适用于护理、助产专业，总学时170学时，其中理论教学74学时，实践教学96学时。

（二）教学要求

1. 本课程理论教学部分有三个层次要求，即：了解、熟悉、掌握。了解是指能够简单理解、记忆所学的知识；熟悉是指能够领会并解释概念、原理，能解释临床护理现象，基本能应用所学知识；掌握是指对基本理论、基本知识和基本技能有深刻的认识，并能将所学知识和技能综合、灵活运用，分析及解决实际问题。

2. 本课程实践教学部分有二个层次要求，即：学会运用、熟练运用。学会运用是指能够在教师的指导下进行护理技能操作；熟练运用是指能够独立、娴熟地进行正确的护理技能操作。

（三）教学建议

1. 教学方法　本课程的教学方法可根据学习内容采用讲授、案例、小组讨论、多媒体、演示、回示、情境、角色扮演、仿真模拟实训、见习、考核等多种形式，在选择教学方法时，要充分体现"以学生为主体、教师为主导"的理念，既要考虑护理专业特色，还要兼顾学生的学习特点。

2. 教学组织　充分利用校内教、学、做一体化教室，计算机模拟临床系统和附属医院的资源，采用案例引导下的情境教学，任务引导下的综合性训练等教学组织形式，以提高学生的专业护理能力的专业人文素养。

3．教学评价　通过课堂提问、布置作业、单元目标测试、案例分析讨论、技能考核、期末考核等多种形式，采用过程性评价和终结性评价相结合的方法，对学生进行学习能力、实践能力和应用知识能力的综合考核，以期评价对学生的培养是否达到本课程的目标。

主要参考文献

[1] 尚少梅. 护理学基础. 北京：北京大学医学出版社，2008.

[2] 史瑞芬. 护士人文修养. 北京：高等教育出版社，2008.

[3] 姜安丽. 新编护理学基础. 北京：人民卫生出版社，2006.

[4] 陶丽云. 护理基本技术. 北京：高等教育出版社，2009.

[5] 李晓松. 基础护理技术. 2版. 北京：人民卫生出版社，2011.

[6] 吴蛟鱼. 护理学基础. 北京：科学出版社，2010.

[7] 刘美萍. 护理学基础. 北京：科学出版社，2011.

[8] 徐小兰. 护理学基础. 2版. 北京：高等教育出版社，2010.

[9] 尚少梅，代亚丽. 护理学基础. 3版. 北京：北京大学医学出版社，2008.

[10] 李小萍. 基础护理学. 2版. 北京. 人民卫生出版社2008.

[11] 李小寒，尚少梅. 基础护理学. 5版. 北京：人民卫生出版社，2012.

[12] 殷磊. 护理学基础. 3版. 北京：人民卫生出版社，2005.

[13] 李如竹. 护理学基础. 北京：人民卫生出版社，2005.

[14] 尚少梅. 护理心理学. 北京：北京大学医学出版社，2008.

[15] 崔焱. 护理学基础. 北京：人民卫生出版社，2003.

[16] 黄惠清，陈依华. 护理文件书写. 北京：北京大学医学出版社，2011.

[17] 徐书珍. 医疗文件书写与病案管理. 北京：军事医学科学出版社，2005.

[18] 楼方芩. 病历示范. 2版. 江苏：江苏科技出版社，1993.

[19] 陈彩虹. 护理电子病历在临床中的应用. 中国实用医学，2008，4（24）：260.

[20] 赵丽艳. 如何正确书写护理病案. 黑龙江护理杂志，1997，3（5）：3.

[21] 程静华. 新设计的《护士交班报告记录》及其应用. 中华护理杂志，1993，28（5）：287-288.

[22] 姚蕴伍. 护理学基础. 上海：同济大学出版社，2008.

[23] 全国护士执业资格考试用书编写专家委员会. 2012全国护士执业资格考试指导. 北京：人民卫生出版社出版社，2012.

[24] 朱闻溪. 基础护理学. 上海：上海科学技术出版社，2010.

[25] 马玉萍. 基础护理学. 北京：人民卫生出版社，2009.

[26] 李雁鹏，赵忠新. 认知-行为疗法治疗慢性失眠的研究进展. 重庆医学，2009，38（10）：1148-1150.

[27] 沈沸，张瑛. 发作性睡病. 神经病学与神经康复学杂志，2008，5（4）：243-247.

[28] 王玲芝，郑洪波等. 睡眠呼吸暂停事件的睡眠时相调查. 中国行为医学科学，2001，10（1）：16-17.

[29] 肖立群. 老年苯二氮䓬类药物依赖患者生活质量对照研究. 社区医学杂志，2012，10

（9）：3-5.

[30] 董立羚，刘秀琴等．发作性睡病夜间睡眠结构特征的探讨．中国现代神经疾病杂志，2006，6（1）：36-39.

[31] 蔡广，胡翔．渐进抗阻训练对偏瘫后肌力恢复的有效性．中国临床康复，2004，8（1）：16-17.

[32] 丁言雯．护理学基础．北京：人民卫生出版社，2003

[33] 陈素坤．临床护理心理学教程．北京：人民军医出版社，2007

[34] 高燕．护理礼仪与人际沟通．北京：高等教育出版社，2008

[35] 陈文彬，潘祥林．诊断学．7版．北京：人民卫生出版社，2010.

[36] 朱大年．生理学．7版．北京：人民卫生出版社，2010.

[37] 姚泰．生理学．北京：人民卫生出版社，2001.

[38] 金惠明，王建枝．病理生理学．7版．北京：人民卫生出版社，2010.

[39] 张丽萍，郑伟，姚丽芳，等．体温测量与体温计．中国计量，2009，12：48-50.

[40] 中国高血压防治指南修订委员会．中国高血压防治指南2010．中华高血压杂志，2011，19（8）：701-743.

[41] 中国血压测量工作组．中国血压测量指南．中华高血压杂志，2011，19，（12）：1101-1115.

[42] 焦广宇，蒋卓勤．临床营养学．3版．北京：人民卫生出版社，2010.

[43] 中华医学会．临床技术操作规范（肠外肠内营养学分册）．北京：人民军医出版社，2008.

[44] 李晓松．基础护理技能达标测评．北京：人民卫生出版社，2009.

[45] 杨月欣，王光亚，潘兴昌．中国食物成分表（第一册）．2版．北京：北京大学医学出版社，2009.

[46] 王志凡．护理营养学．西安：陕西科学技术出版社，2008.

[47] 牛家兰．留置导尿患者预防尿路感染的护理进展．安徽医学，2010，31（7）：852-853.

[48] 莫桂英．留置气囊导尿管的护理进展．吉林医学，2009，30（2）：99-100.

[49] 李丽娟．基础护理与技术．北京：人民卫生出版社，2011.

[50] 石贞仙，张晓红．基础护理技术．北京：人民卫生出版社，2011.

[51] 庄红．护理学基础．2版．北京：高等教育出版社，2010.

[52] 曾权荣．高频透热疗法治疗慢性前列腺炎临床观察．基础医学论坛，2006，6（35）：3244.

[53] 郑修霞．护理学基础．北京：北京大学医学出版社，2003.

[54] 黄一凡．护理学基础．江西：江西科学技术出版社，2008.

[55] 周更苏，于洪宇，史云菊．基础护理技术．武汉：华中科技出版社，2010.

[56] 王芳，陈荣凤，马锦萍．基础护理技术．武汉：华中科技出版社，2012.

[57] 周春美．护理学基础．2版．上海：上海科学技术出版社，2010.

[58] 广东省卫生厅．临床护理技术规范（基础篇）．广州：广东科技出版社，2007.

[59] 秦自荣．基本护理技术．北京：北京出版社，2008.

[60] 余剑珍，张美琴．基本护理技术．上海：复旦大学出版社，2010.

[61] 高伟．循证护理在老年患者静脉输液的应用体会．医学理论与实践，2012，25（8）：

970-971．

[62] 罗永琳，高艳，范冬菊，等．完全埋植的体内输液港的应用及护理．中国实用护理杂志，2006，22（17）：56-57．

[63] 李文．临床静脉输液的潜在风险因素分析．中国实用医药，2011，6（7）：248-249．

[64] 顾潇，张海燕．电脑输液泵输液速度调节速算法．河北医药，2002，4（7）：546．

[65] 吴在德．外科学．7 版．北京：人民卫生出版社，2008．

[66] 朱大年．生理学．7 版．北京：人民卫生出版社，2008．

[67] 任爱玲．静脉输血的护理进展．护理研究，2004，18（12）：2163-2165．

[68] 罗春丽．临床检验基础．3 版．北京：人民卫生出版社，2010．

[69] 孙九伶．诊断学．北京：人民卫生出版社，2008．

[70] 安艳．临床检验．2 版．北京：人民卫生出版社，2010．

[71] 陈永强．《2010 年国际心肺复苏和心血管急救指南及治疗建议》解析．中华护理杂志，2011，3（46）：317-320．

表 4-1 体温单（范例）

姓名 ××	科别 外	病区九	床号22	入院日期 2009-8-27	住院号 354621

日　期	2009-8-27	28	29	30	31	9-1	2
住院日数	1	2	3	4	5	6	7
手术后日数			1	2	3	Ⅱ-0	1
时　间	2 6 10 2 6 10	2 6 10 2 6 10	2 6 10 2 6 10	2 6 10 2 6 10	2 6 10 2 6 10	2 6 10 2 6 10	2 6 10 2 6 10

脉　呼　体
搏　吸　温

入院 八时十分
手术 九时十分
手术 九时

排出量	大便（次）	1	0	1/E	0	0	0	0
	小便（ml）	1500	1800	1500	1600	1650	1800/C	800
	其他（ml）							胆汁 110
入水量（ml）			1000	2000	2200	2200	2000	1500
血压（mmHg）		120/80	112/80	110/90	102/80	100/80	95/70	88/56
体重（kg）		50						
药物过敏		青霉素（+）						
		普鲁卡因（-）						
其　他								

表 4-2 长期医嘱单（范例）

姓名：王某　性别：女　年龄：24　科室：心内科　床号：24床　住院号：5548000

起始				医嘱内容	停止			
日期	时间	医生签名	护士签名		日期	时间	医生签名	护士签名
17/2	9：00	李莒	王欣	心内科护理常规				
				一级护理				
				低脂饮食				
				三磷腺苷（ATP）20mg　im　qd				
				辅酶 A（CoA）　100U　im　qd				
				左氧氟沙星　200mg　po　bid				
17/2	9：00	李莒	王欣	维生素 C　100mg　po　bid				
				转科后医嘱				
17/2	14：00	王林	李玲	胸外科护理常规				
				一级护理				
				流质				
17/2	14：00	王林	李玲	左氧氟沙星 200mg　po　bid				
				术后医嘱				
18/2	12：00	王林	李玲	肺叶切除术后护理常规				
				一级护理	19/2	8：00	王林	李玲
				平卧位 T	19/2	8：00	王林	李玲
				禁食水	19/2	8：00	王林	李玲
				氧气吸入				
				心电监护	19/2	8：00	王林	李玲
				胸腔闭式引流护理				
				留置尿管　q4h 开放	19/2	8：00	王林	李玲
				0.9% 氯化钠注射液 200ml				
18/2	12：00	王林	李玲	青霉素 320 万 U　ivgtt　bid				
19/2	8：00	王林	李玲	二级护理				
19/2	8：00	王林	李玲	半卧位				
19/2	8：00	王林	李玲	半流质				
20/2	11：00	王林	李玲	重整医嘱				
18/2	12：00	王林	李玲	肺叶切除术后护理常规				
18/2	12：00	王林	李玲	氧气吸入				
18/2	12：00	王林	李玲	胸腔闭式引流护理				
18/2	12：00	王林	李玲	0.9% 氯化钠注射液 200ml				
18/2	12：00	王林	李玲	青霉素 320 万 U　ivgtt　bid				
19/2	8：00	王林	李玲	二级护理				
19/2	8：00	王林	李玲	半卧位				
19/2	8：00	王林	李玲	半流质				

第 1 页

表 4-3　临时医嘱单（范例）（彩色见插页）

姓名：王 × ×　性别：女　年龄：24　科室：心内科　　床号：28 床　　住院号：5548000

日期	时间	医嘱内容	医生签名	执行时间	执行者签名
17/2	12：00	转至胸外科	李营	17/2　14：00	刘炎
17/2	14：00	由心内科转入	王林	17/2　15：00	李娜
		心电图检查	王林	17/2　15：00	李娜
		明晨 8am 在全麻下行"右肺叶切除术"	王林	18/2　20：00	李娜
		备皮	王林	17/2　15：00	李娜
		今晚流质	王林	17/2　15：00	李娜
		今晚灌肠	王林	17/2　20：00	张媛
		地西泮（安定）5mg　　hs	王林	17/2　21：00	张媛
		青霉素皮试（－）批号：B200912008	王林	17/2　14：00	李娜
		明晨留置尿管	王林	18/2　7：30	秦芳
		哌替啶（杜冷丁）50mg　im　术前 30 min	王林	18/2　7：30	秦芳
17/2	14：00	阿托品 0.5mg　　im　　术前 30 min	王林	18/2　7：30	秦芳
18/2	12：00	10% 葡萄糖注射液 500ml	王林	18/2　12：15	李娜
		10% 氯化钾 10ml			
		5% 葡萄糖注射液 500ml			
18/2	12：00	维生素 C　200mg　　　ivgtt　st	王林	18/2　12：15	李娜
18/2	20：00	哌替啶（杜冷丁）50mg　im　　sos	王林	未用	李娜
26/2	9：00	明日出院	王林	26/2　10：00	李娜

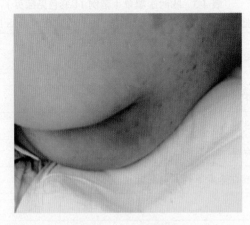

第一期　淤血红润期

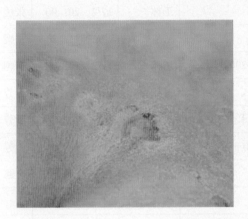
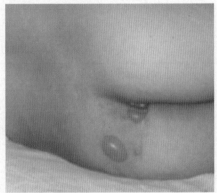

第二期　炎性浸润期

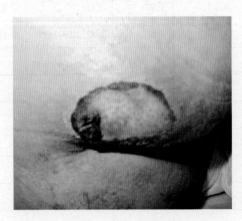
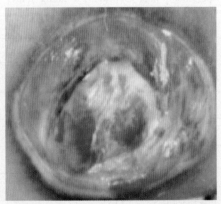

第三期　浅度溃疡期　　　　　　　第四期　坏死溃疡期

彩图 9-17　压疮分期